阿尔茨海默病的系统生物学

Systems Biology of Alzheimer's Disease

〔英〕Juan I. Castrillo
〔英〕Stephen G. Oliver 著

沈 旭
关晓伟 主译

科 学 出 版 社

北 京

图字：01－2020－6413

内 容 简 介

本书共包括 5 部分，分别介绍了阿尔茨海默病的多因素疾病的系统生物学，主要的通路和网络，全面的阿尔茨海默病模型（从细胞模型到人体），实验系统生物学（采用新一代分子和高通量方法研究疾病易感性与网络动力学在复杂疾病中的互作），计算系统生物学、网络生物学（研究复杂模块和网络的动力学及其互作的下一代计算和集成网络生物学方法），系统生物学实践（从系统生物学到早期诊断和系统医学）。

本书适合脑科学研究领域学者和临床医生阅览，有助于深度理解 AD 的发病机制、靶标网络、早期诊断和治疗策略，也有助于推动系统生物学在 AD 等多因素复杂疾病研究中的交叉融合。

图书在版编目（CIP）数据

阿尔茨海默病的系统生物学／（英）胡安 I. 卡斯特里略（Juan I. Castrillo），（英）史蒂芬 G. 奥利弗（Stephen G. Oliver）著；沈旭，关晓伟主译. —北京：科学出版社，2021.1
书名原文：Systems Biology of Alzheimer's Disease
ISBN 978－7－03－065869－2

Ⅰ. ①阿… Ⅱ. ①胡…②史…③沈…④关… Ⅲ. ①阿尔茨海默病－系统生物学－研究 Ⅳ. ①R749.1

中国版本图书馆 CIP 数据核字（2020）第 152761 号

责任编辑：潘志坚 周 倩／责任校对：谭宏宇
责任印制：黄晓鸣／封面设计：殷 靓

科学出版社 出版
北京东黄城根北街 16 号
邮政编码：100717
http://www.sciencep.com
南京展望文化发展有限公司排版
上海锦佳印刷有限公司印刷
科学出版社发行 各地新华书店经销
*
2021 年 1 月第 一 版 开本：787×1092 1/16
2021 年 1 月第一次印刷 印张：22 1/2
字数：517 000
定价：200.00 元
（如有印装质量问题，我社负责调换）

《阿尔茨海默病的系统生物学》
译 者 名 单

主译

沈　旭　关晓伟

译者

（按姓氏笔画排序）

王长明　王佳颖　王福顺　卢　健　吕建璐
朱丹阳　关晓伟　许　瑞　贡岳松　李国春
沈　旭　沈晓沛　张　超　陈亚丽　郑　劼
徐秀萍　葛菲菲

译者的话

阿尔茨海默病(Alzheimer's disease，AD)是一种进行性的神经系统退行性疾病，临床上以认知功能障碍、精神症状、执行功能障碍及日常生活能力下降等痴呆表现为特征。据各国 AD 流行病学研究报告的不完全统计，目前全球至少有 5 000 万痴呆患者，其中 60%~70% 为 AD 患者。我国已进入老年化社会，AD 患者在我国也逐年增加，未来几十年内，AD 患者将急速增长，现已成为社会问题。然而，目前临床仍然缺乏能够有效治疗 AD 的药物，现有一些药物只能减缓患者的病症，不能从实质上阻断疾病的进程，这无疑将对我国的社会和医疗保健系统造成极大的压力。因此，研发临床有效的抗 AD 药物，以缓解、逆转和治愈 AD，就显得尤为迫切和需要。然而，AD 是一种多因素复杂疾病，其发生和发展的很多环节尚不清楚。因此，探索 AD 发病机制、阐明 AD 病理靶标网络、寻求早期诊断 AD 生物标志物、研发防治 AD 医疗策略等科学问题，成为当今世界健康领域的挑战和难题。

系统生物学(systems biology)是组学技术、生物信息学和计算生物技术相结合的交叉学科，既研究生物系统组分(如蛋白质、基因)的构成与相互关系，又以系统理论和计算方法研究生物系统的整合网络。20 世纪末，随着系统生物学的兴起，关于 AD 起源及进展的纵向研究得到了长足的发展。

欧洲科学家 Juan I. Castrillo 教授与 Stephen G. Oliver 教授合作的《阿尔茨海默病的系统生物学》(Systems Biology of Alzheimer's Disease)一书，内容包括五部分：第 1 部分，介绍系统生物学在 AD 等多因素疾病中的应用现状；第 2 部分，介绍 AD 病机的主要靶标通路和网络；第 3 部分，全面解析从酵母菌、黑腹果蝇、细胞、小鼠到人体的 AD 模型的特点和研究应用；第 4 部分，实验系统生物学(组学)在研究 AD 易感性与复杂病机中的应用及研究进展；第 5 部分，计算系统生物学对 AD 病机靶标发现、靶标网络特征等研究中的应用；第 6 部分，AD 系统生物学对临床早期诊断和治疗策略的实践意义。该论著是近年来以系统生物学的角度探究 AD 的第一本书籍,内容涵盖了从基因到临床应用的 AD 系统生物学领域的学术成果,并有很多近些年出现的对 AD 的新认知观点和实证实据。本译著对配图中的英文也进行了翻译,以便读者更容易理解复杂、抽象而又重要的 AD 病理学过程和结构。

本书适合脑科学研究领域学者和临床医生阅览,有助于深度理解 AD 的发病机制、靶标网络、早期诊断和治疗策略,也有助于推动系统生物学在 AD 等多因素复杂疾病研究中的交叉融合。

在本译著即将出版之际,我们谨向曾给予我们工作以莫大帮助和支持的同事们深致感谢,也向科学出版社的编辑同志们深表敬意,感谢他们对本书出版所付出的心血和劳动。最后,我们诚恳期待读者朋友及学术界的同仁能对本书中的译文谬误之处批评指正,以帮助我们重印时修订。

沈　旭　关晓伟

南京中医药大学

2020 年 9 月

序　言

阿尔茨海默病(Alzheimer's disease,AD),是痴呆症中最常见的一种形式,目前全球4 400多万人罹患此病,预计到2030年其发病率将增加近2倍,预计到2050年其发病率将增加3倍。到2010年,在全球范围内治疗痴呆症的成本估计有6 040亿美元,并且呈逐渐上升趋势。强有力的证据表明,可以通过保护性可调节因子、早期诊断和及时干预来延缓痴呆症进程(Prince et al. 2011;WHO 2012;ADI 2014)。

AD和许多其他神经退行性疾病在本质上都是多因素疾病,涉及基因组、表观基因组、动态网络和环境因素等的相互作用(以下简称"互作")。疾病机制和稳态生物网络的互作是疾病发病时间和进展速率的基础,并伴随一连串的下游效应,导致许多患者发生特异性表型。基于该疾病的复杂性,所以最适合研究该疾病的方法是在实验和计算层面上采用新的整合系统生物学方法。该研究的实际目标包括改进风险分类和表征、检测疾病发生的第一个失衡点,以期通过早期诊断能够及时制定有针对性干预AD的方法。

本书描述AD研究的综合方法,包括六部分:在第1部分(第1、2章),我们阐述AD作为一种复杂的多因素疾病,具有内在易感性和动态网络等特点,有必要建立整合系统生物学实验和计算方法开展研究。在第2部分(第3~10章),我们介绍了涉及AD的最新相关病理途径和网络。在第3部分(第11~16章),我们用最新的研究方法,介绍了一些概括AD特征的主要疾病模型,以及最新的研究方法。第4部分"实验系统生物学"(第17~25章),我们介绍了下一代分子和高通量法来研究AD的易感性及表征该疾病的病理途径和网络特点。这些方法不仅适用于AD,还适用于其他多因素疾病。在第5部分"计算系统生物学、网络生物学"(第26~30章),提出了最新的计算和整合网络生物学方法。最后,在第6部分中,"阿尔茨海默病的系统生物学实践:从系统生物学到早期诊断和系统医学"(第31~33章),涉及早期诊断和个性化干预研究的实例。

本书适用于对应用整合系统生物学策略来研究AD和其他复杂多因素疾病(包括其

他神经退行性疾病和癌症)感兴趣的不同研究领域的研究生、博士后研究人员和专家阅读。本书旨在提出系统生物学,包括实验和计算方法,为 AD 和其他动态多因素疾病研究提供新策略,我们期望以此获得的成果能够转化为更有效的诊断和治疗方法,以改善相应的公共卫生政策。我们希望这本书还能够作为研究有关 AD 疾病基础、生理或医学方面的其他优秀专论和专著的补充。

Juan I. Castrillo

Stephen G. Oliver

剑桥大学,英国

目 录

第3部分
全面的疾病模型再现阿尔茨海默病的
特征：从细胞模型到人体

第4部分
实验系统生物学：采用新一代分子和高通量方法研究
疾病易感性与网络动力学在复杂疾病中的互作

第 5 部分

计算系统生物学、网络生物学：研究复杂模块和网络的动力学及其互作的下一代计算和集成网络生物学方法

第 6 部分

阿尔茨海默病的系统生物学实践：从系统生物学到早期诊断和系统医学

第 1 部分

阿尔茨海默病：
多因素疾病的系统生物学

第 1 章
阿尔茨海默病作为系统性疾病与多功能细胞网络的互作相关

Juan I. Castrillo, Stephen G. Oliver

摘要 阿尔茨海默病(AD)和许多神经退行性疾病一样,在本质上是多因素疾病。他们与基因组、表观遗传和环境因素的共同作用相关。这些复杂的疾病最初被认为是在细胞水平上改变了生物网络的一种状态。就 AD 来说,基因组的易感性和机制导致(或伴随)淀粉样前体蛋白(amyloid precursor protein,APP)加工和 tau 蛋白系统的损伤,这被广泛认为是疾病的主要病理特征。网络的紊乱可能导致功能的亢进或降低,增加有毒物质(如有毒的可溶性寡聚体和多聚体)的产生和失调,其效应可以蔓延至细胞水平之外。虽然有经验数据良好支撑并得到广泛认可,但是这个全球性的观点往往忽视了主要的对抗性稳态网络的重要作用[如蛋白质的质量控制/蛋白质平衡、未折叠蛋白反应(unfolded protein response,UPR)、蛋白质折叠伴侣网络、蛋白质分解、内质网(endoplasmic reticulum,ER)相关降解/泛素蛋白酶体系统(ER-associated degradation/ubiquitin proteasome system,ERAD/UPS)、溶酶体网络、自噬、其他应激保护和清除网络],其与 AD 的相关性才刚刚开始被认识到。本章将综合性地阐述 AD。AD 的特征是:① 内在基因组/表观遗传易感性。② 神经细胞中的紊乱网络和中枢稳态网络之间持续的动态互作,该网络的互作将会是个体疾病发生和导致疾病迅速发展的基础,需要整合系统生物学方法来进行阐明。在简单模式生物中,各种组学水平的整合系统生物学实验旨在概括 AD 的基本特征,且还有极大可能用于阐明 AD 的发生与发展。实际上,在简单生物 AD 模型的研究中,培养的啮齿类动物的分化细胞为研究 AD 的发病与进展带来希望。如果在早期发现并通过激活或调节蛋白质平衡和有毒物种的清除网络,可能会停止、延缓疾病,甚至逆转疾病。在实践中,下一代神经影像学,高通量和计算方法间的结合为在不可逆的细胞死亡前早期诊断提供了方法。因此,① 有毒的 β 淀粉样蛋白(amyloid β-protein,Aβ)寡聚体和 tau 蛋白的积累;② 剪接和转录模式的改变;③ 氧化还原、蛋白质平衡和代谢网络受损;④ 缺陷的稳态能力等一种或几种失衡可以构成相关的"AD 在细胞水平上的标志",用于可靠的 AD 早期诊断。本章将涉及诸如预防性生活方式改变和个性化治疗等组合策略,旨在降低有毒、有害物质的产生和增强稳态效应,以预防或延缓 AD 发病,并阻止、缓解甚至逆转病情的进展。

关键词 AD,组学,互作,网络,APP,Aβ,tau 蛋白,寡聚体的级联反应,淀粉样级联反应,蛋白质病,蛋白质折叠疾病,蛋白质平衡,稳态网络,实验系统生物学,下一代后基因组技术,计算系统生物学,网络生物学,疾病模型,纵向研究,多模式神经影像学与分子生物标志,风险分类,分层,标准化,系统医学,公共卫生,积极健康的生活方式

1. 多因素疾病的系统生物学:阿尔茨海默病

2003 年,在发布初稿后几年[1,2],科学界宣布人类基因组计划圆满完成(人类基因组计划完成报告,2003 年 4 月 14 日)[3,4]。这是生物学中公认的最伟大的里程碑之一,开辟了构建人类遗传变异详细目录的前景(如 1000 基因项目联盟 2010[5,6]),但事实是,即使在细胞基础水平上,我们还远不能理解人类生物学的复杂性及疾病的分子基础和机制[7-15]。

许多复杂的疾病本质上被认为是多因素疾病[7,11,13,16-18],涉及基因组、表观遗传、互作和环境因素等。很显然,实用性和效率不断提升的下一代测序(next generation-sequencing,NGS)技术[19-22]已经提供了应用基本基因组成分来诊断和治疗疾病(如孟德尔遗传病、迄今未知的疾病)[23-34]的技术支持,并将继续在基因组位点与其特异性的识别上发挥重要的作用[16,33,35,36],多因素疾病的挑战是整合所有相关组件并阐明它们之间的互作。上述的一切都只能通过系统生物学提供的定量和整体的方法来实现。

许多复杂的表型可能会与"改变系统或网络的特性,而不是特定的基因组序列"更直接相关[7]。半个世纪前提出的互作大分子形成多尺度复杂系统的想法,它以动态模块复合物和网络的形式构成生命体最基本单元[37]。当今生物学不仅要关注这些组件间的互作,而且要探索它们如何成为功能模块、基本复合体与网络(如 DNA -蛋白质、RNA -蛋白质、蛋白质-蛋白质、蛋白质-代谢物网络),以产生属性远远大于个体总和的生物组织单位。这就是系统生物学要解决的问题——是什么使得复杂网络和系统能够可持续和可实现,以及网络状态改变如何引起复杂疾病[38],这是多因素扰动的结果,其机制和动力学最好是通过模型生物来进行初步研究,随后在人类身上得到证实[7,13,17-18,37,39-47]。

人类有许多疾病(包括糖尿病、神经退行性疾病和大多数癌症)病理机制极其复杂,不是仅有一个病因或只是基因变异而导致。这些复杂疾病的定义是:① 多种致病因素,即基因型/表观遗传及环境干扰发挥重大作用;② 主要是机体网络改变的结果,影响了细胞或机体基础通路正常运行所需的基本模块;③ 根本上的动态性,在受损网络和内平衡防御机制间维持良好平衡[11,18,48-55]。

我们提议考虑多致病因素的复杂疾病时可按照图 1 来构思。基因组和表观遗传为基本网络的基础,从内平衡状态、基本的"基因组/表观遗传"易感性到机体的调节异常,在此生命周期中由一个特定的环境影响序列主导(轻度或重度;短暂或持续一段时间)。轻度影响可能被内在的(应激)防御网络抵消掉,如热休克反应、蛋白质内稳态、炎症或免疫网络等,以此恢复个体"健康"状态。然而,严重和/或持续的影响会超过那些自我平衡的防御网络作用,使它们的效率降低[62-64]。这可能会使基本网络交织在一起,从而导致级联失调,造成急性失衡、多重效应和复杂疾病。最终,系统恢复体内平衡的能力可能会不堪重负,产生不可逆转的严重后果[62,65-67]。直到我们认识到复杂疾病作为人类生物网络

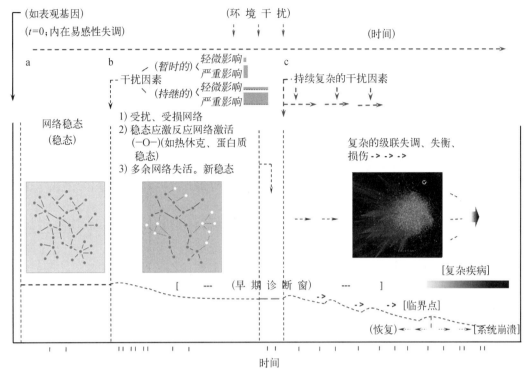

彩图

图1 生物网络互作的动力学导致稳态或级联失调的恢复、急性失衡和复杂疾病

　　首先,基因组和表观遗传是基本网络、稳态和个体失调的初始易感性的基础。(a)这将由一个特定的受环境影响(轻微的或严重的;短暂的或持续的)的序列主导。轻微影响(b),导致多余网络(灰色节点和边缘)的失活和稳态防御反应的激活[如内质网应激、蛋白质稳态(proteostasis)、免疫学和/或炎症网络;见新的节点和边缘,-o-],直到恢复一种新的稳态。更重要的是,严重而复杂的(如多因子)和/或持续的影响(c)引发克服自我反应的急性失衡,这可能会导致级联失调,它可以通过相互交织的网络传播,造成急性损伤和疾病,在细胞和/或生理层面上,伴随着整个"系统"潜在的不可逆的崩溃。在疾病模式生物和人体实验(即:从酵母到人类)[13,56-60]的分子和系统生物学综合研究实验中,受损和自我平衡网络的动力学的周期性纵向监测不同基因组水平(如转录组、蛋白质组、代谢组和互作组)可能揭示多因子疾病的起源、早期阶段和动力学的发展(如神经退行性疾病和癌症),恰好在临界点之前,进行早期诊断(如在不同的基因组和生理水平上一系列可靠标志物的描述)和及时治疗。经 Elsevier 同意,图改编自参考文献[13]。通过在健康与疾病水平与人类有直接关系的 Cytoscape 2.5 人类微生物组网络[61]直观表现出的人类互作网络图不甚清晰。Andrew Garrow 在联合利华英国创建的数据集,在 GNU 免费文档许可和知识共享(Creative Commons,CC)许可下可复制(http://en.wikipedia.org/wiki/File:Human_interactome.jpg),彩图见二维码

的改变状态,与环境有恒定的关系(如外部刺激、混乱、创伤、感染及我们自身的微生物菌群[61,68]),伴随着特定的动力学和互作,否则我们的认知是不完整的[13,38]。基因组和代谢组学水平上人类的特异性[5,6,69]与疾病的复杂性的增加,使我们面临更多挑战。从哪里开始? 我们如何着手解决最复杂的人类疾病?

　　幸运的是,大多数案例中,疾病首先在细胞水平上显示出来(早期阶段,可能是无症状的),这是一个能概括系统状态的改变和真核细胞中简单疾病模型网络的好起点。同时,由于大量的基本稳态网络(如 DNA、RNA 和蛋白质质量控制,蛋白质内稳态、自噬调节机制和清除通路)与疾病密切相关,这是因为在真核细胞百万年的进化过程中信息基本被全部保留下来(如从酵母菌到人类)[13,17,18,41,62-64,70-74],使用简单生物体且经过精心设计的研究能够在基础细胞水平上获得宝贵的信息。上述这些都可被系统生物学恰当地运

用[13,17,18,75]。确认这些本质上保守的路径和网络,以及潜伏在复杂疾病的近似人类的特定机制需要在动物模型中进行更加深入研究,最终应用于人类受试者。最大的进步将来自精心设计的纵向队列研究中获得的数据与这些系统级信息(出于实际或伦理原因,其中一些信息只能通过模式生物来获得)相结合。

1.1 阿尔茨海默病:复杂多因素疾病

1906 年,德国神经科学家 Alois Alzheimer 博士首次描述了在一名女士的大脑中存在明显特殊病理异常。该女士的情况是她患有多年记忆混乱和语言功能障碍。他报道了神经元外大量可分离的致密沉积物或斑块和大脑细胞内的纤维带及纤维缠结的存在。这些老年斑(senile plaque)和神经原纤维缠结(neurofibrillary tangle,NFT)已经被公认为是 AD 的两个核心病理特征。斑块由 Aβ 组成,称为淀粉样斑,而 NFT 是由过度磷酸化的 tau 蛋白组成。与这些变化相关的是感染、氧化应激和神经细胞死亡的增多[76,77]。老年斑和NFT 都与神经元及神经突触的逐渐丧失、大脑萎缩及脑组织损失导致的侧脑室扩张有关,它们是痴呆中脑损伤的主要特征。AD 有关的细胞功能障碍、组织和大脑的变化在症状发作前至少潜伏 20~30 年,在 50 岁左右会在脑底出现最初的症状,之后老年斑和 NFT 会扩增到皮质区,在脑的形态上与正常衰老和轻度认知功能障碍(mild cognitive impairment,MCI)有所不同(图 2)[78-81]。

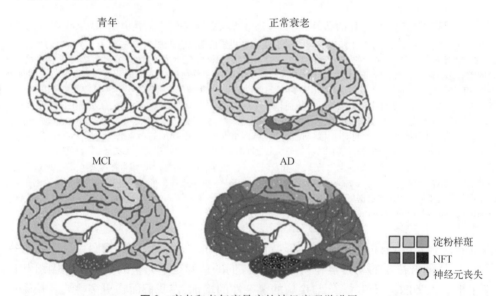

彩图

图 2　衰老和老年痴呆症的神经病理学进展

淀粉样斑、NFT 和正常衰老过程中神经元丧失,MCI 和 AD 的神经解剖分布。认知上完整的衰老个体中,淀粉样斑可以出现在新皮质和海马体中,而 NFT 主要位于内嗅皮层。MCI 以内嗅皮层第 2 层和海马 CA1 区的神经元丧失为标志,并且通常伴随着淀粉样斑、NFT 数量和分布的增加。淀粉样斑和 NFT 在 AD 中分布更加广泛,尽管它是变化的。然而,神经元和神经突触的损失程度与痴呆相关["年度评论"重新出版,"衰老的大脑",Yankner 等,Annu Rev Pathol 3(2008);经版权审查中心批准[79]]。彩图见二维码

AD 引发渐进性痴呆症,现今全世界多达 4 400 万人患有此病。到 2030 年,其发病率将增加近 1 倍,到 2050 年将超过 3 倍。2010 年,全球治疗痴呆症的成本约为 6 040 亿美

元,且持续上升[77,82]。医生不能提供有效的预防或治疗疾病的方法,这与我们无法完全理解疾病的发病机制有关,在早期无症状时期也不能检测到疾病的存在,直到它进一步出现明显的记忆丧失和功能衰减[47,77](见表1和相关参考文献[13,18,83-299])。在新知识和新技术的帮助下,用来确诊 AD 的标准、验证和指南正在制定和完善中[99,101,102,104,105],见表1。

表1　涉及 AD 系统生物学的一些参考研究和进展*

AD 的系统生物学	参考文献
Ⅰ. AD	
(1) 基础层面:国家级别的临床疾病诊断规范制定机构(如美国医药协会,2012[99,101,102];NIH 国际工作小组(IWG-2)制定的标准,2014[104])。潜藏在病理印记中的基因、分子、细胞及生理学机制。与保护作用相关并且可以改变的影响因素。参考书目、专著、世界卫生组织(World Health Organization,WHO)和 AD 报告[阿尔茨海默病协会(2014)]。AD 的事实和图片(http://www. alzheimersanddementia. com/article/S1552-5260(14)00062-4/pdf);世界阿尔茨海默病报告(2014)(http://www. alz. co. uk/research/world-report-2014)	[76-78,82-111]
(2) 多因素导致的神经退行性疾病的系统生物学:AD	[13, 18, 47, 103, 106, 112-116]
Ⅱ. AD。敏感性,主要的潜在机制和网络	
敏感性,强大的基因组成,AD 的基因组学。在早期的 FAD(ADAD)或/和 LOAD 中的基因或基因组的危险因素。丢失的遗传性。需要新的技术或 NGS 研究和全球的数据库(早期和晚期的不同变种的基因 CNV,重新整理及其他因素,如 AlzGene 数据库、国家老龄化研究所和阿尔茨海默病测序数据库,https: //www. niagads. org/adsp/)。具有保护作用的变种及对可以导致体内平衡崩溃或者蛋白质稳态崩溃的变种的必要研究。研究倾向于危险因素的分类和分层	[88, 93, 94, 107, 117-129]
主要的潜在机制和网络 早期的稳态失衡和有毒的 Aβ 寡聚物产生、tau 蛋白聚集、NFT 和导致网络失衡的细胞毒性复合物的产生	[79,81,130,131]
APP 加工过程和 tau 蛋白网络的改变。有毒寡聚物的产生和聚集(细胞内和细胞外)	[85,87,132-141]
淀粉样颗粒的产生和寡聚物的产生假说。APP 加工处理过程和有毒的 Aβ 及 tau 蛋白寡聚物产生降解过程的相互影响的网络	[95,115,132,134,137,139,142-147]
氧化应激压力及损伤	[146,148-155]
在 APP 加工处理过程及 tau 蛋白网络中,钙离子的调节失衡(如神经细胞钙离子内部平衡的调节失控)和其他金属离子(如铜离子和铁离子)的调节失衡,以及其他重要离子的调节失衡	[156-161]
非编码 RNA,miRNA 网络和剪接改变的网络	[162-166]
线粒体功能的紊乱	[167-170]
对自身损伤敏感的稳态及压力保护性网络,尤其是在 AD 中更为明显	

AD 的系统生物学	参考文献
蛋白质折叠和蛋白质质量控制稳态网络。从蛋白质折叠到蛋白质稳态控制网络。从基本的内质网压力、蛋白质聚集体的积累到细胞水平的蛋白质稳态。内质网折叠和内质网压力反应;UPR;ERAD;在细胞质、内质网和线粒体中的热休克和监护系统。分解路径和己糖胺路径;REST 蛋白路径(表 2)	[85,135,171-187]
内溶酶体的运输路径和自噬	[181,188-191]
细胞及生理水平的机制和网络	
疾病在细胞外的传播,类似于朊病毒传播的机制	[139,192-194]
CNS 和 CSF 中有毒物质的清除	[195-197]
免疫系统反应—炎症—神经胶质细胞	[198-204]
Ⅲ. AD 中潜在的致病机制和疾病模型,从细胞水平到人类个体	
从单细胞模型到人类	[187,205-213]
揭示神经损伤和神经退行性复杂疾病的酵母模型	[13,18,154,182,214-218]
AD 中的 tau 蛋白、Aβ 聚集及细胞毒性的酵母模型	[215-217,219-222]
果蝇	[206,223,224]
哺乳动物细胞模型,从患者获取的神经细胞系,动物模型和人类。唐氏综合征和 AD 纵向的研究	[153,207-211,213,225-229]
第一个基于人类的 AD 模型。这是一个三维(3D)的人类神经细胞培养模型,本模型可以自发地形成 Aβ 和 NFT,同时也表明 β-分泌酶抑制剂或 γ-分泌酶抑制剂可以明显减少 Aβ 和 tau 蛋白神经病变	[230]
神经退行性疾病的实验模型,EC 支持的 JPND 行动组(2014 年 1 月)。http://www.neurodegenerationresearch.eu/uploads/media/JPND_Exp_Models_Final_report_Jan_2014_-_DM.pdf	
Ⅳ. 利用 NGS、基因组学及分子生物学技术、实验系统生物学及计算机网络生物学方法来揭示 AD 中互作的动态网络	
(1)实验系统生物学。组学水平。互作组学。AD 中的网络作用	
在不同组学水平下(基因组学、转录组学、蛋白质组学及代谢组学),利用下一代分子生物学高通量方法研究疾病的敏感性和作用网络	[90,107,120,122,123,126,153,155,162,163,231-249]
AD 中的信号通路和复杂的网络作用	[130,131,162,163]
(2)计算系统生物学和网络生物学	
利用计算方法及整合网络生物学方法研究 AD 潜在的基因组敏感性和网络模块,这其中包含了网络动态学和时间节点实验,也包含选择的小组和纵向的群落研究试验	[246,250-255]
Ⅴ. 实践中的 AD 系统生物学。用于早期诊断和及时治疗的新方法。推动积极的生活方式和治疗手法。从系统生物学到系统医药学和公众健康	

续　表

AD 的系统生物学	参考文献
"国家老龄化及 AD 研究所"指定的 AD 临床诊断的标准的应用。神经疾病的本体论	［99－103］
取样、处理、生物信息学和数据处理步骤的标准化,其中技术方面的确认是强制性的	［237,256－258］
从基因组的敏感性到定期的监控,早期的诊断和个性化的及时治疗。从系统生物学到转化系统医学	［56,57,59,60,84,108,259－264］
利用多种技术研究生理水平和细胞水平(如神经成像技术和脊髓液生物标记)的多种生物标记。从疾病模型到人类个体。纵向的群落研究。研究方向是非侵袭性的生物标记和 AD 的早期诊断。首创的 AD 神经影像学(ADNI)和数据库(http://www. adni-info. org/);全球首创 AD 神经成像(WW－ADNI;http://www. alz. org/research/funding/partnerships/WW－ADNI_overview. asp)	［47,59,80,97,106,108,127,140,152,153,162,195,226,227,231,232,240,245,259－261,265－280］
天然产物和新药的筛选:合理地按照从疾病模型到人类水平来进行筛选,例如: (1)有毒复合物和炎症因子的抑制剂或者调剂(见于 *monographies above* (*I*)这本书及其中的参考文献)。 (2)可以防止蛋白毒性或者激发稳态反应的复合物(氧化还原稳态,分解酶活性;UPS/ERAD,自噬免疫调节及其他)［如筛选蛋白酶体激活剂;治疗性的介导自噬,用以调节神经退行的进程(表2)］	［138,183,213,216,219,223,281－290］
老药新用,新的治疗手段	［116,219,291－296］
案例:	
FDA 批准的 lipoxygenase(LOX)抑制剂,是用以治疗哮喘的药物(如 zileuton),同时该药可以用于癌症的化疗[294]。姜黄素衍生的 LOX 抑制剂可以通过血-脑屏障,通过激活 UPR、蛋白质内稳态和自噬作用,降低 Aβ 的累积,限制泛素化的蛋白聚集,改善记忆、淀粉样蛋白和 tau 蛋白病变,这些作用已经在 AD 小鼠模型中被证实[295,296]。老药新用的例子有很多［见于 *monographies above* (*I*)及其中的参考文献］	
关于可以促进总体稳态防御体系的研究也有不少(如氧化还原稳态、蛋白质稳态、降解酶活性、UPS/ERAD、自噬)。关于可以降低慢性压力,强化环境,锻炼及平衡饮食和积极健康的生活方式的研究也有不少(表2)	［184,186,207,269,297,298］
AD、痴呆和危险因素的降低:关于保护性和可调节因素的分析	［77,299］

　*(Ⅰ)AD。基础诊断和指南、易感性、遗传学、分子、细胞和生理研究,以及发生发展和病理标志的机制研究。(Ⅱ)不同基因组水平、互作和网络的主要机制,动态受损作用之间的机制(如 APP 进程,tau 蛋白)和稳态网络(如蛋白质平衡)。(Ⅲ)从细胞到人整体揭示 AD 的机制和网络模型。(Ⅳ)通过 NGS、基因组学和分子生物学技术、实验系统生物学和计算生物学的系统/网络研究 AD 潜在疾病。(Ⅴ)实践 AD 系统生物学。从系统生物学、系统医学和公共卫生中寻找新的方法对患者进行早期诊断和及时干预(预防、积极的生活方式和治疗)。ADAD:常染色体显性遗传性 AD;ADI:国际阿尔茨海默病;ADNI:阿尔茨海默病神经影像学;ADSP:阿尔茨海默病的测序项目;APP:淀粉样前体蛋白;CNS:中枢神经系统;CNV:拷贝数变异;CSF:脑脊液;EE:优化环境;ER 应激:内质网应激;FAD:家族性阿尔茨海默病;JPND EU:欧盟神经退行性疾病研究;LOAD:迟发性阿尔茨海默病;NIA:美国国家衰老研究所;NGS:下一代测序技术;REST:蛋白信号通路;RE1:沉默转录因子途径;UPR:未折叠蛋白反应;ERAD/UPS:内质网相关降解/泛素蛋白酶体系统。

尽管 AD 有清晰的组织学特征和发展模式[78,79,300]（图 2），但家庭和群体中的个体表现出显著的差异性和异质性,这揭示了不同的情况下基因组/表观基因组与环境因素的不同贡献。因此,大约低于 1% 的 AD 患者是常染色体显性遗传的家族形式,并且通常在 65 岁之前发病。这种形式被称为常染色体显性遗传性阿尔茨海默病（autosomal dominant Alzheimer's disease, ADAD）[301]。大部分 AD 归因于 3 种基因突变:编码 APP、早老素 1 和早老素 2 的基因[266,302]。APP 和早老素基因的大多变异增加最具有毒性的蛋白片段 $A\beta_{42}$ 的产生（该片段是聚集物和老年斑的主要成分,或者是 $A\beta_{42}$ 与其他 $A\beta$ 形式之间的比率,如 $A\beta_{40}$[303]）。有关 ADAD 中 APP 加工缺陷最新研究结果表明,早老素 1 基因突变显著降低 γ-分泌酶对 $A\beta$ 的修剪从而增加了有毒物 $A\beta_{42}/A\beta_{40}$ 的比例[304]。

AD 多数情况下不具有常染色体显性遗传,称为散发性或迟发性 AD（late-onset AD, LOAD）,其中遗传和环境变异都是危险因素。广为人知的遗传危险因素是 $\varepsilon4$ 等位基因载脂蛋白 E（apolipoprotein E, *APOE*）基因的遗传[305]。LOAD 有明显症状,通常发生在 65 岁以后,占病例的 90%,是最常见的 AD[306]。

与 AD 最具相关性的机制和通路的研究进展来自遗传因素与 AD 关系的综合研究成果。这不仅意味着需要研究基因序列（突变发生在编码区和非编码区）,也同样需要研究基因组变异[包括拷贝数变异（copy number variation, CNV）、结构重排、非整倍体等],它们都能够影响 AD 易感性的通路和网络的调节。这些都经过深入研究,通过分子测序和高通量实验系统生物学技术如 NGS 和网络互作组方法,与 AD 遗传易感性最具相关性的发现归纳在参考文献[88,107,117,124,128,247]中;AlzGene 数据库（http://www.alzgene.org/）、美国国家衰老研究所（National Institute of Aging, NIA）（http://www.nia.nih.gov/）、阿尔茨海默病测序项目（Alzheimer's disease sequencing project, ADSP）（https://www.niagads.org/adsp/）,详见表 1。通过使用实验和计算系统生物学技术,最新的研究揭示了复杂疾病新基因组位点和潜在途径,不仅如此,还开始根据因果关系建立了新的标准[246]。

对于 AD 遗传易感性的研究已经就特定机制和通路提出了重要见解,如受损 APP 加工和 tau 蛋白网络。因此,复制位点已被证明会导致常染色体显性遗传性早发性阿尔茨海默病（autosomal dominant earlyonset Alzheimers disease）[307]。此外,50% 的唐氏综合征（21-三体综合征）患者到 60 岁易患 AD。这种高风险与 21 号染色体 *APP* 基因额外拷贝的存在有关（Alzheimer's Society UK;http://www.alzheimers.org.uk）。在一小部分未患有 AD 的斯堪的纳维亚人（Scandinarian）身上有 *APP* 保护性突变（A673T）,这证明 APP 损伤性进程在 AD 中起了重要作用。这种突变减少了 APP 作为 β-分泌酶的有效底物,进而减少了 $A\beta$ 的产生[121]。新的变异和基因位点正在被研究,涉及的因子对与年龄相关的蛋白质聚集疾病（如 LOAD）有毒化物的清除、稳态、应激保护网络产生影响,打破稳态反应或导致蛋白质折叠[129]。家族常染色体显性突变研究具有里程碑意义,该研究提供了 ADAD 在早期症状的起始阶段、发病和进展的相关信息。因此,图 3 是 ADAD 时间线,横断面研究表明症状出现前的几十年发生的明显变化与临床病理学证据吻合[80]。

最近的纵向研究证实了症状出现后疾病模式可能发生改变（神经元损伤性 CSF 生物标志物浓度下降）,但还需要进一步进行纵向人体研究来证实[265]。如果这样,需要证明

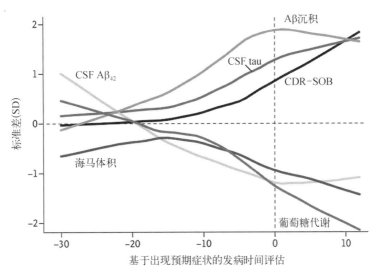

图 3　ADAD 时间线

显性遗传性阿尔茨海默网络（dominantly inherited Alzheimer network，DIAN）项目的横向研究。临床、认知、结构、代谢和生化的改变与发病症状出现的预估年之间的比较。突变携带者和非携带者的归一化差异显示为症状出现的预估年并绘制拟合曲线。差异顺序显示 CSF Aβ_{42}（Aβ 42 in the cerebrospinal fluid，CSF Aβ_{42}）减少，随后纤维 Aβ 沉积，继而 CSF 中 tau 蛋白（tau in the CSF，CSF tau）增加，海马萎缩和低代谢，伴随着认知和临床变化（通过检测临床痴呆评定标准 Sum of Boxes［CDR－SOB］）的发生。在预期发病前平均 3.3 年发生轻度痴呆（mild dementia，CDR 1）。新英格兰医学杂志转载的 *The New England Journal of Medicine*，Bateman，Xiong，Benzinger，et al. "*Clinical and biomarker changes in dominantly inherited Alzheimer's disease*"，vol. 367，795－804. Copyright © （2012 年）[80]，经马萨诸塞州医疗协会许可转载。彩图见二维码

显性遗传性 AD 的生物标志物进展的结果和模型可能不适合 LOAD[80]。那么，解释散发疾病的发现需要综合的系统生物学和生理学的方法[18,47]。

事实是 AD 疾病模式范围广阔，有广泛发病年龄和不同进展情况[306,308]，这种不同不仅存在于 LOAD 和 ADAD 之间，或者 LOAD 与 LOAD 之间，还存在于唐氏综合征患者、ADAD 携带相同突变不同个体[309] 和单合子双胞胎之间[310-312]。这些案例是一个很好的资源，可以用来研究 AD 患者表观遗传和环境影响，以及多因素疾病[81]（涉及基因组、表观基因组、互作组学、网络动力学和环境因素）。通过实验和计算系统生物学途径的先进技术，任何旨在研究 AD 患者的共同基本特征和全球性差异都将继续进行下去（详见下一章）。

2. 阿尔茨海默病发生发展中的易感性及受损动态互作和稳态网络

AD 神经退行性病变基础研究结果显示，分子、细胞、超细胞、突触、胶质、神经回路和生理水平上存在很多"参与者（actors）"，它们与脑细胞功能及突触连接、发育和可塑性等的受损关联。例如，① Aβ 和 tau 蛋白异常聚集寡聚体，可能会损害神经功能的神经炎斑块和 NFT，其中 tau 蛋白聚集体破坏微管和轴突运输，从而影响突触功能；② Aβ 聚集体诱导星形胶质细胞和小胶质细胞活化、增殖，导致神经毒细胞因子和活性氧（reactive oxygen species，ROS）的产生；③ Aβ 诱导突触 NMDA 和 AMPA 受体内吞，通过星形胶质细胞突触

功能障碍增加使钙通道钙离子内流而阻止对谷氨酸的再摄取；④ Aβ 聚集体通过多种途径激活半胱天冬酶，包括使神经元凋亡的细胞死亡受体、钙蛋白酶激活、线粒体损伤[79]。表 1 提供了 AD 在机制、通路和网络方面完备的参考指南。

面对广泛的高度复杂性，需要回归基础，重点关注在疾病早期阶段的核心机制、途径和网络。在这个层面上，已证实主要的参与者是：① APP 加工和 tau 蛋白网络受损。例如，由于环境扰动或应激，这些受损的内在遗传或表观遗传易感性可能会在个体生命的各个阶段发挥作用。② 应激反应稳态网络（主要是蛋白质稳态）积极消除最早的不平衡。这些经常被忽视的基本稳态网络如被严重或持续的累积的压力所压倒，则可能导致衰老通道的激活和凋亡细胞的死亡[313]。重要的是，这些稳态网络可能会随着生命的进程而逐渐受损[18,62-64]，从而导致老年性的 AD(LOAD)。关于 APP 加工和 tau 蛋白网络在 AD 中作用的研究正在揭示新的结果和更完善的知识。因此，经典的淀粉样蛋白级联假说[144]正在被纳入新的"寡聚体级联"假说[134,145]。假说中提到有毒 Aβ 和 tau 蛋白寡聚体是 AD 的主要起始致病因子。这些可溶性寡聚体的积累和扩散可能是 AD[134]疾病过程中出现功能失调的"元凶"，其次是淀粉样斑沉积和 NFT[144]。目前证据表明 AD 基本上是一种"蛋白质病"，其中 Aβ 和 tau 蛋白寡聚体、多聚体的增多及稳态网络无法清除蛋白毒性物质是疾病进展最早阶段的事件。此外，关于 tau 蛋白、有毒 tau 蛋白寡聚体和 NFT 在 AD 中的作用，也进一步说明了我们对 AD 的细胞基础的整体认识观点[138,141,314,315]。

相关的内稳态网络包括必需的蛋白质稳态网络：如蛋白质折叠伴侣网络、内质网（ER）应激和 UPR、解聚酶、ERAD/UPS、溶酶体网络、自噬和其他应激保护和清除途径（图 4）。这些网络是所有真核生物（从酵母到人类）保存的"核心蛋白质机械"的一部分[18,53,75,171,183,316]。蛋白质稳态机制负责蛋白质组的连续质量控制，并能防止有害的错误折叠蛋白质和聚集体的积累；其潜在的机制是集中研究的主体[173,180,181,187,316-318]。

这些静态网络的进化为保守性的系统生物学的研究开辟了道路（首先是简单疾病模型如酵母），其目的是剖析所涉及的遗传和环境因素之间的互作。这些简单模型[13,18]所做的预测，必须进行人类受试者的后续纵向研究来验证。

相当多的证据表明稳态网络在确定导致 AD 事件的初始级联中的关键作用。相关结果包括：① tau 蛋白积累通过损害 ERAD/UPS 激活 UPR，这是可逆的，这表明基于 tau 蛋白的治疗可以很大程度地延缓细胞死亡和疾病进展[135]。② Aβ 对脑内皮细胞中的蛋白质降解失调，导致泛素化蛋白的积累，自噬损伤和细胞死亡[319]（图 5）。③ 代谢应激通过激活 UPR 诱导内源性 tau 蛋白的磷酸化，这是可逆的。在恢复体内平衡的干预中，UPR 标记和 tau 磷酸化的水平可以逆转[320]。④ 大量证据表明，除 AD 以外的神经退行性疾病，其内稳态和清除途径同样受损[321,322]。⑤ 持续的蛋白质折叠应激与错误折叠蛋白质的积聚会激活 UPR，并引起死亡细胞受体 DR_5 的水平升高。如果压力缓解及时，下降的受体水平能恢复正常，细胞可保持活力（恢复体内平衡），否则接下来将诱导凋亡细胞的死亡[313]（另见下文）。

综上所述，图 6 给出了一个概括性的观点。AD 基本上由以下因素导致：① 内源性基因组/表观基因组易感性；② 受损的稳态网络和中心稳态网络之间的动力学互作。这些具有稳态的应激保护网络似乎在疾病的最早期阶段就被动员起来。这些网络的互作将成为特定个体发病时间和疾病进展速度的基础（图 1）。

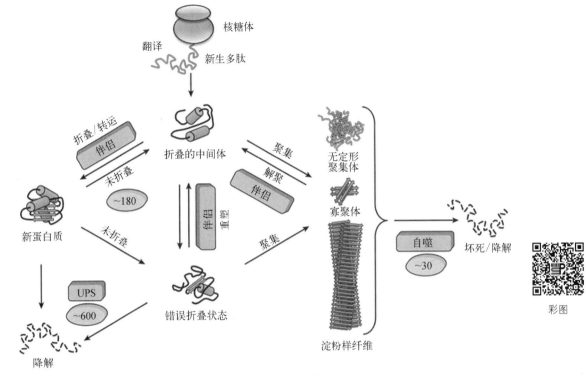

图 4　蛋白质稳态网络

蛋白质的命运。在细胞质,内质网通过 ERAD/UPS 和自噬系统,细胞核和线粒体中蛋白质稳态网络整合了分子伴侣途径适当折叠的新合成蛋白质,用于重塑错误折叠状态和蛋白质降解的分解。从酵母到人,所有真核生物的基因蛋白酶网络机制都是保守的[173,180,316]。约 180 种不同的伴侣组分及其监管者在哺乳动物细胞中安排这些过程,然而,ERAD/UPS 含有约 600 个不同的组成部分和自噬系统含有约 30 个不同的组成部分。伴侣系统主要是防止聚合。亚细胞组织和细胞器省略详述。在酵母和后生动物中聚集体解聚的关键机制在秀丽隐杆线虫 *C. elegans*[171]、哺乳动物(小鼠和人)[172] 中被发现。转载自 Macmillan Publishers Ltd 的许可:*Nature*(Hartl et al., *Nature* 475, 324 – 332)[173], copyright(2011)

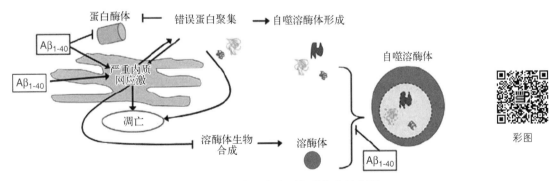

图 5　Aβ_{1-40} 内质网应激和脑内皮细胞中蛋白质稳态的失调

AB 毒性自由基激活的 ER 应激可以导致错误折叠蛋白的积累,聚集的错误折叠蛋白可以被蛋白酶体或巨噬细胞溶酶体靶向识别并降解。然而,寡聚体和大分子蛋白聚集体阻断蛋白酶体并进一步诱导内质网应激。在严重内质网应激情况下,一般蛋白质翻译被抑制并损害内质网功能,损害细胞器的生物形成,如溶酶体。自噬体包涵物降解下降同时,蛋白质聚集积累。因此,ER 应激和蛋白酶体阻塞加剧,导致凋亡、细胞死亡[313,319]。转载自 *Molecular Cell Research* vol. 1843, Fonseca et al.(2014)*Loss of proteostasis induced by amyloid beta peptide in brain endothelial cells*, pages 1150 – 1161. 版权(2014)[319] 已获 Elsevier 许可

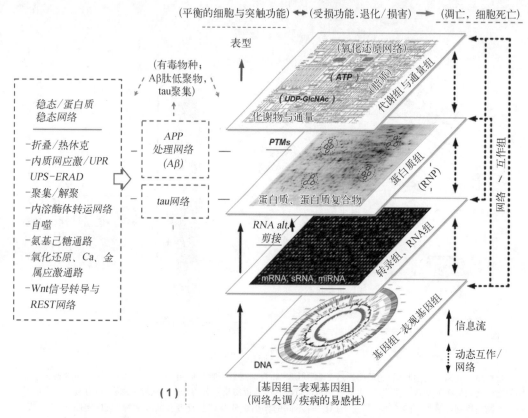

（平衡的细胞与突触功能）◄──► （受损功能.退化/损害）──► （凋亡，细胞死亡）

图6　AD 综合视角

受损和内稳态网络的易感性和动态互作。主要生物网络和"脑细胞相关的组学水平"功能、突触连接和发育决定 AD：从基因型到表型。首先，基因组和表观基因组[1]（图的底部）是基本网络、稳态和初次易失调/疾病的基础。遗传和/或环境扰动/应激源可能导致 APP 加工和 tau 蛋白网络的进行性损伤，可通过标记神经退行性疾病特征和 AD 的标志物追踪[85,87,89,93,106]。许多导致功能失调和进行性损伤的机制具有独立性（例如，导致候选细胞毒性的积累物质如毒性可溶性 Aβ 单体、寡聚体和/或聚集体；tau 蛋白-微管互作；tau 小核 RNA 聚集影响可变剪接[165,166]，氧化还原物质及其他），脑细胞（如神经元、神经胶质细胞、内皮细胞）的功能基本上依赖于中央模式网络（包括 APP 和 tau 蛋白网络及其他）[323,324]、基本稳态平衡网络、应激-反应/抵抗网络（如氧化还原稳态和蛋白质稳态网络）之间的动态互作下的平衡[13,18,52,53,243]，在不可逆的伤害和细胞死亡发生之前[172,189,313,325,326]，这些网络之间互作可以减少细胞的平衡失调。稳态网络如蛋白质质量控制（蛋白质稳态）网络的关键作用包括 ERAD/UPS 和解聚酶活性[171-173,177-179,183,185,186,322,327]，溶酶体传递网络和自噬[190,328,329]和热休克/蛋白质稳态信号转导，Wnt 信号转导，而 REST 网络[184,330-332]常被忽略或低估。特定的环境干扰/压力因素（轻度或严重，暂时或持续的时间）也可能持续地损害稳态防御网络[62-64]。总而言之，内在的易感性和动态网络之间的平衡可能会导致广泛的模式、异质性、发病年龄和疾病进展速度，以及不同的患者特征表型。亚细胞组织和细胞器为清楚起见，不加以赘述。在超细胞、组织和/或生理学上发生的附加信号，受损和防御性内稳态网络（例如，神经胶质细胞、免疫学和/或炎症反应；血管和淋巴管清除系统）、神经元环路和网络，省略明细[86,197,259,333]。图获得 Elsevier 许可[13,334]。APP，淀粉样蛋白前体蛋白；mRNA，信使 RNA；sRNA，小（非编码）RNA；microRNA network，microRNA 网络；RNA alt，RNA 可变剪接；RNP，核糖核蛋白体复合网络；PTM，转录后修饰/通路（如 APP 处理和 tau 蛋白网络中的蛋白水解降解途径）。UPR，unfolded protein response，未折叠蛋白反应；UPS/ERAD，ubiquitin proteasome systemendoplasmic reticulum associated degradation pathways/networks，泛素-蛋白酶体系统-内质网相关降解途径/网络。UDP - GlcNAc，UDP - N - acetyl-glucosamine（己糖胺途径）[183,185]；REST，repressor element 1 - silencing transcription factor，抑制因子沉默转录因子1[184]

与其他理论相一致[115,313]，包括重要的信号通路和衰老的影响，这种综合观点将需要细化[115,130,313]。因此，Krstic 和 Knuesel 提出，LOAD 可能是由慢性炎症性疾病引起的，这些因素导致年龄进行性的蛋白质发生错误折叠或损伤的神经元蛋白清除功能失调，以及 tau 蛋白相关的轴突完整性和运输损伤。这些因素结合在一起导致毒性积聚物质的产生和 AD 的发生[335,336]。LOAD 可能在不同的个体有不同的起源，但事件发生的初始顺序仍然可限于受损和内稳态网络之间的互作(图 6)。

3. 阿尔茨海默病治疗：早期阶段稳态网络的增强可能会延缓发病，暂停或甚至逆转疾病进展

内稳态网络的研究不仅揭示了其自身精细的复杂性，而且也揭示其在神经退行性疾病中的关键作用[316,321]。值得注意的是，简单生物模型、哺乳动物模型和人类细胞系的研究都开始揭示令人惊喜的成果，即被认为是"无法治疗"的蛋白质病如 AD 可能是可逆的。他们希望通过适当的治疗或生活方式的改变从而在早期干预、阻止 AD 的发病和进展。这种干预可能包括使用药物来调节蛋白稳态活性(可能针对分子伴侣、解聚体等)及个体饮食和运动方式的变化。这些理论得到"主要蛋白稳态网络可通过进化从而高度保守"这一事实的支持。关于在细胞、超细胞和生理学水平上其他的人类特有的稳态网络的表征，以及其在 AD 和唐氏综合征个体中对于 AD 病理的补偿、抵消作用，还有负责调控的信号通路的研究，都在积极地探索进行中。相关示例总结在表 2 中，并列举了案例示例。

表 2　关于应激保护性内源性网络，路径特征的最新研究机制
及其在神经退行性疾病中的互作

研究的描述(疾病模型)	参考文献
神经退行性疾病中内质网蛋白质稳态的干扰因素(真核生物)	[322]
蛋白质折叠和蛋白质稳态的分子伴侣(真核生物)	[173]
热休克反应和蛋白伴侣分子的生物学(酵母菌)	[180]
一个定量的蛋白质分子互作网络反映出人细胞蛋白质稳态的信号通路(人细胞)	[316]
在神经退行性疾病中，功能丧失的蛋白质稳态所扮演的必要角色(从单细胞模型到人类)	[187]
哺乳动物淀粉样颗粒的解聚活性的发现和特征(哺乳动物组织，小鼠，人类)	[172]
通过一套整合的绘制策略，描绘定义出人类 ERAD 网络(人类)	[177]
UPS/ERAD 和自噬-溶酶体系统(真核生物，哺乳动物，人类)	[181]
β 淀粉样颗粒的积累抑制了 UPS/ERAD，损伤了多囊泡体(MVB)的分类(小鼠的原代神经元)	[337]
在大脑上皮细胞中，Aβ 破坏了蛋白质稳态，导致泛素化蛋白的积累、自噬损伤及细胞死亡(大鼠脑的内皮细胞)	[319]
在秀丽隐杆线虫中，Aβ 聚集体的毒性可以通过下调胰岛素信号通路和下游的转录因子——热休克因子 1 及 DAF-16 来降低(秀丽隐杆线虫)	[171]

续 表

研究的描述(疾病模型)	参考文献
饥饿处理和溶酶体功能的抑制可以增加 tau 蛋白的分泌(小鼠原代皮层神经元)	[338]
细胞外单体 tau 蛋白的内吞对于 tau 蛋白病变的起始起到重要作用(CHO 细胞和人神经母细胞瘤)	[139]
通过损伤 UPS/ERAD 通路,tau 蛋白的累积可以激活 UPR,该过程的可逆性暗示基于 tau 蛋白的恢复治疗可以有效地延缓细胞衰老和疾病进程(小鼠、人类)	[135]
通过广泛地表观遗传学改变、异染色质的丢失及异常的基因表达,tau 蛋白可以促进神经的退化(果蝇、小鼠、人)	[339]
通过计算网络生物学方法来描述 AD 进程中 UPS 模块的持续损伤	[255]
蛋白酶体的功能异常激活了自噬和抗氧化通路(小鼠)	[340]
蛋白酶体的功能异常导致了线粒体的损伤,进一步导致了 ROS 的增加和细胞死亡(CHO 细胞系)	[341]
衰老细胞中,增加蛋白质分解可以恢复蛋白酶体的功能活性(酵母菌)	[342]
在神经退行性疾病的酵母模型中,通过促进折叠错误或者寡聚化蛋白的清除,NAD$^+$ 拯救路径的蛋白质可以抑制蛋白质的毒性(酵母菌)	[182]
利用工程蛋白解聚酶来逆转有毒蛋白质的聚合体[例如,激发酵母 Hsp104 解聚酶(酵母菌、秀丽隐杆线虫)]	[343-345]
持续的蛋白质折叠引起的 ER 应激可以激活 UPR,并且提升死亡细胞受体 DR$_5$ 的水平。如果压力及时释放,死亡受体恢复到正常水平,那么细胞则可以存活(效应被抵消/逆转,稳态重新恢复),否则导致细胞凋亡(人细胞系、小鼠)	[313]
慢性轻微压力加速 AD 疾病的进展(小鼠)	[207]
通过激活 UPR 通路,代谢压力导致了 tau 蛋白的磷酸化。这个过程是可逆的,通过恢复内环境稳态,UPR 标记和 tau 蛋白磷酸化都被逆转(人细胞系和叙利亚代谢减退的仓鼠模型)。	[320]
在压力作用下,剪接的 X 框结合蛋白 1(Xbp1s)可以将己糖胺生物合成路径与 UPR 耦合在一起(小鼠、大鼠、人的心脏组织)	[186]
己糖胺代谢路径可以增加蛋白质的质量控制,减少蛋白质的聚集,并且延长生活周期(秀丽隐杆线虫)	[183]
在 AD 中,LRP6 介导的 Wnt 信号通路缺失会导致突触异常和淀粉样病变(小鼠)。重新恢复 Wnt 信号通路可以作为 AD 治疗的一种可行性策略	[323,346]
在小鼠的 AD 疾病模型中,激活 Wnt 信号通路可以提高成年鼠的认知功能,并且可以逆转认知障碍	[332]
在轻度的认知障碍和 AD 中,可以保护神经元免于氧化压力和 Aβ 毒性的 REST 因子处于丢失状态,所以在治疗神经退行性紊乱方面,REST 可以作为靶标(秀丽隐杆线虫、小鼠、人)	[184,347]
外界环境的某些因素可以激活 β$_2$ 肾上腺素信号通路,以此阻止 Aβ 寡聚物对海马区造成的伤害(小鼠)	[297]

续　表

研究的描述(疾病模型)	参考文献
外界环境的富集作用可以加强皮层之间的互作,减少年长鼠的 Aβ 寡聚物(小鼠)	[298]
8‑hydroxyquinolines 化合物可以保护模型中的 TDP‑43 蛋白质、α‑突触核蛋白,减少多聚谷氨酰胺蛋白毒性,减弱 Aβ 毒性(酵母)	[284,348]
酵母菌到人类层面的高通量小分子筛选平台的建立,可以筛选出辅助调节突触核蛋白病变毒性效应的化合物,而且这些毒性效应已经在患者来源的神经元细胞中确认过(酵母,人类)	[213]
自噬可以作为一种治疗性的调节,用于改变神经退行性疾病的进展(果蝇)	[287]
一种多层次的药物展现出神经保护的功效,并且可以逆转 AD 样表型(小鼠)	[349]
FDA 批准的 lipoxygenase (LOX)抑制剂,是用以治疗哮喘的药物(如药物 zileuton),同时该药还可以用于癌症的化疗[294]。同时姜黄素衍生的 LOX 抑制剂可以通过血‑脑屏障,通过激活 UPR、蛋白质内稳态和自噬作用,降低 Aβ 的累积,限制泛素化的蛋白聚集,改善记忆,降低淀粉样蛋白和 tau 蛋白病变,这些作用已经在 AD 小鼠模型中被证实	[295,296]
TLR9 激动剂(如 CpG 寡聚脱氧核糖核苷酸,ODNs)的免疫疗法(TLR9 的激活)可以降低 Aβ 和 tau 蛋白的病变,同时也降低了有毒寡聚物的毒性,这就在没有炎症反应毒性的前提下,辅助治疗认知障碍(小鼠)	[350]
具有早期阻止 AD 的潜力。可以被改变的危险因素	[299]
世界阿尔茨海默病报告(2014)。痴呆和危险因素的减少:关于保护性因素和可改变因素的分析 ADI(http://www.alz.co.uk/research/world-report‑2014)	[77]

从简单的疾病模型到人,相关病例的例子显示了它们可能阻止、延缓或逆转毒性作用。支持对于保护和修饰因子的新研究和分子证据[299];***World Alzheimer Report***, 2014. http://www.alz.co.uk/research/world-report‑2014)[77]。

3.1　提供基本稳态机制作为候选治疗策略的证据

(1) tau 蛋白积累通过损害 ERAD/UPS(增加泛素化蛋白质的水平)来激活 UPR。在细胞和脑中消耗可溶性 tau 蛋白水平可逆转 UPR 活化。该过程的可逆性表明基于 tau 蛋白的治疗可以显著延迟细胞死亡和疾病进展[135]。

(2) FDA 批准的脂氧合酶(lipoxygenase,LOX)抑制剂(例如,能够透过血‑脑屏障的姜黄素衍生化合物),可以激活 UPR 和蛋白水解酶及自噬,降低 Aβ 水平,限制泛素化蛋白的聚集,不仅可以改善 AD 模型小鼠的记忆,还可以减缓其淀粉样蛋白和 tau 蛋白病理进程[295,296]。

(3) 自噬作为调节神经退行性疾病进展策略的证据[287]。

(4) 免疫调节治疗(如用 TLR9 激动剂激活 Toll 样受体 9)可减少 Aβ 和 tau 蛋白病理和毒性寡聚体的水平,并可在没有炎症性毒性物质的情况下促进认知功能的恢复[350]。

(5) 持续的蛋白质错误折叠引起的 ER 应激激活 UPR 并增加死亡细胞受体 LRS 的水平。如果应激得到及时缓解,下降的受体水平可恢复正常,细胞仍然可以存活(效果抵消/逆转;体内稳态恢复),否则可诱导凋亡细胞死亡[313]。

（6）代谢应激通过 UPR 的激活，可诱导内源性 tau 蛋白磷酸化。这是可逆的，通过干预来恢复体内平衡，UPR 水平标志物和 tau 蛋白磷酸化可逆转[320]。

3.2 有证据表明，通过改变不良饮食或久坐的生活方式[77,299]等获得的益处[77,299]可能是由稳态网络和信号通路介导的，这些网络途径也可能被作为候选靶点而进行研究

（1）环境改变激活 β_2 肾上腺素能信号，阻止低寡聚体引起的海马损伤[297]。

（2）丰富环境（environmental enrichment，EE）增强老年小鼠皮层-皮层间互作并减少 $A\beta$ 寡聚体[298]。

（3）饮食成分调节蛋白质内稳态和寿命[351]。

（4）$A\beta_{1-42}$ 毒性可以通过降低胰岛信号转导、下游转录因子热休克因子 1 和 DAF-16 而减少[171]。

（5）RP6 介导的 Wnt 信号转导缺失导致 AD 患者突触异常与淀粉样变性。恢复 Wnt 信号可能是治疗 AD 的可行策略[323,346]。

（6）Wnt 信号的激活增强了成年小鼠的认知功能，逆转了 AD 模型中的认知缺陷[332]。

（7）在轻度认知障碍和 AD 中，REST 通路可以保护神经元免受氧化应激和 $A\beta$ 蛋白毒性。因此，活化 REST 是治疗神经退行性疾病的候选策略[184,347]。

（8）在 AD 患者的大脑中，Wnt 信号和 REST 诱导都受到抑制，导致神经变性发生[184,352]。

（9）通过在小鼠、大鼠和人心脏组织中研究己糖胺途径，蛋白折叠应激诱导 UPR，并伴随拼接 X-box 结合蛋白 1 激活己糖胺生物合成途径（HBP）中的关键酶[186]。HBP 的代谢物可促进线虫蛋白质的质量控制，减少聚集物，延长寿命[183,185]。

这些结果看起来很有希望，但它们需要通过新的证据来证实，早期发现的受损机制及其与稳态网络的动态互作是未来最艰巨的挑战之一。纵向研究中，若可以在神经成像的寡聚体或聚集体、增加沉积（指净生成的有毒物质，即疾病进展）[273,276,277,353,354]方面应用这些新的进展，将会带来很大的收益。与此同时，敏感分子和高通量技术将是最佳检测手段，他们能够可靠地在不同水平检测最早损伤事件如 RNA 剪接改变、氧化还原失衡、毒物（$A\beta$ 和 tau 蛋白）、改变的 RNA、蛋白质和/或代谢模式、炎症生物标志物、细胞凋亡前稳态和清除活性。细胞凋亡标志物在揭示脑细胞裂解和疾病进展（如蛋白质或脂质膜，可检测的物质）方面展示出重大进展。然而，这些方法只能当对抗策略增强稳态机制不再逆转疾病阶段检测 AD，如表 2 中列出的部分情况。此背景下，唐氏综合征和 ADAD 患者（无症状期）发病前几十年的模式识别、受损候选生物标志物、补偿机制和网络（能够抵抗早期急性损伤，如 RNA 剪接改变、氧化还原失衡、氧化应激[165,211,355]）的研究进展很重要，在这些患者 40 或 50 岁前，能有效地减少或延缓疾病的发生。

在这一点上，很明显，新研究开始取得可喜成果，并开辟了更多研究途径。然而，为了实现以风险分类、早期诊断和机制为基础的治疗和/或生活方式干预的稳定进展，还需要一个新的策略。我们认为有必要通过采取"整体"的系统生物学观点来提高我们对 AD 的认知(标题1)。也就是说,AD 是一种多因素疾病,主要来自影响基本模块和通路的网络改变,从根本上说是动态的(图1、图6)。最大的进步来自多种疾病模型研究的知识整合和不同学科的研究人员的协同互动。他们的新发现将需要在人类身上进行验证,以便从系统生物学向转化系统医学过渡[57,59,60,263,264]。只有在公共卫生福利政策、建议和激励的开明框架内才能实现这一转变[77,299]。

4. 实施系统生物学方法治疗 AD

先前的结果和整合的观点开启了新假设驱动的全面研究受损和自我平衡网络在 AD 中的作用及其动态的方法,但是又如何呢?如果系统生物学方法[13,18,39,46,47]成功,还需要什么?我们认为如下是需要的:

(1)考虑到特定环境应激(无论是短暂或持续),和个体在其他的情况下(显然无关)的药物治疗,采用监测时效实验耦合纵向研究的先进分子和高通量技术。

(2)用于阐明 AD 基因组区易感性及网络模块、时效实验中的动力学和纵向队列研究的计算及整合网络生物学工具和方法。原始数据和综合分析的方法,将需要的数据存放在精心策划的数据库,提供必要的元数据(如条件和所使用的技术),可在确证的分析研究(即计算系统生物学)中提供真实可比较的数据集识别指南。我们在实验和计算系统生物学领域正在努力并稳步向前发展。实例如表 1 所示[13,18]《系统生物学手册》[114],以及该系统的章节和相关作者。在大多数相关分子生物和高通量技术实验系统中,例如:① 研究小寡聚体、聚集体和淀粉样斑和 NFT 沉积的新分子示踪剂和神经成像方法[276,353,354];② 超高分辨率显微镜荧光分子/纳米显微方法能够揭示在细胞水平上的聚集和功能障碍的早期分子事件[356,357](http://www. nature. com/news/nobel-for-microscopy-that-reveals-innerworld-of-cells‐1. 16097);③ 新的分子生物学技术(如 *CRISPR‐Cas9* 基因组编辑)在生命的任何阶段,从简单生物体(酵母)[358]到动物模型(如小鼠),或疾病阶段开辟先进疾病模型的建设之路[359];④ 新一代高通量组学(基因组学/表规基因组学、转录组学、蛋白质组学、代谢组学和互作组学)控制的条件下,其中 NGS[如全基因组测序(whole genome sequencing,WGS)、外显子测序等]不仅要学习基因和非编码区、表观遗传模式、拷贝数变异和结构重排、非整倍体和嵌合体、阐明基因组/表观遗传风险的易感性;还要学习转录(如 RNA 测序、受损的 RNA 剪接和 microRNA 的表达方法)和蛋白质组学技术,研究在转录和蛋白质/肽水平在疾病模型中不同条件下全基因组表达模式的改变[例如,自上而下,http://www. the-scientist. com/? articles. view/articleNo/40248/title/Bird-s-Eye-Proteomics/;自下而上,http://www. the-scientist. com/? articles. view/articleNo/40051/title/MovingTarget/;单反应监测(SRM/MRM);获得性 DIA 独立数据采集(SWATH‐MS)的蛋白质组学研究、荧光激活细胞分选(FACS)和针对性的蛋白质组学、代谢组学、脂质组学、差异互作组的方法[122,126,165,235,241,360-364]和许多其他技术(表 1)[13,18,114]。

作为一个参考的真核生物模型,综合系统生物学实验研究在酵母中首次运用,在规定条件下研究转录组、蛋白质组、代谢组模式和互作[18,75]。这为其他生物的研究开辟了新道路,并应用到人体研究。因此,多组学研究可应用在人体纵向研究之中,可以使用一体化的个人"组学分析"(integrative personal omics profiling, IPOP),监测诊断和量身定制个性化医学的生物标志物和模式。虽然价格仍然昂贵,但这些研究方法正在逐渐变得更廉价[56,60,262,365](表1)。这些综合的组学方法可以结合优秀的 AD 发病和进展模式监测研究结论[80,265]。

计算系统生物学方法也在不断地发展和完善,用于综合数据分析、复杂疾病的网络和模块的构建与分析。为了研究在等效可比条件下(如不引入系统误差、噪声或偏差)的"组学"数据综合分析的基本规则和动态响应分析最新集成工具,在时效实验和其他方法中受影响的组件和网络可参见相关参考文献[13,18]和《系统生物学手册》[114]。与神经退行性疾病和 AD 有关的先进团队如 Cruchaga、Califano、Bar-Joseph、Gitter、Ogishima 和 Zhang 团队,将大型实验数据集与高级计算网络生物学方法结合起来,提供了 AD 基因易感性和 AD 新因果驱动力的基本信息[122,366]。更重要的是,他们还提供对关键模块和网络失调的动力学信息,从 AD 早期阶段(例如,改变 ERAD/UPS 蛋白酶体模块/网络)到 AD 晚期阶段(如急性受损基因表达与异染色质功能障碍;凋亡、炎症和自然免疫反应)[251,254,255]。

随着精心设计的纵向实验逐步纳入更好的输入数据集,包括早期无症状阶段(例如,自愿公开唐氏综合征和 ADAD,以及有 LOAD 家族史信息的人进入生命的最初几十年以来),它们将提供有关 AD 的机制和对网络的前所未有的见解。当结合人类生命跨度的动态信息,包括环境影响时,它们可能提供一个特定的干预机会。有关计算/网络生物学和组合方法的更多信息参见表1和本部分章节。在这一点上,尤其需要注意的是,这些令人兴奋的新方法确实有其局限性。

4.1 技术和数据记录标准化的必要性

新开发的技术、科学实验计划和方法需要与以前的方法进行比较,一旦得到验证,将会制定新的标准和准则。这是一个连续的过程,是科学研究的基础,也是诊断学的头等大事。例如,与复杂疾病早期诊断进展共同进步的有临床基因组外显子测序[367]新指南的建立、实验技术的验证与标准化进展和对"组学"数据适当的数据集成[75,18,60,262],有纵向研究和试验指南,如美国食品药品监督管理局(Food and Drug Administration, FDA)的临床试验指南,坚持良好的临床实践原则(Good clinical practice, GCP):http://www.fda.gov/regulatoryinformation/guidances/ucm122046.htm;http://clinicaltrials.gov/;欧洲药品管理局(European Medicine Agency, EMA)和欧洲临床试验数据库(EudraCT:https://eudract.ema.europa.eu/[13,18])。同时,FDA 最近发布的指南草案概述其监管的实验室开发的分子诊断的测试计划(laboratory-developed tests, LDTs);http://www.bio-itworld.com/2014/10/3/fdaissues-draft-guidance-laboratory-developed-tests.html。

更具体地说,神经退行性疾病和 AD 的标准、指南的主要进展要归功于在神经影像学和生物标志物领域的努力;例如,形成阿尔茨海默病神经影像学倡议(Alzheimer's disease neuroimaging initiative, ADNI)(http://www.adni-info.org/)和显性遗传性阿尔茨海默病网络(dominantly Inherited Alzheimer Network, DIAN)(http://dian-info.org/)(表1)及对样品质量和评估的新研究;又如,生物标志物调查的 CSF 样本[237]和在 AD 研究的基于血液的生物标志物研究新准则分析前变量的标准化指南,从标准的血液生物标志物在 AD 的研究(STAR - B)和血液为基础的生物标志物的利益集团(BBBIG)工作组[368]。除上述之外,仍有更多举措在进行中。

4.2　从单细胞模型到人类

根据定义,对 AD 等多因素复杂疾病的综合研究需要确定两个主要目标。

(1)可靠模型的构建:模型概括了疾病在分子和细胞水平上疾病发病的机制和特征、发现疾病超细胞水平的特征、疾病的标志物(例如,AD 淀粉样斑和 NFT)。这是最重要的"关键信息",为了满足对在体真实情况的更深入的认识[18],良好的疾病模型需要满足这一条件:"能够概括疾病分子和生理的特点"。

(2)分析在受控条件下精心设计的实验和模型中改变的网络和表型的进展,重现体内环境的变化(无论是短暂的,还是持续的),其影响代表了对疾病的作用。这些监测受损网络与防御反应的激活及它们的动态和互作的实验系统应易于实施,并可朝着直接应用的方向发展(例如,最早的诊断和及时干预)。为此,需切实做到以下几点。

1)仔细选择用于特定目标的疾病模型,构建新的高级模型,包括在细胞、超细胞、动物模型水平上及雌性和雄性疾病模型上(这很关键)[369-371]。最大的进展将来自从几种疾病模型的研究中获得知识的整合,从而在人类实验中得到证实。

2)用适当的实验设计,让混杂变量和偏倚最小化,并从一开始就建立生物信息学和统计策略。与生物信息学专家进行早期讨论,分析目标和预期结果、实验次数、条件和复制、成本和替代数据分析策略,以便获得统计学上有意义的结果和可靠的结论。这将给我们带来极大的益处[18]。

最后,复杂的人类疾病将以受损和抵消的稳态网络之间的动态互作为特征(图 1、图 6)。如果主要目标是研究所有真核生物共有的基本保守网络(例如,主要的稳态网络、蛋白质稳态等),酵母菌可以是第一(优秀)模型,通过采用先进的技术来揭示基本机制、时间过程、实验稳态网络对抗蛋白质毒性作用的研究,监测瞬时或持续在受控条件下扰动的动态响应。这样的实验很难运用在哺乳动物和人类细胞系,以及超细胞动物模型中[18]。

表 1 列出了 AD 疾病模型的最相关研究。表 2 列出了早期干预的主要疾病模型,研究中可能存在的包括从单细胞生物到人类的 AD 的预防、延缓或逆转的毒性效应。

主要的挑战始终是构建在细胞、超细胞和组织/脑区水平上(例如,在动物模型中如啮齿类动物,见下文)能够概括主要机制和疾病特征的模型。在细胞水平上,受控条件下使用诱导多能干细胞的人类细胞系或患者特异性细胞(iPSC)的研究,有望获得良好结果[209,210,369,372-375]。这些情况下,人们可能会想到,人类特定的机制可能会发生在患者身上。例如,RNA 剪接模式、蛋白质异构体、蛋白复合物的化学计量(如 γ-分泌酶)、互作、交互反应系数和互作的网络(图 6)。然而,值得注意的是,培养的神经元不能反映大脑中正常神经元的状况,需要更多的研究和模型。作为一般规则,因为一个单一的模型不能完全概括所有各个层面的 AD 特征,所以随着不同的模型知识的不断融合,开展从单细胞模型、哺乳动物细胞模型、患者特异性细胞系模型到超细胞动物模型和人类的纵向研究[43,187,209,378]是非常必要的。

与 AD 主要特征最相关的标志性疾病模型综述如下。

1）人体细胞模型。AD 患者的人类神经元中毒性 Aβ 和磷酸化 tau 蛋白水平升高已被报道[379~381]。

2）诱导多能干细胞（iPSC）的患者特异性细胞系。Shi 及其同事（Livesey 小组）首次从衍生自唐氏综合征的 iPSC 神经元中发现 Aβ 沉积和 tau 蛋白的病理表现[209,210]。

3）细胞和动物模型。使用基本模型小鼠概括所有 AD 特点是极端困难的，这是由于小鼠 Aβ 肽和细胞内小鼠蛋白质组不同于人类。在一个接近人类的大鼠模型的构建，仅表达突变的人类 APP 和早老素 1 基因，可以重现 AD 患者的一些特征，包括斑块和 tau 蛋白的病理变化。这些大鼠表现出年龄依赖性（6~26 个月），其脑发生 tau 前期淀粉样前变性，神经胶质细胞增生，大脑皮质及海马神经元凋亡，以及认知障碍[136,208]。

通过更加精心设计和精细操作，人们获得了可以显示 AD 两个基本特征的先进小鼠模型。虽然这些模型离人类很遥远，也有其局限性，但其中一些模型还是提供了重要的见解。首先，三转基因小鼠（过度表达 APP、早老素 1 和 tau 蛋白）过度磷酸化反映了淀粉样斑和 NFT 的逐步形成及突触功能障碍的过程。在出现斑块和缠结之前[382]，4 月龄小鼠海马神经元细胞内已出现 Aβ 积聚[79]。最近，三突变体，APP/PS1 转基因固醇调节元件结合蛋白-2（SREP-2）小鼠，也表现出 Aβ 积累和 tau 蛋白的病理变化，从而为研究脂质代谢改变的方式（线粒体胆固醇负荷和谷胱甘肽耗竭）提供了可能，在 AD 中出现了类似 AD 病理变化，并且相互影响[229]。同时，Platt 团队报道，只是敲入人 β-分泌酶（BACE1）基因小鼠，会出现小鼠 APP 裂解并启动基于淀粉样蛋白的发病机制。因此，在这种小鼠模型中，小鼠 APP 的加工导致毒性 APP 化合物的形成并积聚在小鼠海马和皮层神经元细胞内外。在 6 和 12 月龄时，在 AD 相关的脑区也出现高水平的炎症（增生）[383]。在动物生命期或疾病阶段的任一阶段，新的高级基因组编辑技术[359]的逐步纳入有望开辟新的下一代疾病模型和更精细的、假设驱动的研究。

最后，一个重要的突破是第一个人类超细胞 AD 模型：哈佛大学 Doo Yeon Kim 和 Rudolph Tanzi 领导建立了自发形成 Aβ 斑块和 NFT 的 ADAD 三维人体神经细胞培养模型[230]。这证实并扩展了 Shi 及其同事的结果[209]。研究表明，Aβ 聚集可直接导致了 tau 蛋白聚集，而炎症可能并不是导致 AD 病理的必要条件。他们还发现，β-分泌酶或 γ-分泌酶抑制剂能显著抑制 Aβ 病理状态和病理 tau 蛋白产生。这是一个很好的候选模型，可用来研究 Aβ 如何驱动 tau 蛋白的病理变化，并可能成为针对 Aβ 和 tau 蛋白及其他靶点的新的治疗 AD 的方法[230]（但神经元培养有一些局限性 http://www.alzforum.org/news/researchnews/alzheimers-dish-av-stokes-tau-pathology-third-dimension）。

因此，系统生物学是一种综合视角下的新策略，采用先进的分子和计算方法及疾病模型来综述 AD 的特点，以发现和解决基础和临床（适于患者）的新问题。一些具有挑战性的问题（读者可能会想到更好的问题）如下：

1）AD 的主要标志物已经在几周/月出现在动物模型和人类培养细胞中（见上图），然而需要几年，甚至几十年这些标志物才可能出现在 ADAD、唐氏综合征和 LOAD 患者身上。那么，在人体内调动什么样的稳态机制和网络，才能有效抵抗被公认为蛋白质病的 AD？在动物模型和细胞系中，由于内在的实验原因，对平衡和稳态网络之间的精细平衡、动态互作进行研究将是非常困难的。为了实验的稳定性,这需要在简单模型进行时效实验,最终在 ADAD[301,302]、唐氏综合征[153,384-386] 和 LOAD 高风险患者中精心设计纵向研究。

　　2)早期干预可能延缓或逆转 AD(表2),这一结果需要从简单疾病模型到人类的精心设计的研究中得到更多证据的验证。

　　3)已经报道过的改变生活方式的益处(如运动、饮食、生活方式)[77,299] 及其潜在机制(表 2 中的几个例子)仍需要进行证实,以响应公共卫生倡议和奖励措施。稳态网络信号转导(如蛋白质稳态、Wnt 信号转导、REST 蛋白和己糖胺通路)激活和/或增强有何益处?

5. 结论:展望

　　AD 是一种复杂的多因素疾病,始于最初的认知障碍症状出现之前的几十年[78-81,265]。这一证据强调,研究细胞水平(和更高水平)最早的损伤和互作网络是迫切需要的,它们与疾病的发生关系甚密。

　　AD 的发病特征是:① 内在的基因组/表观遗传易感性;② 从疾病的早期阶段起,在受损和中心稳态网络之间持续保持精细平衡和动态互作。网络的联合和独特互作将作为个体发病和疾病进展速度的基础,需要新的整合系统生物学方法开展研究。

　　基于 AD 基本特点的简单模式生物体系中的系统生物学实验和计算方法,概述了 AD 的基本特征,从而有可能剖析和揭示 AD 基本病理机制及细胞稳态调节异常的短期和长期影响,可以在细胞水平上研究稳态网络间的互作,以阐明 AD 潜在病理事件发生的顺序。这种理论可以用于更复杂的模型系统中(如哺乳动物细胞系、患者特异细胞系、动物模型),并最终在人体纵向研究中得到证实。最新的研究结果使得“无法治愈”的蛋白质病如 AD,呈现出可治愈的希望(表 2)。

　　在实践中,主要应针对风险分类,提出早期诊断和及时并有针对性的干预。单独或联合的下一代系统生物学实验和计算方法,已经提供了对个体风险分类的基本 AD 基因组/表观遗传易感性的卓越见解[122,366](表 1)。随着逐步采用实验和计算系统生物学的方法,如在本章中提出的,在细胞凋亡、死亡之前,可以开始设想新的早期诊断策略。因此,我们期望早期发现并监测以下单一物质存在和/或并存。① 持续的不平衡产生有毒 Aβ 寡聚体和 tau 蛋白(如聚集物、缠结物);② mRNA 前体剪接改变和非编码 RNA 网络;③ 受损蛋白质组、代谢网络和氧化还原失衡的生物标志物;④ 受损和逐步影响或下降的自我平衡能力,均可用于在最早无症状疾病阶段实现疾病诊断的初步策略。

　　与此同时,可以研究受试者特定的干预措施(生活方式预防和/或治疗)。首先,生活中那些具有保护性的因子、可改变的因素(如饮食、锻炼、丰富的环境、积极的生活方式)的作用应在机制上进行确认,以便支持公共卫生措施和优惠政策,并加速其实施。此外,还需要避免不利因素的扰动,如持续的压力,因为(没有时间恢复)稳态反应会变得不堪重负,以致损伤累积,细胞凋亡或坏死的结果(表 2,图 1)。总之,只有多学科的全球合作才能使我们从系统生物学发展到转化系统医学和公共卫生。作为一个研究团体,我们的责任在于提供优异的成果和产出,以促进基础知识的转化,从而造福社会。

致谢

本项目由 BBSRC 基金 BB/c505140/2 和 BB/F00446X/1 赞助支持,并由欧盟委员会 FP7 合作项目合同支持(所有 SGO)。AD 在 SGO 实验室目前的工作是由维康信托基金会支持的(代码: 089703/Z/09/Z)。JIC 是一个资深博士后资助项目 Bizkaia 2011 受益人(模式 A): 其与 GENETADI 生物技术基础实验室合作(Derio, Bizkaia, 西班牙)。

参考文献

见二维码。

第 2 章

系统理论在阿尔茨海默病起源及进展的纵向研究中的应用

Simone Lista, Zaven S. Khachaturian, Dan Rujescu,
Francesco Garaci, Bruno Dubois, Harald Hampel

摘要　本章对当前普遍认同的假说提出了质疑,该假说认为家族性早发性阿尔茨海默病 (early-onset Alzheimer's disease,EOAD) 的分子机制和生物学表型可作为线性模型用来研究 LOAD 的发病机制。目前越来越多的证据表明,这种简化模型可能不适合,且不能全面解释 LOAD 分子机制的复杂性。例如,近期一些以淀粉样蛋白为中心靶标的临床试验的失败,可能就是这种错误的假说模型所导致,这些试验很大程度上是从遗传性 EOAD 的生物学表型推断散发的 LOAD 的分子机制。LOAD 和 EOAD 生物学差异主要表现在 EOAD 无家族聚集或孟德尔遗传现象的证据,相反,LOAD 案例中经常有家族聚集或孟德尔遗传现象的报道。本章的主要内容是采用一个完全不同的思维方式对遗传性和散发性 AD 复杂的分子发病机制进行全面的解释。

我们建议使用纵向的分析方法和系统生物学范式(使用转录组学、蛋白质组学、代谢组学和脂类组学)使我们更加全面地了解不同的分子机制和神经退行病变的起源及进展。这些研究旨在阐明特异性病理生理和信号通路的作用,如神经性炎症、脂质代谢改变、细胞凋亡、氧化应激、tau 蛋白过度磷酸化、蛋白质错误折叠、缠结的形成、淀粉样蛋白的级联导致的 Aβ 聚合体过度产生和清除减少。同时,较全面地理解 AD 分子机制、信号通路及各型 AD 的可比性差异是非常重要的。早期检测及疾病表征的认知体系和技术研发贯穿各个阶段,这可提高对病程、预后和治疗反应的预测。毋庸置疑,这些发展与进步对 EOAD 和 LOAD 患者的临床管理具有深远的意义。本章建议方法结合了纵向研究与系统生物学模式,为 AD 防治的发展创建一个更为有效和全面的框架。

关键词　家族性 EOAD,LOAD,散发性 AD,纵向研究,系统生物学,转录组学,蛋白质组学,代谢组学,脂类组学,生物标志物

Juan I. Castrillo and Stephen G. Oliver (eds.), *Systems Biology of Alzheimer's Disease*, Methods in Molecular Biology, vol. 1303, DOI 10.1007/978-1-4939-2627-5_2, © Springer Science+Business Media New York 2016.

1. 引言

目前,人们将 AD 定义为一种原发性退行性脑疾病,一种蛋白质的错误折叠疾病。其标志性特征为:(a)以 Aβ 淀粉样蛋白为主要成分的老年斑,(b)过度磷酸化的 tau 蛋白(p-tau)构成的 NFT[1]。AD 综合征的生物基因型及临床行为表型在下列两种 AD 中存在较大差异:家族性早发性阿尔茨海默病(early-onset familial AD,EOAD 或者 fAD)、迟发或散发性阿尔茨海默病(late-onset or sporadic AD,LOAD 或者 sAD)[2]。

家族性 EOAD 极为罕见,所有 AD 病例中只有 1%~5% 属于家族性 EOAD 类型,这种类型的 AD 常伴随以下 3 个特异性基因中的一个基因发生突变:APP(位于染色体区域21q21.2)、早老素 1(presenilin 1,PSEN1,位于 14q24.3)和早老素 2(presenilin 2,PSEN2,位于 1q42.13)[3]。这些突变由常染色体显性遗传,因此,在临床上被称为显性遗传 AD(autosomal dominant AD,ADAD)。家族性 AD 一词也常用来表示 EOAD,其平均发病年龄约为 50 岁,尽管罕有早期发病的病例,在 35 岁甚至更早出现症状。虽然目前这个基因突变理论为家族性 EOAD 潜在的分子机制或 AD 的孟德尔遗传形式提供了大量的信息,但是这方面的知识似乎不足以解释所有病例或综合征。因此,若想要全面阐释导致 AD 的完整分子级联过程,不仅需要探索其他基因,也要探索表观遗传因素和基因间的互作[2]。在这方面,颗粒蛋白前体(progranulin,GRN)基因突变通常被认为导致常染色体显性遗传的额颞叶痴呆(frontotemporal dementia,FTD)[4,5],可能与家族早发性痴呆相关[6-10]。因此,GRN 变体可能是 AD 的一个危险因素。

大多数 AD 患者(>95%)不显示孟德尔遗传,典型的发病年龄为 65 岁或以上,属于LOAD 或散发性 AD 形式[3]。对于 LOAD,普遍认为遗传易感性主要是出现一个或两个载脂蛋白 E 基因(apolipoprotein E gene,ApoE,染色体 19q13.2)ε4 等位基因的复制[11]。高通量 DNA 测序方法的使用,使大量受试者同时基因分型,从而执行无偏的全基因组关联研究(genome-wide association study,GWAS)。这些基因组的综合检测使得大范围普查成为可能,而不是局限于假定的病理生理意义的遗传变异。因此,整个基因组已经被检测与疾病风险的相关性(汇总的结果,参见 AlzGene 数据库 http://www.alzgene.org)[12]。最近大型 GWAS 已经检测到不少于 10 个新位点与 LOAD 的高风险相关[13-17]。这些基因可能与 AD 发病的关键事件互作,其中包括淀粉样蛋白的级联反应、tau 蛋白过度磷酸化、细胞凋亡、氧化过程、细胞膜和细胞内吞途径、胆固醇、脂质代谢、免疫炎症机制[18]。值得注意的是,Jones 及其同事试图探讨遗传变异的功能性作用,尽管遗传变异没有达到 AD 全基因组的意义,但发现:免疫系统反应和脂质代谢相关途径的基因明显地发生变异[19]。

GWAS 大数据分析需要加强对额外的遗传风险因素的搜索,由此开展了阿尔茨海默的国际基因组项目(international genomics of Alzheimer's project,I-GAP)。这个合作致力于协同联系 4 个 AD 遗传学研究团队的研究资源,即阿尔茨海默病遗传协会(Alzheimer's Disease Genetic Consortium,ADGC)、关于心脏和衰老的基因组流行病学研究团队(Cohorts for Heart and Ageing Research in Genomic Epidemiology,CHARGE)、欧洲阿尔茨海默病创新团队(European Alzheimer's Disease initiative,EADI)与阿尔茨海默病中的遗传和环境风险研究团队(Genetic and Environmental Risk in Alzheimer's Disease,GERAD)。对 74 046 例样本进行 Meta 分析之后,该国际合作项目已经识别出 AD 的 11 个新易感位点[20]。部分这些新基因验证了之前假定的增加 AD 风险相关通路的重要性,如免疫反应、炎症、细胞迁移、脂质运输和胞吞作用。有趣的是,还提出一些参与 AD 的新通路,如海马突触功能、细胞骨架的功能、轴突运输、小胶质细胞和髓系细胞的功能[20]。这些新领域的进一步研究有助于为 AD 药理研究及新药研发提供靶点和依据。

值得注意的是,新的具有统计学意义的数据为说明 LOAD 发展的遗传学机制提供了新的启发。在这方面,一个罕见的遗传变异 *rs75932628* 导致 *TREM2* 基因(为髓样细胞触发受体 2 表达编码)上的精氨酸被氨基酸残基组氨酸 47(R47h)替代,这将明显增加 LOAD 易感性[21,22]。*rs75932628* 变异对于 LOAD 风险的放大可能与中枢神经系统(central nervous system,CNS)中的炎症过程失调相关[23]。在所有的可能性中,AD 易感性变体预计将进一步在 GWAS 研究中揭示出来,比如 Lambert 及其同事进行的基于大样本和/或高分辨率遗传图谱的 GWAS 大数据分析。

罕见的显性遗传 EOAD 具有几乎完全突变的外显率和确定的发病年龄,传统上已被认为是一个研究早期 AD 发病机制的模型,同时也为常见散发性 LOAD 研究奠定基础。然而,越来越多的证据表明,普遍被接受的关于 EOAD 与 LOAD 的二分法是过于简单化的模式,因为 EOAD 的案例中无家族聚集性,相反,在 LOAD 案例中却报道有家庭聚集性传播模式[2]。基于长病程、多基因疾病的复杂性,开始有采用纵向分析方法确定多系统之间互作研究:对各种神经网络和信号通路变化的序列和模式的时间系列分析。因此,有必要用"系统理论"的方法来解释各型 AD 功能衰竭发病机制的起源和时程。因此,我们提出的系统生物学和纵向研究的方法将更好地理解遗传性和散发性 AD 的复杂分子发病机制。这个假设是:所有形式的 AD 是多"系统"、网络、信号通路的紊乱或病理生理过程的集合,如神经炎症、脂质代谢的改变、细胞凋亡、氧化应激、tau 蛋白过度磷酸化、缠结的形成和包括不同 Aβ 种类产生的淀粉样蛋白级联反应。这种观点对 AD 发病机制、信号通路的改变及对遗传性和散发性 AD 对比认识有至关重要的意义。

2. 纵向研究的需要

AD 的纵向研究就是随着时间的推移,对 EOAD 或 LOAD 患者进行研究,从而测量一个或多个结果变量(如神经心理学表现)及至少两个不同时间点的不同成像或生物标志物,通常增加更多的时间点以方便研究。总体来说,纵向研究的主要焦点是阐明变量(或该变量的变化)是否会导致结果变量的变化(变化程度),以及怎样导致结果变量的变化(变化程度)[24]。纵向研究优于横向研究等研究设计的优势已经被充分证实。纵向数据对同一主体重复多时间点检测,而横向研究只在一个时间点检测。因此,横向研究只能在某一时间点检测相关因素,而纵向研究可以在不同时间点检测不同项目,并且可提供病因、预后、稳定、偏差和变化的相关信息[25]。而且,横向数据只能研究个体之间的差异,纵向研究可以检验组内和组间的变化及其中变量的差异(即互作的影响)[26]。值得注意的是,前瞻性纵向研究花费较多,尤其是在人员成本方面。基于此,需要增加团队与合作研究网络,在自然病史的基础上,提供大量的、有代表性的关于 EOAD 和 LOAD 高质量数据的研究样本,形成纵向证据,并说明分子与影像标记是如何预测病程、治疗效果、指导临床应用[27]。

在利用神经化学、影像学、神经心理学的生物标志物来追踪遗传性和散发性 AD 变化的纵向研究中,医生需要知道有用临床标志物的特征、测量方差的来源及偏差最小化的原则[28]。在 AD 的纵向研究中,评估生物标志物需要在组内和组间的正常方差的条件下评估[29]。因此,个体内的生物标志物正常方差取决于主体内生物方差和分析方差。医生的职责是在 AD 无症状阶段做出正确诊断,并尽早地监测病程或对治疗情况做出反应。例如,任何给定的生物标志物的组内和组间方差,在解释实验室发布的生物标志物水平及个体患者的临床状态都是相关的[30]。采用多模式标志物重复测试来跟踪 EOAD 和 LOAD 认知变化的纵向研究,需要在最佳条件下收集并分析重复的测试结果,进而减少测量误差;同时,要求连续记录在所有时间点上的重复测试要求[31]。

在对 EOAD 和 LOAD 进行纵向研究的设置中,一个重要的问题是研究人群及如何对研究人群进行抽样调查;事实上,任何纵向项目,只要能够获得超出参与研究人群样本的延伸发现,那将更为重要。为了实现这一目标,研究设计不仅要招募充足的参与者,以此来满足样本量和功效的需要,还要满足样本能够充分代表目标人群这一需求。收集生物标志物数据的时机尤其重要,因为它影响收集数据的有效性。在纵向追踪研究的各阶段,包括收集过程、后续的访问及可能出现的参与者中途退出研究[28],都要考虑时机问题。

对社区人员、研究人员、赞助商和利益相关者来说,合适的研究人群(研究人员、赞助商和利益相关者)的选择是实施精心设计的纵向 AD 预防试验的基础。轻度认知障碍(mild cognitive impairment,MCI)或出现个人风险的预兆,且符合生物标志物阳性特征的受试者属于罹患 AD 高发人群,采用这样的研究样本进行纵向预防试验具有可行性。在研究设计中,纵向跟踪设计的可行性预试验研究对后续Ⅲ期临床试验的疗效和安全性评估具有重要的指导意义。研究人员通常专注于有限数量的关键结果参数,如生化结果或影响标志物结果,采用"流行病学范式"形成研究可行性的评估结论[28]。

直到现在,研究人员在构建拟纵向研究来预测发病起始点时,需要将横向研究的生物标志物数据与纵向临床或影像学的标志物或时间相关联。然而,随着时间的推移,纵向研究的参与者构成发生了变化,其中最严峻的情况是参与者死亡或因为某种原因退出研究。这种变化有可能会引起由横向数据估算的临床轨迹结果的偏差。例如,当临床症状较为严重的受试患者中途脱离纵向研究,所获得的临床轨迹结果会偏向于迟发性的淀粉样蛋白沉积和神经退行性疾病。在未来,纵向随访数据的使用预期会减少混杂因素的影响,这些因素可能源于收集模型的差异及数据库间和/或各参与中心的不同采集流程。

澳大利亚影像生物标志物和生活方式(Australian Imaging Biomarkers and Lifestyle,AIBL)研究组[32]的 Villemagne 及其同事的近期研究结果与来自显性遗传性阿尔茨海默网络(Dominantly Inherited Alzheimer Network,DIAN)研究中 AD 突变携带者的横向研究结果相吻合、一致[33],表明散发性与遗传性 AD 可能享有共同的致病途径。然而,横向研究结果和真实纵向数据的结果似乎表明,其他生物标志物在上述两类 AD 中存在显著差异。另外,就 AD 的生物复杂性来说,想要阐明不同的 AD 内在表型并解释 EOAD 和 LOAD 的异同点,除了纵向研究,还需要系统生物学的方法。

3. 阿尔茨海默病的系统生物学

分析包括 AD 在内的神经退行性疾病发病机制的传统生物学策略,通常集中在几个重要的基因及其相关产物,从而造成了对复杂的发病机制理解的局限性。不同的是,系统生物学采用的是一种新兴的综合交叉学科的方法,应用多模式高通量方法进行生物通路的网络研究,可实现在细胞、细胞组、组织、器官或整个生物体中同时检测大量不同结构和功能的分子[34]。根据 Noorbakhsh 及其同事报道,系统生物学依赖于生物进程的全面列举和量化,通过数据探索和整合,使得假设在系统水平上得以验证(如细胞、组织或生物体)[34]。

由于各种高通量的方法在基因组学、转录组学、蛋白质组学和代谢组学/脂类组学等“组学”科学研究中的应用,基于系统生物学的研究策略仅在近年才变得切实可行。基于“组学”学科的技术平台 ,结合精确和专用统计/计算工具,使得对 DNA 序列、转录、蛋白质、代谢产物和脂类等各种生物分子的表征研究成为可能[35]。

3.1　转录组学

除了遗传变异,其他来源的变异与基因转录、翻译和翻译后修饰有关。因此,在考察机体的基因型后,进行转录组学领域研究成为必然。转录组学是对全基因组基因表达产物的检测。转录组是指在不同细胞或组织中,在特定的发育阶段和/或某些生理条件下,包括 mRNA、转运 RNA、核糖体 RNA 和其他非编码 RNA 等全部 DNA 转录本。基因组在特定个体中是稳定的,而转录组遵从细胞周期、生物体的生命周期及随着组织演变而变化,且受表观遗传修饰的影响[36]。转录组学常用基于杂交或序列的高通量方法。最近,新的高通量 DNA 测序技术的发展为制图/量化转录系统研究提供了一个新的系统,被称为 RNA 测序(RNA sequencing,RNA - Seq)。RNA 测序法的出现将对真核转录组学的细化研究带来革命性的改变[37]。

AD 转录组研究是比较 AD 患者和健康对照组之间的 mRNA 表达水平差异。mRNA 表达水平的显著差异意味着基因的表达程度不同,进而可能导致蛋白质水平的不同。Liang 及其同事进行了一项非常具有影响力的研究[38],通过对 AD 患者的 6 个结构和功能分离的大脑区域进行尸检,发现了 AD 相关的基因表达谱。值得注意的是,与正常大脑相比,在 AD 患者脑内差异表达的基因——尤其是以前认为参与 AD 发病机制的一些基因,如关于斑块和缠结的形成相关的基因,存在脑区特异性[38]。其他研究中,AD 患者与健康受试者大脑皮质的基因表达差异也有类似的报道。AD 转录组可以阐明 AD 发病过程中突触功能障碍、神经递质紊乱和神经炎症等机制[39]。

鉴于大脑的结构和组织的高度异质性,研究过程中解剖脑区的选择可能会明显影响最终的结果。此外,人脑组织分析只能在死后获得且抽样 1 次。鉴于此,转录组学研究转向易得且可以重复采样的血液样本,从而使得在疾病的不同阶段对基因失调进行纵向评估成为可能。在这方面,Maes 及其同事研究报道了轻度散发型 AD 患者与认知健康受试者血液单核细胞的基因表达谱[40],发现在 AD 患者中,血液单核细胞中 28%的上调基因、16%的下调基因与脑的基因表达模式类似[41~43],而血液和脑中只有 4%发生改变的基因存在表达模式的差异[42]。具体地说,AD 患者血液单核细胞中降低的基因与细胞骨架保存、细胞转移和应激反应、氧化还原体内平衡、转录和 DNA 修复功能相关。因此,这些数据反映了散发性 AD 基因失调的系统性质。Fehlbaum-Beurdeley 及其同事[44]报道了血液 RNA 标志,可以以 100%的敏感度、96%的特异性正确区分 AD 患者与非痴呆对照者。在 AD 患者血液中,这个 RNA 标志包括部分与巨噬细胞及淋巴细胞相关通路的基因,如转化生长因子信号、氧化应激、先天免疫/炎症、胆固醇稳态等通路[44]。转录组学的成就归功于对 MCI 受试者、AD 患者及健康对照者的粒细胞研究,通过使用寡核苷酸微阵列已经揭示 8 个基因与嘌呤代谢、ATP 结合盒(ABC)转运体密切相关[45]。有趣的是,Booji 及其同事建立并证实了血液基因表达标志物能用以区分 AD 患者和认知健康个体,且准确率高达 87%[46]。最近,Fehlbaum-Beurdeley 及其同事[47]证明 AclarusDx™———一种基于血液的转录组学测试也有助于区分 AD 患者和健康对照者。这种非侵害性测试结合标准评估,为医生提供了客观的数据和指导,进而便于 AD 的诊断。目前,AclarusDx™ 方法正在许多前瞻性队列研究中进行评估,有助于提高这种方法的临床实用性[47]。最后,Han 及其同事[48]经过系统地探索 AD 患者的血液转录组数据,发现细胞功能单位的独特紊乱,包括上调环境反应(免疫反应、生存/死亡信号和细胞再循环途径)和下调中枢代谢(能量代谢和翻译/剪接机制)。与其他神经系统疾病的血液转录组相比,这种特殊紊乱具有 AD 特异性。更重要的是,这些紊乱的程度等级在 AD 患者和 MCI 患者均有相关报道[48]。

新鲜血液单核细胞具有非侵害并可反复收集的优势:(a) 使严谨纵向评估不同阶段 MCI 和 AD 的基因失调成为可能;(b) 使简化疾病修复干预的评估成为可能;(c) 对老年人痴呆的鉴别诊断有一定的帮助。

简而言之,转录组学研究已经确定了很多的基因和假定通路。越来越多地揭示了 AD 异质性本质的机制/通路,这些发现的结果仍需要进一步标准化、重复验证。

3.2 蛋白质组学

在神经退行性疾病研究平台的发展过程中,有关 AD 的研究最为广泛,而蛋白质组分析(蛋白质组学)方法受到极大关注。"蛋白质组"一词最初是指由某一特定基因组表达的所有蛋白质的集合[49]。由于蛋白质组的成分具有组织特异性和细胞特异性,蛋白质组是指在一特定时空的一组蛋白质,这个概念强化了蛋白组的动态特性[50]。蛋白质可通过选择性剪接、构象变更和翻译后修饰改变其特征属性,导致蛋白质组学信息的高度多样性。鉴于此,蛋白质的数量远远大于相应基因的数量。因此,蛋白质被认为具有作为动态生物标志物,用于诊断、预测和监测某一疾病[51]的潜力。

在神经科学领域,蛋白质组学已在全球范围内作为检测和破译大脑的分子"条形码"。这种基于系统的研究策略被称为神经蛋白质组学、脑蛋白质高通量信息库和功能注释库[52]。研究生理和病理情况下 CNS 蛋白质组是由国际人类蛋白质组学联盟(Human Proteome Organization,HUPO)发起并赞助(可从 http://www.hupo.org/访问),HUPO 是最大的国际蛋白组学和人组织库研究机构。有趣的是,HUPO 启动的项目——HUPO 脑蛋白质组学项目（HUPO Brain Proteome Project，HUPO BPP），目标是阐明衰老和神经退行性疾病[53]的 CNS 蛋白质组。

随着分析仪器的进步，特别是质谱测定和电离技术的改进，组织蛋白质组学的检测水平进一步加强。质谱测定可以使得使用光谱标记蛋白质/肽成为可能。然而，在一种蛋白质/肽被识别过程中，是什么让一个候选标记能够随着一些特定参数而变化，如两个状态下的丰度（如病生条件或生理条件下），而发生相应变化呢[54]？在过去的 15 年间，已经采用不同的方法来检查 AD 的蛋白质组改变。在 AD 的不同阶段，通过高通量系统方法探索了 AD 的蛋白质组学，可采用不同类型的临床生物液，脑脊液（cerebrospinal fluid，CSF）[55-70]和血液（即血浆/血清）尤为常用[71-80]。此外，在过去 10 年中关于 AD 蛋白质组学领域的重要综述也陆续发表[81-87]。

鉴于 AD 蛋白质组学研究的动态进展和新技术平台的不断引入，大多数用于 AD 诊断的候选生物标志物属于蛋白质，这些蛋白生物标志物的发现对于 AD 患者和健康对照组间的统计差异研究具有重要意义。此外，在这些蛋白质分子中，有些是在 AD 患者 CSF 中被确认的蛋白质标志物，如 $A\beta_{1-42}$，总 tau（total tau，t-tau）和苏氨酸 181 磷酸化的 tau 蛋白（p-tau$_{181}$），有可能提升诊断的准确性[88]。

3.3　代谢组学和脂类组学

近期发展的"组"科学——代谢组学，是检测代谢途径/网络中变化的很强大的方法[80,89]。代谢组学研究可获得大量代谢产物的数据，用以解释代谢过程及阐明与发病机制相关的代谢波动特征[90]。代谢组学需要检测细胞、组织、器官或体液中的小分子代谢产物。为此，已经研发出几种分离并测量代谢组成分的技术。选择合适的平台能够有效分析分子的个体特征[89]。

大多数代谢组学研究采用的技术包括：（a）质谱法，气/液色谱联用或毛细管电泳以获得初始分离的代谢物；（b）核磁共振（nuclear magnetic resonance，NMR）光谱。应该指出的是，每种方法均有优点和缺点，因为每个系统检测的代谢产物的种类不同。目前，没有特定的分析方法能够捕获来自单个样本的整个代谢组学信息。因此，需要各种方法结合使用，在生物标志物发现的研究领域尤为如此[91]。值得注意的是，由于仪器仪表的进步，使用极低的样品量同时测量数千种代谢物成为可能[92]。此外，技术进步，再加上最近的生物信息工具和软件的发展，使得无偏差地对细胞代谢产物进行综合检测成为可能。然而，一些被高度重视的分子还没有整合入代谢物库，因此，细胞代谢学的描述仍然不完整[93]。

一些病理损伤会导致代谢途径的中断，因此，有些长期的代谢改变可作为代谢报告因子。外周组织及包括 CSF 或血浆/血清的体液均可用来进行代谢组学研究，因此代谢组学是适用于临床应用的一种研究方法[94]。在包括 AD 的一些病理情况下，一直有研究报道相关的代谢组标志物[95]。这些标志物通常为机体中失调的代谢产物。在疾病状态或用药后，这些标志物的表达水平会发生一定的波动，对这些标志物的分析有助于为疾病的病理生理变化提供有用的信息[96]。另外，目前有一些旨在揭示 AD 血清代谢标志物的项目，如 HUSERMET（可从 http://www.husermet.org/访问）[97,98]和 PredictAD（从 http://www.

predictad. eu/访问）。

代谢组学已被用来评估临床不同损伤程度的 AD 患者脑样本[99]、CSF[100-102] 和血浆/血清标本[103-105] 的横向改变。然而，因为代谢组学平台与生物体液平台不同，且研究中检测到的代谢产物范围不同，故获得的匹配数据有限。最近，采用 AD 病程背景相同受试者的 CSF 和血浆样本，应用非靶向质谱的代谢组学方法，探索整个代谢产物的修饰及一些已经被认定与 AD 相关的代谢途径变化[94]。值得注意的是，这些在 MCI 个体和 AD 患者的 CSF 和血浆发生变化的通路主要与线粒体功能和能量代谢、脂质的生物合成/转运/脂类、氨基酸、神经递质和激素代谢相关[94]。

有研究表明，APOE——编码载脂蛋白 E、脂质转运蛋白/伴侣蛋白的基因，是散发性 LOAD 最重要的基因，也提示脂质动力学在 AD 研究中的重要性。脂质组学是代谢组学的一个具体分支，集中检测与量化细胞、体液中广泛的极性和非极性脂质代谢物，进而获得人类脂质生化通路的完整表征[106]。全面理解 AD 的脂代谢通路可能会重新定义体内脂质平衡的观念，因而也有助于揭示相关疾病的发病机制[107]。有趣的是，结合脂质分子信息与膜系统的生物物理模型，检查脂质膜[108] 或脂蛋白[109]，使得研究分子通路变化与细胞水平、组织水平结构功能的相关性成为可能，有助于进一步揭示疾病的发病机制，且为疾病的诊断和治疗提供新策略。

4. 阿尔茨海默病的分子网络

围绕 AD 发病机制的高通量分析研究，旨在系统性探究转录、蛋白质、代谢产物和脂质的定性/定量改变，进而构建生物分子、病理生理及疾病相关机制通路的网络模型。这些描述性分析代表了一些基于系统生物学的 AD 研究[34,110]。值得注意的是，根据 Kitano[110] 报道，第二代系统生物学分析——一种可以展示更为复杂的网络分析方法，近期得以快速发展。分子网络，又称为"分子模块"，是采用单细胞构建的网络模型。通过了解分子网络的排列和链接，可预测和描述包括生理或病理状态下网络的动态变动行为[34,110]。

在这方面，Miller 及其同事进行了一项有影响力的研究，他们采用加权基因共表达网络分析（weighted gene co-expression network analysis, WGCNA）[111-113] 法，通过分析海马 CA1 区的微阵列数据，识别与 AD 相关联的共表达模块链[114]。该策略形成了由基因数据研究到 AD 病理生理机制网络框架的系统生物学研究。通过基因共表达互作分析，WGCNA 详细阐明了基因间更高的关联性，用以定义生物连接基因形成的组（如模块链），并实现对转录组的客观描述，进而说明疾病病理。此外，在这些高度共同表达的基因簇中，WGCNA 能够检测到最密切相关的基因，通常被称为"中枢基因"[115]。这种方法识别出许多 AD 相关的共表达模块链，这些模块链多与突触传递、线粒体活动、代谢功能、免疫应答机制、细胞外运输和髓鞘形成等活动相关[114]。包括大量的线粒体基因（即"线粒体模块"）的模块链研究，挖掘出一些参与离子转运的中心基因：电压依赖阴离子通道 1 和 3（voltage-dependent anion channel 1 and 3, VDAC1, VDAC3）、ATP 合成酶、H^+ 转运、线粒体 F_0 复合物、亚基 B1（ATP5F1）[114]。还发现了其他属于"突触模块"的中心基因，如突触素 1

（synaptojanin1，*SYNJ1*），突触融合蛋白-结合蛋白 1（syntaxin-binding protein 1，*STXBP1*）和突触体相关蛋白-91 kDa（synaptosomal associated protein，91 kDa，*SNAP91*），已经明确涉及突触小泡融合和胞吞作用，因此这些基因可能参与突触传输过程[114]。值得注意的是，通过对 AD 和生理衰老之间转录组的网络比较研究发现，线粒体模块和突触模块之间存在很多同样的基因，由此这两种情况具有一定的相似性。然而，通过对已确认的 AD 相关基因进行局部网络检测，发现 AD 和衰老之间 *PSEN1* 连接性发生了改变。因此，在 AD 中，CA1 内 *PSEN1* 的作用可能与正常衰老的作用不同。在 AD 网络模块中，*PSEN1* 活性修饰与该基因已知的病理功能相一致[114]。

蛋白质-蛋白质互作（protein-protein interation，PPI，简称"蛋白质-蛋白质互作"）网络模型有助于检测处于具体病理状况下重要的蛋白质和生化通路，并为如 AD 一样的复杂疾病提供检测线索。网络模型也用来整合其他来源数据，如基因表达数据[116,117]。这种组合策略有助于发现关键细胞通路，包括上调或下调基因产物的复合体，从而发现与疾病有关的潜在基因。

在 Hallock 和 Thomas 的一项研究中，通过查阅 AD 相关的主要文献及网络资源，建立了一个 AD 的"核心"蛋白质-蛋白质互作网络[118]。然后，使用人类蛋白质参考数据库（human protein reference database，HPRD）[119]的数据，组建了一个"扩展"网络，丰富并扩展了 AD 的核心蛋白质-蛋白质互作网络的蛋白质。经过检查两个网络的蛋白质结构和组成，来确定 AD 的中心蛋白质-蛋白质互作及相关分子通路，结合现有基因表达的研究结果，用以绘制 AD 的核心网络。这个结合模型已经可以识别两个不同调节基因簇的细胞通路：（a）丝裂原活化蛋白激酶/细胞外信号调节激酶（MAPK/ERK）通路，这个通路与突触可塑性相关并在 AD 中发生了改变；（b）网格蛋白（clathrin）介导的受体内吞作用，这个通路参与 APP 内化，进而导致细胞内 Aβ 的水平升高。在 AD 中，（a）和（b）通路被证实是分别下调和上调的[118]。值得一提的是，最近 GWAS 方法发现的一些 AD 相关基因在受体介导的内吞作用和/或网格蛋白质-蛋白质互作中也起作用[17,20]，包括 CD2 相关蛋白（CD2-associated protein，CD2AP）、桥联整合子 1（bridging integrator，BIN1）、磷脂酰肌醇结合网格蛋白组装蛋白（phosphatidylinositolbinding clathrin assembly protein，PICALM）[17]及分拣蛋白相关受体（DLR 类）L1（sortilin-related receptor L1，SORL1）[20]。这些结果突出了在 AD 中网格蛋白介导内吞过程的重要作用。

总之，复杂的分子互作（interation，以下简称"互作"）分析，如转录模块、基因互作网络、蛋白质-蛋白质互作网络和信号网络，有助于全面揭示未知的 AD 复杂分子网络属性及检测参与 AD 的关键基因、蛋白质和细胞途径。反之，这些结果有助于筛选和选择防治 AD 的基因/蛋白质靶标。

5. 结论

AD 综合征的生物及临床行为基因型具有高度异质性，反映在神经病变、发病年龄、临床行为表现模式和类型的多样性。这些已经被证实的 AD 综合征表现说明该疾病的多基因本质及复杂性。

因此,鉴于 AD 发病机制的极端复杂性,需要通过临床和实验观察,如高通量分析策略(转录组学、蛋白质组学、代谢组学和脂质组学)、多重脑成像、神经生理测量和心理测验认知评估等方法,整合来源不同但平行(系统或网络)的知识信息体系。从基础研究的角度看,"组"学的发展为从体液、细胞和组织样本中识别新的分子生物标志物提供了方法。高通量方法可以客观地收集特定表型或疾病状态下的大量数据。应用系统生物学策略研究 AD,需要异构数据的合并。合并这些数据既要开发存储和挖掘数据的工具,也要发展用于 AD 病理生理数据建模的工具[120],需要建立检测 AD 相关分子及这些分子时空互作的复杂方法。由于不同层次水平的数据可能补充 AD 的病理生理信息,数据的整合有助于加强 AD 病理的诊断和理解[120],并阐明遗传性和散发性 AD 的异同之处。从临床角度看,实行联盟与合作研究有望提供大规模、具有 EOAD 和 LOAD 代表性的研究样本,用于揭示疾病自然发展的纵向表征,并阐释分子和影像生物标志物对 AD 病程预测,疗效反馈及临床决策的原理。

致谢

HH 和 BD 感谢 FRA 基金(Fondation Pour La Recherche Sur Alzheimer, Paris, France)的支持。

参考文献
见二维码。

第2部分

阿尔茨海默病：
主要的通路和网络

第 3 章
APP 剪接系统及与阿尔茨海默病动态网络的互作

Sally Hunter, Steven Martin, Carol Brayne

摘要 老龄化的疾病通常是复杂且多因素的,涉及许多遗传和生命进程的改变。系统生物学将成为研究疾病起因和疾病发展的重要工具。AD 可作为采用系统生物学研究复杂疾病的案例。本章中,我们将介绍生物数据获取的方法,用网络来展现数据,并解释其在人群中的意义。我们重点关注疾病进展模型和人类疾病的认识与发现亟待解决的问题。

关键词 AD,淀粉样前体蛋白,Aβ,早老素,网络建模,系统生物学

1. 引言

老龄化的疾病通常是复杂且多因素的,如癌症和神经退行性疾病,涉及多种遗传和生命过程的改变。随着越来越多的证据出现,不同的衰老疾病之间的联系越来越明显[1],如细胞周期蛋白在癌症和神经变性中的作用[2],或 AD 和心血管病相关基因在正常衰老和神经退行性疾病中的作用[3]。系统生物学,一个旨在整合来自不同生物领域数据的学科,正在成为研究复杂疾病的发生和进展过程的必要工具。AD 是与衰老相关的老年痴呆症最常见的形式,并且越来越多证据证明 AD 是一种复杂多因素神经退行性综合征。因此,AD 可以作为将系统生物学应用于复杂分子疾病途径的典型研究案例,并将这些与大脑行为和最终治疗策略联系起来。

2. 阿尔茨海默病的概述

AD 的临床特征有记忆丧失、认知障碍和痴呆[4,5]。这些症状导致日常生活障碍,随着疾病的进展,AD 患者需要越来越多的支持和护理。在神经病理学上,AD 的标志性特征包括:由微管相关 tau 蛋白的双螺旋丝组成的细胞内 NFT、含有聚集的 Aβ 和神经炎斑块的细胞外老年斑、tau 蛋白与 Aβ 聚集引起的轴突营养不良[6,7]。

神经病理学和遗传学证据都证明 APP 蛋白水解系统对 AD 的发病和进展具有重要作用。APP 及与 γ-分泌酶相关的早老素基因 *PSEN1* 和 *PSEN2* 中的各类突变都与家族性 EOAD 有关[8]。这些遗传变异进一步关联到疾病进展中蛋白水解 APP 片段在神经炎性反应和老年斑中的聚集。此外,在 AD 中常见的 Aβ 在大脑血管中的沉积作为嗜血淀粉样蛋白血管病(congophilic amyloid angiopathy,CAA),可能独立影响认知功能[9,10]。对于 >95% 的 LOAD 病例,遗传因素对疾病的影响为 48% ~ 79%[11,12]。例如,ApoE[13]、CLU、PICALM[14] 及 CR1[15],等等[16,17]。生活方式的改变也可能会加剧痴呆的风险,如教育[18]、运动[19] 和饮食等[20]。

神经病理学与认知状态并不直接相关[21],虽然人们认为其是 AD 的神经病理学特征。临床病理人群研究显示各种神经病理学、年龄和痴呆症状之间的关系很复杂[22],很少有"单纯的"AD 病例存在[23]。老龄化人群的群体研究发现,认知正常的个体也具有 AD 的神经病理学特征,虽然一般处于较低的程度,而痴呆患者甚至可能没有这些神经病理学特征[21,22,24]。这就提出了一个问题:这些神经病理学和神经化学是如何与这些神经病理学特征关联,促成疾病的发生和进展,以及如何在临床和神经病理学两个方面定义 AD。如果目标是制定治疗策略,一些药物可能会缓解或预防痴呆的临床表现,那么必须阐明以下几方面之间的关系:人类基因组(单个细胞中完整的遗传物质)、转录组(表达蛋白质和调节元件的基因转录的完整集合)、蛋白质组(特定细胞类型中表达蛋白质的完整集合)、互作组(细胞中完整的分子互作)、功能性脑连接(全套人的神经和突触的连接),以及处于不断变化的环境中的整个身体。计算模型可以作为研究这些关系及它们如何在疾病作用下发生改变的工具。

3. 生物分子网络的基本背景

分子通路是涉及多个参与者的动态功能系统,通常具有复杂的调控方式,涉及直接和间接的反馈环。这种以通路形式来传递生物学信号流的方式可以转化为基于分子通信理论的计算网络[25]。以一个细胞作为整体,特定分子之间发生互作或生物反应的可能性取决于诸多因素,包括分隔、相对亲和力、浓度、半衰期、蛋白质修饰、辅助因子的出现及生物活性蛋白质复合物的形成。

3.1 分隔

细胞被分成多个小室并形成有组织的结构,使细胞过程以可控制的方式发生。细胞器(如核、内质网和线粒体)在半透膜内分离特异性细胞的过程,浓缩了特定细胞的成分并增加它们结合的机会。隔室也分离出对全细胞有害的反应,如涉及被破坏蛋白质解离的溶酶体反应。在细胞器内,特定的隔室可以通过分子之间的进一步互作来确定,如比较紧密的具有丰富胆固醇的脂筏区域内有更多流动的磷脂膜。为了维持细胞隔室,细胞必须在正确的地方和适当的时间表达所有的组件,这涉及细胞通信运输的复杂过程。

3.2　相对亲和力

一种蛋白质对另一种蛋白质的相对亲和力可能促使他们发生反应,这种亲和性取决于蛋白质形状和电荷分布,这最终取决于氨基酸序列和蛋白质折叠。蛋白质形状和电荷分布被蛋白质修饰和各类其他因素改变,包括 pH、金属离子结合及与其他细胞分子的互作。

3.3　浓度

处于活化形式的蛋白质的浓度受许多因素影响,比如基因表达、蛋白质合成、蛋白质的修饰、运输和储存机制及蛋白质在其他物质中的降解。浓度通常受到严格的调控,而活化蛋白质的过表达或低表达可能会破坏正常的细胞过程。

3.4　半衰期

蛋白质合成和降解的速率是其周转率,其特征在于它的半衰期,即一种特定蛋白质被降解到一半所需的时间。蛋白质活化和可利用的时间长度可能有助于它参与细胞反应。半衰期短的蛋白质其浓度更易于受细胞控制。

3.5　蛋白质修饰

翻译后,蛋白质通常在获得有活性的形式之前会被加工和/或修饰,已知超过 200 多种不同类型的修饰[26]。修饰可以是永久性的或短暂的。永久性修饰包括蛋白质水解处理,其中未成熟的蛋白质,如未成熟的早老素,需要裂解以达到其活性形式[27,28]。短暂和可逆的酶修饰是调节细胞过程的基础,包括:① 糖基化,添加糖基;② 磷酸化和去磷酸化,添加和去除磷酸基团;③ 乙酰化和脱乙酰化,加入或去除乙酰基团。尤其是磷酸化和去磷酸化作用形成一种主要机制,通过这个机制,细胞可以切换开关过程或通过生化途径改变信号流。此外,可以通过代谢产物以非酶促的形式修饰蛋白质,如各种赖氨酸残基通过糖酵解代谢物 1,3 -双磷酸甘油酸修饰[29]。

3.6　辅助因子

辅助因子是生物功能或发生反应需要的分子或离子。对于许多蛋白质,金属离子是它们作用机制的核心。例如,当同时收到电信号和神经递质信号时,N -甲基-D -天冬氨酸($N-methyl-D-aspartate$,NMDA)谷氨酸受体会使钙离子进入神经元。由于 Ca^{2+} 通道通常被 Mg^{2+} 阻断,而先前的电信号改变了 NMDA 谷氨酸受体周围的膜电位时,该阻断将被迅速移除。如果谷氨酸在这个时候结合,钙离子通道打开以允许 Ca^{2+} 进入细胞。由于电位没有变化,谷氨酸的结合不能打开离子通道。实际上,Mg^{2+} 参与了 NMDA 受体感知电信号和神经递质信号重合的方式,而这一过程形成了突触可塑性的机制。其他辅助因子包括维生素等小分子,经常作为化学过程的一部分参与酶催化反应。

3.7　蛋白质复合物

大型复合物内部蛋白质之间紧密关联的形成往往是生物活性所必需的。例如,后面即将要讨论的内肽酶 γ-分泌酶复合物,需要至少 4 种不同的蛋白质来形成活性酶[30]。其中包括早老素的 1 种,早老素 1(UniProt P49768)或早老素 2(UniProt P49810),形成催化核心和蛋白质 Pen-2(UniProt Q9NZ42)、Nicastrin(UniProt Q92542)和 APH-1(UniProt Q96BI3),这可能有助于蛋白质复合物和调控复合物与各种底物的互作[31]。

3.8 环境因素

除了通过细胞基因和蛋白质表达调节的过程外,温度、pH 或与细胞环境相关的氧化还原状态也可能影响反应的可能性,如 pH 调节 Aβ 聚集[32,33]、氧化应激可能会增加 Aβ 的产生,而氧化应激本身也可能因 Aβ 而增强[34]。

3.9 描述蛋白质互作

蛋白质活化形式与生物学功能密切相关,活化蛋白质的亲和性和浓度性质可以由剂量-效应曲线来解释(图 1)。此外,互作(如酶反应)可以通过各种动力学常数来描述,如亲和常数 K_a、催化效率 K_{cat}、最大反应速度 V_{max} 和亲和力的反向测量 K_m(定义为最大反应速度一半时的底物量)。这些值是使用 Michaelis-Menten 等方程和相关变量用实验数据计算[35]。基本生化属性应该在任何分子通路的机械模型中获得。有一些通路更复杂,但大多数通路在调节机制中具有这类属性。必须记住的是,在不同的细胞类型中的相同分子和信号通路可能与不同的功能相关,这些功能也可能因物种而异,适用于所有分子通路的模型是不存在的。

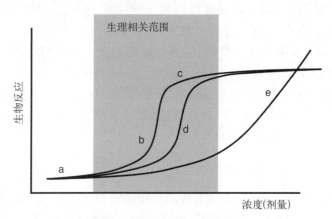

图 1　常见的剂量-效应曲线

当活化蛋白质的浓度较低时,与其靶点互作也会降低且与生物学相关的结果已经减少(a)。当浓度增加到生理相关范围时,高亲和力生物学结果也会增加(b)。当浓度达到某一点,系统进入最活跃的状态时,进一步增加蛋白质浓度将不会增加亲和力;因为系统的其他特征可能已经达到了极限且生物学结果达到了稳定状态(c)。随着活性蛋白质浓度的增加,其他通路可能变得更加相关(d);较低亲和力反应系统的其他特征可能是受到相关生物学结果的速率限制,随着低亲和力反应机会的增加而达到了稳定状态。浓度很高时,活性蛋白质与其他途径之间的异常或不适当的反应机会增加(e),而这些途径通常不会发生关联

4. 网络和网络分析作为研究分子通路复杂性的工具

一种梳理分子通路复杂性的方法是通过模拟分子间互作来构建网络、描述和表征其

中的复杂关系和组分。分子系统可以展现为节点(对象)和边(关系)的集合形式。节点和边的功能相关性可以由分子系统的各种属性来描述。

节点可以用来表示分子,节点的注释可代表各种因素如浓度、亲和力及分区。边可以是定向的,从一个源节点到一个目标节点;也可以是非定向的。定向边适用于表示信号传递,而非定向的边用于表示互作。混合网络包含定向和非定向边,并且具有各种类型的关系。

有很多种方法可以建立分子关系网络。一种方法是使用与正在研究的系统有关的关键字反复搜索文献数据库[36]。一个重复的程序可用于开发搜索策略,输入来自临床医生顾问、神经病理学家、信息专家等。搜索 PubMed(2013 年 8 月 28 日),关键词为"系统生物学(systerm biology)和阿尔茨海默病(Alzheimer's disease)",可以检索到 183 项结果,且随着时间的推移,文献数量越来越多,这表明系统生物学在 AD 研究中扮演着越来越重要的角色。并非所有这些参考文献都是相关的,所以还需要人工校验。在 PubMed 数据库(2013 年 8 月 28 日)中使用 MeSH 术语"(systerm biology)"[Mesh]和"AD(Alzheimer's disease)"[Mesh]检索到 24 条结果,其中有一些相关文献缺失。几个书目数据库的全面检索及手动检索关键期刊以确保检索到所有文献。所有标题和摘要应由两名独立评审员进行筛选且第三名评审员解决关于文献纳入的分歧。这强调了可靠且可重复的搜索策略的重要性。

收集到的文献集合一旦生成,多种方法可以用来筛选这些结果以获得感兴趣的部分文章,涉及自动文本搜索、人工搜索或两者兼顾。通过这种方法,基于搜索到的可用信息,我们可以建立网络开始分析,为下一步实验提供方向。

我们必须记住一点,任何定义好的文献搜索,虽然是可重复,但可能无法检索到所有感兴趣的文献,需要手动搜索文献,直到找到全部相关文献。在较早的文献中某些特定分子的命名可能不规范,比如在一个网络构建研究过程中[37],两种 APP 互作蛋白因为命名不一致导致被排除在外,无法被正确识别。另外,只有已经发表的信息是可用的,由于信息缺乏导致了网络构建中无法量化的研究偏倚,这对于分析和解释分子网络具有重要意义。

分子间的互作信息也可以从数据库中提取,如表 1 中列出的数据库。虽然每个数据库可能略有不同,但是现在有系统的方式来查询这些数据库,并以标准格式提取相关互作信息[38]。然而,这些数据库是从现有的文献库构建而成,由于信息的不完整性,具有无法量化的偏差。文本搜索的自动化方法经常在数据库构建中使用,因为可以快速且重复操作。然而,自动化可能导致分类错误,大多数的数据库都会使用人工校验从而使误差最小化。人工识别也可能导致错误,发现错误时必须及时修改。

表 1　分子通路和互作的数据库举例

数据库	数 据 库 描 述	参考/超链接
MINT	实验验证的蛋白质互作;使用自动文献检索,且经过专家人工校验	http://mint.bio.uniroma2.it/mint/Welcome.do
IntAct	来自文献挖掘或者用户自助提交的分子间互作,经过专家人工校验	http://www.ebi.ac.uk/intact/?conversationContext=1

数据库	数据库描述	参考/超链接
DIP	实验验证的蛋白质互作;来自各种来源的数据,包括自动的文献库和专家人工校验	http://dip. doe-mbi. ucla. edu/dip/Main. cgi
KEGG	各领域的数据库集合,包含本体论、基因组学和分子间网络	http://www. genome. jp/kegg/
HPRD	人类特异性蛋白质互作数据库,经过专家人工校验,为非自动文献检索	http://www. hprd. org
BioGRID	从一些模型中挖掘的蛋白质互作数据库,使用自动文献检索,且经过专家人工校验	http://thebiogrid. org/
STRING	已知的和预测的蛋白质之间的直接或者间接互作,使用自动的文献检索,且经过专家人工校验	http://string-db. org/

大多数分子数据库是使用各种不同来源的数据构建的,并用数据来源的实验系统进行注释;这通常包括物种、在体或离体及使用的确切方法,如免疫共沉淀,各种基因[39,40]和蛋白质[41,42]表达系统或在十二烷基硫酸钠-聚丙烯酰胺凝胶电泳(sodium dodecyl sulfate-polyacrylamide gel electrophoresis,SDS－PAGE)中共迁移,所有方法都有其长处和短处。

表 2 中列出的这些研究使用蛋白质-蛋白质互作数据库(protein protein interaction, PPI)的不同组合、不同的文献搜索操作和不同的纳入及剔除标准,最终构建了相应的分子网络。这些研究中生成的网络并不总是一致的,而且不同研究强调不同的通路或生物学过程,如 Fe^{2+}[43]、凋亡[44]或心血管疾病/糖尿病[3]。每项研究都有不同的出发点、纳入标准/排除标准和网络建设方法,所以网络缺乏一致性是可以预期的。同时,也很难评估不同的出发点、标准和网络建设方法对结果的影响程度。例如,Soler-Lopez 等研究[45]或许并不能充分表明全长 APP 的互作在细胞膜上,因为很多可能与 APP 发生作用的细胞外基质(extracellular matrix,ECM)蛋白被排除在外,这是因为 ECM 蛋白在实验微阵列中很难表达。这可能会将网络的焦点更多地转移到细胞内互作上。考虑到 APP 与 ECM 成分互作的重要性(图 2),任何不包括这些蛋白质和蛋白聚糖的网络都可能被严重混淆且任何结果都需要仔细解读。另外,细胞内的基因表达如 mRNA 和活性蛋白的对应关系不是绝对一致的,取决于研究基因,其一致性从 9%到 87%不等[46]。

表 2　蛋白质-蛋白质互作网络研究[36]

参考文献	选择标准	排除标准	主要聚焦点
[37]	来自文献检索中直接蛋白质-蛋白质互作证据	非蛋白质分子、金属、一些特征不明显的蛋白质、包含在亲本基因的特定多肽	APP 以关于 APP770 异构体的相关片段涉及的直接的蛋白质-蛋白质互作;与特定生物过程相关的分子网络
[45]	与 12 个 AD 种子基因相近的基因	没有 ORF 的蛋白质、高度糖基化的蛋白质、转录因子、细胞外蛋白质、有多个跨膜区的蛋白质	通过直接的蛋白质-蛋白质互作及生物过程确定 AD 相关基因

参考文献	选择标准	排除标准	主要聚焦点
[3]	在对照组与 AD 中共表达,但又有所差异的基因	没有注释到任何基因或者注释到假设的蛋白质	AD 转录组中的变体与心血管疾病或者糖尿病中的变体相似。在几种疾病中被鉴定出来的顺式调节因子也同样在 AD 中发生作用
[51]	在人与小鼠资料库中表达量不同的基因	去除异常值、去除种间表达或者联系较低的数据。囊括最高的 5 000 H 到 3 000 M 之间的相互关联的基因,摒弃其他的数据,以去除噪声	小鼠和人的网络是相似的:基因表达水平比网络连通性更保守;在星形胶质细胞和小胶质细胞的基因共表达存在种间差异,但神经元没有。*PSNE1* 在人类髓鞘形成中的特殊作用,以及神经类症相关的小胶质细胞存在物种间差异

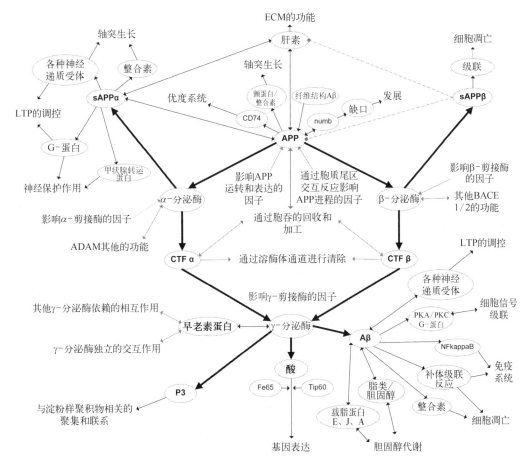

图 2　APP 蛋白水解系统筛选互作的简化图[36]

节点表示互作的分子或分子集合,互作如箭头所示。一些复杂的互作已经被分解成一般过程,以灰色显示。APP 和 Aβ 的多个序列变异和构象已拆分成单个节点。Aβ:β 淀粉样蛋白;ADAM:整合素和金属蛋白酶结构域蛋白;AICD:APP 胞内结构域;APP:淀粉样前体蛋白;BACE:β 淀粉样前体蛋白裂解酶;CD74:HLA II 类组织相容性抗原 γ 链;CTF:羧基末端片段;ECM:细胞外基质;Fe65:淀粉样 βA4 前体蛋白结合家族 B 成员 1;LTP:长时程增强;PKA:蛋白激酶 A;PKC:蛋白激酶 C;sAPP:分泌型淀粉样前体蛋白;Tip60:组蛋白乙酰转移酶 KAT5。经 BioMed Central(Springer 科学商业媒体的一部分)授权协议开放阅读(http://www.biomedcentral.com/about/license)

由蛋白质-蛋白质互作数据库或文献搜索构建分子网络时并没有考虑在发育分化过程中细胞类型的差异,这导致不同细胞类型对神经病理学改变易感性的不同,如 Braak 分期所反映的海马 CA4、CA3、CA2 和 CA1 神经元中 tau 蛋白反应性 NFT 病理学公认的易感性差异[47],这是一个被普遍接受的半定量测量 NFT 病理的测量方法。不同的细胞系可能由于细胞类型不同而具有完全不同的功能:例如,许多细胞周期蛋白参与调节细胞增殖,也参与非增殖神经元的突触可塑性[2]。细胞类型之间的差异可能影响到当前许多网络方法,特别是在不同的实验系统被用来生成互作数据时。理想情况下,每个细胞类型都应该有一个数据库,对于大脑来说,这需要包括不同的神经元类型,因为并非所有的神经元都有相似的信号和互作通路。

所有分子网络图都面临一个主要问题:分子网络无法包含生物系统调节的动态信息。瞬时蛋白修饰(如磷酸化)调节分子间的互作,是细胞功能的中心且不容易被捕获。例如,酪氨酸(tyr)残基 Tyr_{682} 和/或胞浆区的 APP_{695} 的苏氨酸 Thr_{668} 的不同磷酸化调节许多与小结合蛋白和激酶的互作[48]。其他的动态过程可能不能完全地表现出来,包括通过表观遗传学机制导致的基因表达瞬时变化,通过 RNA 干扰导致的蛋白质表达变化,对环境扰动的应答(如感染)及活动导致的改变(如突触活动导致突触蛋白的上调)。

以细胞信号系统的方式来描述种属间差异得到了普遍认同,尤其是在大脑中[49,50]。而且在设计动物疾病模型和构建网络时应考虑到这一点。Miller 等[51]在人与小鼠的网络比较中证实了这种差异的存在,揭示了在少突胶质细胞和髓鞘形成中早老素的附和功能,而在小鼠中未见。考虑到家族性 AD 中早老素的突变的相关性,该异常很可能会影响到小鼠作为 AD 模型的适用性。

能模拟人类 AD 疾病发展过程的动物模型的开发对于寻找有效的治疗干预措施是至关重要的。早期的转基因小鼠模型并没有完全复制人类疾病[52]相关的神经病理状态,也没有人类[50]中发现的 Aβ 生化方面的改变。随着新动物模型的发展,人们在不断尝试构建可以完全代表人类 AD 并且可以用于研究 AD 各种特征之间联系的动物模型。利用转基因动物模型可以研究分子间的互作和疾病不同方面的信号转导通路。例如,TgF344-AD 大鼠[53]显示寡聚 Aβ 类别和病理斑块、tau 蛋白病理、行为学改变和神经元丢失,而在其他动物模型中这些表现并不总是同时出现,因此该模型可以用来研究 Aβ 和 tau 蛋白病理学之间的联系。不同的动物模型可用于突出人类疾病的不同方面,如过表达固醇调节元件结合蛋白-2 的三转基因小鼠可研究 Aβ 和固醇代谢的关系[54],衰老加速小鼠可研究年龄和认知功能退化之间的关系[55]。

所有动物模型的成功都取决于与人类疾病表现的可比性,而这正是主要问题所在。随着新的疾病过程和病理学的发现,人类 AD 的特征也在不断更新。疾病过程(如海马硬化等[7]),或其他病理特征[如 43 kDa 的 Tar-DNA 结合蛋白(TDP-43)[56]]可能会独立地影响认知状态,但目前还未在人群中充分体现出来。人群研究强调多致病性的存在,如包括老年人群中阿尔茨海默病样痴呆患者血管系统对致病的贡献,而"纯粹的" AD[23,57]患者相对较少。此外,年龄、神经病理和疾病之间不是线性关系,很多病理特征都显示出与年龄相关的分布[22]。

在功能研究中使用新鲜人脑组织是非常罕见的,在很大程度上,交互数据库依赖于各种动物、细胞培养和基于模型的离体实验,所有这些并没有充分体现人类正常系统的特征。如果只有动物或细胞基础系统作为实验模型,人类所特有的功能可能会被歪曲或完全忽略。与人类年龄和 AD 有关的所有病理症状在任何动物模型中仍有待复制。

5. APP:一种动态复杂的蛋白质水解系统

有综述已经对 APP 蛋白水解系统的复杂性进行了描述[36]。总结来说,APP 是广泛相似蛋白质家族中的一员,包括 APP 样蛋白 1(APP like proteins 1,APLP1) 和 APLP2,具有显著的功能冗余,这也让研究显得复杂[58]。由于 mRNA 剪接,它以各种异构体表达,APP_{695} 主要表达于大脑,并与淀粉样蛋白沉积有关。这是一个 I 型单次跨膜蛋白且具有多种功能,涉及细胞分化[59]、神经突生长[60,61]、细胞黏附[62]、突触的形成、维持和可塑性[62,63]及凋亡等许多[66]相关细胞信号通路[36,64,65]。APP 的不同残基存在糖基化[67]和磷酸化[48]等翻译后修饰,这些改变可能会调节不同的 APP 功能和蛋白质水解途径。

全长 APP 具有一个大的 N -末端域,可与 ECM 的各种成分互作,包括肝素和其他蛋白聚糖[68,69]、蛋白质如络丝蛋白[70]、DAB1[71],以及由肝素和 Zn^{2+} 调节的同型二聚体[72]。跨膜区已涉及该过程的同型二聚体,并且与各种蛋白质发生互作,如 Notch[73]。全长 APP 的 C -末端域也可与各种蛋白质发生互作,包括 FE65[74]、低密度脂蛋白受体蛋白(LRP)[75,76]、各种小结合蛋白[48,77]及一些激酶[48,78,79],它们可以磷酸化 GY_{682} ENPTY 绑定和信号序列的 Y_{682} 残基和 APP_{695} 的 T_{668} 残基[48,79,80]。磷酸化可以调节 C -末端结构域与其他蛋白质[48,37]间的互作,可能调节蛋白质水解过程[80],并允许不同细胞系统间发生联系[48]。

全长 APP 可以停留在细胞表面,通过再循环内吞作用或蛋白质水解处理从而保持较高的周转率,半衰期为 30 min[76,81-83]至 4 h[84-86]。未经处理的 APP 通过核内体或溶酶体途径降解或回收,并可以在 30 min 内循环回膜[82]。通过测量分泌的 sAPPα/β,发现 1/3~1/2 的 APP 是通过裂解途径进行的[82]。在这个过程中,APP 被蛋白水解成 40 多个片段[87]。主要有两个水解途径,即 α -途径-和 β -途径,然后汇合于共同的 γ -裂解,总结见图 2,这些裂解已得到很好的论证[88,89]。附加的裂解途径(图 2 中未示出)包括 Caspase 裂解产生一种与凋亡相关的 C -末端片段 C31[90,91]及由 APP 裂解酶 1(β - site APP cleaving enzyme,BACE)β 位点的选择性切割、11 个 Aβ 序列内的残基[88,92]使得膜在 θ -切割位点结合 C88 片段和 BACE2、Aβ 和 P3 切割位点下游的 APP_{695} 的 F_{615} 和 F_{616} 残基,产生膜结合片段 C80[93]。

5.1　α -裂解

α -裂解发生在 APP_{695} Aβ 序列的 Lys_{612} 和 Leu_{613} 残基之间,释放 N -末端的 sAPPα 并使膜结合 C83 的 C -末端片段[88]。通过几种膜锚定的锌依赖性金属蛋白酶可以观察到 α -分泌酶的活性,包括 A -解聚素和金属蛋白酶 9(a disintegrin and metalloproteinase 9,ADAM9)、ADAM10、ADAM17[94-96],或基质金属蛋白酶 9(matrix metalloproteinase 9,

MMP9)[97]。α-裂解既是组成也是被调节的成分,其不同的 ADAM 响应方式由许多因素决定[95,98]。除了 APP 以外,α-分泌酶也选择性切除底物如 Notch[99]、前 TNF-α 和表皮生长因子受体[100],这可能导致不同通路之间的竞争,这些通路涉及多种细胞过程,如发育、突触可塑性、细胞周期和癌症[96,100,101]。关于这些通路之间是如何平衡调控的仍然未知。

α-裂解释放的可溶性 N-末端片段 sAPPα,保留两个肝素结合位点,并已被证明绑定肝素的是一种二聚体[102]。sAPPα 干扰 APP 在细胞表面二聚化的能力可能有助于神经保护作用[103-105],这也可以部分解释为什么在海马培养中的 sAPPα 比 sAPPβ 在对抗兴奋性中毒、葡萄糖剥夺和 Aβ 增加的神经保护作用强 100 倍,是由于 sAPPβ 缺乏第二个 C-末端肝素结合位点[104]。此外,sAPPα 神经保护作用可能被 JNK 应激信号通路中应激信号对抗所调节[106]。痴呆的状态与人类 CSF[107] 中 sAPPα 水平的降低和转基因小鼠中 sAPPα 半衰期的增加有关[86]。然而,迄今,在人类中还没有关于 α 通路的蛋白质水解片段的系统研究。

5.2 β-裂解

β-裂解发生在 APP_{695} 的 Met_{596} 和 Asp_{597} 残基之间,位于第二个肝素结合位点。从膜结合 C99 C-末端片段释放 N-末端的 sAPPβ[88,92]。两个膜结合的天冬氨酰蛋白酶与 β-裂解、BACE1 显著相关,而与 BACE2 也有一定程度相关[88,92]。此外,组织蛋白酶 D 和组织蛋白酶 B 对释放 Aβ 显示出 β-裂解活性[108]。BACE1 和 BACE2 被差异调节,且具有不同的功能[109]。除了 APP,BACE1 也可以裂解选择性的基质,包括 APLP1、APLP2[110] 和裂解 P-选择素糖蛋白配体[111]。肝素及肝素硫酸盐可能参与 BACE1[112] 调节的 APP 裂解。除了与 SAPPα 和 APP 的互作,大的 sAPPβ 片段可能通过死亡受体 DR_6、Caspase-6 与细胞凋亡的信号转导和轴突变性关联[113]。但是,sAPPβ 的互作仍不完全清楚,需要进一步的研究。

5.3 γ-裂解

通过 γ-分泌酶复合物裂解 APP,β-裂解后释放长度为 38~46 残基的 Aβ 肽,α-裂解后的片段是长度为 21~29 的残基 P3(Aβ17-X),通过这两种途径释放 APP 细胞内结构域(APP intracellular domain,AICD)[8,88,114,115]。也存在一些不确定性,例如,如何发生 γ-裂解;γ-分泌酶裂解可能通过连续的 ζ 和 ε 切割逐渐产生较短的 Aβ 片段[116-118],也可能有明显的单独调节的裂解机制[119]。

γ-分泌酶底物有多重选择,如 APLP1、APLP2、Notch、钙黏蛋白、LRP[120,121] 和 syndecan-1[114,122]。除 γ-分泌酶依赖的功能外,还有一些早老素功能独立于 γ-分泌酶。因此,γ-分泌酶也许会与其他不依赖于 γ-分泌酶的早老素功能竞争早老素,包括细胞黏附、各种蛋白质的运输[123] 和 Ca^{2+} 体内平衡[114]。目前尚不清楚究竟 γ-分泌酶是如何在不同底物之间选择性调节的,但可能涉及的因素包括:其他结合蛋白如 Numb[65] 和 Rac1[124]、早老素通道的调节、可能的与 APP 发生[125] 的互作和在特异性细胞器和细胞膜隔室中早老素的定位等[126]。

Aβ 在序列长度范围内产生[87]并且可以形成单体、二聚体、寡聚体和纤维丝[8],然而由于其动态的不稳定性,研究起来具有一定的难度[127]。生理浓度的 Aβ 与多种正常细胞功能相关[128],而在 AD 进展过程中有多种互作,且与神经保护或者神经毒性相关[36]。它以不同病理形态沉积在大脑中,包括 CAA、扩散和核心老年斑,并且与神经炎斑有关。不同序列长度有不同的倾向聚集[32,129],聚集也受到突变形式中的不同氨基酸替换[130,131]和各种其他因素的影响,如邻近的膜[132]、酸碱度(pH)、金属离子的可用性[133]。不同序列长度和不同聚合状态下的 Aβ 可以发挥不同的功能[36],使得研究大脑中 Aβ 的确切作用变得越发困难。这些关联作为矩阵可以更好地进行实验研究,矩阵中为每个交互注释相应的序列长度、聚集状态和突变形式。

虽然 P3 可能是在 γ-裂解后的交替序列长度内产生的,但是还没有文献证明 P3 在疾病进程中的作用。目前基本没有关于 P3 对正常脑功能或 AD 影响的研究,即使已知 P3 是聚合的[134-136]、与棉絮状淀粉样斑有关[137]、可增强 Aβ$_{1-40}$ 聚集[138],且可能通过 Caspase 激活在细胞凋亡中起信号作用[139]。

APP 表达和蛋白质水解调控涉及多种因素,其中一些在图 2 中已有总结(改编自[36])。目前仍不清楚如何将来自细胞不同位置的多因素信号整合到一个细胞中产生特定的结果。来源 APP 蛋白水解酶系统内外,APP 蛋白水解的调节可以对多种细胞信号和各种调制器做出反应,包括糖基化、磷酸化、二聚化、肝素糖蛋白和其他结合蛋白偶联。反馈路径简单且距离短,如 APP 表达与 Aβ 纤维和朊病毒的关系[140]。间接和复杂的反馈路径也存在,如低浓度肝素对促进 β-裂解的调节作用、高浓度肝素抑制 BACE1 的活性[141]和 Aβ 对肝素的影响。ECM 中 Aβ 与高浓度肝素的作用,可防止蛋白多糖的分解和促进淀粉样蛋白的形成[142]。相对应地,肝素调节许多涉及 Aβ 的互作,如在 Aβ 聚集过程中促进成核和伸长过程[143]、以剂量依赖的方式限制 Aβ 的神经毒性和促进炎活性[144],以及通过载脂蛋白 E(ApoE)通路促进 Aβ 的摄取[145]。

6. APP 蛋白水解系统的建模

图 2 作为互作的核心布局,可以突出显示可能感兴趣的区域,如何能被药物修改的中心或调控作用,或突出显示数据缺失的区域,从而推进后续的研究。虽然可以构建涉及 APP 的分子网络,但是在任何一个发展阶段,这些与任何一种人类细胞类型的分子互作网络相关联的网络的关系尚未得到充分评估。如上所述,不同的标准和网络构建方法可以产生不同的网络,每个网络都有优点、弱点和不同的网络特征。由于还有很多互作没有发现或者缺少数据,数据不完整所带来的影响很难评估。对于 APP 网络,不同的蛋白质水解片段如 sAPPα、sAPPβ、P3 和各种较长 Aβ 片段,如具有各种聚集状态的 Aβ$_{43}$、β$_{45}$、Aβ$_{46}$ 和 Aβ$_{48}$ 尚未被充分描述。目前,哪个 Aβ 序列或聚集状态与疾病进展相关尚不清楚[146]。这些可选择的片段还可以提供进一步的互作,潜在会影响到整体的网络,如由于 γ-分泌酶底物、C99 和更长的 Aβ 片段的积累而导致 γ-裂解形成 Aβ$_{42}$ 的倾向[147]。

将循环动态蛋白水解系统(如 APP)表示为连接的静态网络有很大的困难。第一个问题是静态网络究竟代表什么? 如果网络代表互作,并且这些互作随着蛋白质修饰(如磷酸化)而发生变化,是否要将每个功能蛋白质版本表示为单独的节点?是否应该包括APP 的替代异构体?如果是,它们是否应该有单独的节点?我们如何最好地用约 40 个可能的序列长度[87]和各种聚合状态[32,146]代表 Aβ?为了清楚起见,Aβ 在图 2 中已经整合成单个节点。这个空间中超过 40 个节点与潜在的不同连接,如何影响计算和分析方法。鉴于 $Aβ_{1-40}$ 和 $Aβ_{1-42}$ 的不同构象[148]和功能活动[149-151],这些肽的单个节点不能完全代表 APP 功能网络。

如果我们的目的是要了解早老素在 AD 中的作用,也许是为了制定治疗策略,调整其在各种底物之间做出反应的概率,那么可以构建其互动网络,这可以成为动态的基础计算模型。这种动态模型将需要包括蛋白质反应概率的计算,其中之前描述的基本分子特征(浓度、半衰期等)可以表示为计算矩阵中的值。

这种方法可以迭代开发,并且通过网络可以比较不同版本。与基本生物分子性质相关的实验数据与模拟反应发生的概率相关,可以从文献中提取,包括 V_{max}、K_m 和 K_{cat}。然而,表述酶反应的特征是为了模拟反应的可能性,这并不是一个容易的任务,正如下面的例子。

最近的研究[118,147,152,153]关注 γ-分泌酶动力学,包括各种早老素突变、底物和产物。使用不同的实验模型以不同方式报道了系统的不同功能。表 3 给出了人合成野生型 PS1 的 K_m 和 V_{max} 的值及其与从相关文献中选取的不同底物间的互作。

表 3　人类合成的野生型早老素 1 的动力学值。N/A: 数据缺失

反　应	K_m	V_{max}	细胞/模型系统	参考文献
APP C99 → Aβ and AICD Notch(S3)→ NICD	0.40±0.05 μmol/L (C99) 1.08±0.17 μmol/L	175.6±8.4 pmol/L · min(AICD) 95.7±7.5 pmol/L · min(NICD)	由从小鼠的胚胎成纤维细胞(MEF)获得的细胞膜评估体系(不含有细胞)	[152]
APP C99→AICD	874 ± 252 nmol/L (AICD)	15±1.82 nmol/L · h (AICD)	从 MEF 获得的细胞膜评估体系(不含有细胞)	[147]
APP C99→Aβ	N/A	最大活性: 217 ± 110 pmol/L · 10^6 细胞(Aβ)	HeLa 细胞被转染了 APP WTC99 cDNA 的克隆	[153]
Aβ42→Aβ38	370±40 nmol/L	N/A	HEK293 细胞被转染了野生型的 PS1	[118]

K_m 值以 μmol/L 或 nmol/L 给出,最大值为反应速率为 V_{max}(pmol/L · min 或 nmol/L · h)或最大活性(pmol/L · 10^6 细胞)。尽管手动提取文献可以容易地将 μmol/L 转换成 nmol 或将 nmol/L · h 转换成 pmol/L · min,基于文本的自动搜索可能会导致单位出现错误的报道。无法将 pmol/L · 10^6 细胞转化为 nmol/L · h 或 pmol/L · min,使这些研究之间的比较困难重重。实验系统对最终获得值的影响是难以评估的,小鼠胚胎成纤维细胞(mouse embryonic fibroblast,MEF)衍生的无膜细胞测定、HEK 293 或 HeLa 细胞系统可能会有不同的环境,每个系统都具有该实验的优缺点。没有系统能准确地表征人脑中的衰

老。实际上,表 3 中 K_m 和 V_{max} 的哪个数值将最能代表人类神经元的情况呢? 蛋白质组学数据的标准报告格式存在[154,155],并由实验系统注释用于导出信息,如使用的物种等。从而可以整合来自不同研究的数据,但是我们仍然很难筛选出那些最能代表人类系统的数据,因为它尚未被充分证实。

目前有研究正在尝试以不同的方法不断地动态模拟人类的认知系统。例如,Kasabov 等[156,157]已经将基因和蛋白质表达与可能的脉冲神经回路相结合并且和人的脑电图进行比较[158],并用于研究 AD 中涉及的通路[157]。在这些模型中,动态行为可以从网络输出中获取,表示为脉冲神经元,可由代表基因和蛋白质表达数据的网络控制。这些基因和蛋白质网络反过来又被脉冲神经网络重新建模。虽然 AD 进展的计算模型对于研究系统是如何受到基因和蛋白质表达变化的干扰非常有用,但它们目前的实用性仍值得商榷。连接网络模型包含不可量化的模块,作为网络中节点之间连接的权重也会在训练过程中被随机修改。该节点与人类系统的任何特征的加权连接之间的关系都不确定:这些节点无法代表真正的人类神经元,而连接也不一定代表神经元之间的连接。受过训练的网络由不同的网络模型组成,其中每个模型都具有不同的连接权重。这里所面临的困难是将网络中权重分布与人类系统关联起来:从网络结构中提取潜在有用的信息是个问题。

7. 在其他领域应用系统生物学方法

7.1　模式识别与 AD 早期诊断

不同的计算方法,如主成分分析[159,160]、线性回归方法[161,162]、机器学习方法[163-165]和随机森林[166]被用来探讨磁共振成像(magnetic resonance imaging,MRI)图像分析[161]或各种影像学方法结合多种生物标志物的分析[160,163,165,166],已经部分成功地将正常衰老、轻度认知功能障碍(mild cognitive impairment,MCI)与 AD 区分。虽然对 AD 多个标志物使用了新的计算方法,提高了正常衰老、轻度认知障碍和 AD 的分类的特异性和敏感性,但仍然没有一个组合的标志物能够识别出 MCI 中哪些可能转化成痴呆和 AD,这已成为一个迫切的需求。

7.2　人类连接体项目

除了映射基因和蛋白质表达或互作网络之外,人类连接组对痴呆风险的影响是另一个复杂的领域,面临着巨大的挑战。人类连接组项目[167]旨在使用各种神经影像学方法,以宏观尺度(约 1 mm³)映射人类连接体群。该项目旨在创建一个健康的人际连通性的地图。在血管系统中存在巨大的个体间异质性,可能影响某些成像方法和皮层折叠,所以任何生成的映射只能是理想的参考图。此外,这种连接性随着痴呆的进展而变化,也可能是在个体间具有高度异质性,而这尚未得到充分的研究。

8. APP 系统生物学与正常认知及 AD 疾病进展的关系

对于任何神经元,通过突触接收的信号必须整合到整个细胞的动态响应中,并且这需要在树突上的任何特异性突触与其核之间的信号转导,可能在离突触有一定距离处。响应于突触信号的基因和蛋白质表达的变化必须通过蛋白质运输被传递回突触,使得受体和信号分子处于正确的细胞位置。可能有不同的信号通过不同的途径(电和代谢)到达,并且这些信号必须被整合成相关的神经元反应。时间相干性是指其中一切都必须在正确的时间、正确的地方,因为突触反应建立在先前的突触状态上。这些突触进一步组织在不同细胞类型和不同功能性大脑区域的神经网络连接组中,认知和人类行为就来自这里,可能也包括身体的输入信号,因为它们与环境互作。图3说明了正常脑功能涉及的区域之间的相互依赖关系,其中基因表达可能会导致行为的改变,而行为反过来又可能改变蛋白

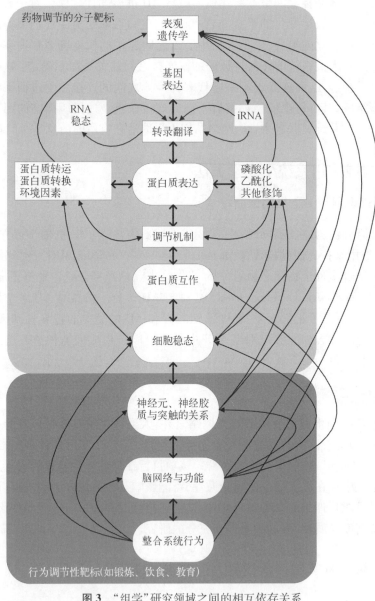

图3 "组学"研究领域之间的相互依存关系

本文中讨论的离散研究领域显示为节点,选定的反馈和前馈关系如箭头所示

质的表达和互作,从而导致整个系统随着时间的反复随机变化导致行为的进一步改变。尝试孤立任何特定领域(如蛋白质表达)可能会被相互依赖破坏。

为了理解这一连贯的系统,研究必须将其分解成更小的部分,从而产生离散的研究领域——从基因组和蛋白质组到互作和连接体涉及的所有领域。传统上,还原论法旨在通过引入的变化来表征个体通路,这意味着将能以很好理解的方式影响特定部分。这可能导致复杂过程的一孔之见,例如,淀粉样蛋白级联假说表明,Aβ 在某种情况下是 AD 的唯一病因,因此 Aβ 的清除应该可以改变疾病进程。这可以通过更线性的感染型模型来理解。然而,基于此模型的治疗在临床试验中迄今尚未成功,并未能改变疾病进程[168],因此其正确性饱受质疑。人群研究则强调 AD 表现出的复杂性,把更广泛的研究领域,如老龄化、饮食、运动、教育、血管系统和其他生物化学途径统统考虑进去。很少有复杂的生物学机制可以简化为简单的基于细胞的体外或动物的实验模型[50],不全的表征及不合适的实验系统都可能导致错误的理解。

与还原论相反,其中分子系统可被视为孤立和独立的机制,系统生物学的目的是整合不同领域的证据来表征整个生命过程。即使简单的分子系统在模拟分子通信理论的生物学结果方面也面临着巨大的挑战,仍在探究生物学信号是如何通过分子网络传递的[25]。生物过程的任何计算表示都必然局限于我们目前所拥有的数据。在复杂的蛋白质互作图中,许多途径是可能的,是否有些具体的互作是中枢性的、外周或仅涉及疾病发展的特定亚型尚未得到充分评估。

将基于基因表达水平构建的网络与基于蛋白质水平构建的网络,蛋白质互作和细胞行为等全方位整合是目前研究的难点,因为他们之间没有明确的对应关系。如上所述,不是所有表达为 mRNA 转录物的基因都成为功能性蛋白,且由于动态调控不是所有功能蛋白质一定有互作。另外,人类连接组正以越来越高的分辨率被绘制出来[167],信息是如何作为突触连接的动态神经系统在人脑中表示和存储,以及这种信息如何通过疾病的进展变化,目前仍不清楚。

鉴于 AD 没有定性标志,诊断也依赖于各种临床[4,5]和神经病理学[6,7]标准,这些定量标准也仅是应用一定的阈值来做诊断判断:没有单独某种检测可以定义 AD。因此,用于临床疾病诊断的生物标志物仍有待标准化和优化[169]。经常用作疾病生物标志物的 Aβ 片段,可能同时具有疾病相关的保护性和扰动特性,与疾病相关的多条通路有关。另外,没有 Aβ 片段被鉴定为与“神经毒性”疾病相关的物种[146]。如何才能对恶性的神经退行性疾病进行早期诊断,从而在治疗中有最好的机会保持认知功能?这对我们如何理解 AD 具有重要意义,无论是一个简单过程对应的干预过程或是针对综合征进行多个不同的干预措施,都尚未被描述。这对实验研究和临床试验的设计非常重要。参与者的选择和控制依赖于我们如何理解疾病的发展过程和这些疾病过程如何在临床指标中反映。我们怎么知道在任何给定的临床试验中,所选择的受试者代表同质疾病或非疾病组?可能还有其他疾病过程,如海马硬化症(hippocampal sclerosis)[7]和其他病态如可能导致疾病通路的 TDP‑43[56],尚未被充分表征。此外,个体不同程度的认知储备和补偿神经元损伤可能限制衰老期间发生的病理变化的影响,以更好地保持认知功能[170]。

在医疗保健计划方面,由于缺乏可靠的治疗老年痴呆的方法,未来痴呆预防和痴呆护理将是一个快速发展的领域。老年人可降低痴呆风险的措施(如终身的教育[18]、运动[19]和日常饮食[20])表明旨在促进这些活动的公共卫生战略是有意义的。无法治愈或修复性治疗,我们需要能够以最合适和最有效的方式照顾痴呆患者以尽可能长地保持患者的独立性和生活质量。

应用系统生物学方法来代表复杂的动态蛋白质水解系统如 APP,虽然目前还缺乏切实的可行性,但是仍然可以产生有用的观点。对于 APP,其互作和调控功能的复杂性表明多个起始和进展途径是可能的:通过对网络的分析来突出那些最有可能发生在人类身上的疾病路径,这是一个重大的挑战。在任何网络模型中捕获这种复杂性并能够将网络行为与真正的人脑联系起来是我们研究的最终目标。是否有可能建立一个全面考虑的 AD 疾病过程的动态模型(基因组、蛋白质组、互作组、连接体和整个身体)仍不清楚。目前还没有建立网络的最佳方法,所有的网络都是不完整的。此外,AD 和正常的人类衰老都还没有完全确定的特征。这种数据的不完整性会影响最终预测的可靠性。但是,本章关于如何构建更复杂网络提出了一些建设性的建议。AD 生物医学研究的挑战是通过各种方法反复整合数据,包括还原论和系统生物学,然后使用任何获得的认识整合信息和设计下一步实验以生成新数据。显然,没有哪种单一的方法、还原论或系统生物学可以独自解决这个问题。

致谢

作者得到了剑桥郡的支持和彼得堡应用健康研究与护理领导的协助(Collaboration for Leadership in Applied HealthResearch and Care,CLAHRC)。

参考文献
见二维码。

第 4 章

轻度及重度氧化应激对 BACE1 表达及 APP 生成过程的影响

Jiangli Tan, Qiao-Xin Li, Genevieve Evin

摘要　本章介绍了如何在神经元上建立不诱导细胞死亡的氧化应激模型。与导致明显的细胞损伤的"重度氧化应激"不同,我们将这种病理状态定义为轻度氧化应激。轻度氧化应激较重度氧化应激更接近大脑衰老的过程。本章描述的方案包括鼠原代皮层神经元的制备及培养,给予神经元 H_2O_2 诱导氧化应激,采用 3 -(4,5 -二甲基噻唑 - 2 -基) - 2,5 -二苯基四唑溴化物法(MTT)测定细胞活力,采用 2′,7′-二氯荧光素(2′,7′- dichlorofluorescein, DCF)法检测自由基产物,以及采用 Western blot 分析 AD 病理及氧化应激相关的两个关键蛋白: APP 及 β -位点 APP 切割酶 1(β - site APP cleaving enzyme 1,BACE1)的表达。

关键词　氧化应激,BACE1,AD,APP,自由基,原代皮层培养,H_2O_2,MTT 法,DCF 法,免疫印迹

1. 引言

BACE1 与 AD 的病理学密切相关,因为 Aβ 淀粉样蛋白生成的第一步即为对 APP 的切割[1-5]。许多研究表明,氧化应激导致 BACE1 表达的升高[6-18],而氧化应激又与 AD 密切相关[19-22]。最近在鼠原代皮层神经元上证明了 BACE1 表达的变化取决于氧化应激的程度,BACE1 水平仅在重度氧化应激条件下增加,并最终导致细胞死亡[23]。同时也发现温和(轻度)的氧化应激,尽管在细胞水平上对 BACE1 没有影响,但会引起酶的亚细胞重新分布,进而促进对 APP 的切割,从而引发 APP 淀粉样蛋白生成[23]。

本章描述的神经元氧化应激细胞模型为用 H_2O_2 作为活性氧的来源处理小鼠原代皮层细胞。首先从小鼠胚胎中分离原代皮层神经元,随后予以最佳浓度的 H_2O_2,诱导轻度氧化应激,并对细胞活力及自由基产生进行分析,最终检测 BACE1 表达及 APP 过程的变化。

评价细胞活力采用 MTT 法,该方法是将细胞线粒体还原酶水平作为评价正常细胞代

谢活性的标志物[24]。该酶能将进入细胞内的可溶性 MTT 转化为其衍生物甲瓒(紫色不溶性盐),进而通过分光光度法测定甲瓒的浓度。

DCF 法常用于检测自由基的生成[25,26]。2′,7′-二乙酸二氯荧光素(2′,7′-dichlorofluorescin diacetate,DCFH‑DA)是一种稳定的、非极性并且细胞外渗的化合物,其可被细胞内酯酶水解产生二氯荧光素(dichlorofluorescin,DCFH)并保留在细胞内。DCFH 被细胞内自由基氧化生成 DCF,进而可用荧光光谱法测定其水平。

本章还介绍了如何通过 SDS‑PAGE 和免疫印迹法来检测 BACE1 和 APP 及其 C‑末端片段:β‑CTF(或 C99)和 α‑CTF(或 C83)。

2. 材料

2.1 小鼠原代皮层神经元的制备

(1) 动物

1) 开展研究前需获得动物伦理委员会的批准,且必须在动物伦理委员会认可的环境中饲养动物。

2) 选用 C57BL/6 孕小鼠(胚胎形成第 14 天)。

(2) 设备

1) 无菌生物安全柜。

2) 37℃,5%,CO_2 恒湿培养箱。

3) 37℃振荡水浴。

4) 液体抽吸器(可选)。

5) 解剖工具:剪刀和细镊子(直头镊、弯头镊)。

6) 带光源的解剖显微镜。

7) 组织培养皿(直径:3 cm 和 10 cm)和组织培养板。

8) 70%乙醇。

(3) 缓冲液和试剂

1) 50×B‑27® 无血清液体补充剂(如 Invitrogen 公司)。

2) Krebs/HEPES 缓冲液(pH 7.4):124.1 mmol/L NaCl,5.4 mmol/L KCl,1.0 mmol/L NaH_2PO_4,14.4 mmol/L D‑葡萄糖,24.9 mmol/L HEPES 和 0.002 7 mmol/L 酚红,4℃保存。

3) 缓冲液 1:含有 0.3%(w/v) BSA 和 0.031%(w/v) $MgSO_4$ 的 Krebs/HEPES 缓冲液。

4) 缓冲液 2:含有 2.5 mg/mL 胰蛋白酶(≥7 500 IU/mg)的 Krebs/HEPES 缓冲液。需现配(附注 1)。

5) 缓冲液 3:含有 0.8 mg/mL DNase I(>2 000 IU/mg)和 2.6 mg/mL 大豆胰蛋白酶抑制剂的 Krebs/HEPES 缓冲液,需现配(附注 2)。

6) 铺板培养基:含有 2 mmol/L L‑谷氨酰胺,0.22%(v/v)碳酸氢钠,0.01 mg/mL 庆大霉素,10%(v/v)胎牛血清和 5%(v/v)马血清的基础培养基(minimum essential medium,

MEM），4℃保存。

7）细胞培养基：含有 0.2 mmol/L L-谷氨酰胺，0.01 mg/mL 庆大霉素和 1×B-27 的 Neurobasal 培养基（附注 3）。

8）将 25 mg 多聚-D-赖氨酸（如 Sigma 公司）溶解于 50 mL 滤菌处理后的水中以制备 100×多聚-D-赖氨酸储备液（0.5 mg/mL），-20℃保存。

2.2　H_2O_2 处理

（1）30% H_2O_2 溶液。

（2）B-27® 无血清补充抗氧化剂（50×溶液）（如 Invitrogen 公司）。

（3）条件培养基：补充有 0.2 mmol/L L-谷氨酰胺，0.01 mg/mL 庆大霉素和 B-27® 无血清补充抗氧化剂（50×溶液）的 Neurobasal 培养基。

（4）磷酸盐缓冲盐溶液（phosphate buffered saline，PBS）：137 mmol/L NaCl，2.7 mmol/L KCl，6.5 mmol/L Na_2HPO_4，1.5 mmol/L KH_2PO_4，pH 7.4。

（5）避光管（黑色）。

2.3　MTT 分析

（1）3-(4,5-二甲基噻唑-2)-2,5-二苯基四氮唑溴盐（MTT）。

（2）二甲基亚砜（dimethyl sulfoxide，DMSO）（组织培养级）。

（3）磷酸盐缓冲盐溶液（PBS）：137 mmol/L NaCl，2.7 mmol/L KCl，6.5 mmol/L Na_2HPO_4，1.5 mmol/L KH_2PO_4，pH 7.4。

（4）透光塑料 96 孔板。

（5）吸光度读数仪（分光光度计）。

2.4　DCF 法分析

（1）2′,7′-二氯荧光素二乙酸酯（DCFH-DA）。

（2）DCF 测定细胞裂解缓冲液：0.1 mol/L Tris-HCl（pH 7.5）混合蛋白酶抑制剂（Roche Complete）和 1% Triton X-100。

（3）用于荧光测定的 96 孔微孔板（如 Perkin Elmer Optiplate）。

（4）荧光酶标仪。

2.5　十二烷基硫酸钠聚丙烯酰胺凝胶电泳（sodium dodecyl sulfate-polyacrylamide gel electrophoresis，SDS-PAGE）和免疫印迹

（1）设备

1）细胞刮刀收集细胞。

2）1.5 mL 微量离心管。

3）14 000×g 旋转离心机（4℃冷藏或放在冷藏室内）。

4）微型凝胶电泳系统（如 Bio-Rad Mini Protean 或 Life Technologies X Cell Sure-Lock Mini Cell）。

5）微管加热块。

6）BioRad Precision Plus 或其他预染蛋白质分子量标记。

7）8.5% Tris-Glycine 聚丙烯酰胺凝胶（用于 BACE1 分析）。

8）10%~20% Tris-Tricine 凝胶（用于 APP CTF 分析）。

9）Western blot 转膜装置（湿转系统应配有转印盒和海绵）。

10）硝化纤维素膜（Bio-Rad）。

11）滤纸（Whatman）。

12）孵育盒（用于孵育封闭液和抗体溶液）。

13）摇床。

14）增强化学发光成像系统（imaging system for enhanced chemiluminescence，ECL）检测。

（2）缓冲液和试剂

1）缓冲液（RIPA）：50 mmol/L Tris－HCl pH 7.4，150 mmol/L NaCl，1% Nonidet－p40，0.5%脱氧胆酸钠，0.1%十二烷基硫酸钠（SDS）。使用前添加磷酸酶抑制剂（如 Roche PhosSTOP），蛋白酶抑制剂（如 Roche Complete）和 0.05 mg/mL DNAse I（Roche），置于冰上预冷。

2）4×LaemmLi 样品缓冲液：62.5 mmol/L Tris－HCl，pH 6.8，25%甘油，2% SDS，0.01%溴酚蓝，20% 2－巯基乙醇（使用前加入）。

3）甘氨酸电泳缓冲液：25 mmol/L Tris，192 mmol/L 甘氨酸，0.1%十二烷基硫酸钠（SDS），pH 8.3。

4）两性离子电泳缓冲液：100 mmol/L Tris－HCl，100 mmol/L Tricine，0.1%十二烷基硫酸钠（SDS），pH 8.2。

5）Western blot 转膜缓冲液：25 mmol/L Tris，192 mmol/L 甘氨酸，20%甲醇，储存于 4℃。

6）含有吐温-20 的 Tris 缓冲盐液（Tris-buffered saline containing Tween 20，TBST）：10 mmo/L 的 Tris－HCl，150 mmol/L NaCl，0.05%吐温-20，pH 8，储存于 4℃。

7）脱脂奶封闭缓冲液（5%脱脂奶粉）：将脱脂奶粉以 5%（w/v）的比例溶解于 TBST 中，4℃储存不可超过 3 天（冷冻可长久储存）。

8）牛血清白蛋白（bovine serum albumin，BSA）封闭缓冲液（5% BSA）：需提前制备。以 5%（w/v）的比例将牛血清白蛋白溶于 TBST 中，轻轻摇匀混合（避免生成泡沫）。4℃储存不可超过 3 天（冷冻可长久储存）。

9）酪蛋白封闭缓冲液（0.5%酪蛋白）：需提前制备。将 0.5 g 酪蛋白加入 10 mL 1 mol/L 氢氧化钠后加热，直至获得澄清溶液。冷却至室温后用 10 mol/L 盐酸（HCl）将 pH 调节至 7.4。加入 PBS 定容到 100 mL，4℃储存不可超过 3 天（冷冻可长久储存）。

10）一抗：BACE1 CT 抗体（D10E5，Cell Signaling cat #5606），APP CT 369 抗体（针对 APP 细胞质结构域，由纽约西奈山医院 Sam Gandy 教授提供），兔 actin 抗体（Sigma）。

11）二抗辣根过氧化物酶（secondary horseradish peroxidase，HRP）共轭抗体：山羊抗兔 IgG（#31460，PIERCE Thermo Scientific）。

12）增强化学发光（Enhanced chemiluminescence，ECL）试剂（Pierce West Dura，Thermo Scientific）。

3. 方法

3.1　鼠原代皮层神经元制备

（1）准备步骤：细胞制备前一天用多聚-D-赖氨酸包被细胞培养板。在无菌生物柜中，将 0.5 mg/mL 储备液在无菌水中稀释 100 倍获得工作液。吸取多聚-D-赖氨酸覆盖细胞培养板底部。用铝箔包裹细胞板以防紫外线照射，置于组织培养箱内过夜。第二天，吸出多聚 D-赖氨酸溶液，在培养细胞前保证细胞培养板干燥。

操作当天，于 37℃ 水浴中预热培养基。Krebs/HEPES 缓冲液使用前应保持冷藏。在冰或冰箱中解冻胰蛋白酶和 DNase I/大豆胰蛋白酶抑制剂溶液（附注 1 及 2），并制备缓冲液 2，将其置于 37℃ 水浴中预热。

（2）神经元的制备

1）将胚胎期 E14 孕 C57BL/6 小鼠在 CO_2 中窒息安乐死。

2）用 70% 乙醇喷洒剪刀、镊子和小鼠。

3）切开腹部露出子宫并用 70% 乙醇喷洒子宫。

4）摘除子宫，在含有冰缓冲液 1 的 3 cm 培养皿中冲洗子宫。

5）在 10 cm 培养皿的底部加入缓冲液 1，将子宫浸入缓冲液中，用细镊子剥开子宫以释放胚囊。

6）轻轻切开胚胎囊，暴露出并提取小鼠胚胎。

7）将所有的胚胎取出后移至含有冰缓冲液 1 的 10 cm 培养皿盖子上（附注 3）。

8）用 70% 乙醇喷洒镊子去除动物毛发。

9）在带有光源的解剖显微镜下用小细镊在头后部切开切口，轻轻地将头皮和头骨层沿朝向头部前端的方向剥离，尽量减少皮层损伤（附注 4）。

10）轻轻地在中脑和脑桥之间的边缘轻轻地将脑与头部分开。

11）从半脑中取出嗅球。

12）将大脑皮层与中脑和小脑分开。

13）分离大脑皮层的两个半球，用小细镊去除脑膜。

14）将分离的大脑皮层转移到 3 cm 细胞培养皿中，使用无菌手术刀片将其匀浆。

以下所有步骤，必须将缓冲液和培养基预热至 37℃，且操作应在无菌生物安全柜中进行。

15）将匀浆化的大脑皮层组织与 1 mL 缓冲液 2 混合后移至装有 14 mL 相同缓冲液 2 的 50 mL 离心管中。

16）在 37℃ 水浴锅中振荡孵育 20 min。

17）在孵育期间，制备 11 mL 缓冲液 3（附注 2）。

18）温育后，从水浴中取出大脑皮层，并加入 10 mL 在步骤 17 中准备好的缓冲液 3。倒置混合搅拌，直至黏稠沉淀物分散成小颗粒。

19）室温下，以约 $250×g$ 离心 3 min 后吸取上清液。

20）依据步骤 17 取 1 mL 大脑皮层制备缓冲液 3，小心地研磨所得细胞沉淀物获得解离细胞。缓慢研磨不宜超过 30 次（附注 5）。

21）将 1 mL 细胞悬液转移到另一含有 9 mL 缓冲液 3 的离心管中。避免存在未溶解物质（附注 6）。

22）室温下，约 $250 \times g$ 离心 3 min，并吸取上清液。

23）用 1 mL 培养基轻轻重悬细胞 3 次。

24）用铺板培养基将细胞悬液体积调节至 10 mL，随后进行细胞计数（附注 7）。

25）用铺板培养基将细胞浓度调节至 8×10^5 个细胞/mL，将 1 mL 悬浮液加入经过多聚-D-赖氨酸包被的 12 孔组织培养板中。

26）将培养板在加湿的 37℃、5% CO_2 培养箱中培养不超过 4 h（附注 8）。

27）在这个阶段，显微镜下可观察到贴壁的明亮圆形神经元。37℃ 提前预热培养基。吸出铺板培养基，轻轻加入 1 mL 新鲜培养基后置于 37℃、5% CO_2 培养箱中培养 6 天。

28）在培养第六天开始对原代皮层神经元进行处理。此时孔板底部应均匀铺满单层细胞，神经元胞体应清晰可见，含有大量轴突和树突的分支。孔板内不应有不均匀的细胞簇。

3.2　H_2O_2 诱导氧化应激

（1）准备步骤：37℃ 下预温培养基。

（2）处理步骤

1）予以处理前，在显微镜下观察原代皮层细胞，以确保细胞状态。

2）准备避光 EP 管，在湿热的培养基中配制 1～100 μmol/L 浓度范围的 H_2O_2 稀释液。每孔加入 1 mL 条件培养基。确保准备足量的条件培养基（附注 9）。

3）倾斜组织培养皿，吸出并丢弃旧培养基。

4）轻轻地将 1 mL 处理培养基加入对照孔，将 1 mL 含有 H_2O_2 溶液的培养基加入剩余的孔中（当更换培养基时，倾斜板轻轻吸出并丢弃孔中培养基，避免细胞脱落）。处理后将细胞返回培养箱孵育 6 h（或预定的时间），随后进行裂解以评价细胞活力，或测量细胞内自由基水平或进行免疫印迹。

3.3　MTT 测定评估细胞活力

1）在 PBS 中制备浓度为 5 mg/mL 的 100×MTT 储备液。可分装后于 -20℃ 下保存（附注 10）。分装试剂需在 37℃ 水浴中解冻后再使用。

2）处理结束前 30 min，在含有原 1 mL 培养基的每个培养孔中加入 10 μL MTT 储备液，然后将细胞返回培养箱继续孵育（附注 11）。

3）处理孵育结束时吸出并丢弃含有 MTT 的培养基。

4）每孔加入 400～500 μL 的 DMSO，用移液枪头吹打数次以充分裂解细胞。置于室温直到甲瓒沉淀物完全溶解（附注 12）。

5）将 100～150 μL 的 DMSO 溶液分别转移到透明 96 孔板的 3 个孔中，于波长 540 nm 测定吸光度。甲瓒水平的降低表明线粒体功能降低，说明细胞活力降低。

6）通过计算 H_2O_2 处理的细胞相对于未处理细胞的吸光度读数，评价 H_2O_2 处理对细胞活力的影响(图 1)。

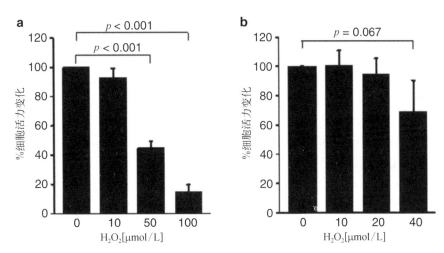

图 1　使用 MTT 法测定非致死浓度的 H_2O_2 对小鼠原代皮层神经元细胞活力的影响

小鼠皮层神经元细胞培养第 6 天时,用不同浓度的 H_2O_2 处理小鼠原代皮层神经元 6 h。(a)用高达 100 μmol/L ($n=3$)的 H_2O_2 处理小鼠原代皮层神经元。予以 50 μmol/L 和 100 μmol/L H_2O_2 后细胞活力显著下降。(b)以较低浓度(40 μmol/L)的 H_2O_2 处理小鼠原代皮层神经元($n=6$)。结果显示在 10~40 μmol/L 浓度范围内的 H_2O_2 对细胞活力无明显损伤。数据来源于已发表的工作[23],根据知识共享署名许可,公开获得许可证 http://www. plosone. org/ static/license

3.4　DCF 法测定细胞内自由基生成

1)H_2O_2 处理后,吸出培养基,用 1 mL PBS 洗涤细胞。

2)吸出并丢弃 PBS,小心地加入 1 mL 含有 50 μmol/L DCFH - DA 的培养基。将培养板置于 37℃,5% CO_2 培养箱中孵育 40 min(附注 13)。

3)弃去培养基后用 PBS 清洗细胞(附注 14)。

4)每个孔中加入 40~50 μL DCF 细胞裂解缓冲液来裂解细胞。

5)将裂解物转移到 96 孔微孔板中进行荧光测定,分别测量激发波长 485 nm 及发射波长 535 nm 处的 DCF 荧光(附注 15,图 2)。

3.5　BACE1 和 APP/APP - CTF 的 SDS - PAGE 和免疫印迹法

1)氧化应激处理后,吸出含有 H_2O_2 培

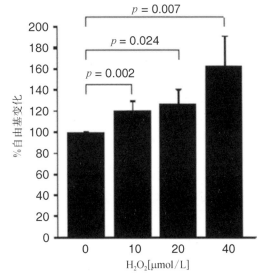

图 2　使用 DCF 实验测定法表明由低浓度 H_2O_2 处理的小鼠原代皮层神经元中有自由基产生

如图所示,H_2O_2 处理小鼠原代皮层神经元 6 h 后对裂解物进行 DCF 测定,结果显示 10~40 μmol/L H_2O_2 处理后,神经元内自由基水平显著增加。数据来源于已发表的工作[23],根据知识共享署名许可,公开获得许可证 http://www. plosone. org/static/license

养基将其移到离心管中,−20℃储存以备后续分析。

2）每孔中加入40~50 μL的预冷 RIPA 裂解缓冲液来裂解细胞。使用细胞刮刀裂解细胞,随后用移液枪吸头吹打数次,将裂解液转移至1.5 mL 离心管(附注16)。

3）4℃下以14 000×g 离心裂解物5 min。

4）收集上清液并转移到新的1.5 mL 微量离心管中(附注17)。

5）测定裂解物中的蛋白质浓度(如可使用 Pierce、Thermo Fisher 的 BCA 测定试剂盒)。

6）在1.5 mL 微量离心管中制备20 μg 蛋白质样品,并加入 LaemmLi 样品缓冲液(标题2.5)。将离心管置于加热板上,使样品变性。特定蛋白质的加热温度和时间见表1。

7）短暂离心以收集管底部的所有液体。

8）上样预染分子量标志物和样品,进行聚丙烯酰胺凝胶电泳(表1)。

表1　BACE 1 和 APP/APP－CTFs 的 SDS－PAGE 参数

蛋白质	样品加热	凝胶系统	电　泳	Western blot 转膜
BACE 1	55℃,10 min	8.5% 甘氨酸(glycine)缓冲液	40 mA,恒流30~40 min	370 mA,恒流60 min
APP/APP CTFs	95℃,5 min	10%~20% 两性离子电泳缓冲液	120 V,恒压100 min	26 V,恒压90 min

参数基于使用 Biorad Mini Protean Ⅲ(BACE1)和 Novex XCell Ⅱ SureLock Mini-Cell(APP－CTF)的电泳。缓冲剂制备在材料部分给出(标题2.5)。

9）在硝酸纤维素膜上进行蛋白质转膜(表1)。

10）转膜后,用去离子水冲洗膜,并将其放入有最小容量封闭缓冲液的小容器中以覆盖膜表面。室温摇床上孵育1 h。

11）弃去封闭缓冲液后,加入预冷 TBST,摇床上洗涤膜3次,每次10 min。

12）弃去洗涤缓冲液,加入一抗稀释液(表2)。4℃下摇床孵育过夜(或在室温下2~3 h)(附注18)。

表2　BACE1 和 APP/APP－CTF 的免疫印迹条件

蛋白质	封闭缓冲液	一　抗	二　抗
BACE1	5% 脱脂奶粉	D10E5(5% BSA 1/1 000 稀释)	抗兔－HRP(5% 脱脂奶粉 1/2 000 稀释)
APP/APP－CTFs	5% 脱脂奶粉	Ab369(0.5% 酪蛋白 1/2 000 稀释)	抗兔－HRP(TBST 1/5 000 稀释)

封闭液和 TBST 的制备参考标题2.5。

13）弃去抗体稀释液(或回收管中重复利用),加入预冷 TBST 洗涤膜3次,如步骤11。

14）室温摇床上孵育二抗1 h。

15）使用 TBST 洗涤膜3次,如步骤11。

16）根据试剂盒操作流程配制 ECL 发光液。

17）将膜平铺于 ECL 曝光容器中（附注 19）。

18）在膜上滴加足量发光液后置于可检测化学发光的成像数码相机仪器中。蛋白质印迹法的典型图像如图 3 所示。

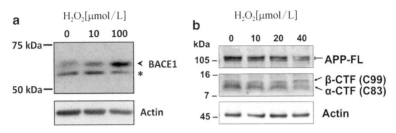

图 3　H_2O_2 处理的小鼠原代皮层神经元中 BACE1 和 APP/APP CTF 的免疫印迹分析

（a）BACE1 免疫印迹。通过 SDS－PAGE 在 8.5% 聚丙烯酰胺凝胶上分离 20 μg 蛋白质并转移到硝酸纤维素膜上。用 BACE1 C－末端抗体 D10E5 检测印迹。BACE1 为 70 kDa 处条带。与未处理的细胞相比，100 μmol/L H_2O_2 处理的神经元中 BACE1 表达增加。星号表示非特异性条带。（b）APP 及其 C－末端片段的蛋白质印迹。通过 SDS－PAGE 在 10%~20% Tris-Tricine 凝胶上分离 20 μg 蛋白质并转移到硝酸纤维素上。用 APP C－末端 369 抗体检测印迹。APP 为 110 kDa 处双条带。β－CTF 和 α－CTF 分别为 12 kDa 和 10 kDa 处条带。经过 40 μmol/L H_2O_2 处理的神经元中，β－CTF 相对于 α－CTF 表达增加

4. 注释

（1）预先配制 20×胰蛋白酶溶液，分装后于-20℃保存。将 25 mg 胰蛋白酶溶解于 10 mL 的 Krebs/HEPES 缓冲液中，使用 0.2 μm 过滤器过滤灭菌，取 750 μL 试剂分装储存。将 750 μL 胰蛋白酶加入到 15 mL Krebs/HEPES 缓冲液中以制备缓冲液 2。

（2）制备 DNase I/大豆胰蛋白酶抑制剂溶液，分装后于-20℃保存。称取 8 mg DNase I 和 26 mg 大豆胰蛋白酶抑制剂溶解于 10 mL Krebs/HEPES 缓冲液中，使用 0.2 μm 过滤器过滤灭菌，取 500 μL 试剂分装储存。在 10.5 mL Krebs/HEPES 缓冲液中加入 500 μL DNase I/大豆胰蛋白酶抑制剂以制备缓冲液 3。

（3）所使用的缓冲液 1 的体积（步骤 7）应足以浸没胚胎。但缓冲液过多会增加光衍射，造成显微镜观察不清楚，导致解剖分离变得更加困难。

（4）分离皮层（步骤 9）时，一手（非优势手）持弯头镊以固定胚胎的头部，同时另一只手（优势手）持直头镊进行剥离。

（5）分离细胞沉淀物（步骤 20）时，由于原代神经元的脆性，不可避免会导致细胞损失。建议使用带有钝边的移液管尖端以减少研磨过程中的细胞破裂。因此，需记录在本步骤中使用的移液器吸头的类型。如获得的细胞产量较低，可以更换为其他品牌吸头。一旦选择了合适品牌的吸头，应始终用于之后全部的细胞制备工作。为减少细胞损失，研磨不能超过 30 次。通常每个孕 14 天胚胎可以获得 $6×10^6$ ~ $7×10^6$ 个细胞。

（6）研磨后，1 mL 细胞悬浮液中可能存有不溶物（步骤 21），主要为未消化的结缔组织和细胞碎片。为避免在后续步骤中携带这些杂质，推荐通过无菌筛网过滤细胞悬浮液

并移到含有 9 mL 缓冲液 3 的管中。亦可缓慢在不同区域沿管壁吸取细胞悬浮液,重复 2~3 次,以进一步清洁细胞悬浮液,然后转移到含有缓冲液 3 的新管中。后一种方法在我们实验室中较为常用。

(7) 须对原代神经元细胞密度进行优化(步骤 24)。为保证所培养的原代神经元活力,细胞密度不应太低。例如,当使用 NUNC 12 孔板时,常每孔注入 8×10^5 个细胞以便在培养的第 6 天建立汇合的单层细胞。当接种细胞时,应注意细胞均匀分布以促进单层的形成。

(8) 因为血清内容物可使胶质细胞生长增殖,建议皮层神经元在铺板培养基培养的时间应小于 4 h(步骤 26)。为了建立一个以神经元为主的细胞群体,铺板培养基应该在 4 h 后去除(注意:过早去除铺板培养基可能导致皮层神经元损失,因为此时这些细胞可能并未贴壁)。Neurobasal 培养基中加入无血清 B-27 补充液可促进神经元细胞生长(步骤 26),同时可最大限度地减少胶质细胞增殖[27,28]。

(9) 因为 H_2O_2 对光敏感,建议在棕色(暗)管中配制 H_2O_2 溶液。

(10) MTT 粉末可能难以溶解,可在带螺旋盖的管中进行称重,以方便之后剧烈涡旋。

(11) 虽然本实验操作流程中规定 H_2O_2 处理结束前 30 min 加入 MTT 溶液,但实验者可根据经验确定 MTT 处理的最佳时间,以避免甲瓒生成过少或过多。优化 MTT 的孵育时间对于区分未处理和处理的细胞群体是至关重要的,孵育时间太短可能导致颜色差异较小而不易区分。

(12) 用于细胞裂解的 DMSO 体积取决于孔的直径和颜色形成的强度。DMSO 的体积须能完全溶解甲瓒(例如,在 12 孔板中,每孔以 8×10^5 密度接种细胞,建议每孔加入 400~500 μL DMSO)。若甲瓒溶解不完全,可吹打或涡旋数次后于室温下静置。如果甲瓒沉淀仍然存在,可以延长室温静置时间(或加入少量 DMSO)。在分光光度测量之前应确保甲瓒被完全溶解。

(13) DCFH-DA 的最终浓度可能需要优化(标题 3.4,步骤 2)以区分未处理和处理的细胞。当自由基存在于细胞内,DCFH-DA 过高将导致对照和处理的细胞中信号饱和,以致无法评估氧化剂所引起的自由基的增加。建议对 H_2O_2 处理的鼠原代皮层细胞予以 50 μmol/L 的 DCFH-DA。同时应根据自由基诱导化学品、原代细胞来源(收获胚胎期、培养天数)和细胞数量优化条件。例如,对于用丁硫氨酸磺酰亚胺处理的小鼠原代皮层神经元,推荐加入 5 μmol/L DCFH-DA。

(14) 需要使用 PBS 洗涤(步骤 3)以除去细胞外的 DCFH-DA。由于未洗净的多余 DCFH-DA 将在细胞裂解时暴露于细胞内酯酶和氧化剂,可在细胞裂解前重复该洗涤步骤以确保假阳性 DCF 信号被最小化。轻柔洗涤以防止细胞损失。

(15) 12 孔板所加裂解缓冲液的体积需根据孔的尺寸进行调整(步骤 4)。为避免信号饱和,应尝试多次稀释裂解液。

(16) 如需浓缩的裂解液,每孔可加入较小体积的裂解缓冲液。建议在低温条件下进行裂解。裂解缓冲液应提前预冷,同时将板放在冰上裂解细胞,后将裂解物移到微量离心管中并立即置于冰上。

(17) 为避免反复冻融导致蛋白质降解,裂解物可分装后储存于-20℃。

（18）表 2 中的抗体稀释液仅作为参考。是否需要优化取决于使用的检测试剂和仪器。如果在初始制备过程中加入叠氮化钠（终浓度为 0.02%，w/v），则抗体溶液可重复使用数次。当信号变弱和/或出现背景信号等问题时应停止使用。

请注意，叠氮化钠是一种危险化学品，因此在处理过程中必须遵循适当的安全措施。

（19）使用 ECL 试剂处理膜时，整个膜的表面应均匀地孵育于试剂中。为此，将 ECL 溶液加到刚好容纳膜的容器中，并用镊子轻轻地将蛋白质侧的膜向下滚动到 ECL 溶液上，且在成像前滴加 ECL 试剂（因为成像期间过量的试剂可能会引起斑点）。膜正面朝上放在透明薄片上，放入成像仪中成像。需要针对 ECL 试剂和所用仪器来优化曝光时间。

致谢

感谢 Joe Ciccotosto 博士和 Laura Bica 博士分享他们在培养原代神经元方面的专业知识，以及 Sam Gandy 教授慷慨提供 369 种抗体。我们还得到了 Judith Jane Mason 和 Harold Stannett Williams 纪念基金会的支持。

参考文献
见二维码。

第 5 章

使用先进方法检测 APP−羧基末端片段作为阿尔茨海默病小鼠模型中 APP 进程的标识

Ana García-Osta, Mar Cuadrado-Tejedor

摘要　C99 为 99 个氨基酸长的 APP−羧基末端片段,是淀粉样蛋白前体蛋白经过 β−分泌酶切割产生的膜结合肽,也是 β 淀粉样蛋白的直接前体。本章我们介绍一种定量 C99 的方法。C99 的量是 AD 模型中淀粉样蛋白病理学的指示值,可以作为实验研究 AD 进程的标志物,包括筛选新化合物和针对已知药物治疗 AD。

关键词　APP 进程,C99,C83,Bis-Tris 胶,Tg2567 小鼠模型

1. 引言

AD 是一种神经退行性疾病,特征为 Aβ 肽[1,2]在细胞外积聚组成的老年斑及微管相关蛋白 tau 蛋白聚集组成的细胞内 NFT[3]。

阻断 Aβ 生成一直是治疗 AD 的主要策略之一。Aβ 是由 APP 加工形成,而该过程在 AD 中发生了改变。首先,APP 被 α−分泌酶或 β−分泌酶切割后分别生成 83−氨基酸或 99−氨基酸长的 APP−羧基末端片段(APP−carboxy-terminal fragments, APP−CTFs),分别称为 APP−C83 和 APP−C99。APP−C83 片段接下来由膜内 γ−分泌酶切割生成 APP 细胞内结构域(APP intracellular domain, AICD)和细胞外无毒的 p3 片段。APP−C99 片段经相同的分泌酶切割后生成 Aβ 肽(38~43 个氨基酸长)[4,5]。在 Aβ 肽中,$Aβ_{42}$ 具有最高的聚集倾向,被认为是毒性最大的 Aβ 类型[6]。为方便起见,我们将该形式称为"Aβ"。几十年来,科学家们一直在试图阻止 APP 转化产生 Aβ。

转基因小鼠 Tg2576 是一个理想的实验室模型,用于评价 Aβ 形成的调节剂[7]。该小鼠模型过表达瑞典突变人类 APP(human APP with the Swedish mutation, APPswe),并且随着年龄的增长,在受 AD 影响的大脑区域如海马和皮层中出现细胞外淀粉样蛋白沉积。实际上,从 7~8 个月龄开始,在转基因 Tg2576 小鼠脑中很容易检测到 α−分泌酶、β−分泌酶和 γ−分泌酶切割的 C−末端产物。此外,Tg2576 小鼠随年龄增加记忆受损加

重。APP 的 C99 片段的生成被认为是限速步骤,在此阶段膜上释放如 Aβ 肽具有较小聚集倾向的肽片段[8]。这些 APP 片段的积累最终导致 AD 中明显的神经衰退[9],并且可能形成不依赖 Aβ 的 AD 病理学[10]。最近,细胞内 C99 的积累被认为是 AD 病理学的早期标志物[11]。测定 AD 模型中 C99 水平可以为研究 AD 的发生、发展及候选治疗化合物的筛选提供新的策略。

2. 材料

用蒸馏水(或 Milli Q 水)配制试剂。

2.1　动物模型

本实验使用 Tg2576 AD 转基因小鼠。Tg2576 小鼠表达含有由仓鼠朊病毒启动子驱动的瑞典双突变(APPswe)[(APP695)Lys670－Asn,Met671－Leu]人类 695 氨基酸亚型 APP。该模型小鼠在 C57BL/6JxSJL 遗传背景下进行近交繁殖。Tg2576 AD 小鼠在 7~12 月龄之间脑中 Aβ 肽呈指数累积,并在 6 月龄时恐惧条件反射实验中显示出现记忆障碍[7]。小鼠饲养于 12 h 明/暗循环且温度控制的环境中,每笼可容纳 4~5 只动物,可随意获取食物和水。实验使用 12 月龄大的雌性 Tg2576 小鼠($n = 10~12$)。

2.2　可溶性和不溶性脑蛋白质组分的制备

(1) 十二烷基硫酸钠(sodium dodecyl sulfate,SDS)裂解缓冲液:2%(w/v)SDS, 10 mmol/L Tris－HCl(pH 7.4),蛋白酶抑制剂(complete TM protease inhibitor cocktail, Roche),磷酸酶抑制剂(0.1 mmol/L Na₃VO₄,1 mmol/L NaF)。

(2) 超声匀浆器。

(3) 标准蛋白质二喹啉酸测定法(bicinchoninic acid,BCA,Thermo Scientific,Pierce)或等同方法。

2.3　免疫印迹分析

(1) 蛋白质样品的制备

1) XT 样品缓冲液:来源于 Bio-Rad(目录号 #161－0791)或等同物的 4×预混蛋白样品缓冲液,用于所有 Criterion XT 凝胶。以确保泳道对泳道的一致性并保证结果的可重复性。

2) XT 还原剂:用于所有 Criterion XT 凝胶的 20×还原剂,Bio－Rad(目录号#161－0792)或等同物。这是一个 pH 中性且稳定的 tris(2－羧基乙基)膦[tris(2－carboxyethyl) phosphine,TCEP]溶液,可破坏蛋白质内部和蛋白质之间二硫键,用于凝胶电泳的准备步骤。

3) 加热板。

(2) 电泳

1) Criterion XT 预制凝胶系统(Bio－Rad)。

2) Bis-Tris Criterion XT 4%~12%预制凝胶(12+2孔,Bio-Rad,目录号 #345 - 0123)。Criterion XT 预制凝胶配制时 pH 应接近中性,以提高凝胶基质的稳定性,显著减缓传统 Laemmli 体系中发生的丙烯酰胺水解。4%~12%丙烯酰胺可用来分离中小型蛋白质。Bis-Tris 凝胶可保证结果的一致性,并具有至少 1 年的稳定性。

3) Bis-Tris XT MES 电泳缓冲液(Bio-Rad,目录号 #161 - 0789)。MES 是化合物 2 -(N -吗啉代)乙磺酸的通用名称,用于优化 Bis-Tris Criterion XT 凝胶的 20×电泳缓冲液,确保凝胶在整个使用寿命期间结果的一致性。

(3)蛋白质印迹组分:转膜。

1)聚偏二氟乙烯(Polyvinylidene difluoride,PVDF)(带正电荷尼龙转移膜)(0.2 μm 孔径;Hybond LFP,Amersham Biosciences,UK;目录号 #RPN303LPF)或等同物。

2)转移缓冲液:0.025 mol/L Tris,0.192 mol/L 甘氨酸,20%甲醇。

3)Bio-Rad 标准转膜装置。

4)生物冰冷却装置。

(4)抗体孵育

1)Tris 缓冲盐水(Tris buffered saline,TBS)(10×):1.5 mol/L NaCl,0.1 mol/L Tris - HCl,pH 7.4。

2)含有 0.05% 吐温-20 的 TBS(TBS containing 0.05% tween 20,TBST)。

3)封闭液:5%脱脂奶粉溶于 TBS 中。

4)稀释液:2.5%脱脂奶粉溶于 TBS 中。

5)兔多克隆抗 APPC -末端(CT19,hAPP 氨基酸 676 - 695)抗体(1∶2 000 稀释,Sigma-Aldrich,St. Louis,MO,USA)。

6)小鼠单克隆 6E10 抗体(Aβ 肽氨基酸 1 - 17,1∶1 000 稀释,Chemicon)。

7)小鼠单克隆抗 α -微管蛋白抗体(1∶10 000 稀释,Sigma)。

(5)成像和量化

1)化学发光系统(如 ECL,GE Healthcare Bioscience,UK)。

2)Hyperfilm™ ECL(GE Healthcare Bioscience)或等同物。

3)量化、数据分析软件。Quantity One™ 软件 v.4.6.3(Bio-Rad)或等同物。

3. 方法

3.1 可溶性和不溶性脑蛋白质组分的制备

蛋白质样品制备是将 C99 片段与其他可能被同一抗体检测到的 APP 相关产物区分开获得清晰蛋白质条带和准确分辨率的关键。

(1)动物应通过颈椎脱位处死,切除大脑并快速解剖海马。用 6 倍体积的 SDS 裂解缓冲液进行海马组织匀浆。

(2)将匀浆物超声处理 2 min,并以 100 000×g 离心 1 h。分装上清液储存于-80℃。

(3)样品制备之前,应使用标准蛋白质测定法(BCA)(Thermo Scientific,Pierce)或等同物来确定匀浆物的蛋白质浓度(附注 1)。

3.2　蛋白质印迹分析

对于 Criterion XT 预制凝胶系统(Bio-Rad)蛋白质印迹分析[12]，将蛋白质提取物的分装试样与 XT 样品缓冲液及 XT 还原剂混合后煮沸。将蛋白质在标准预制凝胶中分离并转移到膜上，将膜封闭，然后抗体孵育过夜(见以下步骤)。

(1) 蛋白质样品制备：于还原缓冲液中制备用于 Criterion XT 预制凝胶系统(Bio-Rad)的蛋白质样品。

1) 将 XT 还原缓冲液及 XT 样品缓冲液预混合以配制新鲜的上样缓冲液。

2) 将上样缓冲液(4×)与 40 μg 蛋白质样品混合，并在 95℃ 加热 5 min(使用加热板)使蛋白质变性。使用 TCEP 与 Bio-Rad 优化缓冲液混合液可使蛋白质在完全还原状态下电泳，无须加其他抗氧化剂。

(2) 电泳运行条件。

1) 功率：150 V，恒定。

2) 启动电流：90~100 mA(10 分钟)。

3) 最终电流：150 mA。

4) 当染料指示线距离凝胶底部 1 cm 处停止。

(3) 转膜：将 PVDF 膜裁剪成适当尺寸。然后浸没在甲醇中 15 s 后将其置于纯净水中，并在冰水转移缓冲液中孵育 5 min 钟。凝胶还需要在冰水转移缓冲液中平衡 3~5 min。

使用 Bio-Rad Criterion Blotter 进行转膜。将 Bio-Ice 冷却装置和磁力搅拌棒装入缓冲槽。将蛋白质在 340 mA 下转移 1 h(附注 2~4)。

(4) 抗体孵育

1) 转膜后，用 TBS 在室温下清洗膜 5 min。

2) 于含 5% 脱脂奶粉的 TBS 中室温孵育 1 h。

3) 15 mL TBS/T 洗膜 5 min。

4) 一抗孵育：兔多克隆抗 APP 的 C-末端(CT19，针对 APP 的 676-695 氨基酸，溶于 TBS，1∶2 000 稀释)。在 4℃ 下摇床孵育过夜。

5) 用 TBS/T 洗涤 3 次，每次 15 min。

6) 与 HRP 结合的二抗孵育：(2.5% 脱脂奶粉溶于 TBS 中，1∶5 000 稀释)室温孵育 1 h。

7) 用 TBS/T 洗涤两次，每次 15 min，后用 TBS 洗涤 1 次。

4. 成像和量化

(1) 使用增强的化学发光系统(如 ECL、GE Healthcare Bioscience、Buckinghamshire、UK)和放射自显影 HyperfilmTM ECL(GE Healthcare Bioscience)来检测条带。使用 Quantity OneTM 软件 v. 4.6.3(Bio-Rad)进行信号量化。

（2）蛋白质分析显示两个接近分子量标记 12 kDa 位置的蛋白质条带（图 1）。这些条带根据其分子量分别对应于 C99 和 C83（附注 5、6）。

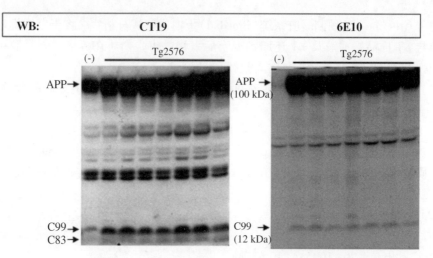

图 1　12 月龄雌性 Tg2576 小鼠的海马蛋白提取物的蛋白质印迹分析

非转基因动物的海马(-)作为对照。CT19 抗体可特异性识别 APP-羧基末端的前 19 个氨基酸,全长 APP(约 100 kDa)和两个 APP 衍生的羧基末端片段(CTF)C99、C83(约 12 kDa)。6E10 抗体可特异性地识别人 APP Aβ 肽氨基酸 1~17 片段,Tg2576 样品中仅显示 APP 和 C99,以及两个 APP 衍生的羧基末端片段(CTF)C99 和 C83(约 12 kDa)。6E10 抗体可特异性地识别对应于 Aβ 肽的氨基酸 1~17 的片段中的人 APP,Tg2576 样品中仅显示 APP 和 C99

5. 附注

（1）加载太多的蛋白质将导致超载泳道和相邻泳道的蛋白质印迹之间分界不清。上样量较低将导致所检测到的条带信号微弱。因此须仔细测定匀浆的蛋白质浓度。

（2）将凝胶和薄膜夹在滤纸之间时应戴手套进行操作。凝胶和膜之间的气泡可以通过移液管或 15 mL 离心管将其排出。

（3）用冷的转膜缓冲液填充转膜槽,可高效地定量转移蛋白质,并防止凝胶和转移缓冲液过热。

（4）电源设置和传输时间。高电场可能导致小分子量蛋白质转移得太快同时大分子量蛋白质的分离不完全。低电压(30 V)下运行过夜可使蛋白质获得更好的分离,可以在更大的分子量范围内实现更好的分离和定量转移。

（5）要确认与 CT19 抗体结合的条带,可先将膜裁剪后使用单克隆抗体 6E10 识别 C99、C83。

（6）6E10 抗体仅识别人类 APP,而 CT19 识别鼠 APP 和人 APP。当用 6E10 抗体孵育膜时,可以使用野生型样品以识别特异性条带。

致谢

该研究得到了应用医学研究基金会（西班牙 FIMA）和卫生研究基金（FIS 项目 11/ 02861）的支持。

参考文献

见二维码。

第6章
在体和离体检测 Aβ 聚集的光学超高分辨成像方法与技术

Dorothea Pinotsi, Gabriele S. Kaminski Schierle, Clemens F. Kaminski

摘要 超高分辨显微镜成像技术已经成为一种强大且非侵入性的工具,主要用于研究体外和活细胞的分子过程,尤其在蛋白质聚集过程的研究中发挥了重要作用。本章详细介绍了该方法的最新进展和技术,以实现在体和离体中 Aβ 聚集的光学研究。首先,采用超高分辨光学显微成像技术,能够实现寡聚体和纤维结构的可视化,检测在体或离体细胞特定形态的结构信息。我们将重点介绍直接随机光学重建显微镜(direct stochastic optical reconstruction microscope,dSTORM),它能够检测 20 nm 以下空间尺度形态结构细节,并为 Aβ 聚集研究领域提供详尽的技术方案。此外,还将介绍一系列能够直接提供超高分辨光学技术——多参数显微镜,该技术可以通过辨别蛋白质自身或荧光基团光谱特征的变化,检测细胞内自组装反应的分子尺度信息。应用这些技术,最近研究发现在疾病相关淀粉样蛋白在纤维化时采用内在能量状态。荧光寿命成像能够特别灵敏地检测聚集状态,为在体或离体实验提供精准的量化检测。

关键词 Aβ,淀粉样纤维化,在体成像,超高分辨显微镜,多参数成像

1. 引言

蛋白质错误折叠和聚集是神经退行性疾病(如 AD 和帕金森病)的根本原因。其病理学特征是由初始可溶性单体物质转化为高度有序的不溶性纤维化淀粉样物质,该过程受到复杂细胞环境中的多参数影响。理解病理通路从而阐明疾病机制的关键是在分子水平上达到淀粉样蛋白形成过程的可视化。

在 AD 中,Aβ 形成聚集体,其性质和形态是近年来人们广泛研究的主题[1]。Aβ 纤维形成的动力学主要通过体外实验[2-4]进行研究,如通过监测在聚集过程中的外源性[5]或内源性[6]荧光增加。后一种方法利用了在可见光范围内,淀粉样蛋白原纤维的形成会产生内源性荧光信号的特点,这与其富含交叉 β-折叠结构和广泛的氢键网络有关(图 1a-c)[6-8]。然而,这些实验探测的是整体行为,并没有提供关于聚集机制的详细信息。此

外,通过试管中制备体外样品获得的数据,往往不能提供体内发生机制方面的信息,因为其分子环境是完全不同的。因此,非常需要直接、非侵入性地监测 Aβ(和其他淀粉样蛋白)自组装反应的技术。

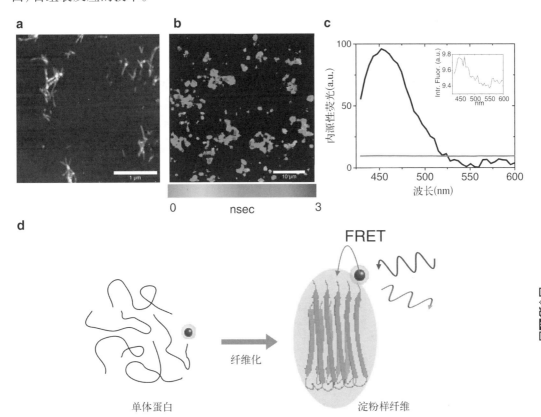

图1 体外形成的 $Aβ_{42}$ 纤维在可见光范围内发出内源性荧光

(a) $Aβ_{42}$ 纤维的原子力显微镜(atomic force microscopy, AFM)图像。(b) 通过共聚焦显微镜获得的相同淀粉样蛋白的内源性荧光寿命图像。(c) 黑线:来自聚集体的内源性荧光的发射光谱。红线:来自相应单体蛋白的荧光信号(彩图)。激发波长为 405 nm。(d) 再版图经 2013 Wiley 版权允许[6]。(d) 简单示意图描述了附着荧光团形成的淀粉样纤维的标记和 FRET 互作。彩图见二维码

荧光显微镜特别适合本项检测。该方法是相对非侵入性的,因此允许在细胞环境中探测;它通过分子标记技术,因此特异性强;它是动态的,因此能够提供关于蛋白质自组装反应的实时信息。本章将介绍两种光学显微镜技术的变体,用于研究体外和原位生物环境中的 Aβ 聚集。这两种技术都提供了比光波小很多的聚合规模上的特定信息。一种技术是光学超高分辨成像,它没有光衍射所施加的限制,以接近电子显微镜的分辨率提供了纤维的"直接照片"。另一种技术是多参数成像,它能通过荧光性质的变化发现聚集反应,这使得蛋白质聚集与报告荧光团的寿命变化相关(图 1d)。后一种技术同时提供了聚合规模的"间接"信息,在活细胞甚至高等生物中的应用中是特别强大的工具。

1.1　光学超高分辨成像

常规荧光显微镜的分辨率受光衍射的限制,在有限孔径光学系统中,这一分辨率极限

通常在 250 nm 范围内。例如,一个孤立的染料分子在成像平面(如相机芯片)中产生一个模糊斑点,其横向尺寸就是点扩散函数(point spread function,PSF)。因此,直到最近,也只能用诸如电子显微镜或原子力显微镜(atomic force microscopy,AFM)和凝胶电泳(gel electrophoresis,GE)等侵入性技术来实现对聚集形态的直接观察。然而,随着近来光学超高分辨技术的出现,光衍射导致的限制已被克服[9-12]。现已证明,其有可能以近电子显微镜分辨率,在细胞内原位获得 Aβ 纤维的结构信息(图 2)[13]。本章提出淀粉样蛋白的直接随机光学重建显微镜(direct stochastic optical reconstruction microscopy,dSTORM)[9]成像方法,其是单分子定位显微镜原理的一个变体。它依赖于染料标记从非荧光"关"状态连续切换到"开"状态,这使得在任何特定的时间所有荧光标记中仅一小部分是有活性的。记录由空间上不同 PSF 组成的适当稀疏荧光基团图像,可以通过计算机拟合的 PSF 分布,精确地确定每个荧光基团的位置。重复成像周期数千次,能够以"超分辨"级检索标

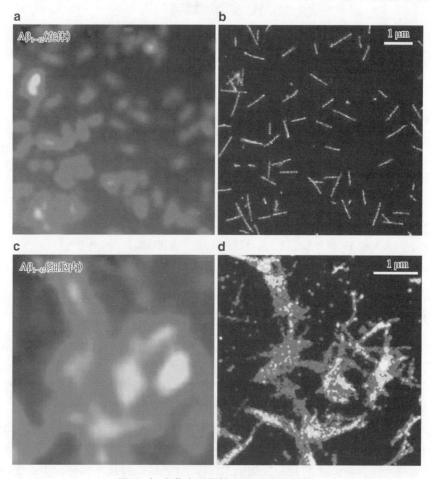

彩图

图 2　标准荧光显微镜和 dSTORM 图像

(a)体外形成的 $Aβ_{42}$ 纤维放于盖破片上拍摄的标准荧光显微镜图像。(b)相应的 dSTORM 图像。与常规成像结果相比,dSTORM 的分辨率显著增强。(c)包含 $Aβ_{42}$ 纤维的细胞拍摄的标准荧光显微镜图像。(d)对应的 dSTORM 图像。dSTORM 成像能够在体内探测细胞内 $Aβ_{42}$ 聚集体的性质和形态。再版图片经[13] 2011 年美国化学学会允许,彩图见二维码

记样品的结构信息。dSTORM 成像通常在全内反射(total internal reflection,TIR)照明模式下进行,仅从靠近盖玻片表面的薄区域(约 100 nm)收集光信号。高度倾斜的照明(the highly inclined illumination,HiLo)模式[14]是一种能够更深入细胞内(深达约 5 μm)的成像变体。理想上,该技术可以扩展并提供具有多种颜色的三维分辨率,如用于细胞亚结构的不同标记聚集体的共定位研究。该技术已经成功地应用于除 Aβ[15,16]之外的其他淀粉样蛋白,如 α-突触核蛋白和 tau 蛋白[17,18]。

1.2　多参数成像

特定荧光基团的光谱性质会受局部(分子)环境变化的强烈影响。由于蛋白质聚集诱导报告荧光团环境的改变,因此改变了发射光的光谱、寿命和偏振等性质,这些全部都可以通过多参数成像的一系列技术手段来量化。本章专注于该技术的一个变体,首先将兴趣蛋白质与报告染料相连,通过染料的荧光寿命来确定淀粉样蛋白的聚集。共价结合到兴趣蛋白质的荧光蛋白(如 GFP 和 YFP)与合成染料(如 Alexa Fluor 488)都可以使用。已经表明该方法能够在体外和体内区分单体、寡聚体和纤维状物质。进行这些测量,需要具有荧光寿命成像(fluorescence lifetime imaging,FLIM)功能的荧光显微镜[19,20]。荧光寿命变化是由荧光共振能量转移(fluorescence resonance energy transfer,FRET)过程介导的,荧光共振能量从报告基团荧光团转移到富含 β-折叠的淀粉样蛋白支架上(图 1d)。最近,我们发现"淀粉样蛋白聚集时,在可见光范围内发出内在的能量状态[6,8]"。这些能量状态可作为适当选择的荧光标记受体。研究表明,这能够在体外、活细胞甚至生物体中监测聚集反应[7,21]。可以在体内区分低聚物和纤维状物质,并将这个信息与毒性表型相关联。该方法不依赖于现今流行的报告荧光基团的密度,在低染料浓度下就能发挥作用,从而使由空间干扰引起的潜在伪像或形成的聚集体病理功能扰动得以最小化。我们已在体外、活细胞和生物体聚集模型中成功应用了该技术,检测了一系列淀粉样蛋白,包括 Aβ、α-突触核蛋白和 tau 蛋白[7,18,21]。另一个方案是以 Aβ 为代表性的实例,通过 dSTORM 和寿命成像技术成功地使得淀粉样蛋白聚集反应成像。其他淀粉样蛋白的方案需要适当的调整;在适当的情况下,提供提示和参考文献以助于理解。

2. 材料

(1) 未标记的 Aβ$_{40}$ 和 Aβ$_{42}$(Bachem Gmb H, Weil am Rhein, Germany)。用 Hilyte Fluor^{TM} 488 和 Hilyte Fluor^{TM} 647(荧光标记的染料溶液)标记的 Aβ$_{40}$ 和 Aβ$_{42}$(Anaspec, Fremont, USA)。

(2) 1×PBS(如 Life Technologies)。

(3) Milli-Q 水。

(4) 0.20 μm 滤器(如:微孔滤器)。

(5) Triton X-100。

(6) 吐温-20。

(7) 不含酚红的 RPMI 1640 培养基(如 Life Technologies)。

（8）37%甲醛溶液。

（9）氢氧化铵（NH_4OH）。

（10）三氟乙酸（trifluoroacetic acid，TFA）。

（11）六氟异丙醇（hexafluoroisopropanol，HFIP）。

（12）叠氮化钠。

（13）细胞培养基和添加剂。

1）最小必需培养基（minimal essential medium eagle，MEM）（如 Sigma）。

2）F12 营养混合物（如 Sigma）。

3）1% MEM 非必需氨基酸（如 Sigma）。

4）1%左旋谷氨酰胺（如 Sigma）。

5）1%抗生素溶液（Life Technologies）：每毫升含有 10 000 U 青霉素、10 000 μg 链霉素和 25 μg 两性霉素 B（以预防细胞的真菌污染）

6）15%胎牛血清溶液（如 Life Technologies）。

7）2% B–27 补充培养基（用于无血清生长的培养基）（如 Life technologies）。

（14）抗体。一抗：单克隆抗 Aβ 抗体（6E10）（Covance，Leeds，UK）。二抗：Alexa Fluor ® 647 羊抗鼠 IgG 抗体，标记为串联染料结构，激发波长 647 nm，在 668 nm 处有一个发射峰（Life Technologies）。

（15）来自 European Collection of Cell Cultures（Sigma）的 HeLa 或 SH–SY5Y 人神经母细胞瘤细胞。

（16）130 μm 厚的 LabTek Ⅱ 8 孔盖玻片（如 Fisher Scientific）。

（17）用花青染料制备 dSTORM 的光电流开关缓冲液（标题 3）。试剂和溶液：葡萄糖；葡萄糖氧化酶（50 KU）冻干粉；Tris（如 Sigma）；过氧化氢酶（10 mg/mL，Sigma）；1 mol/L Tris – HCl；巯基乙胺（Mercaptoethylamine，MEA）– HCl（如 Sigma）（附注 1）；1 mol/L Tris（2 –羧乙基）磷化氢［Tris（2 – carboxyethyl）phosphine，TCEP］（如 Sigma）；甘油；1 mol/L KCl 溶液。

（18）玻璃底培养板（Mat Tek Corporation，MA，USA）。

（19）LabTek Ⅱ（Nunc/Fisher Scientific）（附注 2）。

（20）高数值孔径（numerical aperture，NA）物镜的倒置宽视野显微镜（油浸物镜，NA>1.4）。

（21）浸镜油。

（22）具有时间相关单光子计数（time correlated single photon counting，TCSPC）模块的共聚焦显微镜。

（23）不同的激光谱线（在 640、560、490 和 405 nm 处激发），最大功率至少 150 mV。

（24）脉冲激光，有 40 MHz 的激光重复速率（如来自美国 Fianium 的超连续激光 SC–450）。

（25）发射滤器（带通）和发射滤波器后的分色光束分离器（至少应该是激光平面和多棱的）。

（26）电子倍增（electron multiplying，EM）电荷耦合器件（charge-couple device，CCD）摄像机，（EM–CCD），冷却的具有高量子率和低读出、低背景噪声（如：iXon Andor，UK）。

（27）操控相机的软件。

（28）光电倍增管（PMC‐100，Becker & Hickl Gmb H，Germany）。

（29）声光可调滤波器（AOTFnC‐VIS，AA Optoelectronic）。

（30）基于 MATLAB 计算语言的图像处理软件（The Math Work Inc.，Natick，USA）。

（31）LabVIEW 程序（National Instruments，UK）。

（32）SPC 图像软件（Becker & HicklGmb H，Germany）。

3. 方法

3.1　肽溶液的制备

（1）标记的肽

1）在 4℃下，将 1 mg 标记的 $A\beta_{42}$ 溶解于 200 μg 1% 的氢氧化铵中。

2）准备等份、在液氮中快速冷冻的样本，-80℃以下储存。

3）采用定量氨基酸分析和吸收光谱法，确定母液的准确浓度。

4）每份样本仅冻融 1 次（附注 3）。

（2）未标记的肽

1）在通风橱中，在冰上将 1 mg 的肽溶解于三氟乙酸（trifluoroacetic acid，TFA）中。

2）冰上超声溶液 30 s，冷冻干燥过夜。

3）重新将冻干的肽溶解于 1 mL 的冷六氟异丙醇中（hexafluoroisopropanol，HFIP）。

4）制备等份样品，将其放入离心蒸发器中。

5）用定量氨基酸分析法确定母液的准确浓度。

3.2　体外将单体蛋白转换为纤维

在微量离心管中，将溶于 PBS（pH 7.4）中的 50 mmol/L 肽稀释到 50 μmol/L。于 37℃孵育 1~7 天。

3.3　单分子定位的超分辨荧光显微镜（dSTORM 成像）

本方法基于特定花青染料的诱导光电开关特性，需要使用光电开关缓冲液。

（1）光电开关缓冲液的制备：在 dSTORM 成像之前，需要提前准备 3 个储备液。优化所用染料的光电开关特性需要准备如下物品。

1）葡萄糖氧化酶/过氧化氢酶储备液（50 mL）（所有浓度均为最终浓度）：100 μL 过氧化氢酶（0.02 mg/mL），200 μL TCEP（4 mmol/L），25 mL 甘油（50%），22.5 mL 蒸馏水，1.25 mL KCl（20 mmol/L），1 mL Tris‐HCl（20 mmol/L），50 mg 葡萄糖氧化酶（1 mg/mL）。100 μL 分装样品，储存于-20℃（附注 4）。

2）葡萄糖储备液（50 mL）：5 g 葡萄糖（100 mg/mL），45 mL 蒸馏水，5 mL 的 10% 甘油。1 mL 分装样品并储存在-20℃。

3）MEA 储备液（10 mL）：将 1.136 g MEA‐HCl 溶解在 10 mL 蒸馏水 HCl 中以产生 1 mol/L 母液。200 μL 分装样品并储存于-20℃。

每个 dSTORM 试验,都需要一个新的光电开关缓冲溶液。对于 LabTek Ⅱ 分室的盖玻片,在混合管中制备:50 μL 酶母液,400 μL 葡萄糖母液,50~100 μL MEA 母液,轻轻混合。

(2) 体外使用 dSTORM 成像淀粉样纤维

1) 将大约 10 μL 的样品沉积于一个黏着成像室的底部,或 LabTek Ⅱ 孔的底部玻璃或石英盖玻片上。将原纤维吸附在表面约 30 min。

2) 按照前面描述的方法制备光电开关缓冲溶液。

3) 将光电开关缓冲溶液加入 LabTek Ⅱ 室孔中,并以 PBS 填满。随后用盖玻片或硅胶板密封,注意避免气泡的形成。

4) 最终的 MEA 浓度是 50~100 mmol/L,pH 在 6.0~8.5。

5) 将成像室放在显微镜载物台上,准备激发不同染料的激光照明(附注 5)。

6) 激发(波长取决于使用的染料)和重新激活(405 nm 处)的激光束应该使用激光扩束望远镜校准,通过二相色镜组合。随后被集中到物体的后焦平面上。

7) 样品的荧光应该在通过二向色性滤光片和带通滤波器后去除掉杂散光,使用一个敏感的电子倍增获得 CCD 相机(electron multiplication gain CCD,EM‑CCD,如 Andor iXon)拍摄。

8) 使用全内反射荧光显微镜(total internal reflection fluorescence,TIRF)模式拍摄淀粉样纤维来提高信噪比。使用分别含有不同浓度比率的标记和未标记的纤维混合物来优化 dSTORM 成像的标记密度(附注 5、6)。

9) 首先在 TIRF 模式下获得一张涵盖大视野(视野大小,如 100 μm×100 μm 或 20 μm×20 μm)的传统荧光成像图片。采用一个低激发密度(<0.1 kW/cm^2)。然后选择一个小视野来获得 dSTORM 照片。

10) 放大到一个小区域,将区域在相机芯片上的大小缩小到约 10 μm×10 μm(附注 7、8)。

11) 改变激发的密度、电子倍增获得和曝光时间,来优化信噪比及每个使用的荧光基团的光电开关条件。相机的曝光时间应该能够根据使用的荧光染料"on"下的时间做调整。典型的"on"时间应该持续 1~4 帧。Alexa Fluor ® 染料的曝光时间一般为 10~12 ms。只有在视野范围内的活性荧光基团数目极大减少的情况下,才能打开重新激活的激光。如果有必要,调整焦距以确保荧光斑点表现出对称性的 PSF。

12) 将激发的密度增加到 2~5 kW/cm^2。

13) 获得 10 000~20 000 帧荧光。

14) 将获得的帧保存为 tif 文件格式的图像堆栈。使用图像处理软件就能从每个图像堆栈中重构 dSTORM 图像(附注 9)。

(3) 在细胞上使用 dSTORM 拍摄淀粉样纤维

细胞培养和固定:

1) 制备含血清的细胞培养基:将等体积的(1:1)MEM 和 F12 Ham 混合,加入 15% 的 FBS、1% 的左旋谷氨酰胺、1% 的 MEM 非必需氨基酸和 1% 的抗生素‑抗菌素溶液。

2) 将细胞培养在含血清的细胞培养基中。

3) 在拍摄前 1 天以每孔 10 000 个细胞的密度,将细胞培养于含血清的培养基中,并铺板于一个 LabTek Ⅱ 室玻片上(标题 2)。

4)更换含血清培养基为无血清培养基(以 2% B－27 替代 FBS)。

5)在需要的浓度下将肽或纤维加入无血清培养基中。如果使用了标记的肽或纤维,就通过将标记的和未标记的纤维混合从而适当地调整标记的密度(附注 5)。

6)培养后,每室用 PBS 清洗细胞,并用 4% 的甲醛固定细胞,在室温下固定 10 min(附注 10)。

7)PBS 洗 2 次细胞。

8)每个 LabTek Ⅱ 孔内加入 200 μL 的 PBS 和 1 μL 的叠氮化钠。

9)固定的细胞可以在 4℃ 下储存于 PBS －叠氮化钠中达数天。

免疫荧光染色:

由于染料分子小,染料共价结合到特定的蛋白质上,但是这仅在蛋白质被外源性加入细胞内时发生,因而直接标记淀粉样蛋白的成像的分辨率最高[18]。另外,免疫细胞化学能够在生理浓度下研究内源性的蛋白。连接肽和报告染料的抗体的尺寸大小会降低分辨率。下面详细描述了使用标记的一抗和二抗的免疫细胞化学方案。这些步骤包括固定、透化、封闭和连续的一抗和二抗染色。

1)从细胞中去除固定液。

2)执行透化步骤:将 0.5% 吐温－20 加入到 PBS 中,随后加入到样品中,室温孵育 20 min。

3)将封闭液加入样品中,封闭液为含有 5% 羊血清和 0.05% 吐温－20 的 PBS,室温静置 30 min。封闭液能阻止抗体的非特异性结合。

4)将单克隆抗 Aβ 抗体(6E10)加入样品中,在同样的封闭液(1∶300)中,孵育 1 h。

5)用含 0.05% 吐温－20 的 PBS 清洗样品 2 次。

6)将二抗(Alexa Fluor® 647 羊抗鼠 IgG 抗体)加入样品中,按照 1∶200 的比例稀释于封闭液中,在室温下避光孵育 1 h。

7)用含 0.05% 吐温－20 的 PBS 清洗样品 2 次,并用 PBS 单独清洗 1 次。

8)每个 LabTek Ⅱ 孔中加入 200 μL 的 PBS 和 0.05% 叠氮化钠(w/v)。

9)固定和染色的细胞可以避光于 4℃ 下,储存于 PBS －叠氮化钠中达数天。

4. 成像

(1)用铺板于 LabTek Ⅱ 8 孔室玻片中固定的细胞用于后续的免疫荧光的步骤,或者与标记的纤维/肽一起,在一定的孵育时间后,用于免疫荧光。

(2)重复标题 3.3 中(2)的步骤 2~7。

(3)细胞成像:如果目的蛋白质在细胞膜上,与盖玻片接近,那么使用 TIRF 模式,如果检测细胞内蛋白质的分布,就使用高度倾斜照明模式(附注 11)。在聚焦透镜前的一个可移动镜子能够在 TIRF 和高度倾斜或荧光显微镜照明模式下轻度切换[22]。

(4)找到细胞的适当区域拍照,使用透射光,找到合适的焦平面。

(5)锁定一个区域内的一个细胞放大,获得一张微分干涉对比(differential

interference contrast，DIC）图像。

（6）获得同样区域的传统荧光图像。使用低激发密度（<0.1 kW/cm²）。

（7）如果样品中含有 2 种不同标记，获得其中一个的荧光图像，再获得另一个的荧光图像，相应地改变检测滤波器。首先拍摄红色染料图像，然后是绿色染料。

（8）为了能得到细节，减少相机芯片的 FOV 到 10 μm×10 μm，进行 dSTORM 成像。首先拍摄红色染料，然后再是绿色染料。

（9）重复标题 3.3（2）的步骤 11～14。

（10）在获得图像后，再拍一张细胞的同样（10 μm×10 μm 大小）区域 DIC 图片。这可以用来和 dSTORM 图片产生一个覆盖。示例如图 3 所示：

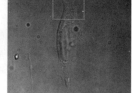

彩图

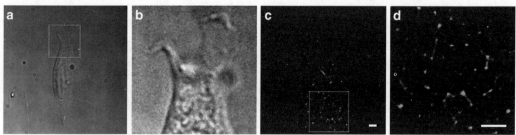

图 3 神经母细胞瘤中 Aβ₄₂ 的超分辨图像

（a）神经母细胞瘤细胞的微分干涉对比（differential interference contrast，DIC）图像。（b）a 图中方框内区域的放大 DIC 图像，覆盖淀粉样纤维的超分辨荧光图像。细胞培养基中加入 50 nmol/L 淀粉样纤维，与细胞共孵育 1 h。（c）淀粉样纤维的超分辨荧光图像。（d）c 图中方框内区域的放大图像，显示淀粉样纤维的超分辨荧光图像。比例尺为 1 μm。未发表的数据（2013 年），彩图见二维码

4.1 dSTORM 的数据分析

（1）为了在细胞内或在体外获得纤维的超分辨率图像，使用适当的定位算法，如开源 rainSTORM 定位显微镜软件[23] 或 rapidSTROM[24]。前者（rainSTORM）是一个基于 MATLAB、包含一个简单的图形用户界面（graphicaluserinterface，GUI）和一系列的 MATLAB 脚本、函数（附注 12），用于定位显微镜图像加工的软件。

（2）登录 MATLAB。浏览打开 rainSTROM.m 文件并运行。

（3）在出现的 rainSTROM 的图像用户界面（GUI）上，选择你想要处理的、含有原始数据的 tif 文件。

（4）选择一个拟合算法。在绝大多数情况下，"Least-Squares Gaussian Halt 3"是最适合稀疏闪烁的数据集。

（5）输入像素宽度。这将取决于相机和显微镜使用的放大倍数。典型值范围在 100～160 nm。

（6）输入 PSF sigma 值（每个方向（X 和 Y）的 PSF 标准差的最初猜测，可能会随着放大倍数和波长的变化而发生改变）。绝大多数情况下，1.3 是适当的。

（7）"感兴趣区域（radius of region of interest，ROI）的半径"设定像素区域，使得算法将搜寻单分子。ROI 的半径等于 2 或 3，对于 160 nm 的像素宽度都是合适的。ROI 的半

径等于 3 或 4,对于 100 nm 的像素宽度都是合适的。

（8）在几乎所有的情况下,公差、信号数和最大迭代次数都应该是默认值。如果使用"Thorough"算法,最好增加信号数阈值。

（9）在框中勾选"显示比例尺"和"显示总图像"。

（10）单击"处理图像"——将会出现一个等待的进度条。

（11）一旦定位的算法过程完成,就会产生一个初始的超分辨率图片。与指定的主要算法相比,这是一个没有任何进一步质量控制因素的预览。此外,如果在 rainSTROM 用户图形界面选择了,就会产生一个总(衍射限制的)图像。

（12）单击"打开评审",一个新的用户图形界面将会出现并进行质量控制。

（13）输入方框内所示的初步评估参数(附注 13),并单击"运行评估"。

（14）查看柱状图,根据这些提炼出质量控制参数。然后再次单击"运行评估"。

（15）可以通过单击"调节对比度"来调节产生图像的对比度。

（16）"保存文件"。这将保存生成的屏幕图像、柱状图、和图像(衍射极限图像)、数据文件,以及包含图像重构参数的文本文件。

4.2　图像分析

使用一个如 ImageJ(NIH,Bethesda,Marylad,USA)的图像分析软件来分析和处理图像,确定诸如纤维横截面的特点,并从不同的荧光通道和 DIC 中重叠图像。

4.3　荧光寿命成像

（1）使用 $A\beta_{40}$ 和 $A\beta_{42}$ 标记的纤维或肽,在 490 nm 波长激发。在这里,任何一个激发峰在 490 nm 左右的染料都可以被用来标记肽,由于 FRET 机制发生需要与内源性荧光谱的一定重叠(标题 1)。这样的标记,如 Alexa 或 HiLyte Fluor 488、YFP 和 GFP。

（2）将标记纤维的体外样品(约 10 μL)置于盖玻片上。

（3）细胞应该提前制备好(如在一个 MatTek 片上的 50 000 个 SH－SY5Y 细胞)。24 h 后,将标记有 488 染料的肽或淀粉样纤维加入到细胞中,孵育一定时间。

（4）如果观察细胞内的聚集,最好用 PBS 清洗细胞,以避免残留任何细胞内物质。

（5）对于活细胞成像,将细胞培养在玻璃底培养皿中,使其在无血清的培养基中生长。在实验过程中,将样品置于 37℃ 、5% CO_2 的孵箱中,置于显微镜载物台上。

（6）体外和体内样品的成像应用使用一台配备有一个时间相关单光子计数(TCSPC)模块和一个在 490 nm 处(对于 488 染料标记的样品)的 40 MHz 重复频率的脉冲激光器的显微镜装置。本例中,这些装置包括:一个 Olympus Fluoview FV300 共聚焦扫描单元和一个用于在 40 MHz 重复频率下激发、发射一系列亚 10 ps 脉冲的脉冲超连续源。

（7）在脉冲超连续激光源的情况下,输出的激光激发光束应该是平行的,并且应该通过一个热镜装置来去除大于 700 nm 波长的红外线成分。为了协调激发波长,光谱的可视部分通过一个声光可调的滤波器,其 RF 调节器则受到 LabVIEW 开发的软件的控制。

（8）使用一个 20/80 宽频的分束器来将激发光发射到样品上,从而使得 80% 的荧光信号通过共聚焦孔。

（9）在检测途径上，使用一个 515 nm 长滤波器用于荧光，并将其投射到一个快速光电倍增管。

（10）首先测定仪器的响应函数。为了这个目的，使用反射光，从一个盖玻片或一个涂层反射镜中协调检测波长（荧光波长）。

（11）获得 100~300 s 的图像（10 个循环，每个循环 10~30 s），光漂白在这些获得图像的时间内是微不足道的。确保激发密度足够低，从而能够避免光子堆积。

（12）用 TCSPC 系统记录寿命。首先使用 SPC 图像软件处理所有的 TCSPC 图像。考虑到仪器响应，使数据符合单指数衰减函数。

（13）使用像素合并，直到每个像素获得总共 3 500~5 000 个光子（通常对应于 2 或 3 的合并因子）。

（14）输出数据，进一步处理图像，使用 MATLAB 进行数据分析。

5. 附注

（1）巯基乙胺（mercaptoethylamine，MEA）能轻度改变 pH。缓冲液的 pH 十分重要，应该控制好，可以选择用 KOH 或 NaOH 调节。

（2）LabTekⅡ室盖玻片孔，每孔体积为 1 mL。

（3）标记肽的准确浓度应该根据 Hilyte FluorTM 染料的吸收光谱（Hilyte FluorTM488 的吸光系数为 70000 L/mol·cm，Hilyte FluorTM647 的吸光系数为 250000 L/mol·cm）来确定。

（4）葡萄糖氧化酶将葡萄糖氧化为葡萄糖酸内酯和 H_2O_2。葡萄糖氧化酶在 pH 4.0~7.0 范围内都有活性。葡萄糖氧化酶并不需要任何催化剂。过氧化氢酶能分解 H_2O_2。过氧化氢酶的活性在 pH 4.0~8.5 都是稳定的。

（5）显微镜装置应该含有一个宽视野倒置显微镜和一个高数值孔径（numerical aperture，NA）的全内反射荧光显微镜（TIRF）物镜。本文中，我们使用的装置[13]是基于 Nikon Eclipse TE 300 倒置宽视野显微镜，具有 100 倍、1.49 数值孔径（NA）TIRF 的物镜。

（6）每个实验都应该明确标记的比率（标记：未标记的蛋白）。小标记比率（如 1：20 标记与未标记的蛋白质）更好，因为它意味着加入的染料不太可能影响聚集过程。

（7）在图像获得的过程中的空间漂移是一个非常重要的因素，应该被考虑在内。通常，荧光标志物（beads）和/或"自动聚焦"系统的使用都意味着纠正任何漂移。

（8）对于双色超分辨显微镜，纠正任何一个彩色抵消或者异常的一个步骤，可能都是需要的[22]。

（9）目前，网上有许多可用的算法能够进行定位显微镜数据的图片分析。已报道的有，如 rainSTORM[23] 或 rapidSTORM[24]。在本文中，我们展示了如何使用第一个软件，该软件是基于 MATLAB 计算语言的。

（10）甲醛溶液应该存放于 4℃ 下。固定剂能够将蛋白质交联，因而固定细胞能保存细胞结构。实验者应穿着合适的保护性装备，避免与皮肤和眼睛接触。

（11）在荧光研究中，TIRF 显微镜被用来减少背景荧光、有效提高信噪比。应用一个特定的照明结构是为了在盖玻片/样品表面的附近拍摄一个薄层。以一个大于临界角的入射角使用一个平行光束,因而光束受到全内反射,如只有能穿透大约 100 nm 深的消逝波、近场波能激发样品。高度倾斜照明的显微镜能够拍摄到细胞内的图像,因为照明光束以一个不同于全内反射角的角度"击中"样品[14]。

（12）rainSTROM 软件包括以下功能：① 使用一个"稀疏分割和高斯拟合"的算法进行定位；② 使用 Thompson Precision 估计每个定位,进行质量控制；③ 使用"简单的直方图"或"抖动的直方图"将其可视化；④ 一键保存超分辨率图像及质量控制直方图、Meta 数据为文本文件；⑤ 估计超分辨率图像的分辨率及文本文件中的注册、使用[23]中的分析。任何一个感兴趣的团体都可以从 http://laser. cheng. cam. ac. uk/wiki/index. php/Resources 下载,使用 rainSTROM 软件。

（13）质量控制参数定义如下：①"更新后的信号计数"是一个最低的亮度阈值。该数值越高,荧光分子/位置越亮,定位的认可度越高,因此任何一个昏暗的静态背景信号将会被排除。②"更新后的耐受性"将高最小残差的合适候选人排除在外。事实上,最好将这个值留在 10%。③"更新的 PSF Sigma 范围"是每个定位可接受的像素宽度。使用 Alexa Fluor® 647 或者 160 nm 像素大小的相似染料,其理论值应该是 1.3。值大于 1.3 可能是由于散焦荧光基团、多个重叠的荧光基团或者是球面像差造成的结果。一个限制范围能轻度地将焦点分子排除在外。④"每光子计数"是一个校准值,可以在相机的数据表中找到。它取决于相机及使用的增益设定。对于准确估计准确性和分辨率,使用正确的值是必需的。⑤"定位准确性"能够为排除根据 Thompson 公式[25]计算的低定位准确性的部分提供捷径。小于 50 nm 的值将会产生更好的平均定位准确性的图像,但是最终的图像定位就会更少。⑥"重构规模因子"决定超分辨率图像中像素的大小。例如,重构规模因子为 5,其原始数据中 160 nm 宽的像素,将会产生 32 nm 的超分辨率像素。⑦"限制框架范围"决定将要处理的原始数据的子集。序列中的早期的框架常被错误定位,因为其闪烁密度太高,序列中晚期的框架可能会遭受焦点漂移。

致谢

本研究受到美国医学研究委员会（MR/K015850/1 和 MR/K02292X/1）、英国阿尔茨海默病研究会（ARUK‐EG2012A‐1）、工程和物理科学研究委员会（EP/H018301/1）及剑桥惠康基金会（089703/Z/09/Z）的资助。D. P. 感谢来自瑞士国家科学基金会和剑桥惠康基金会高级实习计划的支持。

参考文献
见二维码。

第 7 章
阿尔茨海默病 tau 蛋白病理进程的监测方法

Alberto Rábano, Raquel Cuadros, Paula Merino-Serráis, IzaskunRodal, Ruth Benavides-Piccione, Elena Gómez, Miguel Medina, Javier DeFelipe, Jesús Avila

摘要 微管相关蛋白 tau 蛋白在 AD 及其相关疾病的发病机制中起重要作用,这些疾病统称为 tau 蛋白病(tauopathy)。tau 蛋白的病理发展伴随着进展性神经元丢失及认知能力下降。在 AD 患者脑中,tau 蛋白病理改变遵循着一种可预见的、具备解剖学特征的发展模式,该发展模式也可通过免疫组织化学方法,在不同病理阶段的 AD 患者脑组织样本中观察发现。此外,由于 AD 被认为也可能是一种突触疾病,并且锥体神经元树突棘是皮层突触末梢的主要靶点,因此,针对树突棘的分析也是研究 tau 蛋白特定位点磷酸化、突触疾病及认知功能障碍相关性的一种有效方法。此外,存在于洗涤不溶性蛋白聚集体中的磷酸化 tau 蛋白也可提示 AD 的神经病理分期。本章将针对上述 3 个互补方法来阐述 AD 中 tau 蛋白病的病理进程。

关键词 树突棘,洗涤不溶性蛋白聚集体,Gallyas 染色,过度磷酸化,免疫组化,细胞内注射,神经纤维变性,神经病理学,分期,突触疾病,tau 蛋白

1. 引言

1.1 阿尔茨海默病的 tau 蛋白神经病理分期,染色技术

目前,AD 的神经病理学诊断与其组织学病理分期密切相关,该诊断主要是基于特征性病变在脑内病理进展模式中的参与程度。美国国家老年病研究院——阿尔茨海默病研究协会(National Institute on Aging-Alzheimer's Association, NIA – AS)[1]最近提出了诊断标准:① β-淀粉样斑分期评价[2];② Braak 和神经纤维病变的 Braak 分期[3];③ 神经炎症斑块的频率评价,该评价依据"阿尔茨海默病登记联盟"(Consortium to Establish a Registry for Alzheimer's Disease, CERAD)制定的方案[4](统称为"ABC 评分")来实施。绝大多数情况下,AD 的病理类型,尤其是神经纤维变性,遵循了 Braak 提出的可高度预测的病理分期模式。该分期系统最初是由 Braak 等学者提出,并根据内侧颞叶和一些大脑皮层下区域

中的特征嗜银包裹体［NFT、神经线（NT）］的存在密度,将病情发展分为Ⅰ~Ⅵ级。后来该分期系统被常规用于基于 tau 蛋白免疫组化的石蜡包埋组织分类[5]。Ⅰ~Ⅱ期(横嗅区)与疾病长期潜伏期相关;Ⅲ~Ⅳ期(边缘区)与轻度认知功能障碍(情景记忆丧失)或轻度痴呆有关,而晚期的Ⅴ~Ⅵ阶段(皮层下区)通常对应中重度痴呆。Ⅰ~Ⅱ阶段定义为病理性 tau 蛋白阳性包涵体从横嗅区向内嗅皮层和海马(CA1)逐步延伸。Ⅲ和Ⅳ阶段,异常tau 蛋白聚集体可进一步在下托、杏仁核、丘脑和屏状核中被观察到。在Ⅴ~Ⅵ阶段,tau蛋白阳性包涵体也会在皮层下区出现,最后从联合区延伸到初级运动和感觉皮层区。临床病理学研究表明,Braak 和 Braak 病理分期是以与 AD 患者的认知功能下降有关的主要神经病变因素[6]。此外,该分期系统允许病例序列与尸体解剖研究之间比较,通过对内部颞叶和几个皮层下区获得的组织切片进行过度磷酸化 tau 蛋白的免疫组织化学染色或Gallyas 银染色。在 NIA–AS 制定的三阶段病理分期理论(B1：Ⅰ~Ⅱ期;B2：Ⅲ~Ⅳ期;B3：Ⅴ~Ⅵ期)的指导下,通过简单地转换计算,利用 Braak 分期理论分析不同系列案例的可信度也有所提高。在 AD 相关的 tau 蛋白阳性病理中,精确的病理分期对于临床前疾病的分类及非典型 AD 表型的鉴定尤为重要。美国国家老年病研究院——阿尔茨海默病研究协会的最新规定允许诊断报告和研究目的的标准化。下面主要介绍在死亡后使用Braak 分期理论评判脑的方法。

在常规诊断中,用免疫组化染色来鉴定过度磷酸化的 tau 蛋白是一种非常好的方法,因为该方法可以与检验其他标志物(Aβ、α–突触核蛋白、泛素、神经纤维细丝、TDP–43等)的抗体一起使用,完成全面的诊断工作。当研究者需要对 tau 蛋白阳性病理包涵体的详细的形态学(如 NFT、嗜银颗粒、卷曲小体等)进行研究时,可以采用 Gallyas 银染方法[7]。另外,Gallyas 染色在鉴定细小的包涵体时非常有用,如神经纤维线的鉴定。然而,这两种染色技术也不是绝对等同的。tau 蛋白免疫组化染色显示神经元中可溶性非嗜银性物质("pretangles"),但 Gallyas 染色显示为阴性。此外,即使 Gallyas 染色失去对抗过度磷酸化 tau 蛋白抗体的免疫反应性,Gallyas 染色仍然可以识别神经元外的重叠。对于 tau蛋白抗体选择,通常推荐 AT8 抗体,因为即使用于长时间固定过的样本,也是非常可靠的。

1.2　监测树突棘的改变

锥体细胞树突棘代表了绝大多数皮层突触的突触后元件,它们是记忆、学习和认知的基本结构。AD 被认为是一种突触疾病[8],并且绝大多数退化的神经元是锥体神经元,因此树突棘的改变是 AD 的主要研究方向。已经有人提出,AD 在细胞水平上的进展可以通过 tau 蛋白磷酸化位点进行跟踪。首先磷酸化位点出现在被 PHF–tauAT8［反配对螺旋丝(anti-paired helical filaments,PHF)抗体 tauAT8］抗体所识别的位点,随后出现在被抗体 PHF–tauPHF–1 所识别的位点。然而,这种退化是如何开始和发展的,仍然未知[9]。因此,磷酸化 tau 蛋白的出现有可能参与树突棘的变化和突触消失的过程,从而导致 AD 患者的认知能力下降。为了分析树突棘改变的可能性因素,我们研究了人类大脑皮层的锥体细胞。这些细胞处于假定的 NFT 前状态(pre-tangle state),并含有弥漫性磷酸化 tau 蛋白;也有细胞中含有聚集的 tau 蛋白,并且形成了神经内的纤维缠结[10]。为此,在经过固定的皮层组织细胞内注射荧光黄染料(Lucifer yellow,LY),然后用抗 LY 和 anti－PHF－tauAT8 或 anti－PHF－tauPHF－1 的抗体对切片进行双重免疫染色。

1.3　磷酸化 tau 蛋白在洗涤不溶性蛋白质聚集体中的特征

补充 tau 蛋白病理分期的方法是:检测不同 Braak 分期的患者脑内不同区域的 tau 蛋白聚集体和磷酸化状态。具体来说,该方法利用蛋白质印迹法检测冰冻组织中磷酸化的 tau 蛋白,或者分析冰冻组织中去污剂不溶性的 tau 蛋白聚集体,丝状 tau 蛋白聚集体首先出现在颞叶,而后从颞叶扩散到额叶和顶叶。

2. 材料

使用 Milli－Q(Millipore)超纯水或蒸馏水配制所有的溶液,以及分析级试剂。除非另有说明,所有试剂均于室温配制并储存。在处理废弃物时,严格遵守废弃物处理相关规定。

2.1　切片前脑组织的固定

(1) 0.1 mol/L 磷酸盐缓冲液(phosphate buffer,PB),pH 7.4:称取 10.9 g Na_2HPO_4 和 3.2 g NaH_2PO_4,然后用蒸馏水定容至 1 L。

(2) 4%多聚甲醛(Paraformaldehyde,PF)磷酸盐缓冲液:40 g 多聚甲醛溶入 1 L 的 0.1 mol/L 磷酸缓冲液中。

(3) 振动切片机(vibratome):用于制作组织切片。

2.2　用于 tau 蛋白病理学分期的组织样本选择

该检查是作为死亡大脑的常规神经病理学检查的一部分,尤其是从老年人和/或痴呆患者中获得的大脑样本。所要求的样品取自一个大脑半球的常规冠状切片(根据脑库储存方案里所要求的步骤进行固定)。

用于分期研究的大脑区域包括:

(1) 内嗅-嗅周皮层位于鼻沟内侧杏仁核的冠状面。

(2) 海马区(CA1 区)位于外侧膝状核的冠状面。

(3) 下外侧皮质位于侧副沟的外侧。

(4) 额中回(由 CERAD 定义)。

(5) 颞上、中回(由 CERAD 定义)。

(6) 顶下小叶(由 CERAD 定义)。

(7) 枕叶皮质(BA 17 和 18)。

在组织样本中提及的所有皮层区域是根据 CERAD 规则所定义。该方法所确定的皮层区域与多模态联合皮层区域相一致,并被首先应用于神经炎斑块密度的评估中。作为一种对神经纤维退化的染色技术,现被用来确定神经炎斑(轴突营养不良的淀粉样斑)。

同时,这种染色也可用于评估在这些领域中的 NT 和 NFT(附注 1、2)。

2.3　AT8 免疫组化及磷酸化 tau 蛋白的免疫染色(附注 3、4)

(1) pH 为 6 的 0.1 mol/L 柠檬酸钠溶液。

(2) 0.3% H_2O_2 溶液。

(3) pH 为 7.4 的 0.1 mol/L 磷酸钾缓冲液(KPBS)。

(4) 一抗:磷酸化 tau 蛋白抗体(phospho - PHF - tau)pSer202/Thr205(AT8)(Thermo Scientific,USA),稀释比例为 1∶2 000。

(5) 抗体稀释液。

(6) 二抗溶液(生物素标记的抗鼠二抗):在 1 mL 的 KPBS 中加 1 μL 二抗。

(7) 亲和素-生物素复合物(affinity-biotin complex,ABC)试剂(Vectoastain,Vector Labs):每 1 mL KPBS 加入 4.5 μL A 溶液和 4.5 μL B 溶液(附注 3)。

(8) 二氨基联苯胺(diaminobenzidine,DAB)底物溶液。

(9) Carazzi's 苏木精染色。

(10) 压力锅。

2.4　Gallyas 银染色(附注 5~9)

(1) 5% 高碘酸溶液:在 200 mL 蒸馏水中溶解 10 g 高碘酸。

(2) 碱性碘化银溶液:在 100 mL 蒸馏水中溶解 8 g 氢氧化钠和 20 g 碘化钾,加入 7 mL 硝酸银水溶液,加蒸馏水至终体积为 200 mL。

(3) 0.5% 醋酸:在 200 mL 蒸馏水中加入 1 mL 乙酸。

(4) 储备液 I(附注 8):在 200 mL 蒸馏水中溶解 10 g 无水碳酸钠。

(5) 储备液 II(附注 8):依次溶解所需要的一系列试剂;等前一种试剂完全溶解后再加入另一种。在 200 mL 蒸馏水中依次溶解 0.4 g 硝酸铵、0.4 g 硝酸银及 2 g 硅钨酸。

(6) 储备液 III(附注 8):依次溶解所需要的一系列试剂;等前一种试剂完全溶解后再加入另一种:在 100 mL 蒸馏水中依次加入 0.2 g 硝酸铵、0.2 g 硝酸银、1 g 硅钨酸及 730 μL 35%~45% 甲醛。储备液稳定,可以存储在棕色瓶中。

(7) 0.2% 氯化金溶液:在 200 mL 蒸馏水中溶解 0.4 g 氯化金。

(8) 1% 硫代硫酸钠溶液:在 200 mL 蒸馏水中溶解 2 g 硫代硫酸钠。

(9) 0.1% 核固红染液、2.5% 硫酸铝溶液。

(10) 孵化烤箱设置在 37℃(附注 9)。

2.5　树突棘和生化分析研究的试剂和材料

(1) 试剂

1) 磷酸钠缓冲液 0.1 mol/L,pH 为 7.4(PB)。

2) 多聚甲醛:4%,溶解于 PB 中(PF)。

3) 4,6 二脒基-2-苯吲哚盐酸(4,6 - diamidino - 2 - phenylindole,DAPI):5~10 mol/L。

4) 0.1 mol/L Tris - HCl 缓冲液, pH 为 7.4。

5) 荧光黄 (Lucifer Yellow, LY): 8%, 溶解于 Tris - HCl 缓冲液中。

6) 储备液: 2% 牛血清白蛋白 (Bovine serum albumin, BSA)、1% Triton X - 100、5% 蔗糖, 溶解于 PB 中。

（2）一抗

1) tau 蛋白的抗体 7.51 是由 Wischik 博士馈赠 (阿伯丁大学, 英国), 能够识别人类和小鼠的 tau 蛋白微管结合域。

2) 鼠抗人的 PHF - tau 蛋白单克隆抗体 (克隆名称 AT$_8$; PHF - tauAT8; MN1020; Thermo scientific)。该抗体可以识别 tau 蛋白 Ser202/Thr205 位点的磷酸化。稀释比例 1 : 2 000。

3) 小鼠 PHF - 1 单克隆抗体 (PHF - tauPHF - 1, 戴维斯博士馈赠, 爱因斯坦大学, 纽约)。该抗体可以识别 tau 蛋白 Ser396/404 位点的磷酸化。稀释比例 1 : 100。

4) 兔抗 LY 抗体来自 Cajal 研究所 (马德里, 西班牙)[10]。稀释比例 1 : 400 000。

（3）二抗

1) 生物素标记的驴抗兔抗体 (Amersham Pharmacia Biotech)。稀释比例 1 : 200。

2) 抗小鼠的 Alexa fluor 594 和链霉亲和素耦合 Alexa fluor 488 (Molecular Probes)。稀释比例 1 : 1 000。

3) 自体荧光消除剂。

4) 抗猝灭试剂的辅助培养基。

（4）软件: 三维重建软件 (如 Imaris 7.1。Bitplane AG, 苏黎世, 瑞士)。

2.6 tau 蛋白聚集体和 tau 蛋白磷酸化状态研究的试剂和材料

（1）脑组织匀浆缓冲液 (1 : 10 w/v) 组分如下: 10 mmol/L pH 为 7.4 的 Tris - HCl, 1 mmol/L EGTA, 0.8 mol/L NaCl, 10% 蔗糖, 外加磷酸酶抑制剂 (10 mmol/L 氟化钠和 1 mmol/L 的钒酸钠溶液) 和蛋白酶抑制剂 (2 mmol/L PMSF, 10 µg/mL 抑肽酶, 10 µg/mL 亮抑酶酞, 10 µg/mL 胃蛋白酶抑制剂)。PMSF 很不稳定, 必须在使用之前加入。

（2）2% 醋酸双氧铀。

（3）样品均化提取液和 Western blot 分析缓冲液包括: 20 mmol/L pH 为 7.4 的 HEPES - NaOH, 100 mmol/L 氯化钠, 10 mmol/L 氟化钠, 1% Triton X - 100、1 mmol/L 钒酸钠, 10 mmol/L EDTA 和蛋白酶抑制剂 (2 mmol/L PMSF, 10 µg/mL 抑酶肽, 10 µg/mL 亮抑酶酞, 10 µg/mL 胃蛋白酶抑制剂)。PMSF 很不稳定, 必须在使用之前加入。

（4）Bradford 蛋白质测定。

（5）SDS - 聚丙烯酰胺 (SDS - PAGE) 凝胶电泳材料和试剂。

（6）tau 蛋白的抗体 7.51 是 Wischik 博士馈赠 (阿伯丁大学, 英国), 能够识别人类和小鼠的 tau 蛋白微管结合域。鼠抗人的 PHF - tau 蛋白单克隆抗体 (克隆名称 AT8; PHF - tauAT8; MN1020; Thermo scientific)。该抗体可以识别 tau 蛋白 Ser202/Thr205 位点的磷酸化。小鼠 PHF - 1 单克隆抗体 (PHF - tauPHF - 1, 戴维斯博士馈赠, 爱因斯坦大学, 纽约,约）。该抗体可以辨识 tau 蛋白 Ser396/404 位点的磷酸化。稀释比例 1∶100。

（7）二抗。羊抗鼠抗体（GIBCO）。

（8）5% 脱脂奶粉。

（9）电化学发光（ECL）免疫分析试剂。

（10）透射电子显微镜。

（11）电子显微镜制片所需要的碳包被金属网和材料。

（12）Elkonix IEEE-488 图像扫描仪密度计。

（13）DigitalMicrograph 2.1 软件（加坦，普莱森顿，CA）。

3. 方法

3.1　脑组织标本：组织固定与切片准备

脑组织在含 4% 甲醛的磷酸盐缓冲（PF）液中固定至少 3 周。对树突棘的分析（方法如下），大脑样本（包括海马和邻近皮质）立即固定在冷的 4% 甲醛磷酸盐缓冲液中，并切成小块（10 mm×10 mm×10 mm）。在 4℃ 条件下，小块再次被固定在 4% 甲醛磷酸盐缓冲液中 24 h。随后可以进行组织切片和胞内注射。

3.2　免疫组化：磷酸化 tau 蛋白免疫染色（附注 3、4，10~12）

（1）脱蜡和组织切片的水化。

（2）在高压锅里进行抗原暴露处理，将切片置于 0.1 mol/L、pH 6.0 的柠檬酸钠溶液中。

（3）打开压力锅，让切片在柠檬酸钠溶液中缓和 20 min。

（4）在 0.3% H_2O_2 中孵育切片 30 min，以此灭活内源性过氧化物酶。

（5）用 KPBS 冲洗切片两次，每次 5 min。

（6）将 AT8 抗 tau 蛋白单克隆抗体 1∶100 稀释至抗体稀释液中，并在此溶液中孵育切片。孵育过程在处于室温的湿盒中进行。

（7）用 KPBS 冲洗切片两次，每次 5 min。

（8）用稀释好的生物素标记的二抗孵育切片 30 min。

（9）用 KPBS 冲洗切片两次，每次 5 min。

（10）在室温下的湿盒中，用 ABC 孵育切片 60 min（附注 3）。

（11）用 KPBS 冲洗切片两次，每次 5 min（附注 4）。

（12）在 DAB 中孵育切片直到出现预期的着色效果。

（13）自来水冲洗切片。

（14）用 Carazzi's 苏木精再次切片染色 2 min。

（15）自来水冲洗部分，洗干净并安装。

3.3　Gallyas 银染色（附注 5~9、13~16）

（1）脱蜡和组织切片的水化。

（2）切片放置在 5%高碘酸中 5 min。

（3）用蒸馏水冲洗 5 min。

（4）用蒸馏水再次冲洗 5 min。

（5）在此期间,准备储备液（显影液）：依次加入 15 mL 的储备液 Ⅱ、50 mL 储备液 Ⅰ 和 35 mL 的储备液 Ⅲ。检查最终溶液是否澄清。如果溶液略有浑浊,则不能使用（附注 13）。

（6）切片放置在碘化银的碱性溶液中 1 min。

（7）切片放在 0.5%乙酸中 10 min。在此期间,切片处理后 3 min,将储备液（显影剂）放在 37℃温箱中（附注 14）。

（8）将切片置于已经在 37℃预热的储备液（显影液）中 8~10 min。在 8 min 后检查切片是否出现银染料的显影。

（9）将切片放在放置在 0.5%乙酸中（终止显影）。

（10）用蒸馏水冲洗 5 min。

（11）用 0.2%氯化金稳定 5 min（附注 15）。

（12）用蒸馏水冲洗 5 min。

（13）固定在 1%硫代硫酸钠中 1 min。

（14）用蒸馏水冲洗 5 min。

（15）核固红染色 1 min。

（16）用蒸馏水冲洗。

（17）脱水并盖上盖玻片。

3.4　树突棘的改变检测（附注 17~20）

海马区和邻近皮质的组织切块（10 mm×10 mm×10 mm）再次在 4%甲醛磷酸缓冲液中,4℃固定 24 h。之后可以进行振动组织切片和胞内注射。简单地说,就是在海马形成区及其邻近皮质中的单个锥体细胞内注射 LY 染料（如下所示）。

（1）细胞内注射（附注 17）：用振动切片机进行冠状切片（250-μm）,然后将切片孵育在 4,6 二脒基-2-苯吲哚盐酸（DAPI）中 10 min。将 DAPI 预标记切片放置于注射室内,紫外光激发下观察细胞核[10]。在细胞结构上,通过超极化电流将 LY 注入锥体细胞,确定海马结构及邻近皮质区（包括内嗅区、EC 和海马旁皮质,PHC）。相邻的切片立即进行尼氏染色法（50 μm）以确定皮质区和层边界[10]。

（2）荧光黄标记的锥体神经元重建和形态测定分析：切片通过附加在荧光显微镜上的激光共聚焦扫描显微镜扫描成像。使用 63 倍油镜（NA：1.40；折射率：1.45）获得 10~100 个平面图像的层叠图（像素大小：0.057 μm×0.057 μm×0.28 μm；面积：58.36 μm×58.36 μm）,最佳变焦系数为 2.3。图像获得后,用三维（3D）图像处理软件分析,即 Imaris 7.1[10]（附注 18、19）。

（3）胞内注射与免疫组化法的结合：锥体神经元细胞内注射 LY 后,切片首先与兔源 LY 抗体孵育（抗体稀释比例 1∶400000）,然后再与 anti-PHF-tauAT8 或 anti-PHF-tauPHF-1 抗体孵育。随后孵育二抗。先用生物素标记的驴抗兔二抗（稀释比例 1∶200）

进行孵育,接着用抗小鼠的 Alexa fluor 594(1∶1 000 稀释)与链霉亲和素偶联的 Alexa fluor 488(1∶1 000 稀释)的混合溶液进行孵育。此后,使用磷酸缓冲液清洗切片,再用自体荧光消除剂降低脂褐素样自发荧光,该处理方法并不影响任何其他荧光标记的部分。切片清洗后,用 ProLong Gold Antifade 封片剂进行封片。包含胞内注射的(绿色)和 PHF - tauAT8 或 PHF - tauPHF - 1 染色(红色)的图像栈通过 Imaris 7.1 软件打开处理。红色通道是隐藏的,层叠图是加密的(直到定量分析完成才会解除加密)。此后,LY 染色的神经元可以分为两个主要类型: PHFtauAT8 和 PHF - tauPHF - 1 共表达的神经元、仅表达其中一种抗体的神经元(附注 20)。

　　树突棘密度的计算是统计沿树突长度 10 μm 段的树突棘数量。树突棘体积的计算参考了文献中的方法[11]。简而言之,每组层叠图创建 7~10 个不同强度阈值的图像,然后选择与每个树突棘轮廓精确匹配的图像。所有树突进行 3D 旋转,并确保每个树突棘的图像都是合适的。在旋转后的 3D 图像中,单独测量树突棘的长度,从树突主干处的插入点到树突棘的远端尖端[11]。Merino-Serrais 等也提出并讨论了一些其他方法[10]。

3.5　tau 蛋白聚集体和 tau 蛋白磷酸化状态的特征

　　在冷(冰)匀浆缓冲液中,通过脑组织匀浆分离脑细胞提取物。该缓冲液中,加入磷酸酶抑制剂和蛋白酶抑制剂。

　　(1) 脑细胞提取物的分离。

　　(2) 分离洗涤不溶性 tau 蛋白聚集体: 按照 AD 患者大脑分离配对螺旋丝连相关 tau 蛋白(PHF - associated tau)的方法所,分离 tau 蛋白聚集体[12,13]。简而言之,使用含有氯化钠的匀浆液对从 AD 患者脑组织提取的 PHF 进行匀浆,可从上清液中获得 50% 的 PHF 免疫活性。利用聚集体不溶解于洗涤剂、2 -巯基乙醇的原理,PHF 可以进一步浓缩,然后通过过滤和蔗糖密度梯度离心法去除聚集体[12]。选择 3 个不同来源的区域来寻找 tau 蛋白聚合体,分别选择颞、额叶和顶叶皮质。

　　(3) 通过免疫电镜可视化不溶性 tau 蛋白聚集体: 洗涤不溶性 tau 蛋白聚集体可以通过电子显微镜观察[14]。样本处理过程如下: 首先将样品吸附到电子显微镜碳包被的铜网上,并与一抗(稀释比例 1∶100)在室温下孵育 1 h。在充分洗涤后,进行二抗孵育(稀释比例为 1∶40),该二抗结合了 10 nm 直径的胶体金颗粒。最后,样品用 2% 醋酸双氧铀染色 1 min。然后使用透射电子显微镜观察样本,如在 100 kV 下运行 JEOL 模式的 1200EX 电子显微镜。

　　(4) 透射电子显微镜法: 无论载样铜网是否经过醋酸双氧铀处理,样品都可以在 120 kV、1200 EXII 电子显微镜下观察到。电子显微镜的图像是在 50 000 放大倍数下采集的,图像的显影采用 SO - 163 的柯达胶卷和 D19 显影剂,显影条件是最大显影强度下显影 12 min。为了方便测量,显微照片利用 Elkonix IEEE - 488 图像扫描仪数字化,然后用 DigitalMicrograph 2.1 软件做进一步处理(加坦,普莱森顿,CA)。

　　(5) 蛋白质印迹法分析: 用于 Western blot 分析的样本是在冰浴的提取缓冲液中,由组织样本制备组织(或 tau 蛋白聚集体样品)匀浆。样品在 4℃ 下匀浆,并用 Bradford 蛋白测定法测定蛋白质的含量。总蛋白(10 μg)用 8% SDS - PAGE 凝胶进行电泳并转移到硝酸纤维素膜。实验使用一抗：7.51、AT8 和 PHF - 1。将硝酸纤维素膜与一抗在 4℃、5%脱脂牛奶中孵育过夜。一抗孵育完毕后，用羊抗小鼠(1∶5 000 稀释比例)的二抗进行孵育，然后用 ECL 检测试剂进行免疫检测。

3.6 结论

AD 中 tau 蛋白病理状况被认为与两个主要特征相关：tau 蛋白磷酸化和 tau 蛋白聚集。这两个特征已被用作分析与 tau 蛋白病变相关联的 AD 发生、发展的标志物。因此，观察疾病的进程可以通过以下方法：通过蛋白质印迹法使用 tau 蛋白抗体检测聚集蛋白，或者利用电镜分析来自不同脑区的样品，如图 1 所示。

彩图

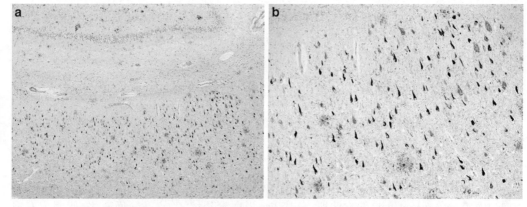

图1 AT8 抗过度磷酸化 tau 蛋白抗体免疫染色的顶叶皮层石蜡切片和
海马区(CA1 区) Gallyas 染色的石蜡切片

(a) 低放大倍数下 AT8 抗过度磷酸化 tau 蛋白抗体免疫染色的顶叶皮层石蜡切片。高密度的阳性包涵体(主要神经线、NFT 和营养不良的神经突起的神经炎斑块)在 Ⅲ 和 Ⅴ 皮层以带状广泛分布。可以从图像中分出 Braak 分期 Ⅴ ~ Ⅵ(同皮层的)。(b) 中倍放大倍数下观察 Gallyas 染色的海马区石蜡切片(CA1)。可以观察到，很多火焰状的 NFT 占据着锥体神经元的胞体。神经线的密集背景在神经元之间非常明显，同时也可以识别到一些神经炎斑块。注：核红染料进行的核复染。从图中可以看出该样本处于 Braak 分期的 Ⅲ 期或 Ⅲ 期以上

在神经纤维病理早期阶段、锥体神经元树突的显微解剖中观察不到明显的变化，只能通过一个假定的 NFT 前状态(pre-tangle state)中出现的弥漫性磷酸化 tau 蛋白(PHF - tauAT8 的神经元免疫组化染色)来确定(图 2b)。然而，一旦 tau 蛋白聚集形成 NFT (PHF - tauAT8 或 PHF - tauPHF - 1 神经元的免疫组化染色)，代表了神经纤维的进一步改变，具体表现在神经元数量显著减少、树突棘的长度和体积明显改变，这些表现都提示轴-棘突触改变(图 2c)。这些变化的严重程度似乎是循序渐进的，从中级/高级阶段到神经纤维病变的极端阶段。因此，AD 的特征性认知障碍很可能与发生缠结的神经元的相对数量息息相关。由于显微组织学的改变可能与特定位点的 tau 蛋白磷酸化变化相关，这里描述的方法是研究 tau 蛋白磷酸化、突触病变和 AD 患者认知功能障碍三者关系的优良工具。

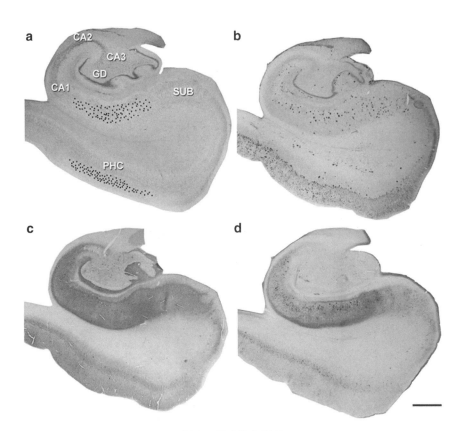

彩图

图 2　尼氏染色照片

　　包括 Aβ 斑块/尼氏、PHF－tauAT8 和 PHF－tauPHF－1 染色切片;患者旁海马皮层中的神经元和树突,患者体内没有 PHF－tauAT8－ir(PHF－tauAT8－;A－F)或在假定的 NFT 前状态中含有 PHF－tauAT8;LY 注射神经元中树突和树突棘的改变对应神经纤维病理状况的不同阶段,处理过的图片来自 Merino-Serrais 等[10],已经许可(根据知识共享署名非商业许可证分发的开放获取文章)。(a)尼氏染色低倍镜图像,Aβ 斑块/尼氏[用鼠抗人 Aβ 抗体(克隆号 6F/3D;Dako,Glostrup,Denmark)];(b)PHF－tauAT8;(c)PHF－tauPHF－1;(d)患者 P9 的染色切片(男,82 岁,神经纤维/Aβ 病理状况,Braak 分期 AD V/C 阶段)。图 a 中的黑点显示的是海马旁皮层第 3 层(PHC)和 CA1 区中的注射过染料的神经元的大概位置。比例尺(d):1 600 μm 在图 a~d 中。彩图见二维码

4. 附注

　　(1)这里展示的是石蜡切片中的染色方案。这两种染色技术都可以使用 5~15 μm 石蜡切片。此外,这两种染色技术(AT8 免疫染色和 Gallyas 染色)也可以用于冷冻切片、低温恒温冰冻切片,可以使用相同的基本方案,但需要调整染色的次数。

　　(2)对于这两种染色技术,载玻片都应进行预处理,以增加组织的附着力。例如,可用使用多聚 L-赖氨酸。

　　(3)ABC 试剂制备的溶液体积参照对应的 Vectastain ABC 试剂盒(Vector Labs)。也可使用其他厂商供应的 ABC 试剂,效果也不错。此外,免疫组化染色可以通过其他方法来增强,以此达到增加信号放大倍数和缩短孵育时间的效果(如聚合物检测试剂)。

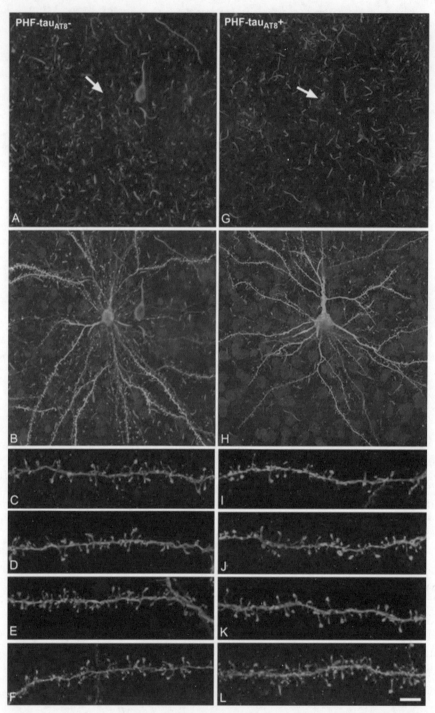

图3 注射荧光黄试剂(Lucifer Yellow)的患者的 PHC 中的神经元和树突,其体细胞不含 PHF-tauAT8-ir(PHF-tauAT8-;A~F)或含有预先缠结状态的 PHF-tauAT8(pattern I;G~L)

分别展示 26 张图片的层叠图(A,B)和 28 张图片的层叠图(G,H),图片是将 DAPI(蓝色)通道,LY(绿色)通道和 PHF-tauAT8 免疫染色(红色)通道重叠在一起后获得的。C~L 组是 26-32 张共焦光学切片的层叠图,切片选自 PHF-tauAT8-(C~F)的基底树突和免疫组化染色的(PHF-tauAT8;I~L)LY 染料注射的锥体神经元。比例尺(L 图):在 A,B,G,H 为 13 μm;在 C~F, I~L 为 2 μm。彩图见二维码

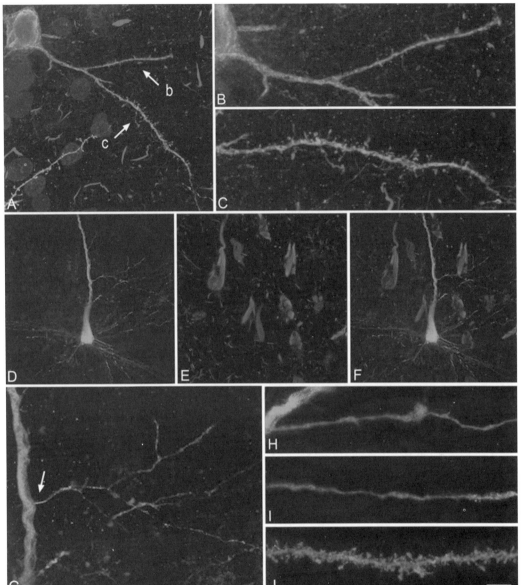

彩图

图 4　神经纤维病变中不同阶段的神经元注射 LY 染料后,神经元中树突和树突棘的改变

来自患者 P9 的海马旁皮层第三层的(图 A~C)PHF－tauAT8－ir 神经元,图中显示该神经纤维病变处于中后期阶段。图 D~L 来自患者 P12 的 CA1 区的 PHF－tauPHF－1－ir 神经元(女 82 岁,神经纤维/Aβ 病理;Braak 分期和路易小体),该图片显示的是神经纤维病理状况的一个极端的阶段。图 A,在组合 DAPI(蓝色)、LY(绿色)和 PHF－tauAT8 免疫染色(红色)通道后获得 27 个共焦光学切片的层叠图,该图显示出细胞内标记神经元的胞体和近端树突。图 B 和 C,来自更高的放大倍率下的图 A,分别显示图中 b 和 c 的树突。请注意树突 b 中树突棘密度比树突 c 中低。图 D~E 是来自 27 共焦光学切片的层叠图,该图显示的是细胞内标记的神经元的胞体和近端树突(图 D)和免疫组化染色的 PHF－tauPHF－1(图 E)。图 F 是图 D 和图 E 重叠后得到的图像。图 G 是图 D 的放大版。图 H 和图 I 是 38~55 张来自 LY 注射锥体神经元侧枝顶端树突共焦光学切片的层叠图(图 G 箭头所示部分),图片显示的是同一树突的不同节段(图 H,近端;图 I,远端)。图 J 来自胞内标记的神经元的侧枝顶端树突的 26 张共焦光学切片的层叠图,其与图 D 中所示的注射 LY 的神经元相邻,并且不是 PHF－tauPHF－1－ir。与图 J 中的 PHF－tau⁻树突神经元相比,图 H、I 中的 PHF－tauPHF－1－ir 树突棘相对缺乏,并且神经元树突的直径也较细。比例尺(图 L 中):图 A 中为 10 μm;图 B、C 中为 3.5 μm;图 D~F 中为 20 μm;图 G 中为 9 μm;图 H~J 中为 4.5 μm。彩图见二维码

（4）在 DAB 显色之前,最后的漂洗步骤所用的 KPBS 缓冲液可以被 TBS 漂洗缓冲液或 0.1 mol/L、pH 为 6 乙酸钠的冲洗液替代。这可以更好地去除之前的试剂。

（5）此处所述的 Gallyas 染色方法中,所用的溶液的体积刚好可以同 Hellendahl 染色槽配合使用。

（6）所有的溶液都应该保存在棕色瓶中。

（7）Gallyas 染色开始之前,所有的玻璃器皿必须酸洗。在处理所有试剂时,应使用塑料镊子和手套,不得使用金属工具(染色架、镊子等)。对于所有的准备方案,避免磁力搅拌器和金属搅拌棒的使用。

（8）储备液应该按照如下顺序准备:Ⅱ、Ⅰ 和Ⅲ。

（9）在 Gallyas 染色孵化箱内温度应严格保持在 37℃。即使温度略高一点,也可能会产生沉淀。

（10）最后的显色液应该是完全透明的。若颜色浑浊,则说明产生了沉淀。

（11）在烘箱内,显影液在停止反应前应变成银黑色。

（12）氯化金脱色通常是非常快的,可以宏观控制或在显微镜下(将切片提前放置在自来水中)进行;特别如果在烘箱孵育,切片颜色变得非常暗。

（13）在 AD 患者脑组织中,磷酸化 tau 蛋白免疫染色基本反映了所有与神经纤维退化相关的变化:NFT、神经纤维线、轴突营养不良合并神经炎性斑块。

（14）与 AD 的病理关联较少的其他包涵体也可以观察到(如 tau 蛋白免疫反应阳性的星形胶质细胞和少突胶质细胞螺旋体),同时也可以观察到以 tau 病变为特征,与 AD 有关的 tau 蛋白阳性的包涵体(如嗜银颗粒、接体和不同类型的星形胶质细胞的包涵体)。

（15）由于 tau 蛋白阳性的包涵体广泛存在,所以即使在宏观视野下,切片中的阳性反应部分也可以被很好地评估(图 5a)。

（16）Gallyas 染色可以使得 tau 蛋白阳性包涵体的形态更清楚,特别是那些由小且细长突起形成的包涵体。同时该染色方法也可以识别高度进化的细胞外 tau 蛋白阴性包涵体的亚群(图 5b)。

（17）神经元细胞内注射一直持续到细胞的每个树突可以追溯到一个突然折断状的远端,并且树突棘是显而易见的一种状态。这意味着树突已经完全被填充。分析时,只使用确定是锥体神经元的细胞(由顶树突的标记识别)(图 2)[10]。

（18）水平突出的基底树突被随机选择。每个被选择的树突都来自不同的锥体神经元,并且在高放大倍率(Leyca 油浸物镜,63×倍率)下可以观察整个树突的深度、长度、宽度[10]。

（19）对于每一组层叠图像,激光强度和检测器的灵敏度是固定的,这可以使得来自树突棘的荧光信号占用检测器的全动态范围。因此,在树突主干中一些像素可以饱和,但在树突棘中不应该有像素是饱和的[10]。

（20）在图像获得后,用 3D 图像处理软件打开图像的层叠图,此时红色通道(含 PHF‐tauAT8 染色)是隐藏的。此外,层叠图是加密的(直到定量分析完成才会解除加密)[10]。

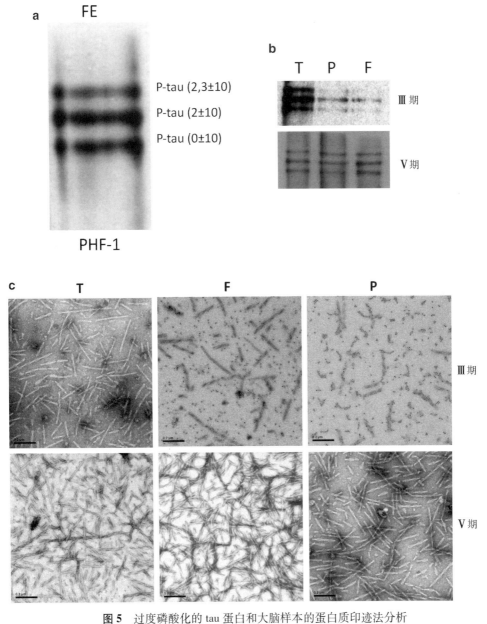

图 5　过度磷酸化的 tau 蛋白和大脑样本的蛋白质印迹法分析

（a）对过度磷酸化的 tau 蛋白的性质通过蛋白质印迹法观察。（b）蛋白质印迹法分析 3 位患者（处于 Braak Ⅲ 期和 Ⅴ 期）的大脑样本（颞叶皮层、额叶皮层及顶叶皮层）。（c）从以往患者获得的去污剂不溶性 tau 蛋白聚集体的多聚物

参考文献

见二维码。

第8章

LC3－Ⅱ标记法和蛋白质印迹法监测哺乳动物细胞的自噬活性

Anne Streeter，Fiona M. Menzies，David C. Rubinsztein

摘要 自噬体相关蛋白 LC3－Ⅱ通常被用作细胞内自噬活性的标志物，但是其水平受自噬体形成和降解的影响。这会使 LC3－Ⅱ水平改变的意义变得不明确。本研究描述了巴弗洛霉素 A1(bafilomycin A1)印迹法，该方法可有效阻止细胞内自噬体的降解，从而确定 LC3－Ⅱ水平改变的原因。

关键词 自噬，LC3－Ⅱ，分析，通量，巴弗洛霉素 A1

1. 引言

在大多数自噬过程中，一部分细胞质吞入双膜自噬体并转运到溶酶体降解[1]，该过程可以作为延缓神经退行性疾病发病的潜在治疗靶点。通过从细胞质中清除易形成聚集体的蛋白质，可以有效地减少细胞内聚集体的形成[2]。这已经在突变的亨廷顿病[3]、α-突触核蛋白[4]和 tau 蛋白[5]等实验模型中得到了证实。

作为自噬体的特异性标志物，LC3－Ⅱ是准确测量自噬流的一种有效且通用的工具。LC3(微管相关蛋白 1 轻链 3，MAP1－LC3)是酵母菌自噬蛋白 Atg8 在哺乳动物中的同源物[6]。LC3 的 C－末端被 Atg4 剪接，得到 LC3－Ⅰ形式的 LC3，然后与脂质磷酸化乙醇胺结合，得到膜相关的 LC3－Ⅱ形式[7]。这是在自噬体的内膜和外膜上发现的。与内膜相关的蛋白池在自噬溶酶体(由自噬体和溶酶体融合形成)中降解，而与外膜相关的蛋白池可被 Atg4 剪接并回收利用。因此，细胞中 LC3－Ⅱ水平可以反映为特定时间胞内自噬体的数目，从而提示细胞的自噬状态。

然而，对细胞中 LC3－Ⅱ水平的判断仍须谨慎，因为它受到自噬体形成和降解过程的双重影响。LC3－Ⅱ水平的增加可能是由于自噬体的形成增加或降解减少造成的，而 LC3－Ⅱ水平的降低可能是由于自噬体的降解增加或者形成减少。为了区分这些标准，使用了 LC3－Ⅱ的巴弗洛霉素 A1 印迹法。巴弗洛霉素 A1 是一种药物，能够抑制溶酶体酸化所需的 V－ATP 酶,并且阻止自噬体和溶酶体的融合[8,9]。在巴弗洛霉素 A1(或其他 LC3－Ⅱ降解抑制剂)缺失或存在的情况下,对比 LC3－Ⅱ的水平,可使自噬体的形成和降解不再互相关联[10,11]。

　　除了研究细胞内 LC3－Ⅱ的水平之外,观察自噬底物(如 p62)的清除情况对于更全面地了解细胞的自噬状态也是很有帮助的。这可以通过蛋白质印迹法来完成,尽管类似于 LC3－Ⅱ水平,但在解释结果时应考虑新 p62 蛋白形成(即翻译)的影响。

　　本章详细介绍了用于测定哺乳动物细胞自噬活动的巴弗洛霉素 A1 印迹法。用巴弗洛霉素 A1 处理培养的细胞并收集样本,用蛋白质印迹法分析细胞裂解物中 LC3－Ⅱ的水平。印迹结果的分析也将在下文中解释。

2. 材料

　　除非另有说明,都使用蒸馏水来配制相关试剂。

　　(1) 培养的 HeLa 细胞(附注 1、2)。

　　(2) 处理方式的评价(药物、培养条件等)(附注 3)。

　　(3) 100 μmol/L 巴弗洛霉素 A1 存贮液,溶解在二甲基亚砜(DMSO)中(附注 4)。

　　(4) 磷酸盐(phosphate-buffered saline,PBS)缓冲液:138 mmol/L NaCl,2.7 mmol/L KCl,10 mmol/L Na_2HPO_4,1.76 mmol/L KH_2PO_4,pH 调节至 7.4(附注 5)。

　　(5) 放射免疫沉淀测定(radioimmunoprecipitation assay,RIPA)缓冲液:150 nmol/L NaCl,1% NP40,0.5% 脱氧胆酸钠(NaDoC),0.1% SDS,50 mmol/L Tris(pH 7.4),1×蛋白酶抑制剂(罗氏制药公司)(附注 6),每次使用前新鲜配制,并在冰上使用。

　　(6) 标准蛋白质定量试剂盒(如 Bio-Rad 公司的 DCTM 蛋白定量试剂盒)。

　　(7) 100 mg/mL 的 BSA 溶液。

　　(8) 2×Laemmli 缓冲液:65 mmol/L Tris－HCl(pH 6.8),25%(w/v)甘油,2% SDS,0.01%(w/v)溴酚蓝,5%(v/v)β－巯基乙醇。

　　(9) 30%丙烯酰胺/双丙烯酰胺溶液(37.5∶1)。

　　(10) 分离胶缓冲液:1.5 mol/L Tris(pH 8.8)。

　　(11) 10% SDS 溶液。

　　(12) 用水配制的 10%过硫酸铵溶液。

　　(13) 浓缩胶缓冲液:1 mol/L Tris(pH 6.8)。

　　(14) TEMED(N,N,N',N'-四甲基乙二胺)。

　　(15) 异丙醇。

　　(16) 预染标准分子量标志物(如 Invitrogen 公司 SeeBlue ®Plus 2 预染标准分子量标志物)。

　　(17) 凝胶电泳缓冲液:25 mmol/L Tris(pH 8.3),0.192 mol/L 甘氨酸,0.1% SDS(附注 7)。

　　(18) 湿转缓冲液:25 mmol/L Tris(pH 8.3),0.192 mol/L 甘氨酸,20%甲醇(附注 7、8)。

（19）Ponceau S 染色溶液：5%（w/v）溶解于 5%乙酸中。

（20）牛奶：5%（w/v）奶粉溶解于 PBS 中。

（21）PBS-吐温：0.1% 吐温-20 溶解于 PBS 中。

（22）Novus Biologicals 公司的兔源 LC3 一抗（NB100-2220）（附注 9）。

（23）Sigma 公司的兔源 actin 一抗（A2066）（附注 9）。

（24）IR 染料结合的抗兔二抗（附注 10）。

（25）蛋白质印迹法跑胶和湿转设备（如 PVDF 膜）。

（26）Licor Odyssey 设备或同等设备（附注 11）。

3. 方法

以下步骤阐述了测试药物（"药物 A"）处理 HeLa 细胞 4 h 后对自噬的影响。为了辅助本方法步骤适用于其他实验装置，在相关步骤中另附有注释说明。

（1）将 HeLa 细胞以每孔 $2×10^5$ 个细胞的密度种入 6 孔板（附注 12），确保使用时细胞已经长满板孔。允许将细胞培养过夜。

（2）使用药物 A 和 400 nmol/L 巴弗洛霉素 A1 处理细胞 4 h。巴弗洛霉素 A1 在 400 nmol/L 的浓度下是饱和的（附注 13）。由于巴弗洛霉素 A1 的储备液使用 DMSO 作为溶剂，所以应该用相同体积的 DMSO 作为对照组。实验分组应包括：无药物 A；药物 A；巴弗洛霉素 A1 和无药物 A；巴弗洛霉素 A1 和药物 A。

（3）收集细胞。去除细胞培养基并用 PBS 清洗 1 次（在 6 孔板中，每孔加入大约 1.5 mL PBS）。每孔加入 100 μL 预冷的 RIPA 缓冲液（附注 14），并用细胞刮棒将细胞从培养皿底部刮起来。将裂解的细胞移入标记好的 EP（eppendorf tube）管中，冰上孵育 10 min。经 $13\,000×g$ 离心 10 min，把上清转移至新的 EP 管中，置于冰上。

（4）蛋白质检测。用 RIPA 缓冲液梯度稀释 BSA，制作标准品，标准品浓度为 0~5 μg/μL。将 20 μL 的试剂 S 与 1 mL 试剂 A 混合后得到试剂 A′。在 96 孔板中，将 1 μL 的样本（或者标准品）和 20 μL 的试剂 A′混合，再加入 200 μL 试剂 B。然后将孔板避光放置 15 min 以显色（最终会变为蓝色）。在 750 nm 波长下使用酶标仪扫描孔板，利用标准品绘制出标准曲线，以确定样本中的蛋白质浓度。

（5）用 RIPA 缓冲液调节样品的体积，使所有样品具有相同的蛋白质浓度。在所有样品中添加 2×Laemmli 的缓冲液，因此所有样本保持相同的蛋白质浓度（附注 15）。将 EP 管置于 100℃热板煮沸 5 min（附注 16）。使用台式离心机将样本快速离心，于-20℃冷冻保存样品。

（6）将 3.3 mL 纯水、4 mL 30%丙烯酰胺/双丙烯酰胺溶液、2.5 mL 分离胶缓冲液、100 μL SDS 及 100 μL 过硫酸铵溶液混合。加入 4 μL TEMED，充分混匀，将分离胶溶液倒入 1.5 mm×10.1 cm×7.3 cm 的玻璃槽中。在玻璃槽上方留有 1 cm 的空间，以备加入浓缩胶时使用（附注 17），用吸管将约 250 μL 异丙醇加入胶的顶部以封闭分离胶（附注 18）。允许进行调整（静置约 15~20 min，该时间取决于室温）。

（7）将 3.4 mL 纯水、830 μL 30%丙烯酰胺/双丙烯酰胺溶液、630 μL 浓缩胶缓冲液、

50 μL SDS 和 50 μL 过硫酸铵溶液混合。倒掉分离胶顶部的异丙醇,并用蒸馏水润洗,用吸水纸将残留水分吸干。向浓缩胶混合液中加入 5 μL TEMED 混匀,并立即将其倒入玻璃槽中。在浓缩胶内插入 10 孔的胶梳,以此形成加样孔。静置 1 h,待胶凝固(附注 19)。

(8)拔出胶梳,组装电泳槽,并在电泳槽内加入适量的缓冲液。确保缓冲液不从凝胶室泄漏。每个样品上样 20 μL(附注 20),并加入 3 μL 分子量标志物。以 0.2 mA 的电流缓慢电泳,直到蓝色染料跑至距离凝胶底部 3~5 mm 处(大约 95 min)时结束电泳。切勿过长时间电泳,因为这些可能会导致小分子 LC3 蛋白从凝胶中跑出而丢失。

(9)组装蛋白质湿转设备,将蛋白质转移至 PVDF(polyvinylidene difluoride)膜上(附注 21)。将 PVDF 膜在甲醇中浸泡 1 min,纯水冲洗,随后将 PVDF 膜浸泡在转膜液中备用。在含有少许转膜液的托盘中,将海绵和滤纸浸泡在转膜液中,并将其组装放入湿转盒中。撬开凝胶玻璃板,修剪去除浓缩胶。小心地将凝胶放置在滤纸上,注意不要拉扯或损伤凝胶。将 PVDF 膜放置在凝胶上面,随后在 PVDF 膜上再放置一层滤纸。用试管轻轻地滚动以确保层与层之间没有气泡存在。最后加入提前浸泡过转膜液的海绵并关闭湿转盒。确保 PVDF 膜处于凝胶和正电极之间。在 90 V 的电压下转膜 1 h,在转膜期间,用冰袋保持转膜设备处于低温。

(10)打开湿转盒,检查蛋白质分子量标志物是否被成功转到 PVDF 膜上。用 Ponceau S 染色以确认蛋白质转移成功(附注 22),在室温下将 PVDF 膜振荡染色 10 min。在纯水中清洗使得蛋白条带显色。以蛋白质分子量标志物作为参考,大约在 30 kDa 处裁剪 PVDF。牛奶中封闭 PVDF 膜,室温振荡 1 h(附注 23)。

(11)将 10 μL 抗 LC3 的一抗加入到 10 mL 的牛奶中(1∶1 000 稀释),用同样的方法处理抗 actin 的一抗。将膜的上半部分在抗 actin 的一抗溶液中孵育,下半部分在抗 LC3 的一抗溶液中孵育,4℃振荡过夜。用牛奶稀释的一抗可冻存在-20℃并回收使用。

(12)在 PBS‑吐温中洗膜 3 次,每次 5 min。按照 1∶3 000 的比例稀释二抗(3 μL 二抗稀释在 9 mL 牛奶中)(附注 24)。将 PVDF 膜在室温下振荡孵育二抗 1 h。PBS‑吐温洗膜 3 次,每次 5 min。

(13)在 Licor Odyssey 成像仪下观察 PVDF 膜,将 PVDF 膜朝下放置以获得最佳的信号(附注 25)。量化条带,并且使用 actin 条带作为内参来标准化 LC3‑Ⅱ信号。不同泳道的 actin 水平应该非常均匀,所以这里只是做个微调。

(14)分析蛋白质印迹法的结果(图 1)。

1)比较药物 A 处理和未处理的细胞,观察药物 A 对细胞中 LC3‑Ⅱ蛋白池大小的影响。

2)比较用药物 A 和巴弗洛霉素 A1 同时处理的细胞与只用巴弗洛霉素 A1 处理的细胞,观察 LC3‑Ⅱ形成的作用。如果同时经过药物 A 和巴弗洛霉素 A1 处理的细胞中 LC3‑Ⅱ水平升高,药物 A 促进了 LC3‑Ⅱ的形成(如图 1b 中例 1 所示)。如果同时经过药物 A 和巴弗洛霉素 A1 处理的细胞中 LC3‑Ⅱ水平降低,并且在只有药物 A 处理而没有巴弗洛霉素 A1 处理的条件下也降低,这表明药物 A 阻断自噬体的合成。

3)比较用药物 A 和巴弗洛霉素 A1 同时处理的细胞与只有巴弗洛霉素 A1 处理的细胞,检测 LC3‑Ⅱ水平的变化,以确定药物 A 对 LC3‑Ⅱ降解的影响。如果药物 A 阻断

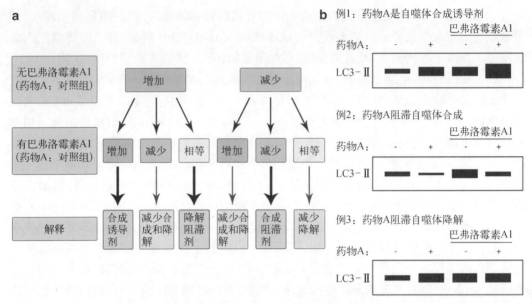

图1 巴弗洛霉素 A1 蛋白质印迹结果解读

(a) 印迹中 LC3-Ⅱ表达水平解释的流程图。较为常见的结果使用粗体箭头标示。(b) 巴弗洛霉素 A1 印迹中 LC3-Ⅱ表达水平的示意图。以 actin 作为内参,每个泳道中加入的蛋白质量相同。不同假设情况显示:药物 A 是自噬体合成的诱导剂(例1),自噬体合成阻断剂(例2),或者是自噬体降解的阻断剂(例3)

LC3-Ⅱ的降解,那么经巴弗洛霉素 A1 处理的细胞中 LC3-Ⅱ水平不会增加,因为巴弗洛霉素 A1 不会对 LC3-Ⅱ水平有额外的影响(如图 1b 中例 3 所示)。如果药物 A 不影响 LC3-Ⅱ的降解,那么细胞经巴弗洛霉素 A1 处理后,LC3-Ⅱ水平将会增加。

4. 附注

(1)多种细胞均可用于巴弗洛霉素 A1 印迹分析。这里介绍的方法着眼于假想药物("药物 A")在 HeLa 细胞中对自噬的影响,当然该方法也同样适用于其他类型的细胞和处理方式。

(2)不建议直接对比不同类型或不同品系细胞的 LC3-Ⅱ水平,因为不同类型细胞中 LC3-Ⅰ和 LC3-Ⅱ的水平差异很大,而且对自噬调控的反应程度也显著不同。因此,建议实验组和对照组使用同一种细胞系。

(3)细胞的处理方法由研究者的兴趣来决定。巴弗洛霉素 A1 印迹可与多种处理方式并存,但巴弗洛霉素 A1 的处理时间不一定要持续整个实验过程。

(4)100 μmol/L 巴弗洛霉素 A1 储备液的制备是将 100 μg 粉末加入到 1.61 mL 的 DMSO(购买自 Enzo Sciences)中。配制好的储备液经分装后,避光保存在-20℃。

(5)配制 1 L PBS 缓冲液方法如下:加入 8.1 g NaCl、0.2 g KCl、1.44 g Na_2HPO_4(终浓度为 10 mmol/L)及 0.24 g KH_2PO_4(终浓度为 1.76 mmol/L),pH 调节至 7.4。

(6)使用 RIPA 缓冲液收集细胞,在理论上也可以用其他缓冲液来代替。

(7)10×电泳/转膜储备液包含 250 mmol/L Tris(pH 8.3)、1.92 mol/L 甘氨酸。制备

1 L 的电泳缓冲液,取 100 mL 10×储备液,加入 10 mL 10% SDS 并且用蒸馏水定容至 1 L。添加纯水时,应使纯水沿着容器壁流下,防止 SDS 形成大量气泡,或者最后再加入 SDS 溶液。制备 1 L 转膜缓冲液时,取 100 mL 10×储备液,加入 200 mL 甲醇和 700 mL 蒸馏水。

(8) 转膜缓冲液中的甲醇提高了小分子蛋白质向 PVDF 膜转移的效果,这是由于甲醇可以赋予 PVDF 膜一个带电荷的表面,有利于蛋白质的结合。然而甲醇对凝胶有轻微的固定作用,限制了大分子蛋白的转膜效果。由于 LC3 - Ⅰ 和 LC3 - Ⅱ 的分子量小(分别为 18 kDa 和 16 kDa),所以此方法使用了含有甲醇的转膜液。

(9) 本方法中使用的抗体浓度是针对特定抗体的,其他品牌抗体也可以使用,但是浓度可能需要调整。

(10) 使用 Licor Odyssey 设备观察蛋白质印迹,该设备可以使红外染料偶联的二抗可视化,也可以对信号定量。这意味着 LC3 - Ⅱ 信号可以通过 actin 来标准化,最终结果可以达到定量而非仅定性。但定量不能作为均衡上样的替代标准。通过 actin 而不是 LC3 - Ⅰ 来标准化 LC3 - Ⅱ 是非常重要的,因为根据细胞类型和处理方式的不同,LC3 - Ⅰ 的水平相对于 LC3 - Ⅱ 会有变化,而且对蛋白池的动态变化过程知之甚少。此外,抗 LC3 抗体对 LC3 - Ⅰ 和 LC3 - Ⅱ 的亲和力也是不同的[7]。

(11) 蛋白质印迹的显色可以使用增强化学发光(enhanced chemiluminescence,ECL)方法来替代 Licor 系统。我们更倾向于使用 Licor 系统,因为它允许在更宽的线性范围内对蛋白定量,这是 ECL 所不能的。如果使用 ECL,必须使用 HRP 结合的二抗。更多关于 Licor 设备的信息,请访问如下链接:http://www. licor. com/bio/applications/quantitative_western_blots/。

(12) 这里所给出的细胞混悬液的体积是针对 HeLa 细胞的,这些细胞需要经 4 h 预设药物的处理。如果使用不同的细胞系和处理方法,细胞接种密度将需要进一步调整,以确保细胞收获时接近汇合。例如,药物处理的时间越长意味着接种的细胞越少。细胞生长的速度也将影响接种的细胞数量。对于超长时间的处理,如用某些小干扰 RNA(small interfering RNA,siRNA)进行敲低处理时,可能需要在处理过程中把部分细胞分开传代培养。

(13) 巴弗洛霉素 A1 使溶酶体酸化受阻,这会导致自噬体融合受阻[9]。长时间巴弗洛霉素 A1 处理会影响其他蛋白质的降解机制[12]。使用 400 nmol/L 的巴弗洛霉素 A1(4 μL 的储备液配制成 1 mL 终体积)处理细胞 4 h,如需延长细胞处理时间,则需要降低巴弗洛霉素 A1 的浓度。在可能的情况下,巴弗洛霉素 A1 的处理时间不要超过 16 h。如果细胞需要更长的培养时间,建议在细胞培养的最后 4 h 加入巴弗洛霉素 A1。

(14) 为了优化 LC3 稳定性,可每孔加入 200 μL Laemmli 缓冲液,对细胞直接进行裂解。然而这意味着不能进行蛋白质的定量测定。如果通过目测的方法,观察到每孔细胞数目相似,那么蛋白质定量就不是必需的,这时可以使用该方法来裂解细胞。但如果药物处理时间较长,或者所使用的药物影响细胞生存或者生长率,那么每孔中的细胞数目会有显著差异,所以推荐使用蛋白质定量分析。

(15) 举例来说,如果样本在 100 μL RIPA 缓冲液中裂解,并且加入 15 μL RIPA 缓冲液以调节样本浓度,那么最后应该加入 115 μL 2×Laemmli 缓冲液。

（16）如果样品含有高浓度的 DNA，使得样本难以准确地进行上样（尤其是直接加入 Laemmli 缓冲液裂解的样本），短暂延长煮沸时间（如 7 min）可以降低黏稠度。但要注意不要煮沸时间过长而损坏样本。或者可以使用探针式超声仪对样本进行简单的超声破碎。

（17）使用合适的浓缩胶会提高条带分辨率。

（18）覆盖一层异丙醇是为了防止凝胶与空气直接接触，从而抑制丙烯酰胺的聚合。此外，异丙醇会消除气泡，使得分离胶的上边缘平齐。

（19）浓缩胶凝固需要大约 10 min，但根据我们的经验，长一点的凝胶时间可以使蛋白质印迹的质量更好，条带的辨析率更佳。

（20）每个加样孔加入大约 15 μg 蛋白质。当使用 15 孔胶梳时，每孔加入约 10 μg 蛋白质。保证不同泳道的蛋白质上样量相同是非常重要的，因为印迹分析涉及不同泳道条带的比较。该过程中，使用 actin 作为上样的内参。每个泳道加入样本的体积需要等量（或者至少相似），以确保样品中蛋白质浓度相等，这对于保证均匀电泳是非常重要的。

（21）半干转移可以代替湿转；根据我们的经验，湿转时 LC3 的转膜效果略好。

（22）通过实践验证，转膜成功与否可以通过将 PVDF 膜与光成特定角度放置，观察膜上是否可以看到泳道来确定。该方法还能显示出装置中是否存在气泡。

（23）封闭过程是一个非常灵活的步骤，封闭时间可以从 30 min 到几个小时不等。

（24）如果所用的一抗都来自相同的动物，那么 PVDF 膜的不同部分可以同时孵育二抗。使用 Licor 系统时，通过采用 IR680-或 IR800-结合的二抗进行孵育，可以使蛋白质条带呈现为红色或绿色，因此可以通过颜色或者条带的大小来区分不同的蛋白质。

（25）如果使用 ECL 观察，需要混合等体积的 ECL 试剂，每张膜的显色液用量为 1 mL。将 ECL 显色液加到经凝胶转移蛋白质的 PVDF 膜表面，确保显色液均匀地分布在膜上。与显色液孵育大约 30 s。用镊子夹住膜的边缘，用吸水纸去除多余的显色液。用感光胶片进行显色，注意不要过度曝光。胶片上可以清晰地观察到蛋白质条带，但是文字需要胶片叠在文本上时才能看到。如果胶片显色过度，蛋白质印迹的灵敏度会下降，因为条带的强度差异很难被区分。

致谢

非常感谢维康信托基金会对 D. C. R. （Principal Research Fellowship）和 A. S. （PhD Studentship）基金的支持。

参考文献
见二维码。

第 9 章
当代线粒体呼吸分析方法评价阿尔茨海默病线粒体功能障碍

Amandine Grimm, Karen Schmitt, Anne Eckert

摘要 AD 的特征是淀粉样斑(淀粉样蛋白聚集体 β,Aβ)和 NFT(tau 蛋白聚集体)在大脑中的聚集,但其发病机制尚未被完全阐释。线粒体功能障碍作为一种主要的、早期的、与慢性氧化应激相关的病理现象,越来越多的证据显示线粒体功能障碍可导致突触异常,并最终导致 AD 中的选择性神经元变性。使用高分辨率呼吸测量系统(high-resolution respirometry,HRR),基于从转基因 AD 小鼠的大脑中分离线粒体,揭示了该细胞器在 AD 致病过程中与 Aβ 和 tau 蛋白两种标志性蛋白在氧化磷酸化功能方面的协同作用。本章中,我们首先介绍线粒体呼吸中 Aβ 和 tau 蛋白的互作,然后详细描述了所采用的呼吸分析方法。

关键词 线粒体,AD,Aβ,tau 蛋白,测氧记录仪,高分辨率呼吸测量系统,氧化磷酸化

1. 引言

随着人类平均寿命的延长,AD 成为老年人最常见的神经退行性疾病。它占所有痴呆病例的 80%,并成为 65 岁以上老年人的第四大死因[1]。虽然在 1906 年阿尔茨海默已经描述出该疾病的标志性病变——包括 Aβ 斑块和微管相关蛋白 tau 蛋白所形成的 NFT,但对造成这些终末期病变的机制仍然知之甚少。越来越多的证据显示在 AD 中,线粒体功能障碍所导致的早期慢性氧化应激相关事件会导致突触异常并最终引起选择性神经元变性[2,3]。在过去几年中,多种细胞培养模型及单转、双转和最新的三转基因小鼠模型已经被用来重现 AD 的多样化。这些模型有助于了解 AD 的致病机制,尤其是 AD 患者细胞中线粒体功能衰竭和其他与 AD 相关的细胞修饰[4]。在本章中,我们强调了线粒体功能障碍在该病中的关键作用,以及该细胞器在 AD 病理过程中两个主要病理特征的密切关系。我们将重点介绍近期的研究,使用高分辨率呼吸测量系统(Oxygraph – 2k)研究 Aβ 肽和 tau 蛋白过度磷酸化对线粒体功能的独立及协同作用。

1.1　Aβ 和 tau 蛋白诱导线粒体毒性

线粒体通过调节能量代谢和凋亡途径,在细胞存活和死亡中起关键作用。它们是"细胞的发电厂",通过氧化磷酸化(oxidative phosphorylation,OXPHOS)营养物质生成 ATP 提供能量[5](图1)。神经元具有特别多的线粒体,尤其在突触富集。由于神经元的糖酵解能力有限,这些细胞高度依赖于产生能量的线粒体功能[6]。因此,线粒体功能的失调会导致突触应激、突触传递中断、细胞凋亡,最终导致系统性神经变性[7,8]。

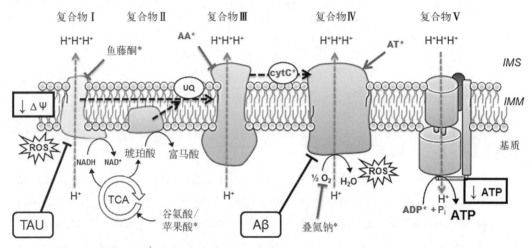

图1　线粒体电子传递链：在使用测氧记录仪检测过程中,Aβ 肽、
tau 蛋白和使用的线粒体底物的作用

　　复合物 I(NADH：泛醌氧化还原酶)和复合物 II[琥珀酸脱氢酶,属于三羧酸(tricarboxylic acid,TCA)循环的组成部分]分别从 NADH 和 FADH$_2$ 接收电子。然后通过移动载体分子辅酶 Q/泛醌(coenzyme Q/ubiquinone,UQ)和细胞色素 C(cytochrome C,cyt C)将电子从复合物驱动到最终受体——分子氧(O$_2$)。电子流与复合物 I、复合物 III、复合物 IV 中跨线粒体内膜(inner mitochondrial membrane,IMM)的质子运动耦合。产生的质子梯度被复合物 V 捕获,产生 ATP。在 AD 中,观察到异常线粒体电子活动,主要发生在复合物 I 和复合物 IV 中,导致线粒体膜电位受损,ATP(复合物 V)产生减少,活性氧(reactive oxygen species,ROS)水平的增加。有趣的是,复合物 I 的功能异常主要是 tau 蛋白依赖性的,而复合物 IV 功能异常是 Aβ 依赖性的,在蛋白质水平和活性水平都是这样。在测氧记录仪测量期间,不同底物的靶标都标有星号,它们的特殊作用总结在表 1 中。AA：antimycin A,抗霉素 A；AT：抗坏血酸/TMPD；IMS：intermembrane space,膜间间隔

　　来自细胞和 AD 动物模型的证据表明,Aβ 通过许多途径触发线粒体功能障碍,如 OXPHOS 损伤、ROS 产生的升高、与线粒体蛋白的互作及改变线粒体动力学[9,10]。模拟疾病过程各个方面的小鼠模型的成功建立极大地促进了对 AD 病理生理机制的理解。1995年,Games 和合作者建立了第一个 APP 小鼠模型(称为 PDAPP),该模型携带人类"印第安纳"突变体 *APP* 基因(V171F)。研究者观察到 Aβ 在脑中的聚集、淀粉样斑的形成及反应性星形胶质细胞增多和神经营养不良[4]。有趣的是,在大多数 APP 小鼠模型中,认知障碍与脑中的 Aβ 寡聚物形成(约 6 月龄)同时开始,而神经细胞淀粉样沉积只在 12～23 月龄可见,并且沉积的数量也同时增加[11]。因此,记忆障碍似乎直接与细胞内 Aβ 寡聚体的聚集相关,而不与淀粉样斑的形成相关。当这些小鼠与携带 *PSEN1* 基因突变的小鼠杂交时(*PSEN1* 基因编码参与 APP 加工处理过程),早期淀粉样斑就会出现,同时伴随着线

粒体膜电位和 ATP 水平的降低[12]。

在 AD 转基因小鼠模型中，线粒体功能障碍发生在疾病的早期阶段。例如，在 *APPswe* 转基因鼠 Tg2576(瑞典突变)中，2 月龄时就观察到与线粒体能量代谢和细胞凋亡相关的基因表达上调。在 6 月龄时(此时可溶性 Aβ 在脑中积聚，但没有斑块形成)，线粒体呼吸链复合物 I 和复合物 III 蛋白亚单位的组成变化及线粒体呼吸的损伤就可以被检测到[13,14]。

与上述观察结果一致，在 *APPswe/PS2* 双转基因小鼠中，线粒体损伤首先在 8 月龄时被检测到，在淀粉样斑沉积之前、可溶性 Aβ 聚集之后[15]。总而言之，这些发现与最近提出的与年龄相关的 Aβ 毒性级联假说一致，这表明导致大多数分子和生化异常的最毒的 Aβ 物质实际上是细胞内可溶性寡聚物聚集体，而不是细胞外不溶性斑块[16]。

AD 中的第二个标志性病变，tau 蛋白是如何干预线粒体功能的? 在其异常高磷酸化形式中，tau 蛋白会形成 NFT，在这种情况下 tau 蛋白可以阻断线粒体转运。这会导致突触部位能量剥夺和氧化应激，从而导致神经退化[17,18]。到目前为止，在家族性 AD 中，并没有检测到微管相关蛋白 tau(microtubule-associated protein tau, *MAPT*)编码基因的突变。然而，在具有家族性的额颞叶痴呆(familial frontotemporal dementia, FTD)的帕金森综合征中，已经检测在第 17 号染色体上发生了 *MAPT* 的突变。基于这个发现，在 2001 年成功建立了 tau 蛋白病变的小鼠模型。这些 P301L tau 蛋白表达 pR5 的小鼠在 3 月龄时就出现 tau 蛋白积累，在 6 月龄时发现 NFT[19]。对这些小鼠(年龄在 8.5~10 个月)的脑蛋白质进行 MS 分析揭示了线粒体呼吸链复合物组分(包括复合物 V)，抗氧化酶和突触蛋白空间的功能失调[20]。P301L tau 小鼠中复合物 V 水平会降低，这个现象在人类 P301L FTDP－17 (与第 17 号染色体相连 FTD 的帕金森综合征)脑中也被证实。功能分析表明，在 pR5 小鼠模型中，出现年龄相关的线粒体功能障碍，并伴随 NADH 泛素氧化还原酶(复合物 I)活性的降低、年龄相关的线粒体呼吸受损及 ATP 合成减少都与线粒体功能障碍密切相关。线粒体功能障碍也与老年转基因小鼠体内的 ROS 水平升高相关。作为对氧化应激的响应，tau 蛋白病变的增加会导致脂质过氧化水平的改变和抗氧化酶的上调[20]。因此，这个证据首次表明不仅 Aβ 而且 tau 蛋白病变也会逐渐减弱线粒体功能，导致 AD 中的代谢障碍和氧化应激。

1.2　Aβ 和 tau 蛋白的协同作用模式

虽然 Aβ 和 tau 病变是 AD 的已知标志，但是斑块和 NFT(或分别为 Aβ 和 tau 蛋白)之间相互影响的机制仍不清楚。然而，线粒体损伤与 Aβ、tau 蛋白之间的密切关系是公认的。那么 Aβ 和 tau 蛋白病变又如何相互关联? 几项研究表明，Aβ 聚集体和 tau 蛋白超磷酸化可阻断线粒体至突触的转运功能，从而导致能量缺乏和神经退化[21]。

值得注意的是，在几个转基因小鼠模型中，脑内注射 Aβ 加剧了先前存在的 tau 蛋白病变[22,23]，而缺乏 tau 蛋白可以消除 Aβ 毒性[18,24]。我们的研究结果表明，在体外情况下，*tau* 转基因 pR5 小鼠中线粒体对 Aβ 造成的损伤更加敏感[2,25]，这表明 tau 蛋白和 Aβ 病变对该细胞器的协同作用。因此，这些研究首次证实了在 AD 中存在 Aβ 和 tau 蛋白之间复杂的互作。这两个分子会以多种方式损伤线粒体,但是它们对线粒体的呼吸有何影响呢?

1.3　高分辨率呼吸测量法评估线粒体的 OXPHOS 能力

为了解决这个问题,我们使用高分辨率呼吸系统对比评估了野生型小鼠与 APP/PS2 突变小鼠,P301L 突变小鼠(pR5 小鼠)或三突变小鼠(APP/PS2/P301L)的脑线粒体中整个氧化磷酸化系统(oxidative phosphorylation system, OXPHOS)的能力[26]。如下所示,在 37℃条件下,利用 Oroboros Oxygraph‐2k 系统分别对年龄匹配的野生型小鼠、APP/PS2 突变小鼠、pR5 小鼠和三突变[triple]AD 小鼠的脑皮层中新鲜分离的线粒体功能进行分析包括氧(O_2)流量和氧消耗进行测定。在检测到内源性呼吸后,加入谷氨酸(glutamate)和苹果酸(malate)以诱导状态 4 的呼吸(图 1 和 2a),加入 ADP 刺激状态 3 的呼吸。在确定联合呼吸后,加入线粒体解偶联物(FCCP,见下文),并且在没有质子梯度的情况下测量最大呼吸能力。通过注射 cyt C 来证实线粒体膜的完整性。为了抑制复合物Ⅰ~Ⅲ的活性,加入鱼藤酮(rotenone, rot)和抗霉素 A(antimycin A, AA)。在加入叠氮化物(azide)终止线粒体呼吸之前,使用抗坏血酸/TMPD(ascorbate/TMPD, A/T)刺激复合物Ⅳ的活性。氧(O_2)消耗量根据柠檬酸合成酶活性进行定量[3,26]。

我们确定流量控制比率以获得呼吸代谢状态的信息。呼吸控制率(RCR3/4)是线粒体耦合状态的指标。状态 3 是外源性 ADP 存在时的磷酸化呼吸速率,状态 4 与缺乏 ADP 时线粒体内膜上的质子渗漏有关。我们的研究结果显示,与 8 月龄的野生型小鼠相比,同龄的 APP/PS2 突变小鼠和三突变[triple]AD 小鼠的 RCR3/4 比值明显下降,类似的现象也出现在了老龄小鼠(12 个月龄)中。我们检查了 ETS/ROX 比率(electron transport system/ residual oxygen consumption,电子传递系统/剩余耗氧量,该比率可以计算出相对于剩余耗氧量的最大耗氧量能力),发现在 8 月龄和 12 月龄的小鼠中,APP/PS2 突变小鼠和三突变[triple]AD 小鼠中的比率要低于同龄的野生型小鼠。有趣的是,在以往的研究中,24 月龄前 pR5 小鼠与野生型小鼠相比,线粒体呼吸功能无明显下降[20]。相比之下,在 8 个月龄时,APP/PS2 突变小鼠的线粒体 OXPHOS 明显低于野生型小鼠。在这个年龄,三突变[triple]AD 小鼠脑线粒体的 OXPHOS 与同龄的 APP/PS2 突变小鼠没有差异,但在 12 个月时,三突变[triple]AD 小鼠的 OXPHOS 显著降低(图 2b)。综上所述,随着年龄的增加,线粒体呼吸能力的全面衰竭在三突变[triple]AD 小鼠线粒体中恶化最严重,提示 tau 蛋白和 Aβ 在线粒体功能上具有协同破坏的作用。

总之,我们的研究突出了线粒体在 AD 发病机制中的关键作用及该细胞器与 AD 两个主要病理特征的紧密关系。结果显示三突变[triple]AD 小鼠的呼吸和能量系统的紊乱似乎是由于 Aβ 和 tau 蛋白在线粒体上的联合作用加剧了呼吸能力的缺陷所导致的。这更加巩固了 tau 蛋白和 Aβ 的协同作用增加线粒体病理恶化的结论。

现在我们将详细地描述实验过程[25]。列出所需材料后,我们将描述线粒体从小鼠脑的分离过程及测量线粒体呼吸所需的步骤。必须注意,这个实验步骤中认为 Oroboros Oxygraph‐2k 系统是实验室常规使用的,所以我们将不讨论有关测氧记录仪的维持或校准的技术细节,仅讲述关于线粒体呼吸测定的实验步骤。

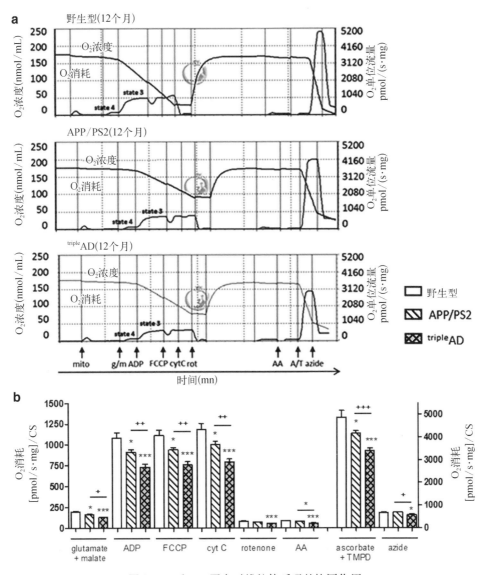

图 2　Aβ 和 tau 蛋白对线粒体呼吸的协同作用

（a）12 月龄野生型小鼠、*APP/PS2* 突变小鼠和三突变[triple]AD 小鼠的线粒体 O_2 流量和消耗的代表性图示，这些线粒体分别经滴定底物和线粒体复合物抑制剂的处理。（b）双因素方差分析显示，12 月龄的野生型小鼠和 *APP/PS2* 突变小鼠线粒体的呼吸频率有显著不同，这种受损的呼吸在三突变[triple]AD 小鼠中更为明显。双因素方差伴 post-hoc 检验 * $P<0.05$；** $P<0.01$；*** $P<0.001$ 与野生型相比；+ $P<0.05$；++ $P<0.01$；+++ $P<0.001$ 与 *APP/PS2* 小鼠相比（$n=7\sim12$ 只/组）。图片改自 Rhein 等，PNAS（2009）[26]，经作者的许可

2. 材料

使用超纯水（通过净化去离子水来制备，在 25℃ 下达到 18 MΩ cm 的灵敏度）制备所有溶液。

2.1 分离线粒体的溶液配制

（1）培养基1：138 mmol/L NaCl,5.4 mmol/L KCl,0.17 mmol/L Na$_2$HPO$_4$,0.22 mmol/L KH$_2$PO$_4$,5.5 mmol/L 一水葡萄糖,58.4 mmol/L 蔗糖,pH 调至 7.35。为了制备 1 L 培养基 1,称取 8 g NaCl,0.4 g KCl,0.024 g Na$_2$HPO$_4$,0.03 g KH$_2$PO$_4$,1.1 g 一水葡萄糖,20 g 蔗糖。加入水至 900 mL,并在室温下用磁力搅拌棒搅拌至所有粉末溶解。调节 pH,定容至 1 L。于 4℃储存。

（2）线粒体分离缓冲液：210 mmol/L 甘露醇,70 mmol/L 蔗糖,10 mmol/L HEPES, 1 mmol/L EDTA(tritriplex Ⅲ),0.45% BSA,pH 调至 7.4。制备 200 mL 缓冲液,称取 7.65 g 甘露醇,4.79 g 蔗糖,477 mg HEPES,74.4 mg EDTA(tritriplex Ⅲ)和 0.9 g BSA。将 水加入至 190 mL,并在室温下用磁力搅拌棒搅拌至所有粉末溶解。调节 pH 并加水定容 至 200 mL。以 10 mL 体积将溶液分装,冻存于−20℃(附注 1)。

（3）用水配制的 1 mol/L 二硫苏糖醇(Dithiothreitol,DTT)的储备液。

2.2 线粒体呼吸测定方法

（1）线粒体呼吸缓冲液：65 mmol/L 蔗糖,10 mmol/L KH$_2$PO$_4$,10 mmol/L Tris‒HCl, 10 mmol/L MgSO$_4$·7H$_2$O,2 mmol/L EDTA(tritriplex Ⅲ)·2H$_2$O,pH 调至 7。制备 200 mL 缓 冲液,称取 4.45 g 蔗糖,0.272 g KH$_2$PO$_4$,0.315 g Tris‒HCl,0.493 g MgSO$_4$·7H$_2$O 和 0.149 g EDTA(tritriplex Ⅲ)·2H$_2$O。加水至大约 190 mL,在室温下用磁力搅拌棒搅拌至所有粉末溶 解。调节 pH 并用水定容至 200 mL。以 20 mL 体积将溶液分装,冻存于−20℃。

（2）线粒体呼吸培养基(MiR05)：0.5 mmol/L EGTA,3 mmol/L MgCl$_2$·6H$_2$O, 60 mmol/L K‒乳糖醛酸盐,20 mmol/L 氨基乙磺酸,10 mmol/L KH$_2$PO$_4$,20 mmol/L HEPES,110 mmol/L 蔗糖,1 g/L BSA,pH 调至 7.1。首先,准备 0.5 mol/L K‒乳糖醛酸盐 储备液：将 35.83 g 乳糖醛酸溶解在 100 mL 水溶液中,用 KOH 调节 pH 至 7.0,并定容至 200 mL。制备 1 L 的 MiR05,称取 0.190 g EGTA、0.610 g MgCl$_2$·6H$_2$O、2.502 g 氨基乙磺 酸、1.361 g KH$_2$PO$_4$、4.77 g HEPES、37.65 g 蔗糖和 1 g BSA。添加约 750 mL 水和 120 mL 0.5 M K‒乳糖酸盐储备液。在室温下用磁力搅拌棒混匀,用 5 N KOH 调节 pH 至 7.1,并 用水定容至 1 L。以 20 mL 体积将溶液分装,冻存于−20℃(附注 2)。

（3）底物：所用的底物(储备液)和制备细节总结在表 1 中(附注 3～13)。

表 1 基于 oroboros oxygraph‒2k 系统,研究线粒体呼吸的底物制备及其功能

	名称/分子式		分子量 (g/mol)	贮 备 液		功 能	备注号
线粒体底物	Glutamate	谷氨酸钠,C$_5$H$_8$NO$_4$Na	169.1	2 mol/L	3.382 g/10 mL 水	诱导状态 4 的呼吸	4
	Malate	L‒苹果酸,C$_4$H$_6$O$_5$	134.1	0.8 mol/L	1.073 g/10 mL 水	诱导状态 4 的呼吸	5

续　表

名称/分子式		分子量（g/mol）	贮　备　液		功　能	备注号
ADP	K-腺苷 5′-二磷酸二水合物（$C_{10}H_{15}N_5O_{10}P_2K \cdot 2H_2O$）	501.32	0.5 mol/L	0.501 g/2 mL 水	诱导状态 3 的呼吸	6
cyt C	细胞色素 C	12,500	4 mmol/L	50 mg/1 mL 水	证明线粒体膜完整性	7
Ascorbate	抗坏血酸盐，$C_6H_7O_6Na$	198.1	0.8 mol/L	1.584 g/10 mL 水	刺激复合物 Ⅳ 活性	8
TMPD	N,N,N',N'-四甲基-p-盐酸苯二胺，$C_{10}H_{16}N_2 \cdot 2HCl$	237.2	0.2 mol/L	47.4 mg/1 mL 水	刺激复合物 Ⅳ 活性	9
Rotenone	鱼藤酮，$C_{23}H_{22}O_6$	394.4	1 mmol/L	3.94 mg/10 mL 乙醇	抑制复合物 Ⅰ 活性	10
AA	抗霉素 A	540	5 mmol/L	11 mg/4 乙醇	抑制复合物 Ⅲ 活性	11
Azide	叠氮化钠，NaN_3	65.01	1 mol/L	65 mg/1 mL 水	抑制耗氧量	12
FCCP	羰基氰化物 p-（三氟甲氧基）苯胺，$C_{10}H_5F_3N_4O$	254.2	0.32 mmol/L	2.54 mg/10 mL 乙醇（终浓度 1 mmol/L），从这里，用乙醇稀释 1∶3.125	在没有质子梯度的情况下决定解偶联呼吸	13

（第一列从上到下的合并单元格：线粒体底物、线粒体抑制剂、线粒体解偶联物）

2.3　Oxygraph 系统

Oroboros Oxygraph - 2k 系统用于高分辨率呼吸测量（HRR）研究（http://www.oroboros.at/? Oxygraph）。

3.　方法

在进行实验之前,对测氧记录仪进行设备和化学调试。

3.1　线粒体的分离

准备线粒体分离缓冲液(附注 1)并放置在冰上。打开离心机并预冷至 4℃。

(1) 断头处死小鼠,并在冰上分离大脑半球。用 10 mL 预冷的培养基 1 进行洗涤。

(2) 将脑组织样本移置 Potter 管中,使其在 1 mL 线粒体分离缓冲液中匀浆。吹打 10~15 次使组织匀浆化(附注 14)。

(3) 用 150 μL 线粒体分离缓冲液冲洗 Potter 塞子 3 次,并将总体系移入 2 mL 试管中。用 150 μL 线粒体分离缓冲液冲洗 Potter 管 3 次,并将总体系移入同一个 2 mL 管中。涡旋振荡(附注 15)。

(4) 在 1 450×g(4℃)下离心 7 min,并将上清液转移到新的 2 mL 管中。该步骤的目的是去除细胞核和组织颗粒。

(5) 以 1 450×g(4℃)离心 3 min,并将上清液再次转移到新的 2 mL 管中。

(6) 以 10 000×g(4℃)离心 5 min。弃去上清,回收沉淀。

(7) 将沉淀(线粒体)置于 1 mL 线粒体分离缓冲液中,并使用移液管吹打 15 次。

(8) 重复步骤 6 和 7 以获得线粒体碎片,并将沉淀置于 100 μL 线粒体分离缓冲液中。在冰上放置,准备后续测量实验(附注 16)。

3.2 线粒体呼吸测量:准备

实验前,准备好底物(储备液)(表 1)和测氧记录仪(附注 17)。

(1) 每个小室加入 50 μL 分离的线粒体,并关闭小室(附注 18)。标记为 01 状态 1。

(2) 加入 10 μL 2 mol/L 谷氨酸盐或 5 μL 0.8 mol/L 苹果酸盐(呼吸测定最终浓度分别为 10 mmol/L 和 2 mmol/L)。标记为 02 - GM2。

(3) 加入 8 μL 0.5 mol/LADP/室(最终测定浓度 2 mmol/L)。标记为 03 - GM3。

(4) 加入 2.5 μL 0.32 mmol/L FCCP/室(测定浓度为 0.4 μmol/L)。标记为 04 - GP3u。

(5) 加入 5 μL 4 mmol/Lcyt C/室(测定浓度为 10 μmol/L)。标记为 05 - GM3c。

(6) 用储备液制备(表 1),加入 5 μL 0.2 mmol/L 鱼藤酮/室(测定浓度为 0.5 μmol/L)。标记为 06 - rot。

(7) 用储备液中制备(表 1),加入 5 μL 1 mmol/L 抗霉素 A/室(测定浓度为 2.5 μmol/L)。标记为 07 - AA。

(8) 加入 5 μL 0.8 mol/L 抗坏血酸钠/室(测定浓度为 2 mmol/L)和 5 μL 0.2 mol/L TMPD/室(测定浓度为 0.5 mmol/L)。标记为 08 - AT。

(9) 加入 20 μL 1 mol/L 叠氮化钠/室(测定浓度为 10 mmol/L)。标记为 09 -叠氮化物。

3.3 线粒体呼吸测量:高分辨率呼吸测量法

线粒体耗氧量的测定是在 37℃下,使用 Oroboros Oxygraph - 2k 系统,通过高分辨率呼吸测量法测量(HRR)(http://www.oroboros.at/? Oxygraph)。测量时遵循 Gnaiger 方法[27]。

3.4 分析

在测量之后,将原始数据从测氧记录仪软件(DatLab)提取到 Excel 文件中。用柠檬酸合酶活性将数据标准化,其活性与线粒体的内容物相关(附注 19)。使用 GraphPad Prism 软件(或其他软件)和双因素 ANOVA 进行统计分析,伴 Bonferroni post hoc 后检验以比较不同组。$P<0.05$ 认为有统计学意义。数据表示为平均值±SEM。

4. 附注

（1）在实验开始前,预热线粒体分离缓冲液。对于两个脑半球,在 10 mL 缓冲液中加入 1 片 Complete® Mini（蛋白酶抑制剂混合物药片）和 5 μL 1 mol/L DTT（终浓度为 0.5 mmol/L DTT）。现用现配,3 h 内使用。

（2）MiR05 培养基可以保存 2~3 个月。K -乳糖醛酸溶液必须新鲜配制。

（3）在低温(4℃)下制备溶液。重新加热后,仔细混匀,因为可能会发生分层,而且化合物可能在冷的溶液中沉淀。在实验过程中,将储备液放置在冰上。注意:含有乙醇的溶液可能会存在挥发问题,导致溶质浓度升高。

（4）谷氨酸溶液(表 1)。用 37% HCl 将 pH 调至 7.0,每份溶液 0.5 mL 进行分装。储存于-20℃。

（5）苹果酸溶液(表 1)。用 100 mol/L KOH 中和(调至 pH 7.0),每份溶液 0.5 mL 进行分装。储存于-20℃。

（6）ADP 溶液(表 1)。用 50 mol/LKOH 中和,每份溶液 100 μL 进行分装。储存于-80℃。

（7）cyt C 溶液(表 1)。每份溶液 0.2 mL 进行分装。避光储存于-20℃。

（8）抗坏血酸溶液(表 1)。为了防止自发氧化,制备 0.8 mol/L 抗坏血酸溶液(137.6 mg/mL,pH 约为 2)。用抗坏血酸将抗坏血酸钠溶液的 pH 调节至 6 左右。每份溶液 0.2 mL 进行分装。避光保存在-20℃(试剂光敏感)。

（9）TMPD 溶液(表 1)。为防止自发氧化,用抗坏血酸盐溶液中和。以 1∶80 的比例稀释溶液,得到终浓度为 10 mmol/L 抗坏血酸的溶液。每份溶液 0.2 mL 进行分装。储存于-20℃。

（10）鱼藤酮溶液(表 1)。难溶解,每份溶液 0.2 mL 进行分装,避光保存在-20℃。注意:试剂光敏感;毒性强,小心操作。

（11）抗霉素 A(Antimycin A,AA)溶液(表 1)。每份溶液 0.2 mL 进行分装,储存于-20℃。注意:毒性强,小心操作。

（12）叠氮化物溶液(表 1)。每份溶液 0.2 mL 进行分装,储存于-20℃。注意:毒性强,小心操作。

（13）FCCP 溶液(表 1)。每份溶液 0.5 mL 进行分装,储存于-20℃。

（14）使用移液器缓缓吹打,避免气泡产生,避免样品受到强氧化。

（15）如果有几只小鼠,可在此步骤暂停,将样品放在冰上,所有小鼠样本需同步离心。由于 Oxygraph 包含两个小室,因此 1 天只可以检测少数动物的线粒体呼吸(6~8 只小鼠/天)。

（16）一份 50 μL 体系的样本可用于测氧记录仪的检测。对于蛋白质测定,稀释 3 μL 分离的线粒体到 PBS 中(稀释比率 1∶5),然后进行蛋白质测定[例如,用 Biorad DC™ 进行蛋白测定,用牛血清白蛋白(BSA)作标准曲线]。

（17）该实验需要遵循公司的操作步骤说明,需要有相关仪器和化学背景知识作指导

（http：//www. oroboros. at/？Oxygraph）。仔细校准以确定"空气饱和度"（R1）和"零饱和度"（R0）值。

（18）当测氧记录仪小室关闭时，请检查确认室内没有气泡残留。

（19）柠檬酸合酶活性经常用于标准化其他线粒体酶活性和线粒体呼吸，因为它与线粒体内容物相关。因柠檬酸合酶与辅酶 A（coenzyme A，CoA）、草酰乙酸的偶联反应，经 5,5′-二硫代氨基甲酸（2-硝基苯甲酸，DTNB）还原，消光系数为 13. 6 L/mmol·cm，所以柠檬酸合酶的活性可以通过测定 412 nm 波长处 DTNB 的还原反应来测定[3,26]。

致谢

本研究得到瑞士国家科学基金会（Grant SNF 310000 - 108223）、Synapsis 和 Novartis 医学生物研究基金会的资助。

参考文献
见二维码。

第 10 章
阿尔茨海默病小胶质细胞增殖分析

Diego Gomez-Nicola，V. Hugh Perry

摘要 小胶质细胞增殖和活化是许多神经退行性疾病的特征。尽管事实如此，对于特定的神经退行性疾病，尤其是 AD，相关定量信息仍然很少。确定局部增殖的程度不仅有助于进一步理解小胶质细胞增殖动力学，也提供了一个有效的潜在治疗策略。本章描述了采用免疫组织化学方法，分析小胶质细胞在 AD 转基因模型小鼠及人尸检样本中的增殖情况，并提供了不同实验水平下小胶质细胞反应的图谱。使用这种通用的方法在不同实验室分析小胶质细胞动力学，将有助于理解这些细胞在 AD 及其他神经退行性疾病的病理作用。

关键词 AD，小胶质细胞，增殖，溴脱氧尿苷(bromodeoxyuridine，BrdU)，Ki67，磷酸化组蛋白 H3，巨噬细胞集落因子 1 受体(CSF1 - receptor，CSF1R)，转录因子 PU.1，免疫组织化学

1. 引言

AD 是一种慢性神经退行性疾病，是西方国家最常见的一种老年痴呆症。尽管人们非常关注 AD 的炎症反应，且大量研究都关注小胶质细胞在 AD 中的作用，但学术界仍然未能清晰阐明其作用机制[1-3]。AD 的神经病理学研究显示存在明显的以小胶质细胞活化为表现形式的先天免疫激活特征，并伴随着多种巨噬细胞抗原表达的增加或重新表达[3,4]，以及炎症细胞因子的增加[5,6]。在神经退行性病变中，小胶质细胞的激活往往伴随着细胞密度的增加。此外，其他脑巨噬细胞、血管周围巨噬细胞(perivascular macrophage，PVM)和脑膜巨噬细胞(meningeal macrophage，MM)也在从外周到大脑的信号传递中起关键作用。最近研究报道显示，在 AD 小鼠模型中，循环祖细胞对小胶质细胞的影响很小，甚至没有影响[7]，这表明在原位小胶质细胞增殖调节小胶质细胞周转的机制中，循环祖细胞发挥的作用很小甚至没有[8,9]。在健康[10]和疾病[7,11,12]状态下，小胶质细胞数量、功能很大程度上独立于循环祖细胞。因此，对于常见的慢性神经退行性疾病(如 AD)，分析其病理状态下的 PVM、MM 和小胶质细胞增殖，对于理解先天免疫炎症如何影响疾病发生和进展至关重要。

虽然 AD 样本中观察到的小胶质细胞增殖被认为是小胶质细胞数量增加的原因,但直到最近才有报道直接证明小胶质细胞增殖(Iba1⁺ 细胞中 Ki67 的表达),伴随着转录因子 PU.1 和促分裂原 IL-34 的上调,是调控小胶质细胞增殖途径的关键[13]。CSF1R 通路是小胶质细胞增殖的重要信号通路,在 AD 中该信号通路表达上调,表明此通路在 AD 中的重要作用[14]。在 AD 转基因小鼠模型中,小胶质细胞的数量增加,且主要在斑块周围积聚[15,16]。然而,近期才有文献报道了小胶质细胞增殖(BrdU 插入 Iba1 阳性细胞中)的直接证据,表明斑块微环境对调控小胶质细胞的有丝分裂起直接作用[17]。

以上研究表明,在 AD 病理过程中控制小胶质细胞增殖的重要性,为调节大脑先天免疫提供了新的途径。建立可重复且通用的方法来监测 AD 模型和 AD 尸检脑组织中的小胶质细胞增殖,将为学术界提供有价值的工具,以便更好地对比实验模型或患者群体的实验结果,有助于进一步深入理解 AD 的病理生理学。

2. 材料

小胶质细胞增殖的免疫组织化学鉴定可采用如下方法。

2.1　组织样本

(1)小鼠/大鼠组织样本:为了保证细胞增殖的可靠相关性,建议使用胸苷类似物如 BrdU,它在分裂细胞中能够进入细胞核 DNA(附注 1)。尽管该方法也适用于新鲜的脑组织,但强烈推荐采用心脏灌注的方法固定组织(4% 多聚甲醛;附注 2)。也推荐使用小胶质细胞/巨噬细胞荧光标记的小鼠,如 c-fms EGFP 小鼠(绿色荧光)[18]或 CX3CR1 EGFP 小鼠[19],以便对脑中小胶质细胞的检测(图 1),见附注 1。

(2)人体组织样本:来自人的尸检样本通常是来源于脑组织库的石蜡包埋组织。来源于任何脑组织库的组织都需要具有知情同意和伦理许可。实验者在获取上述来源的组织样本时,有责任确保具备相关材料。

人体组织:该方法可适用于石蜡或新鲜冷冻的组织。根据实验需要,切片的厚度为 5~30 μm,建议使用 30 μm 切片结合免疫组织化学漂片法(标题 3)。

2.2　缓冲液和溶液

(1)柠檬酸盐缓冲液:将 2.1 g 柠檬酸钠溶于 1 L 蒸馏水(dH_2O)。用 NaOH 调节 pH 至 6.0,于 4℃储存。

(2)含吐温-20 的磷酸盐缓冲液(PBST 0.1/0.2):配制 10× PBS 储备液溶液,将 80 g NaCl、2 g KCl、26.8 g $Na_2HPO_4 \cdot 7H_2O$ 和 2.4 g KH_2PO_4 溶于 800 mL 的去离子水(dH_2O)中,用 dH_2O 定容至 1 L。当稀释成 1×PBS 时,用 HCl 或 NaOH 调节 pH 至 7.4。加入 0.1 或 0.2%(v/v)吐温-20 至 PBS 溶液中,轻轻混合,得到最终的"PSBT 0.1"和"PBST 0.2"溶液,于室温储存。

(3)Mowiol/DABCO 免疫荧光固定介质:将 2.4 g Mowiol 4-88(如 Sigma-Aldrich)与 6 g 甘油、6 mL H_2O 混合约 3 h。加入 12 mL 0.2 mol/L Tris-HCl(pH 8.5)。在 50℃下搅

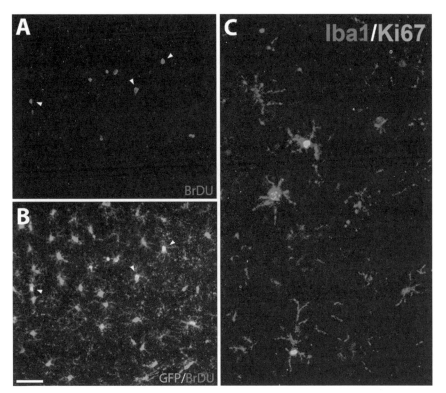

彩图

图 1 小鼠和人慢性神经退行性疾病中小胶质细胞的增殖

（a 和 b）感染朊病毒的小鼠模型（ME7 模型）海马中小胶质细胞（b；c-fms-EGFP +，绿色）用 BrdU（a，b；红色）标记的免疫组织化学代表图。（c）AD 患者颞叶皮层的小胶质细胞（Iba1[+]，红色）中 Ki67（绿色）标记的免疫组织化学代表图（彩图见二维码）。标尺：a 和 b，20 μm；c，100 μm。转载自 Gomez-Nicola et al.[13]，经神经科学杂志许可。神经科学学会（www.jneurosci.org）

拌直至溶解。5 000 ×g 离心 15 min，沉淀不溶物。加入 1,4 -二氮杂双环[2,2,2]辛烷（1,4 - diazabicyclo -[2,2,2]- octane，DABCO）作为防漂白剂（减少荧光团的褪色），终浓度为 2.5%（w/v）。分装成 500 μL 一支，并储存于-20℃。

（4）荧光猝灭溶液：0.1%（w/v）苏丹黑溶于 70%乙醇中。混合、过滤。室温避光储存。

2.3 试剂及其他成分

（1）液体化学品：乙醇；二甲苯；20 mol/L HCl。

（2）固体化学品：牛血清白蛋白（bovine serum albumin，BSA）；4′,6 -二脒基- 2 -苯基吲哚二盐酸盐（4′,6 - diamidino - 2 - phenylindole dihydrochloride，DAPI）。

（3）使用二抗宿主动物来源的血清（标题 3）。

（4）封闭液：5%血清，5%BSA 溶于 PBST 0.2。

（5）孵育盒或托盘。

（6）漂片孵育板：取出塑料细胞培养板，将每孔分成两个小室，并在孔的底部和两侧黏上不锈钢网。将组织切片放于小室中进行漂片法孵育。漂洗和孵育通过连通室来完成（附注 3）。

（7）ImmEdge 疏水笔（购于 Vector Labs），提供一个热稳定的防水屏障以保持试剂孵育在组织标本上（附注 3）。

（8）涂有明胶或 APES（3 - Aminopropyltriethoxysilane，APES）的玻片。也可以使用离子玻片（附注 3）。

2.4　一抗和二抗

（1）一抗（推荐）

1）小胶质细胞标志物：兔抗 Iba1（Wako）；山羊抗 Iba1（Abcam）；大鼠抗 CD11b（ABD Serotec）；兔抗 PU. 1（Cell Signaling）。

2）增殖标志物：小鼠抗 BrdU（Developmental studies Hybridoma Bank）；大鼠抗 BrdU（Santa Cruz Biotechnologies）；兔抗 PCNA（Abcam）；兔抗磷酸化组蛋白 H3（Cell Signaling）；兔抗 Ki67（Abcam）。

3）其他：鸡抗 GFP（Abcam）。

（2）二抗：生物素化、亲和纯化、二抗（Vector Labs）及荧光偶联（推荐 Alexa 405、448 或 594）二抗，或链霉亲和素（Life technologies）。

3.　方法

除非另有说明，所有过程均在室温下操作。

3.1　免疫组织化学法检测小鼠 AD 模型中的小胶质细胞增殖

（1）PBST 0.1 缓冲液漂洗切片 3 次，每次 5 min（附注 3）。

（2）仅用于检测 BrdU。BrdU 检测 DNA 变性：在 37℃ 下，与 20 mol/L HCl 共孵育 30 min。该步骤将使得 BrdU 抗体进入其 DNA 的抗原决定簇上（附注 4）。

（3）仅用于检测 BrdU。PBST 0.1 缓冲液漂洗 3 次，每次 5 min。

（4）封闭：孵育封闭液（5%血清，5%BSA 溶于 PBST 0.2 中）1 h。该孵育将阻止一抗或二抗与组织的非特异性结合。注意：孵育后不需要漂洗。

（5）一抗：用封闭液配制成抗体说明书推荐的稀释浓度（选择一个小胶质细胞的标志物（如 Iba1）和一个不同宿主的增殖标志物（如 BrdU）），4℃ 孵育一抗过夜（附注 5）。

（6）PBST 0.1 缓冲液漂洗 3 次，每次 5 min。

（7）二抗：用封闭液以抗体说明书推荐的稀释浓度配制合适的荧光二抗，孵育 1 h。从此步骤开始需要避光（附注 6）。

（8）PBST 0.1 缓冲液漂洗 3 次，每次 5 min。

（9）DAPI 复染：如果蓝色通道可用，孵育 DAPI 10 min（1∶2 000，PBST 0.1 稀释）（步骤 7 和注 6）。核染色将提供组织解剖参考，还可以确定细胞核以更好地识别增殖相关标志物。

（10）PBST 0.1 缓冲液漂洗 3 次，每次 5 min。

（11）固定和封片：使用 Mowiol/DABCO 固定介质（附注 7）。4℃ 保存玻片，拍照之前避光保存。

3.2　免疫组织化学法检测 AD 患者死后组织中的小胶质细胞增殖

人体组织的尸检样本通常从脑组织库获取并以石蜡包埋。如果通过其他保存方式获得的人组织切片，请省略步骤 1 和 2。从任何大脑库中获得的组织样本都应具有相应的知情同意书和伦理许可。

（1）脱蜡和水化。将切片转移到样本架，并在 60℃ 烘箱中孵育 40 min。加热后，将载玻片直接转移到二甲苯中（15 min），随后在水化溶液（100%、95%、80% 和 75% 乙醇，最后以去离子水结束，每次 5 min）中依次孵育。PBS 漂洗 3 次，每次 5 min。

（2）抗原提取：将载玻片转移到塑料样本架上，用过量的柠檬酸盐缓冲液覆盖（以防止蒸发引起的干燥），微波炉中全功率加热 25 min，然后迅速转入冷流水中。

（3）PBST 0.1 缓冲液漂洗 3 次，每次 5 min（附注 3）。

（4）封闭：封闭液孵育 1 h，阻止一抗或二抗与组织的非特异性结合。注意：孵育后不需要漂洗。

（5）一抗：用封闭液以抗体说明书推荐的浓度稀释，孵育一抗（选择一个小胶质细胞标志物（如 Iba1）和一个不同宿主的增殖标志物（如 Ki67）），4℃ 孵育过夜。

（6）PBST 0.1 缓冲液漂洗 3 次，每次 5 min。

（7）自发荧光猝灭步骤：用荧光猝灭溶液（苏丹黑）孵育 10 min。使用 AD 患者组织时该步骤特别重要，因为自发荧光（如脂褐素颗粒）的发生非常频繁，易干扰结果。

（8）PBST 0.1 缓冲液漂洗 3 次，每次 5 min。

（9）二抗：用封闭液以抗体说明书推荐的浓度稀释适当的荧光二抗，孵育 1 h。从此步骤开始注意避光（附注 6）。

（10）PBST 0.1 缓冲液漂洗 3 次，每次 5 min。

（11）DAPI 复染：如果蓝色通道可用，使用 DAPI 孵育 10 min（1∶2 000，PBST 0.1 稀释）（步骤 9 和附注 6）。核染色将可为解剖结构提供参考，并且可以提供核定位以便更好地识别增殖相关标志物。

（12）PBST 0.1 缓冲液漂洗 3 次，每次 5 min。

（13）固定和封片：使用 Mowiol/DABCO 固定介质（附注 7）。拍照前玻片 4℃ 避光保存。

4. 附注

（1）如果实验条件允许，强烈建议使用胸腺嘧啶腺类似物进行标记（如氚化胸腺嘧啶类似物）。目前为止，推荐使用 BrdU 单窗口观察增殖的方法［50 mg/kg 体重，溶于 0.9%（w/v）的无菌 NaCl 溶液（生理盐水）］，BrdU 腹腔注射给药。每单次剂量的 BrdU 将可标记 2~3 h 的增殖，因此建议使用累积剂量方式（即连续注射 3~4 次，间隔 3 h），以最大限度地显示出小胶质细胞的增殖情况，便于分析和定量。多窗口观察增殖情况可以通过连续使用互补类似物,(如 CldU、IdU 或 EdU)进行区别,检测方法与 BrdU 相似[20,21]。

（2）如果使用 BrdU 检测增殖,避免后固定时间过长(4℃不超过 2 h),否则可能会干扰 DNA 中 BrdU 抗原决定簇插入 DNA 的能力。如果需要长时间固定,则在 DNA 变性之前添加抗原修复步骤(标题 3.2)。

（3）免疫组织化学检测小胶质细胞增殖可以用贴片法、漂片法(推荐)进行。使用贴片法时,首先使用 ImmEdge 笔圈出周围区域,以限制液体扩散(标题 2)。

（4）当使用转基因报告小鼠(即 macgreen 或 CX3CR1 - EGFP)的组织时,BrdU 检测所需的 DNA 变性步骤可能会消除增强绿色荧光蛋白(enhanced green fluorescent protein,EGFP)的本体荧光。建议 GFP 一抗与绿色荧光偶联的二抗联合使用来获取 EGFP 的信号(图 1)。

（5）作为补充研究,强烈建议分析调控小胶质细胞增殖主要通路的不同成分的表达:如 CSF1R 的活化。转录因子 PU.1 的表达对于小胶质细胞是特异性的,并且与其增殖状态相关。此外,通过免疫组织化学分析 CSF1R(c-fms)、CSF1 或 IL - 34 的表达水平也可显示小胶质细胞的增殖活性[13]。

（6）免疫组织化学方法可适用于特定的实验目的,如使用常规的成像方法同时进行多达 4 个抗原决定簇的检测。在这些情况下,每个一抗与特定颜色荧光偶联的二抗的配对结合将取决于每个抗原决定簇的预期强度。因此,绿色荧光通常可较好地通过常规显微镜进行观察,所以它将用于预期信号较差的抗原。预期信号最佳的和最强烈的信号将被分配给红色或蓝色通道。如果需要,可以使用生物素耦合的二抗连接荧光偶联的链霉亲和素缀合物(链霉亲和素——生物素结合使得生物素化的抗体能够被检测)。

（7）如果使用免疫组织化学漂片法,切片需要事先转移到涂有明胶或离子的载玻片上,该过程中可以借助于毛笔刷来展平组织样本。

致谢

本研究由英国阿尔茨海默病研究协会和英国医学研究委员会(Medical Research Council,MRC),欧盟第七次框架计划 IEF273243 资助。作者之间没有利益冲突。

参考文献
见二维码。

第 **3** 部分

全面的疾病模型再现阿尔茨海默
病的特征：从细胞模型到人体

第 11 章

酵母菌作为阿尔茨海默病的研究模型：最新研究和学科前沿

Mathias Verduyckt, Hélène Vignaud, Tine Bynens, Jeff Van den Brande, Vanessa Franssens, Christophe Cullin, Joris Winderickx

摘要 酿酒酵母菌(*Saccharomyces Cerevisiae*)是一种单细胞真核生物模型,它使我们对许多细胞过程的分子机制理解有了重大突破。今天,它在基础研究和应用研究中的"重新应用"为更好地理解神经退化的机制铺平了道路。神经退行性疾病患者的日益增多是我们老龄化社会越来越严重的问题。其中最普遍的疾病是 AD,对全球 3 500 万人以上(Abbott,Nature 475,S2 - S4,2011)产生了影响,其对个人和社会都造成了巨大负担。该疾病有两个主要的病理特征：① 主要由 Aβ 沉积物组成的细胞外淀粉样斑；② 主要由过度磷酸化 tau 蛋白聚集体组成的细胞内 NFT。尽管深入了解神经退行性病变的潜在分子机制非常重要,但目前该领域的研究进展仍非常缓慢。迄今为止,多种互补的研究方法正在证明它们的价值,特别是对酿酒酵母菌的研究。该方法结合了成熟、快速的遗传和分子技术,能准确地捕获神经变性的关键分子。在这篇综述中,我们将重点放在利用酿酒酵母法作为研究 AD 模型系统所取得的重大进展。

关键词 酵母属,酵母,模型,AD,Aβ,tau 蛋白

1. 酵母菌作为模型系统

酿酒酵母菌,也被称为面包酵母、芽殖酵母,研究表明其作为模式工具有助于破译各种中央、保守、细胞生物过程的分子机制。这包括细胞周期的调节、分泌途径、线粒体生物学、基因互作和重组等。1996 年,酿酒酵母菌成为第一个完成基因组测序的真核生物[1],它具有非常集中的基因组,大约 12. 1 Mbp,目前已经明确 6 600 个开放阅读框架(open reading frame,ORF)[1-3]。相比之下,人类基因组的基因数量是其基因的 3~5 倍,但长度却超过其 250 倍(3 200 Mbp,32 亿个碱基对)。60% 的酵母基因与人类基因表现出显著的同源性,或具有至少 1 个保守结构域,通常与信号转导或特定的代谢过程有关[4]。此外,已知与人类疾病有关的基因中约有 30% 具有酵母菌同源基因[5]。自从基因组序列发表以

来,大量的全基因组信息在综合数据库中(表1)变得易于获取,为酿酒酵母菌成为开发新基因组技术的真核生物模型铺平了道路。

表1 酵母研究相关的网站和生物信息学工具

数据库和生物信息学工具	网 址
通用酵母菌基因组和蛋白质组数据库	
酵母菌基因组数据库(SGD,斯坦福)	http://www.yeastgenome.org/
酵母菌基因组综合数据库(CYGD—MIPS)	http://mips.gsf.de/genre/proj/yeast/index.jsp
京都基因和基因组百科全书(KEGG)	http://www.genome.jp/kegg/
酵母菌突变体库	
酵母菌基因组缺失计划	http://www-sequence.stanford.edu/group/yeast_deletion_project/
欧洲酿酒酵母菌功能分析档案(EUROCASF)	http://web.uni-frankfurt.de/fb15/mikro/euroscarf/
酵母菌哺乳动物和酵母菌同源搜索工具	
哺乳动物与酵母菌(SGD)同源性	http://www.yeastgenome.org/mammal/
蛋白质同源簇群(COGS)	http://www.ncbi.nlm.nih.gov/COG/
发现同源物(同源物)	http://www.ncbi.nlm.nih.gov/homologene
人类疾病研究的酵母工具	
人类疾病相关基因的酵母同源物	http://mips.gsf.de/proj/yeast/reviews/human_diseases.html
线粒体相关蛋白、基因与疾病(MitoP)	http://www.mitop.de:8080/mitop2/
酵母菌蛋白质组分析	
酵母菌蛋白质本地化数据库(YPL.db)	http://ypl.uni-graz.at/pages/home.html
酵母菌 GFP 融合定位数据库(yeastgfp)	http://yeastgfp.yeastgenome.org/
蛋白质互作数据库(DIP)	http://dip.doe-mbi.ucla.edu
分子互作数据库(MIT)	http://160.80.34.4/mint
蛋白质超链接	http://www.ihop-net.org/UniPub/iHOP/
酵母菌表达分析	
普林斯顿微阵列数据库	http://puma.princeton.edu/
酵母菌微阵列全预览(YMGV)	http://www.transcriptome.ens.fr/ymgv/
酵母菌表型分析	
酿酒酵母菌形态数据库(SCMD)	http://yeast.gi.k.u-tokyo.ac.jp/
酵母菌表型性状的分析(PROPHECY)	http://prophecy.lundberg.gu.se/

作为实验模型系统,酿酒酵母菌可提供一系列的工具和技术方法[6]。因此,可用的缺失和过表达数据库使旨在揭示基因互作的实验变得更容易开展,同时也方便研究某些参与各种过程和生理反应的基因。目前许多的研究都受益于这些基因数据库。在蛋白质组

学水平上,可以使用诸如酵母菌的双杂交、TAP－TAG 和免疫共沉淀技术来研究蛋白质互作,也可以使用含有标记蛋白的镍或硝基纤维素涂层载玻片来研究蛋白质微阵列。这些方法可用于明确蛋白质-蛋白质、蛋白质-核酸和蛋白质-脂质的互作。蛋白质定位研究可以使用绿色荧光蛋白(green fluorescent protein,GFP)或红色荧光蛋白(red fluorescent protein,dsRed)的融合蛋白,其可在酵母菌中表达,也可以通过内源性标记将荧光标记,通过同源重组插入基因组。酿酒酵母菌特别适用于高通量筛选研究。基因敲除[7] 和基因过表达数据库[8,9] 与高通量筛选的研究方法结合使用,可以快速评估数千个基因的表型及作用。一个典型的实验设计包括发现能够筛选有毒性表型(如毒性 Aβ 肽)的基因如图 1 所

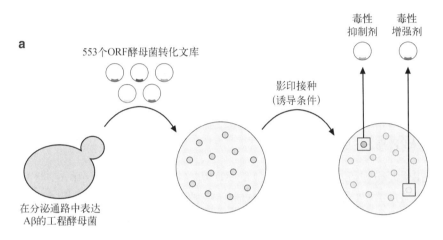

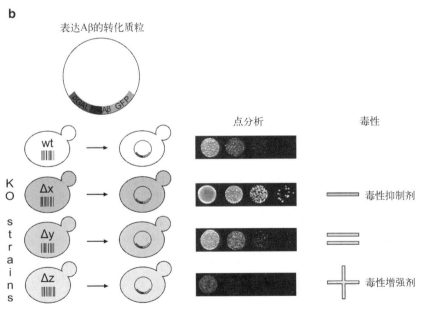

彩图

图 1　高通量实验可以很容易地在酿酒酵母中进行

(a) 构建含有可诱导毒性 Aβ 蛋白基因的酵母菌株由 5 532 个 ORF 的文库转化。在从非诱导到诱导条件的复制后,可分离出表现出毒性或增殖速度加快的转化质粒并进行测序,以识别相应的 ORF。(b) 为了进一步分析所选基因缺失或过表达的作用,可将 Aβ 构建体转化为适当的基因缺失或过表达菌株,然后进行必要的实验

示。酿酒酵母菌也是第一个使用 cDNA 微阵列进行全基因组转录分析的生物体,从而实现对某一细胞群体中 mRNA 水平进行系统的大规模分析[10]。小分子的生物学效应也可以很容易地使用酵母菌高通量分析进行研究。利用自动化系统可以同时测试大量的化合物,并且酵母菌基因缺失数据库可以帮助阐明某一化合物对特定基因的作用[11,12]。

长期以来,人类疾病相关基因的研究受到酵母菌中同源性基因的限制。最近,将酵母菌没有的人类基因导入酵母菌的"人源化酵母"模型正被用于破译人类疾病的分子机制[13-15]。作为早期筛选工具,许多酵母菌模型系统正越来越被研究团队所接受,使用酵母菌来模拟复杂疾病也常常带来令人惊喜或意想不到的结果。虽然酿酒酵母菌是一种简单的单细胞真核生物,但是研究结果仍需考虑到所有真核生物的核心机制、基本途径和网络调控的存在,以及酵母菌与人类之间的遗传同源性。目前为止,酵母菌研究已经帮助人类了解 AD、帕金森病[16-18]、亨廷顿病[19-21]、肌萎缩性侧索硬化(amyotrophic lateral sclerosis, ALS)[22]、蛋白酶病(如囊性纤维化[23]和多种 tau 蛋白病[24])。

2. 酵母菌中 Aβ 毒性的建模方法

2.1 APP 形成过程

老年性或淀粉样斑是受到最多关注的 AD 病理特征。它们主要由 Aβ 肽的沉积物组成。这些肽通过 APP 在淀粉样蛋白生成途径中被 β-分泌酶和 γ-分泌酶切割而产生。或者,APP 可以通过非淀粉样蛋白生成途径进行,其中 α-分泌酶切割 Aβ 区内的 APP(图 2)[25]。APP 是一种 I 型跨膜蛋白,具有与信号转导、细胞黏附、神经元成熟和迁移相关的功能[26]。也有报道其具有铁输出的铁氧化酶功能[27]。通过 β-分泌酶处理可释放 N-末端胞外的结构域并且留下称为 C99 的膜结合的 C-末端片段。然后 γ-分泌酶切割该内膜片段(图 3a)[28]。这种切割更复杂,可以产生 38~43 个氨基酸的 Aβ 肽[29]。在健康人群中,主要产生 $Aβ_{40}$,但在 AD 患者中,由 $Aβ_{40}$ 向 $Aβ_{42}$ 转化的形式更多,这种形式更为疏水,更易于聚集[30]。在某些家族性 AD 患者中,由于 APP 或早老素的突变(γ-分泌酶的催化亚基),$Aβ_{42}$ 以主要形式存在。APP 在 Aβ 部分的突变也可以改变其聚集性质,这也是家族性 AD 的形成另一个原因[31]。

早期的研究主要集中在细胞外淀粉样斑上,但最近研究热点已经转移到 $Aβ_{42}$ 的细胞内作用上[32]。APP 被转移到内质网中,并在高尔基体成熟转运至细胞膜。相当一部分 Aβ 可以重新被内吞,表明 APP 的剪接过程也可以发生在分泌和内吞途径中[33,34]。关于哪些物质具有毒性仍然有很多疑问,一系列可溶性 Aβ 寡聚物也被报道具有毒性。细胞外大的斑块被认为毒性较小,尽管它可能作为可溶性 Aβ 的存储库。毒性寡聚物如何引起细胞功能损伤仍然不清楚,但是有人认为细胞毒性可能通过抑制蛋白酶体的产生[35]、ROS 的产生和线粒体损伤导致氧化应激[36,37]、内吞效率的变化[38]、Ca^{2+} 信号的破坏[39]和突触受体水平及活性的改变[40]。

起初涉及 Aβ 的酵母菌研究集中于 APP 和 C99 的形成过程。Zhang 及其同事的第一项研究表明在蛋白酶缺陷型酵母菌株中,APP 可融合在作为信号序列的前-α-交配因子[41]。经后期高尔基体复合体 Kex2 处理后,切除 α 因子,全长 APP 就可以被监测到。

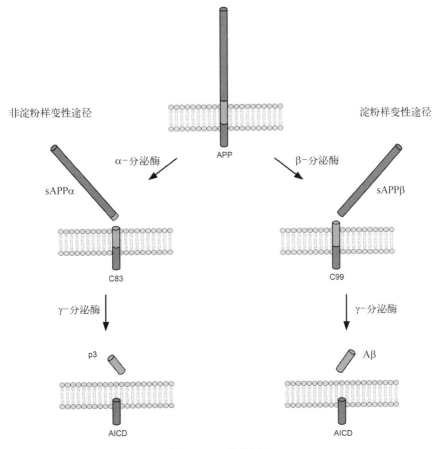

图 2　APP 剪接过程

　　在非淀粉样变性和淀粉样变性途径中，细胞膜上 APP 被剪接。在非淀粉样变性途径，α-分泌酶切割 APP，产生可溶性片段 sAPPα 释放到细胞外空间中，83 个氨基酸长度(C83)的 C-末端部分保留在质膜中，随后可被 γ-分泌酶切割，释放 p3 片段。在淀粉样变性途径中，β-分泌酶切割 APP 产生保留在膜内的 99 个氨基酸片段(C99)。C99 被存在于质膜中的 γ-分泌酶裂解，也可在内质网中也被切割，导致 Aβ 肽的释放

　　研究人员发现，APP 进一步形成过程中，因为在培养基中释放出 N-末端胞外域，并且 C-末端片段也可以检测到，这些片段和人细胞中 α-分泌酶切割释放的 C-末端片段大小相同。在一项后续研究中，揭示由 YAP3 和 MKC7 编码的两个 GPI 连接的天冬氨酰蛋白酶负责这种剪接[42]，而从内质网到高尔基体的转运被阻断的突变体中没有发生切割。实验证据提示，α-分泌酶样的活性，最有可能在晚高尔基体剪接 APP(图 3b)。在酵母细胞中没有观察到内源性 β-分泌酶或 γ-分泌酶活性，但已构建了工程化的菌株，其 APP 片段可以被人 β-分泌酶(BACE1)或重组的 γ-分泌酶复合物剪接。对于 BACE1，将包含 β-位点、跨膜结构域和 C-末端结构域的 APP 片段与酵母菌转化酶融合，β-分泌酶表达后，可在选择性平板上恢复生长[43]。对于 γ-分泌酶，APP 的 C_{1-55} 片段与 GAL4 转录因子融合。在所有 4 种 γ-分泌酶亚基表达后，GAL4 被释放并引发 β-半乳糖苷酶的转录和翻译，可以很容易地使用 ONPG(邻硝基苯基-β-半乳糖苷)显色检测，并且只有当所有 4 个亚基都被表达时，才能检测到 β-半乳糖苷酶活性[44]。

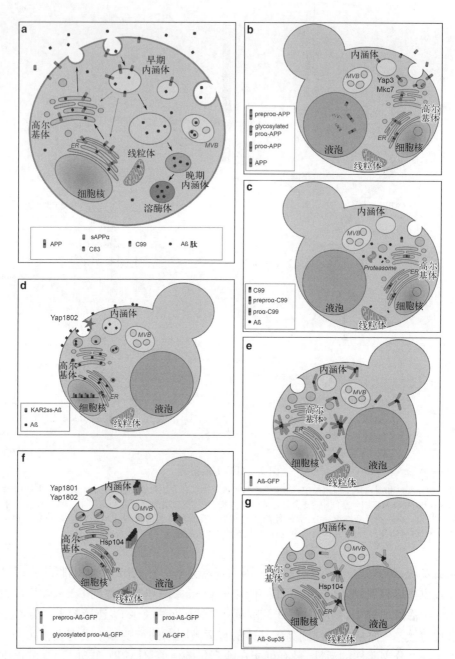

彩图

图 3 APP 的剪接和 Aβ 在神经元和酵母菌模型中的表达

在神经元中,Aβ 肽,不仅在质膜上产生,而且还可以在胞内细胞器中产生,如内质网和反式高尔基体(a)。此外,细胞外释放的肽还可以重新被内吞。这些不同的机制导致 Aβ 不仅可在多泡体(multivesicular bodies,MVB)、溶酶体、内质网和高尔基体中检测到,也可以在线粒体和胞液中检测到。APP 剪接,Aβ 毒性和聚集可在酿酒酵母菌中进行建模。通过加入分泌信号因子 α(b,c 和 f)或 KAR2(d),APP(b)、C99 片段(c)、单独的 Aβ(d)或与 GFP(f)融合被运送到分泌途径。使用这些模型,Zhang 等[41] 在酵母菌(b,Yap3 和 Mkc7)中鉴定了“分泌酶样”活性,而 Sparvero 等[45] 阐明了 C99(c)表达后蛋白酶体在去除聚集倾向物中的重要作用。Treusch 等[47](d),用 D'Angelo 等[50](f)的毒性模型强调了 calthrin 蛋白依赖性内吞作用(通过 Yap1802、Yap1801、红星)参与了 Aβ 毒性,同时也证明了 Aβ 分泌途径中细胞呼吸的快速改变。使用 GFP(e)标记的 Aβ 或 Sup35 的 C-末端部分(缺乏朊病毒结构域)(g)的 Aβ 聚集的细胞质模型有助于发现 Hsp104 在 Aβ 聚集中的作用,并用于寡聚化检测。彩图见二维码蛋白酶体能够从细胞中去除有聚集倾向的肽,但 AD 中的蛋白酶体活性是受损的[35]。Sparvero 等测定了野生型酵母菌及含蛋白酶体的两个亚基突变的酵母菌株中 C99 片段,结果发现突变的酵母菌株活性受到严重损害[45]。使用 ZipTip 免疫捕获和 MS 法分析可被 Aβ 抗体识别的多肽。结果发现当蛋白酶体活性受损时,C99 的蛋白质组学片段谱是完全不同的,这表明其他蛋白质质量控制机制可以对 C99 进行补偿和作用(图 3c)。这种反应导致了具有更强的疏水性多肽的产生,可以更容易地聚集。具有良好功能的蛋白酶体的细胞具有较少数量的片段,并通常不易聚集。然而,在野生型酵母细胞中也检测到两个较大的淀粉样变性,因此一小部分蛋白酶体活性改变可能有助于有毒性物质的产生。

2.2　Aβ 毒性

由于极快的降解或 Aβ 毒性引起的选择抗性,尚无法在酿酒酵母中表达可供检测研究的天然 $Aβ_{42}$ 肽。已经发现,Aβ-GFP 融合蛋白能够稍微降低酵母生长速度并诱导热休克反应[46]。然而,在 2011 年,两个课题组成功制备了能够表达天然 Aβ 肽的酵母模型。Treusch 等将 KAR2 信号序列融合到 Aβ 序列的 N-末端,优化密码子以在酵母中表达(图 3d)[47]。KAR2 的功能是将肽引入分泌途径。由于酵母细胞壁抑制肽的分泌,Aβ 保留在胞壁空间中,可以与质膜互作并发生内吞作用,通过病理相关的细胞器进行运输。当 Aβ 由可被从半乳糖诱导的多拷贝质粒表达时,酵母菌生长速率引进轻微降低。为了方便遗传筛选,构建体的串联拷贝被整合到基因组中,导致强烈的细胞毒性作用,从而制备出半乳糖生长受损而不引起高致死率的酵母菌株。由于 $Aβ_{40}$ 对酵母细胞毒性较小,可使用 $Aβ_{40}$ 构建体作为对照。天然肽可以使用免疫印迹法检测,未煮沸的样品中可检测到 $Aβ_{42}$ 寡聚体和少量 $Aβ_{40}$,这表明如同在神经元中,寡聚物会引起细胞毒性。将 5532 开放阅读框(open reading frame,ORF)的过表达文库转入 $Aβ_{42}$ 筛选菌株,显示中等的 Aβ 毒性,从而易于鉴定出毒性增强剂或抑制因子。发现 17 个增强子和 23 个抑制子,其中多数都显示出与人类基因序列的相似性。其中 12 个具有明确的人类同源性,3 个与网格蛋白介导的胞吞作用有关,7 个与细胞骨架功能相关。这些基因中有几个具有与 AD 危险因素相关的人类同源性基因,最显著的是人类同源物 YAP1802 和 DICALM,是目前被确定的散发性 AD 的危险因素[48,49]。对于某些基因已经在转基因的隐杆线虫和大鼠皮层神经元中进行了实验。这些实验的结果证实了从酵母菌的研究中获得的结果,从而验证了模型。最后,通过分析 Ste3-YFP 融合蛋白的定位,探讨了 $Aβ_{42}$ 对网格蛋白介导的内吞作用的影响。在对照组细胞中,这种蛋白定位于液泡内腔,而在 $Aβ_{42}$ 表达的细胞中可以在多个病灶中找到 Ste3-YFP,表明胞吞作用受到严重干扰。有趣的是,3 种毒性抑制因子的过度表达在每种情况下都能够部分挽救内吞的缺陷。

D'Angelo 课题组也验证了一种 $Aβ_{42}$ 诱导的细胞毒性的酵母模型[50]。前促交配因子(prepro-α-matching factor)、$Aβ_{42}$ 和 GFP 之间的融合引起了明显的细胞毒性(图 3f)并可重复验证。无 GFP 的 α-交配因子-$Aβ_{42}$ 融合也是具有细胞毒性的,但是蛋白质印迹分析结果显示该融合蛋白的表达显著降低。GFP 似乎可以稳定会被快速分解的 Aβ,但不影响任何可观察到的细胞毒性作用。与野生型 Aβ 相比,含有 $Aβ_{42}$ 的北极突变体的融合蛋白毒性增加。通过分泌途径进行转运是十分重要的,没有前信号序列的 Aβ 没有引起任何明显的细胞毒性。有趣的是,经过滤器捕获和荧光显微镜分析表明,有无信号序列的 Aβ 形成的聚集体似乎是不同的。当在细胞质中表达时,无信号序列,Aβ - GFP 均匀分布,可见部分荧光亮点(图 3e)。当通过分泌途径表达时,完全没有荧光,表明蛋白质的聚集以某种方式阻碍了GFP 折叠成天然状态。Aβ 和 GFP 之间的连接体能够恢复荧光。在有氧条件下监测呼吸速率,显示 Aβ 的存在导致氧消耗降低。当线粒体含量不变,这种减少可能是由抑制电子传递链引起的。据报道,Hsp104 在酵母中的 Huntingtin 聚集体方面发挥重要作用[21],研究人员测试了 Aβ 的毒性是否受到影响。令人惊奇的是,Hsp104 的缺失可以部分恢复 Aβ 表达引起的生长抑制。由于 Hsp104 是细胞质蛋白,这一观察结果表明至少部分 Aβ 肽可以逃脱分泌途径并进入细胞质中。在 *hsp104Δ* 菌株中未观察到荧光亮点,表明 Hsp104 对 Aβ 的聚集特性有影响。人类 PICALM 的酵母同源物 YAP1801 和 YAP1802 的缺失可引起 Aβ 毒性的轻微降低,小鼠 PICALM 的表达能够部分恢复野生型酵母菌中 Aβ 引起的毒性表型。这一结果与 Treusch 等获得的结果有些不一致。后者发现 YAP1802 过度表达可通过增加内吞作用,使细胞免受毒性影响。这种差异可能是由于两种模式的根本区别:Treusch 等的模型使用整合在基因组中的密码子优化的串联结构,这导致非常高的生产率;D'Angelo 等使用多拷贝质粒表达 Aβ 构建体,产生中等水平的 Aβ。另一种可能是,当 Aβ 水平非常高时,PICALM 可能降低其毒性,而当 Aβ 的量低于某一阈值时,增加内吞作用会导致相反效应。这两个实验设计使用两个不同信号序列的事实也可为这两个不同的结果提供解释。总体来说,这两种模型都清楚地显示了酵母菌如何作为人类疾病研究的相关工具,将 AD 的病理特征归纳为细胞毒性、寡聚化和与相关人类基因的参与。在这两种情况下,通过分泌途径的正确加工是研究 Aβ 在酵母中引起了细胞毒性作用。

2.3 Aβ 聚集

酵母模型已被专门用于研究 Aβ 寡聚化。Aβ 与 Sup35p(一种翻译终止因子)的C -末端部分融合(图 3g)[51]。Sup35p 是一种已知的酵母朊病毒蛋白,其聚集状态可以使用无义等位基因 ade1 - 14 进行测定,其中引入了一个提前终止密码子。Sup35p 在其正常状态下将生成一个截短的酶,使得细胞不能在没有腺嘌呤的合成培养基上生长;另外,当在培养基上生长时,它们将积聚一个红色的腺嘌呤生物合成中间体。当其以朊病毒形式[PSI₊]渗入,提前终止密码子翻译终止的效率将受损,细胞因此获得在不含腺嘌呤的培养基中生长的能力,并停止产生红色中间体色素。Sup35p 的 N -末端部分负责维持其朊病毒特性,但对蛋白质的基本功能维持不是必需的。通过将 Aβ 与 Sup35p 的 C -末端融合,失去朊病毒结构域,可作为一种简单的测定寡聚体的方法,被用于发现抑制 Aβ 寡聚化的特定点突变。此外,该方法表明 Hsp104 可与 Aβ 相互用,这与 D'Angelo 等的结果一致[50],即 Hsp104 的缺失抑制了寡聚化过程[51]。最近,该测定已被用于高通量筛选中,以发现抗寡聚化合物[52]。对 12 800 个小分子库进行检测,并确定了两个相关的化合物。对这两种化合物进行了进一步的生物化学分析,证实了其抗寡聚效应,验证了这种筛选方法解决这类问题是可靠和有效的低成本方法[52]。

3. 运用酵母模型研究 tau 蛋白生物学

　　tau 蛋白是参与微管(microtubules, MT)稳定和间隔的微管相关蛋白,是调节轴突运输的重要影响因素[53]。除了与微管结合之外,tau 蛋白还和其他细胞组分与酶互作,如质膜[54,55]、肌动蛋白丝[56]和 src 酪氨酸激酶(如 FYN[57-59])。tau 蛋白有 6 种不同的亚型,由不同 mRNA 剪接产生。这些异构体差别在于是否存在或缺失两个 N -末端插入片段,或者影响 tau 蛋白稳定微管能力的微管结合结构域中微管蛋白结合序列的其他重复[53]。tau 蛋白与微管结合在很大程度上受到磷酸化的调节,各种激酶和磷酸酶的互作产生了微管稳定性容易改变的动态环境[60,61]。在最长的 tau 蛋白异构体中,可以找到 79 个可能的 Ser/Thr 磷酸化位点,并且其中 30 个磷酸化位点已经被报道。

　　在 AD 中,tau 蛋白可以以各种聚集形式检测到,包括细胞内配对螺旋片段(paired-helical fragment, PHF)和 NFT[62]。这些聚集体中的 tau 蛋白是过度磷酸化的,导致了研究者对 tau 蛋白磷酸化研究越来越感兴趣[24]。过度磷酸化的 tau 蛋白构象发生改变,促进了寡聚化和聚集(功能的增加),并导致 tau 蛋白从微管释放,从而使其失去稳定性(失去功能)(图 4a)。体外研究证实,tau 蛋白的过度磷酸化可以促进聚集,但对于该过程确切的磷酸化位点尚不清楚,以及 tau 蛋白通过何种机制导致细胞毒性和细胞死亡仍未明确。

　　尽管目前只有几个研究使用酵母菌模型探讨 tau 蛋白生物学,但它们的结果显示了酵母菌模型的潜力和可靠性,因为 tau 蛋白病理生理学的关键,如磷酸化、构象变化和聚集性都可以准确地重现[63]。当人类同型含有 3 或 4 个微管结合重复序列和 tau 蛋白(3R -tau 和 4R -tau 同型蛋白)在酿酒酵母菌中表达时,使用磷酸特异性抗体检测与病理相关的 tau 蛋白表位上的磷酸化,证明酵母菌激酶能够识别并磷酸化蛋白 tau[64]。此外,还可以使用构象依赖性抗体 MC -1 检测 tau 蛋白,MC -1 是病理性 tau 蛋白细胞及其前体的标志物[65-67]。在某种程度上,tau 蛋白可以在肌氨酰不溶性组分(SinT -肌氨酰不溶性 tau 蛋白)中检测到,表明 tau 蛋白聚合物的形成[64]。重要的是,这些特征的发现可以被酵母菌 tau 蛋白激酶 Mds1 和 Pho85 分别为人激酶 GSK -3β 和 cdk5 的直系同源物调节,两者都能直接磷酸化 tau 蛋白。有证据表明,cdk5 也能够间接地通过抑制 GSK -3β 影响 tau 蛋白磷酸化[68]。当酿酒酵母菌中敲除 Mds1 时,AD2(P -S396 -P -S404)和 PG -5(P -S409)表位的磷酸化显著降低。这是预期的 AD2 表位,也是哺乳动物 GSK -3β 的直接靶标[69]。然而,PG -5 不是 GSK -3β,而是 PKA 的典型靶标,这可能表明 Mds1 能够间接影响 PG -5 表位的磷酸化[70,71]。有趣的是,删除 Pho85 导致磷酸脂特异性抗体的免疫反应性显著增加。这种过度磷酸化伴随着 MC -1 免疫反应性的增加且存在 tau 蛋白在肌氨酰不溶性组分中水平的升高[64](图 4b)。这一观察结果将这两个表位上的磷酸化与 tau 蛋白聚集联系起来,并且支持这样的观点,即如哺乳动物中的 cdk5[72],Pho85 能够作为磷酸化的负调节因子间接影响 tau 蛋白磷酸化,从而使其构象发生了变化和聚集。

　　体外研究中使用两种不同技术进一步揭示了 tau 蛋白的过度磷酸化的特征[64,73]。因此,从野生型(WT)mds1Δ 和 pho85Δ 菌株中分离的可溶性 tau 蛋白保持其磷酸化

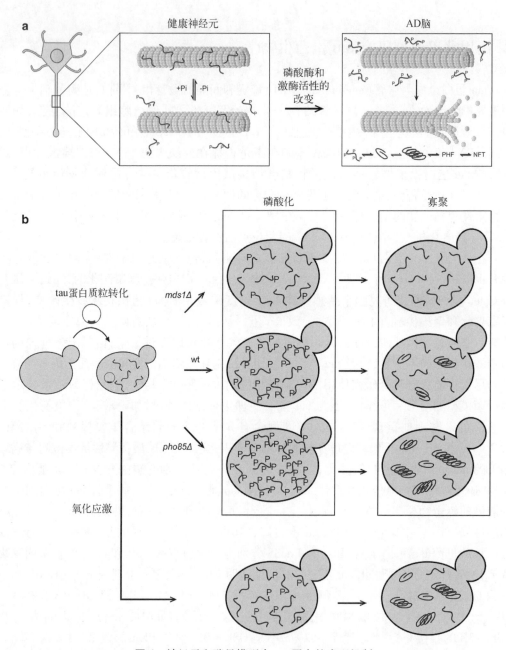

图 4 神经元和酵母模型中 tau 蛋白的病理机制

（a）在健康神经元中，tau 蛋白结合并稳定微管。这种结合可以通过 tau 蛋白磷酸化的差异水平来调节，产生可随时改变微管稳定性的动态平衡，对于信号的有效转导是重要的。然而，在受 AD 影响的神经元中，tau 蛋白由于多种激酶和磷酸酶活性的改变而被过度磷酸化，从而损害其结合微管的能力。tau 蛋白的过度磷酸化可以改变其构象并引起 tau 蛋白寡聚化并最终聚集成 PHF 和 NFT。另外，引发微管稳态失衡，并且开始解聚会导致细胞骨架破坏和信号传递中断。（b）在酿酒酵母菌中，tau 蛋白可以在含有 tau 蛋白构建体的载体转化后表达。在野生型菌株中，相关的病理表位上磷酸化，tau 蛋白可以通过磷酸化特异性抗体的免疫检测方法确定。肌氨酸不溶性 tau 蛋白（SinT）的测定确定了一小部分 tau 蛋白不溶于肌氨酸，并测定出 tau 聚物含量。在 *mds1Δ* 和 *pho85Δ*（人激酶 GSK－3β 和 cdk5 的同源基因）缺失株中，tau 蛋白的磷酸化和聚集受到影响；在 *mds1Δ* 中，磷酸化和聚集物减少；在 *pho85Δ* 中，磷酸化和聚集水平显著增加。有趣的是，氧化应激时，磷酸化水平略低于野生型，而聚集增加，表明氧化应激是导致 tau 蛋白聚集的第二个替代途径状态；并且显示从 *pho85Δ* 菌株分离的 tau 蛋白，其过度磷酸化形成明显更快。此外，在进一步分离后，可获得 MC‐1 阳性组分，并且将这些物质添加至可溶性 tau 蛋白中，可大大加速 tau 蛋白聚集。这一观察结果与过度磷酸化 tau 蛋白的接种能力一致。在第二个实验中，使用由猪微管蛋白组成的紫杉醇稳定的微管，测试酵母分离的 tau 蛋白与哺乳动物微管的体外结合能力。从 *pho85Δ* 菌株分离出的 tau 蛋白显示出最差的微管综合能力，可见磷酸化状态与结合、稳定微管的能力之间存在负相关性。在该实验中，在野生型菌株中表达的 tau 蛋白稳定微管的能力最好，其次是 *mds1Δ*，显示磷酸化状态受损。迄今，并未观察到 tau 蛋白与酵母微管蛋白的结合，很可能是由于酵母和哺乳动物微管蛋白之间的差异。

在 WT、*mds1Δ* 和 *pho85Δ* 酵母菌株中表达了几种临床 FTDP‐17（与第 17 号染色体相关的额颞叶痴呆和帕金森综合征）tau 蛋白基因突变体，并分析了它们的磷酸化模式和 SinT 水平[74]。推测这些 FTDP（frontotemporal dementia and Parkinsonism linked to chromosome‐17）突变的作用包括通过影响剪接效率而改变 3R‐tau 和 4R‐tau 亚型间的比例，影响 tau 蛋白的微管结合能力来改变 tau 蛋白的构象[24,62,75]。有趣的是，与野生型 tau 蛋白相比，P301L 和 R406W tau 突变体在 PG5 表位上磷酸化降低，SinT 水平降低。这些发现再次提示了 PG5 位点磷酸化对触发 tau 蛋白磷酸化的重要性。为了证实这一点，对 PG5 表位进行突变，并分析了合成的 S409A 和假磷酸化的 S409E 突变体的表达结果。S409A 突变体显示 tau 聚集减少，而 S409E tau 突变体的 SinT 水平增加或与野生型相当。此外，PG5 表位的磷酸化也被发现对 tau 蛋白‐微管互作是不利的。与微管蛋白结合的 tau 蛋白和可溶性 tau 蛋白的磷酸化表位图显示了微管结合中存在几种磷酸表位，而 PG5 表位几乎完全缺失，揭示了微管结合能力与 tau 蛋白聚集倾向之间的负相关性。总之，这些结果说明 S409 磷酸化是决定生理和病理性 tau 蛋白功能的相关因素。有趣的是，S409A tau 突变体在 AD2 表位显示出免疫反应性的降低，而假磷酸化的 S409E tau 却在该位点显示出磷酸化的增加。因此，似乎在 S409 和 S396/S404 位点的磷酸化是相互依赖的，并且 S409 磷酸化可引发随后 AD2 位点的磷酸化[74]。

越来越多的证据表明，氧化损伤在神经变性疾病的发展中起重要作用[76-79]。因此，研究者们评估了氧化应激和线粒体功能障碍对野生型和突变型 tau 蛋白的 SinT 形成的影响[74]。通过向培养基中加入硫酸亚铁来施加氧化应激，从而增加自由基的形成。加入硫酸亚铁的细胞中 SinT 水平显著增加，特别是对于 FTDP 突变体，表明这些突变体使 tau 蛋白在经受氧化应激时更易于聚集。有趣的是，经硫酸亚铁处理后，特别是在 AD2 和 PG5 表位，tau 蛋白磷酸化降低，表明氧化应激触发 tau 的过度磷酸化（图 4b）。此外，氧化应激处理使 S409A tau 蛋白的 SinT 水平提高到与未处理细胞中的野生型和 S409E tau 相当的水平。这再次表明 PG5 位点磷酸化不是聚集体形成的先决条件。由于氧化应激和线粒体功能障碍密切相关，研究者分析了两个缺失菌株：*sod2Δ*（即缺乏线粒体锰依赖性超氧化物歧化酶）[80] 和 *rim1Δ*（即缺少线粒体基因组维持必需的单链 DNA 结合蛋白）[81]。与氧化应激实验结果相似，tau 2N/4R 的 SinT 水平显著升高。SinT 对 S409A 和 S409E tau 的增加在同一范围，再次表明氧化应激和超磷酸化可协同作用于 tau 蛋白聚集。

综上所述，值得注意的是酿酒酵母菌中 tau 蛋白具有过度磷酸化和聚集等重要特征，在指数生长的细胞中没有观察到毒性作用,这意味着聚集不一定与细胞毒性相关。然而,由于实验是在细胞指数生长期进行,线粒体动力学和氧化应激等重要因素有些被排除在外。tau 蛋白确实可能对衰老细胞群体具有毒性作用,影响酵母菌繁殖的稳定性。

4. 结论和展望

近年来进行的出色研究表明,酵母菌模型具有破译神经退行性疾病分子机制的潜力。很显然,不能在简单的单细胞真核生物如酿酒酵母菌中真实地概括神经退行性疾病相关元素(如超细胞特征、突触、疾病传播)。然而,与人类基因组的高度同源性和保留了与人类疾病相关的核心基本途径,使得酵母菌成为强大的首选模型。更具体地说,先进的酵母菌模型开辟了研究 Aβ 的产生和毒性之间的潜在联系,以及与 tau 蛋白修饰和 tau 蛋白生物学的互作的途径。新的强大而可靠的 Aβ 和 tau 蛋白模型正在被开发,另外关于前期细胞毒性潜在分子机制研究取得令人鼓舞的进展。多个基因和网络调控的参与已经被证实,其结果可以在更高等的生物体中被验证,并最终可以在人体中得到相同结论。我们坚信,从酵母菌到人类的多种模式系统的发现和整合是未来研究的方向。

参考文献
见二维码。

第 12 章

酵母菌作为模型研究阿尔茨海默病 Aβ 聚集毒性、自噬反应和药物筛选

Afsaneh Porzoor, Ian MacreADie

摘要 Aβ 肽被广泛认为是 AD 的主要原因,它以寡聚化依赖的方式导致神经元死亡。为了发现可能对 AD 具有预防作用的 Aβ 新抑制剂,研究者们开发了一种定性测定人 Aβ$_{42}$ 肽含量和状态的酵母菌实验方法。该实验方法可用于研究 AD 的聚集毒性、自噬反应及进行药物筛选。

关键词 AD,Aβ,自噬,生物测定,流式细胞术,寡聚化,蛋白质聚集,蛋白质错误折叠,酵母菌

1. 引言

目前普遍认为 AD 是由 Aβ 引起的。Aβ 一般包括多种类型,通常长度在 40~43 个氨基酸的范围内。在本章中,我们将重点讨论 42 个氨基酸形式的 Aβ(Aβ$_{42}$),其序列如下:

DAEFRHDSGYEVHHQKLVFFAEDVGSNKGAIIGLMVGGVVIA。

为方便起见,我们将这种形式的 β-淀粉样蛋白称为"Aβ"(附注 1)。由于体外实验显示它和寡聚体依赖性杀伤神经细胞相关,因此研究者通常对这种形式的 Aβ 有浓厚的兴趣。Aβ 诱导的神经元死亡是 AD 发展的一个可能原因,所以常针对抑制其活性展开研究。

减少 Aβ 诱导杀伤的策略包括使用化学药物和通过抗体灭活和/或去除 Aβ,并努力阻止毒性寡聚集物的形成。可是,迄今,这些成果非常有限,很大程度上是由于动物模型的局限性。

本章重点阐释使用酵母来筛选靶向 Aβ 的化合物,这些化合物可能在人们预防 AD 方面具有实用价值。由于有多种方式可用于检测影响 Aβ 的化合物,我们的方法是"开放式的"。我们正在筛选的化合物包括:

- 直接结合 Aβ 并阻断它聚集的化合物。
- 结合 Aβ 并靶向其降解的化合物。
- 增强引起 Aβ 降解细胞过程的化合物。
- 增强保持 Aβ 单体形式的细胞过程的化合物。

实验中,我们在酿酒酵母菌中转化一个可持续表达的融合于 Aβ 的 N-末端或 C-末端的绿色荧光蛋白(green fluorescent protein,GFP)的质粒。该构建体使用强大的甘油醛-3-磷酸脱氢酶(glyceraldehyde-3-phosphate dehydrogenase,GPD)或磷酸甘油酸激酶(phosphoglycerate kinase,PGK)启动子,使所有细胞都能产生此种融合蛋白。当有未融合的 GFP 表达时可以很容易地被检测到,因为此时生长群体中约 80% 的细胞都可见分散在细胞中的绿色荧光(图 1)。

相反,当 Aβ 融合到 GFP 时,只有少数细胞具有绿色荧光。其原因是,在不断生长的酵母菌群体中,大多数细胞是新芽的、年轻的非荧光细胞。荧光最强的细胞往往是较老的细胞,如 Calcofluor 染色所示(图 1)那样,它可以染色芽痕。有趣的是,通过显微镜可以观察到 Aβ-GFP 从较老的细胞传递到其后代。从图 1 还可以看出 Aβ-GFP 荧光全部定位于点状斑块(图 1)。

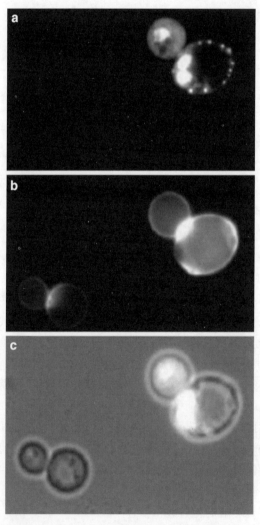

图 1 不同年龄的酿酒酵母表达 Aβ-GFP(左为年轻细胞,右为年老细胞,具有更多的芽痕)
(a) GFP 荧光;(b) Calcofluor 荧光;(c) 光学显微镜观察

这种融合蛋白表达是持续的,那么 Aβ－GFP 在非荧光细胞中的状态是什么样子的? 为了回答这个问题,我们使用细胞分选仪将所有细胞分成从非荧光细胞到高荧光细胞的 4 个亚群。然后把每种细胞用玻璃珠破碎,通过 SDS－PAGE 将细胞的裂解物分离,然后进行考马斯染色和蛋白质印迹处理。如图 2 所示,所测得的荧光水平与 Aβ－GFP 的量成正比。所有细胞均含有持续性表达 Aβ－GFP 的质粒,Aβ－GFP 的水平范围从检测不到至高水平表达。我们由此得出结论,大多数细胞是非荧光的,因为它们容易降解 Aβ－GFP 融合蛋白。通过图 1 和图 2 的种群分析,我们得出的结论是,生长群中大部分为年轻细胞,可以有效降解 Aβ－GFP 融合蛋白,而来自老年母细胞的子代细胞在降解 Aβ－GFP 融合蛋白方面效率较低。

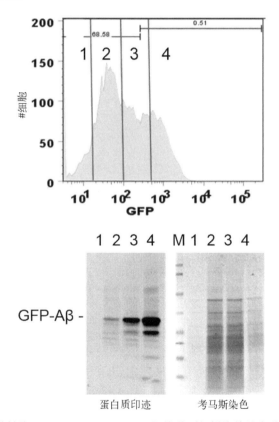

图 2　酵母菌转染 pAS1N－GFP－Aβ 2 h 后,接种到新鲜培养基中进行分析,使用
FACS Aria 流式细胞仪将细胞依据荧光强度从无到强 4 个级别分类
用玻璃珠破碎细胞,通过 SDS－PAGE 将细胞裂解物分离,进行考马斯染色或使用 WO2 抗体针对 Aβ 进行印迹处理

大肠杆菌也由 Michael Hecht 及其同事设计改造,以获得融合的 Aβ－GFP,类似于本文所述的酵母菌测定。然而,在大肠杆菌中,融合蛋白形成不溶性聚集体没有绿色荧光[1]。尽管如此,这些大肠杆菌转化子也可成为检测 Aβ 聚集突变体[1]和筛选影响 Aβ 聚集的化合物的替代方法[2]。因为该融合蛋白在大肠杆菌中的表达水平要高很多,当蛋白被正确折叠时,可以在酶标仪平板读数器中观察到绿色荧光的水平。酵母和大肠杆菌测定之间的一些最明显的差异总结在表 1 中。虽然大肠杆菌检测使用更为简单,但也存在

一些缺点,因为大肠杆菌不是真核生物。另外,酵母菌作为真核生物参考模型,有望在更接近人类蛋白质组网络和细胞器环境中处理 Aβ。正如我们在最近的综述[3]所讨论的,酵母菌将继续作为适用于对 AD 研究的参考模型。虽然,也有其他相关的酵母测定方法来研究 tau 蛋白和 Aβ 的作用,但在这里,我们重点专注于 Aβ 聚集测定、自噬和与 Aβ 作用相关的药物筛选。

表 1　酵母菌和大肠杆菌中 GFP－Aβ 融合蛋白分析的比较

大肠杆菌中 GFP－Aβ	酵母菌中 GFP－Aβ
无荧光细胞	3%～20%的荧光细胞
所有融合蛋白都是错误折叠、聚集或寡聚化	只有荧光细胞有融合蛋白,如老化的细胞
可以用于筛选抑制错误折叠、聚集或寡聚化的化合物	可以用于筛选抑制错误折叠、聚集或寡聚化的化合物
微量滴定盘中的荧光分析	荧光检测需要流式细胞仪或显微镜
不能用于自噬监测	可用于自噬监测

2. 材料

2.1　酵母菌培养基

(1) YEPD 培养基:1%(w/v)酵母菌提取物,2%(w/v)Bacto™ 蛋白胨,2%(w/v)D－葡萄糖。

(2) 基本培养基:0.67%(w/v)不含氨基酸的酵母氮碱(YNB),2%(w/v)葡萄糖,根据需要为 20 mg/L 亮氨酸,20 mg/L 色氨酸,20 mg/L 组氨酸,20 mg/L 尿嘧啶,20 mg/L 腺嘌呤(附注 2)。

2.2　酵母菌株

新鲜生长的酵母菌株。可以使用多种类型的酿酒酵母菌株、野生型或突变体,只要正确选择质粒。我们实验中使用的菌株包括野生型菌株。

(1) W303－1a(*MATa*,*ura3－52*,*leu2－3*,*112*,*ade2－1*,*his3－11*,*trp1－1*)。

(2) BY4743(*MATa*//α,*his3*Δ*1/his3*Δ*1*,*leu2*Δ*0/leu2*Δ*0*,*lys2*Δ*0/LYS2*,*MET15*/*met15*Δ*0*,*ura3*Δ*0/ura3*Δ*0*)(附注 3)。

2.3　酵母菌的转化和培养

(1) 实验中使用的酵母菌质粒包括:pAS1N. Aβ－GFP 和 pAS1N. GFP－Aβ[4,5],以及 p416GPD、p416GPD. GFP 和 p416GPD. GFP－Aβ[10](附注 4)。

(2) 可购买 EZ－Yeast™ 转化试剂盒(含转化溶液和载体 DNA)或转化试剂(附注 5)[6]。

(3) 用于生长转化体的 500 mL 烧瓶。

（4）24 孔组织培养板或 15 mL 培养管。

（5）摇床培养箱设置温度 30℃,以 200 rpm 振荡。

（6）30℃培养箱。

2.4　用于筛选靶向 Aβ 的化合物

（1）将化合物加入到能产生人 Aβ 的酵母培养皿中,以监测其作用,筛选靶向 Aβ 的化合物。首先,根据制造商的说明书,将化合物溶解在适当的溶剂(水、乙醇或二甲基亚砜)中。

（2）针对已知分子量的化合物,其终浓度为 30 μmol/L 和 100 μmol/L。对于混合物,如食品成分,可测试的终浓度为 2 mg/mL(标题 3)。

2.5　流式细胞仪

（1）流式检测管或 96 孔微量滴定板。

（2）用过滤的无菌水制备 1 mg/mL 的碘化丙啶(PI)染料储备溶液。工作液制备参考方案(附注 6、7)。

（3）一次性 0.2 μm 注射过滤器和注射器。

（4）流式细胞仪。

（5）数据分析软件。

3. 方法

细胞培养和流式细胞分析所涉及的步骤相对简单,并在获得转化体后 3 天内进行。第一天只需要接种转化体并孵育,第二天的处理通常在培养管中进行,然后使用 96 孔平底微量滴定板培养。除非另有说明,培养基的体积可以根据需求调整,所有步骤需在室温下进行。

实验中使用的所有溶剂均用 0.2 μm 孔径的一次性过滤器进行过滤。碘化丙啶(propidium iodide,PI)用于估算化学物质引起细胞死亡的水平(见下文)。

3.1　酵母细胞转化与培养

（1）经30℃培养后[6],用合适的质粒转染酵母菌细胞(附注5),以获得 GFP 和 GFP - Aβ 融合的转化体。同时还应包括一个对照载体转化体(如 p416GPD,空载体),其不产生 GFP。转化体通常在几天后出现。通过标准分子生物学程序进行检查和验证[6]。

（2）准备 3 个含有 100 mL YNB 选择性培养基的培养皿(500 mL 体积),并在高压灭菌器中灭菌。

（3）将每种酵母菌转化体接种至对应培养皿中:① 仅表达 GFP;② 表达 GFP - Aβ 融合蛋白;③ 空载体。

（4）将培养皿置于30℃的培养箱中,以 200 rpm 振荡孵育过夜,允许空气进入到培养物中。

（5）第二天,将 1 mL 的过夜培养物接种到 100 mL 新鲜的基本选择性培养基中。在 30℃、200 rpm 条件下孵育 2~4 h 以获得指数期生长的细胞(附注 8)

3.2 添加化学试剂筛选靶向 Aβ 的化合物

（1）向培养物中加入化合物,使其终浓度为 30 μmol/L 和 100 μmol/L(对于已知分子量的化合物)。对于混合物如食品成分,可以将终浓度设为 2 mg/mL。将每种化合物加入到含有 GFP 和 GFP – Aβ 转化体的培养基中。在 30℃ 和 200 rpm 条件下继续孵育至少 4 h。

（2）GFP、GFP – Aβ 和空载体对照样品各 3 份,以用以建立流式细胞仪检测条件和结果分析。

（3）还应包括用于溶解化学物质的各种溶剂(即只加入溶剂)的溶剂对照。

3.3 流式细胞测试和数据分析

（1）我们使用 BD 荧光活细胞分选(FACS) Canto™ II 流式细胞仪,具有以下设置: FITC 530/30 滤光片,激发波长 494 nm,发射波长 519 nm 用于测量 GFP 绿色荧光水平。检测碘化丙啶(PI)染色的红色荧光使用 PerCP 670LP 滤光片测定,激发波长 488 nm,发射波长 617 nm。

（2）将 300 μL 细胞悬浮液转移到含有 5 μL 碘化丙啶溶液的流式细胞检测管中(附注 9)。

（3）每个样品中计数 20 000 个细胞,通过检测红色和绿色荧光的细胞百分比来估计 GFP 荧光和细胞死亡百分比。

（4）不含任何荧光的对照样本用于细胞分群的门设置,并最小化任何自发荧光的干扰。使用流式细胞仪检测对照样品中的带荧光的细胞群体。

（5）记录的数据保存为 FCS3 文件,使用适当的数据分析软件(如 WEASEL, Flow Jo 或其他类似软件)进行进一步的分析。

（6）使用适当的统计分析软件来分析数据。与对照样品相比,可以进行 t 检验以确定哪些化合物对群体中的绿色荧光细胞的数量造成显著性的影响。

3.4 筛选靶向 Aβ 的化合物:结果说明

能引起酵母菌荧光细胞群(即表达 Aβ – GFP 融合蛋白)变化的化合物可能对 Aβ 有影响。目前仍需要大量的工作来解释其作用的机制。对于全新的化合物,将需很长时间才有可能通过研究被批准用于临床应用。因此,与研发新的化合物相比,更值得研究的是一些已有的与 AD 相关的化合物的结果。

（1）叶酸:叶酸(维生素 B_9)是一种长期与 AD 相关的化合物。许多研究指出 AD 患者的叶酸水平较低,最近的一项研究表明,通过补充维生素 B_6、维生素 B_9 和维生素 B_12 有助于减少 AD 患者的灰质萎缩[7]。叶酸对酵母菌中 Aβ 的影响的研究涉及使用缺乏叶酸合成的基因工程菌株。在这样的酵母菌株中,加入叶酸(以亚叶酸的形式)引起荧光群体数量的显著增加。叶酸引起荧光比率从 23% 增加到 28%[5]。叶酸对酵母菌具有的这种作用机制可能与其对 Aβ 聚集、细胞周期或通过抗氧化机制产生的影响有关。

（2）拉托吡啶（dimebon™）：AD 治疗中的一种实验药物拉托吡啶，是药物雷帕霉素的一种类似化合物，可以促进蛋白质聚集体的自噬清除。加入拉托吡啶可减少点状绿色荧光聚集体，并导致更多的细胞具有弥漫的绿色荧光[10]。因此，推断拉托吡啶可以刺激自噬，从而降低 Aβ 水平[10]。

（3）有争议的化合物、荧光和有毒化合物：具有自发荧光的化合物及可以赋予细胞绿色荧光的化合物常易于发现和识别，但由于它们可以染色整个细胞群体，而不是只影响部分亚细胞群的真正发光，所以这种测定方法不适合这类化合物。

总之，一些化合物可能对酵母菌细胞生长具有不利影响，导致荧光强度显著性降低。当然，在较低的浓度下，这些化合物的使用也许是值得考虑的。值得注意的是，辛伐他汀作为目前最好的 AD 化学预防药物之一[8]，它对酵母菌生长具有很高的抑制作用[9]。这样的化合物可引起相当多的 PI 染色。我们观察到姜黄素，作为一种与 AD 化学预防和减少 Aβ 寡聚化有关的食品添加剂，也有类似的现象。当分析和解释筛选不同化合物的结果时，应仔细考虑各方面，包括最新报道的关于它们对聚集毒性和自噬反应等的直接影响。

4. 附注

（1）本章命名法

Aβ：Aβ$_{42}$，DAEFRHDSGYEVHHQKLVFFAEDVGSNKGA IIGLMVGGVVIA。

Aβ$_{40}$：Aβ$_{40}$，DAEFRHDSGYEVHHQKLVFFAEDVGSNKGA IIGLMVGGVV。

（2）营养缺陷型菌株的氨基酸和核碱基要求。储备液浓度可方便制成 1%（w/v）。值得注意的是，腺嘌呤容易从溶液中沉淀出来，为了避免沿淀发生，可以使用稀释的溶液或加热使用。所有试剂均在冰箱里存储，除了应在室温下储存的腺嘌呤和尿嘧啶。色氨酸溶液应用铝箔包裹瓶子，避光保存。所有溶液需通过高压灭菌[6]。

（3）某些研究需使用突变菌株进行某些研究可能是有价值的。例如，我们的研究使用的是不产生叶酸的菌株 EHY1（*MATa ura3 - 52 leu2 - 3,112 trp1 tup1 DHPS ∷ LEU2*）和 LCY1（*MATa ura3 - 52 leu2 - 3,112 trp1 tup1 FOL3 ∷ URA3*）[11]，研究叶酸水平对 Aβ 的影响。

（4）质粒是 DNA 穿梭载体，可通过在含有氨苄西林的培养基上选择且在大肠杆菌菌株中扩增。由于酵母菌存在 2 μ 的复制起点，pAS1 质粒被设计成多个拷贝存在于酵母菌中。酵母菌中的选择性标记是 *LEU2* 基因，GFP 融合蛋白的表达受到强持续性 PGK 启动子的控制。p416. GPD 载体具有酵母菌着丝粒和在酵母菌中低拷贝维持的 *URA3* 基因。GFP 融合蛋白的表达利用了强持续性 GPD 启动子。将 GFP 与 Aβ 融合的编码序列置于多克隆位点。我们的序列中有一个 Aβ - GFP 连接序列：DLNMSRAQASNSAVDGTAGPGSIATM[4]。

（5）转染可以使用电穿孔法或商业试剂盒来完成，或参考"步骤和技术#1"，第 109 页中[6]。

（6）磷酸盐缓冲液（phosphate buffered saline，PBS）可以配制成 100 μg/mL 的浓度，通

过过滤以除去可能干扰流式细胞术的任何颗粒。样品中 PI 的终浓度应为 1 μg/mL。加入后,将样品在室温、避光条件下孵育 30 min,或 37℃下孵育 20 min。

(7) 如果使用 PI,则应通过将含有 p416GPD(无插入片段的质粒)转化的酵母菌样品 1 mL 在 70℃孵育 15 min 以杀死细胞,来制备该染料的阳性对照样品。

(8) 过夜培养后,许多细胞进入静止期,荧光水平最低。在回归指数期后,多达 20% 的细胞有荧光。

(9) 为了筛选化合物对绿色荧光的影响,最常用的是使用最小量的化合物来达到理想效果。在屏幕上识别引起绿色荧光变化的绝大多数化合物并不困难。

致谢

这项工作部分得到了非动物优势医疗信托基金(MAWA)的资助。感谢 Deborah Shapira(CSIRO)进行细胞分选和 Andrew Tsatsanis(心理健康研究所)完成蛋白质印迹分析。

参考文献
见二维码。

第 13 章
黑腹果蝇作为早期阿尔茨海默病的研究模型

Jung Yeon Lim, Stanislav Ott, Damian C. Crowther

摘要 果蝇(黑腹果蝇)已被广泛运用于研究人类神经退行性疾病的细胞和分子病理基础。对人类和果蝇之间的生物学相似性的成功探索有助于进一步研究 AD 的病理学基础。本章中,我们讨论 AD 研究中的转基因果蝇模型及其使用的方法。

关键词 AD,黑腹果蝇,Aβ,蛋白质聚集,无脊椎动物模型

1. 引言

AD 是老年痴呆症中最常见的病因之一,2009 年全球 AD 患者为 3.56 亿,到 2030 年,患者数预计将升至 6.6 亿[1,2]。病理学上,AD 的特征是两种截然不同的蛋白质堆积,每种蛋白质都有其特征性的分布。Aβ 积聚在细胞外淀粉样斑中,而过度磷酸化的微管结合蛋白 tau,堆积在细胞内的 NFT 的细胞内[3-5]。特别是 Aβ 肽是由 APP 经 β-分泌酶先在细胞外切割,然后由 γ-分泌酶在膜内切割而产生[6]。对 γ-分泌酶切割的准确定位决定了生成的 Aβ 性质:较短、不易聚集的产物 $A\beta_{1-42}$ 被认为与健康相关,即 $A\beta_{1-40}$;而较长的、易聚集的 Aβ 产物被认为是 AD 发病的风险因素[7,8]。在 Aβ 肽形成斑块之前,它们表现为寡聚体,并且该形式被认为是导致神经元功能障碍和死亡的神经毒性中间产物。人类和果蝇之间的生物相似性已在 Aβ 毒性模型的建立中得到验证[9]。果蝇的大脑包含大约 20 万个神经元,与脊椎动物的中枢神经系统一样,它是由一系列功能性的特殊亚结构组成[10-12]。利用果蝇进行 AD 建模在很大程度上是基于淀粉样蛋白级联假说,即 Aβ 聚集是一系列病理事件的第一步[13,14]。人 Aβ 肽可在果蝇上主要通过两种方式进行表达。首先,Greeve 及其同事构建了人野生型 APP,人 β-分泌酶(human β-secretase,BACE)和果蝇 γ-分泌酶(dPsn)催化活性亚基的三转基因果蝇,建立了部分人源化系统[15]。在这些株系种中 $A\beta_{40}$ 和 $A\beta_{42}$ 肽有一定程度的提高、在视网膜中呈现硫磺素 S 阳性淀粉样斑,同时也加剧了年龄依赖性的感光细胞变性。视网膜病变在表达家族性 AD 相关的 dPsn 变异体的果蝇中尤

为明显。第二种果蝇模型表达与分泌信号肽偶联的截短 APP,但仍然需要内源性果蝇 γ-分泌酶才能产生 Aβ 肽[16]。这两种方法都会导致神经元中分泌 Aβ 肽并产生类似的表型。在本章中,我们将着重介绍仅表达与分泌信号肽偶联的 Aβ 肽的一种更简单方法。在这些 Aβ 毒性的果蝇模型中,我们利用已被广泛使用的 GAL4 - UAS 系统,该系统允许携带 GAL4 应答转基因株系的果蝇与任意数量组织特异性 GAL4 表达的驱动株系果蝇杂交(图 1 和表 1)[17]。

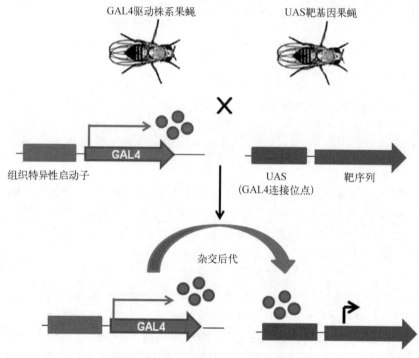

图 1 基于 GAL4 转基因表达系统图示

表 1 GAL4 驱动果蝇组织特异表达

组 织 特 异 性	驱 动 线
大脑	elav - GAL4
视网膜	GMR - GAL4
普遍存在(全身)	act5C - GAL4

表达 Aβ 肽的果蝇可用于分子生化分析及微观和宏观水平上的表型评估。

2. 材料

2.1 果蝇饲养

(1)果蝇库:携带 Aβ 转基因的转基因株系果蝇已由多个团队构建,并且已被报道(Crowther 等[8])。其他的果蝇库(例如,驱动株系如 *elav^{C155}* - *GAL4*)可以从布卢明顿

（Bloomington）果蝇库中心获得（印第安纳大学；http://flystocks.bio.indiana.edu/）。

（2）果蝇培养基：将含有 1.25%（w/v）琼脂、10.5%（w/v）葡萄糖、10.5%（w/v）玉米面粉及 2.1%（w/v）酵母菌的混合物加热到 80℃后，取 5 mL 分装入试管（直径 12 cm× 2 cm）或分装入 30 mL 的瓶子（直径 10 cm），使混合物冷却固化。

（3）随后将果蝇在 18～29℃的温度、12∶12 h 的光暗周期及 60% 的恒定湿度下孵育（附注 1）。

2.2　蛋白提取

（1）对照 w^{1118} 果蝇或在神经元特异性驱动 elav−GAL4（elav−GAL4；w^{1118} 对 elav−GAL4；UAS−A$β_{1-42}$）的控制下表达 Aβ 的转基因果蝇。

（2）一次性研磨棒。

（3）电动匀浆器。

（4）水浴超声器。

（5）可溶性组分缓冲液：将 2%（w/v）十二烷基硫酸钠（sodium dodecyl sulfate，SDS）溶在蒸馏水（distilled water，dH$_2$O）中，并加入蛋白酶抑制剂（Complete，Roche）。

（6）不溶性组分缓冲液：80%（w/v）二甲基亚砜（dimethyl sulfoxide，DMSO），50 mmol/L Tris−HCl，pH 8.8。

（7）台式离心机。

2.3　免疫印迹法

（1）SDS−PAGE 凝胶：Bis-Tris 4%～12%（w/v）凝胶（Invitrogen）。

（2）1×LDS 样品缓冲液：甘油、十二烷基硫酸锂（lithium dodecyl sulfate，LDS）样品缓冲液。

（3）微量恒温仪 70℃。

（4）2−［吗啉基］乙磺酸（ethanesulfonic acid，MES）SDS 电泳缓冲液（Invitrogen）。

（5）转移膜：硝酸纤维素膜 0.11 μm 孔径（Whatman，GE Healthcare）。

（6）半干转移试剂盒（Bio−RAD）。

（7）转移缓冲液（Tris−甘氨酸缓冲液）：0.025 mol/L Tris、0.192 mol/L 甘氨酸、20%甲醇。

（8）洗涤液：0.05%（v/v）的 Triton X−100 溶液配制在 PBS 中。

（9）封闭液：5%（w/v）脱脂奶粉配制在 0.05%（v/v）Triton−PBS 中。

（10）振荡器。

（11）一抗：用封闭液配制抗 Aβ$_{1-16}$（6E10）的单克隆抗体（Covance）。

（12）二抗：用封闭液配制辣根过氧化物酶标记的羊抗小鼠抗体（DAKO）。

（13）检测：SuperSignal 化学发光液 Pico 和 Femto 底物（Thermo Scientific）。

（14）Kodak X−Omat LS 胶片。

（15）剥离缓冲液：10%（w/v）SDS，0.5 mol/L Tris−HCl，pH 6.8，0.8% β−巯基乙醇。

（16）通风柜。

2.4 大脑解剖

（1）对照 w^{1118} 果蝇或在神经元特异性驱动 $elav-GAL4$（$elav-GAL4$；w^{1118} 对 $elav-GAL4$；$UAS-A\beta_{1-42}$）的控制下表达 Aβ 的转基因果蝇。

（2）有盖培养皿。

（3）0.5 mL 的微量离心管。

（4）固定液：0.1%（v/v）的 Triton X-100 配制在磷酸缓冲液（PB）中，pH 为 7.4。4%（w/v）多聚甲醛（paraformaldehyde，PFA）配制在 Triton-PB 中。

（5）洗涤液：0.1%（v/v）的 Triton-PB。

（6）解剖显微镜。

（7）两对锋利的镊子。

2.5 免疫组化

（1）洗涤液：0.1%（v/v）的 Triton-PB。

（2）封闭液：5%（w/v）普通山羊血清配制在 0.5%（v/v）的 Triton-PB 中。

（3）一抗：用封闭液配制抗 Aβ$_{1-16}$（6E10）的单克隆抗体（Signet）。

（4）二抗：用封闭液配制 Alexa Fluor 488 标记的羊抗小鼠抗体（Invitrogen）。

（5）TOTO-3 碘染色（Invitrogen）稀释在 0.5%（v/v）的 Triton-PB 中。

（6）载玻片。

（7）盖玻片。

（8）Vectashield 固定剂（Vectors Lab）。

（9）搭载尼康 Eclipse C1si 共聚焦显微镜的尼康 E90i 立式支架和成像软件。

2.6 寿命分析

（1）对照 w^{1118} 果蝇或在神经元特异性驱动 $elav-GAL4$（$elav-GAL4$；w^{1118} 对 $elav-GAL4$；$UAS-A\beta_{1-42}$）的控制下表达 Aβ 的转基因果蝇（附注 2、3）。

（2）含有标准果蝇食物的 12 cm×2 cm 直径的玻璃瓶[18]。

（3）可以从试管转移到试管的条形码（附注 4）。

（4）条形码。

（5）扫描仪。

（6）数据库软件，如由 Damian C. Crowther 设计和开发的 Flytracker 2 软件（www.flytracker.gen.cam.ac.uk）[18]。

2.7 攀爬测定

（1）对照 w^{1118} 果蝇或在神经元特异性驱动 $elav-GAL4$（$elav-GAL4$；w^{1118} 对 $elav-GAL4$；$UAS-A\beta_{1-42}$）的控制下表达 Aβ 的转基因果蝇。

（2）25 cm×1.5 cm 直径的无菌塑料柱。

（3）计时器[19]。

2.8　运动测试

（1）对照 w^{1118} 果蝇或在神经元特异性驱动 $elav - GAL4$（$elav - GAL4$；w^{1118} 对 $elav - GAL4$；$UAS - A\beta_{1-42}$）的控制下表达 Aβ 的转基因果蝇。

（2）10 cm×2 cm 直径的玻璃管。

（3）iFly 装置（iFly 室、摄像机、镜子）[20]。

3.　方法

3.1　果蝇杂交

图 2 显示了用于获得在 X 染色体中受神经元特异性驱动 $elav - GAL4$ 控制下表达 Aβ 的转基因果蝇。在这种情况下，使 $UAS - A\beta$ 转基因纯合子的雄果蝇与 $elav - GAL4$ 未受孕的雌果蝇杂交（附注 5）。然后果蝇在适当的温度范围（18~29℃）、12：12 小时昼夜交替、恒定湿度（60%）下饲养，直到它们羽化（图 2）。

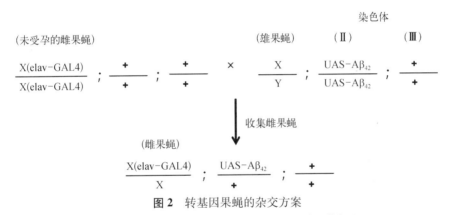

图 2　转基因果蝇的杂交方案

在神经元特异性驱动子 $elav - GAL4$ 的控制下杂交产生表达 Aβ 蛋白的果蝇（附注 6）

3.2　果蝇脑中总 Aβ 肽的可溶性和不溶性组分

（1）携带 $UAS - A\beta$ 转基因的雄蝇与 $elav - GAL4$ 未受孕雌蝇杂交。果蝇在 18~29℃ 温度条件下在饲养。羽化后 24 h 收集子代并在年龄到达 30 天之前进行可溶性与不溶性 Aβ 的测定。

（2）断头处理 30~50 只果蝇，头部组织加入到含有蛋白酶抑制剂的 50 μL 2%（w/v）SDS 或水溶液中进行匀浆。

（3）将样品在冰水浴中超声处理 8 min，随后在 4℃ 下 18 000×g 离心 20 min。

（4）离心后，收集上清液并标记为"可溶性组分"。剩余的沉淀物在 PBS 中洗涤，经 18 000×g 离心 20 min 去除上清。沉淀物重悬于 5 μL 含有 80%（w/v）DMSO 的溶液中，在密封管中于 55℃ 放置 1 h。

（5）在不可溶组分中加入 15 μL 50 mmol/L Tris－HCl，并进行短暂离心（18 000×g）以

消除残骸。保留上清液并标记为"不可溶组分"。

（6）可溶性和不溶性组分在十二烷基硫酸钠(lithium dodecyl sulfate，LDS)样品缓冲液中于70℃下变性10 min。随后通过聚丙烯酰胺凝胶电泳将蛋白质在4%～12%(w/v)Bis-Tris凝胶上分离，使用0.1 μmol/L孔径的硝酸纤维素膜进行半干转膜，15 V转移35 min。

3.3 免疫印迹

（1）将膜在PBS中煮沸5 min，然后在含有5%(w/v)牛奶的PBS溶液中封闭1 h(附注7)。将一抗6E10以1∶2 500稀释溶于含有5%(w/v)牛奶溶液的0.05%(v/v)Triton-PBS溶液中，4℃孵育过夜，然后用PBS洗涤5次，每次5 min。

（2）将二抗HRP标记的抗小鼠IgG以1∶2 500稀释溶于含有5%(w/v)牛奶溶液的0.05%(v/v)Triton-PBS溶液中，在室温孵化2 h。

（3）随后用PBS洗涤5次，每次5 min，使用Super Signal West Pico(不溶部分)或Femto(可溶组分)进行印迹分析。

（4）显影后，用PBS洗涤膜，随后在50℃下与剥离液一起振荡孵育45 min(附注8)。

（5）经剥离液处理后，用PBS洗涤膜5次，每次5 min，在5%(w/v)奶粉(溶剂PBS)中封闭1 h。

（6）用新抗体重复步骤2和3。该步骤通常使用抗β-actin作为蛋白质印迹的上样参照(图3)。

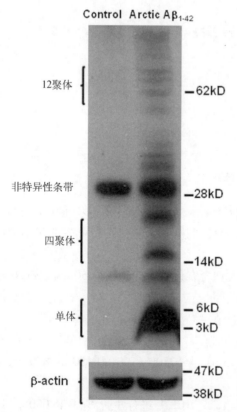

图3　通过表达Aβ转基因果蝇的蛋白质印迹分析蛋白质印迹检测果蝇的头部提取物

　　使用单克隆6E10抗体检测在SDS可溶组分中的Aβ。$A\beta_{1-42}$(Arctic Aβ1-42)的E22G变体中含有多种在阴性对照(control，没有Aβ表达的果蝇脑提取物)中不存在的较高分子量(25～65 kDa)的免疫活性物质。使用抗β-actin抗体作为内参，以确保蛋白质总量一致

3.4　脑解剖

（1）将果蝇用冰麻醉并放置在培养皿中。

（2）准备 500 μL 的 EP 管,其中加入 500 μL 新配制的 4%(w/v)多聚甲醛,将果蝇放入管中并在室温下固定 2.5 h。

（3）在室温下用 0.1%(v/v)Triton - PB 清洗样品 3 次,每次 10 min。

（4）将样本放入装有 PB 缓冲液的培养皿中,放在解剖显微镜下。

（5）使用解剖镊子以温和的方式将大脑从头皮角质层中取出。首先应该用镊子将果蝇固定在装有 PB 缓冲液的培养皿中,使其腹部朝上。使用第二对镊子,轻轻地将一侧插入眼睛下方的空腔内,以夹住眼睛。避免破坏头部内部结构如大脑。轻轻地将果蝇头部与身体分离并丢弃其身体。用镊子插入另一侧眼睛下方的空腔内,以夹住眼睛。轻轻地将两对镊子向反方向分离,以打开头部角质层。

（6）组织用于后续免疫组织化学实验。

3.5　免疫组织化学

（1）将大脑在 0.1%(v/v)Triton - PB 中清洗后,在含有 5%(w/v)普通山羊血清的 0.5%(v/v)Triton - PB 溶液中封闭(以防止非特异性染色),室温下 2 h。抗 Aβ 单克隆抗体 6E10 以 1:100 稀释于封闭缓冲液中,样本与此一抗 4℃ 孵育 48 h。

（2）然后用 0.1%(v/v)Triton - PB 将脑清洗 3 次,每次 10 min,样本与二抗 4℃ 孵育过夜:Alexa Fluor 488 标记的山羊抗小鼠以 1:1 000 溶于封闭液中。

（3）去除二抗后,将大脑在 0.1%(v/v)Triton - PB 中清洗,并用 TOTO - 3 碘化物染色 DNA 10 min(TOTO - 3 碘化物以 1:5 000 溶于 0.1%(v/v)Triton - PB 中)。

（4）使用 0.1%(v/v)Triton - PB 清洗后,将大脑置于载玻片上,并用一滴 Vectashield 固定液覆盖。

（5）使用 Nikon E90i 立式支架上的 Nikon Eclipse C1si(20 倍物镜)以 5 μm 的间隔收集共聚焦激光扫描图像。在开始时设置激光强度并在每个图像采集过程中保持恒定,以便于比较不同样品之间的荧光强度。使用 ImageJ 软件处理图像(图 4)。

3.6　寿命分析

（1）携带 UAS - Aβ 转基因的雄蝇与 elav - GAL4 未受孕雌蝇杂交。将果蝇在适当的温度(18~29℃)下饲养用于生存分析。

（2）在后代中,配对的雌性果蝇在羽化后 24 h 收集,分为 10 个管,每个管含有 10 个果蝇。然后将果蝇在适当的温度下在标准果蝇食品和酵母菌上孵育[18]。

（3）以适合果蝇寿命的特定频率记录存活的果蝇数量:对于短寿命果蝇而言,需要每天进行观察;然而,对于大多数株系的果蝇而言,可在 7 天周期的第 1、3 和 5 天计数。在每个时间点,注意观察死亡的果蝇的数量和追踪失败的果蝇的数量(例如,逃跑或意外死亡的果蝇)。需要计算机数据库来维持大量的数据。

（4）当所有被测试和监控的果蝇死亡或丢失时,可以绘制 Kaplan-Meier 生存曲线,并

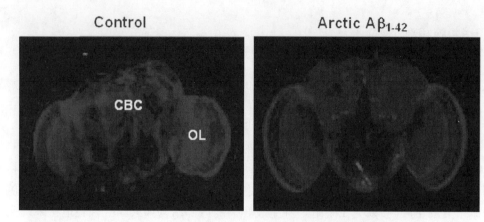

图 4　在 *elav-GAL4* 驱动子控制下表达 Aβ 的转基因果蝇或对照果蝇的共聚焦显微照片

果蝇脑用 TOTO-3(DNA 染色,蓝色)并用 6E10 抗体(红色)复染测定淀粉样蛋白。左图显示没有 Aβ 表达的典型果蝇脑。简单将大脑分为中央脑复合体(the central brain complex,CBC)和每侧的视神经叶(the optic lobes,OL)区域。过表达 *Aβ₁₋₄₂* 的 E22G 变体(Arctic *Aβ₁₋₄₂*)的果蝇显示更多的脑斑块(右图)。高分辨率彩色图见二维码

且使用对数秩检验(GraphPAD Prism)进行统计比较,假设总共 100 只果蝇是同源的。Crowther[18]等报道了 1 种更保守的统计方法,计算 10 个管中每管的中位生存期,并使用非参数检验来评估这些生存率估计值的差异,该分析提供了一个群体的中位生存期和平均生存时间,并确定了存活时间的显著性差异(图 5)。通常,需至少 50 只果蝇的 3 次或更多次独立杂交的评估试验可以获得可靠数据。

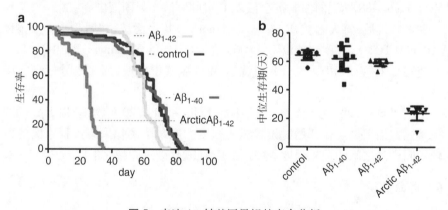

图 5　表达 Aβ 转基因果蝇的寿命分析

将对照组 w^{1118} 果蝇的寿命与在 *elav-GAL4* 驱动子控制下表达 Arctic Aβ₁₋₄₂、Aβ₁₋₄₂ 或 Aβ₁₋₄₀ 肽的果蝇进行比较。使用 GraphPAD Prism 绘制生存曲线(a)。Aβ₁₋₄₂ 肽在果蝇神经组织中的表达减少了果蝇的寿命,并且 *Aβ₁₋₄₂* 的 E22G 变体(Arctic *Aβ₁₋₄₂*)的转基因的表达进一步加速减少果蝇寿命。生存数据的分析表明,果蝇神经组织中 Aβ₁₋₄₂ 肽的表达导致中位生存期的减少(b)。在这个例子中,与对照果蝇相比,表达 Aβ₁₋₄₀ 的果蝇的生存谱没有显著差异,表明 Aβ₁₋₄₀ 对成年神经元没有毒性作用;然而,Aβ₁₋₄₂ 和 Arctic Aβ₁₋₄₂ 影响更大,能减少果蝇的寿命。彩色图见二维码

3.7　攀爬测定

(1) 携带 *UAS-A* 转基因的雄蝇与 *elav-GAL4* 未受孕雌蝇杂交。然后将果蝇在适当

的温度(18~29℃)下饲养。

（2）在后代中，在羽化后24 h收集交配的雌果蝇，将15只果蝇放在直径为1.5 cm、高25 cm的干净塑料柱的底部。

（3）通过剧烈敲击实验工作台上装有被测果蝇的试管，使果蝇集中到攀爬柱的底部，并开始计时。

（4）45 s后，计数圆柱顶部的果蝇($N_{顶部}$)和底部剩下的果蝇($N_{底部}$)。

（5）通过剧烈敲击实验工作台上装有被测果蝇的试管，使果蝇重新集中到试管底部，每隔1 min重复3次攀爬实验。

（6）使用相同的实验设置参数进行另一个测试。

（7）计算每组果蝇的能力指标，并进行重复测试以便不同组间果蝇的统计比较。能力指标(performance index, PI)计算为 $PI = (15 + N_{顶部} - N_{底部})/30$。使用双尾 t 检验进行统计学分析[19]。

3.8　运动测试

（1）携带 UAS‐Aβ 转基因的雄蝇与 elav‐GAL4 未受孕雌蝇杂交。然后将果蝇在适当的温度(范围为18~29℃)下饲养。

（2）在后代中，在羽化后24 h收集交配的雌果蝇，将5只果蝇放置在直径为2 cm高度为10 cm的4根不同的管中。视频拍摄时间为第1、3、5、8、10、12、15和18天。

（3）在0点时将测试管放置到iFly设备中，并且记录90 s的视频，在30 s和60 s之后，将管子再次放进设备中，以获得3次攀爬机会。所有视频都使用iFly软件进行处理[20]。敲击试管使果蝇集中到试管底部，果蝇立即开始向上攀爬，这是与生俱来的负趋原地反射所引起的。所有果蝇的轨迹都被计算机记录在3个30 s的影像芯片中，以带时间戳的笛卡尔坐标形式导出每个果蝇在三维空间中的位置。

（4）对果蝇运动行为的笛卡尔坐标进行分析，得出果蝇组间的统计分析。这些参数的统计特性可用来区分处于生命不同阶段的果蝇，并具有较高的置信度(图6)。

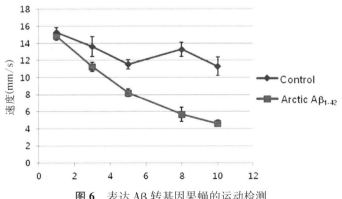

图 6　表达 Aβ 转基因果蝇的运动检测

将对照蝇 w^{1118} 的运动结果与在 elav‐GAL4 驱动子控制下表达 Arctic Aβ$_{1-42}$ 的果蝇进行比较。速度按照 3 mm/s 的单位进行分隔，第一格从 0 mm/s 开始。误差线条表示每 20 只果蝇的 3 次重复试验的双向标准偏差。运动数据的分析表明，果蝇神经组织中 Aβ$_{1-42}$ 肽的表达导致运动能力降低

4. 附注

（1）更高的温度可诱导更强的 Aβ 表达，并进一步降低了在神经元特异性驱动子 *elav - GAL4* 的控制下表达 Aβ 转基因的果蝇的寿命。

（2）确保果蝇在几天内进行寿命测定，以避免食物和环境条件的差异影响结果。

（3）一旦收集了未受孕雌果蝇，就立即加入雄果蝇。雌果蝇随后将开始产卵。在 2~3 天内检查果蝇，观察是否存在幼虫，然后移除母代果蝇。

（4）通过使用条形码标签对试管进行匿名化，并将托盘中的试管随机化，使得操作者不知道被追踪的果蝇身份。

（5）每次杂交都需要未受孕雌果蝇。在混合饲养中，雌果蝇羽化后在 25℃ 中保持未受孕状态只有 8 h，必须在此时间内收集。为了确认雌果蝇是未受孕状态，可于 25℃ 下将其在标准食物中培养 2~3 天。食物中存在幼虫表明至少有一名雌果蝇已受孕。在这种情况下，该管中的所有雌果蝇都将被丢弃。如果只有果蝇卵存在，那么雌果蝇可能都是未受孕状态。

（6）在收集雌果蝇或未受孕雌果蝇时，若经过 24 h 交配，均认为是雌果蝇。

（7）对果蝇脑中 Aβ 的蛋白质印迹检测需要将硝酸纤维素膜煮沸。在放入封闭缓冲液前，将印迹条带放置微波炉煮沸 5 min。

（8）将覆盖有缓冲液的膜放入带有紧盖的小塑料盒中。缓冲液需覆盖整个薄膜。

致谢

这项工作得到了韩国健康与福利部(JYL)、医学研究理事会(英国)(G0700990；DCC)和 Wellcome(082604/2/07/Z；DCC)信托基金的韩国—英国阿尔茨海默病研究联盟项目的支持。D. C. C. 是英国阿尔茨海默病研究所高级研究员(ART - SRF2010 - 2)。

参考文献
见二维码。

第 14 章

慢性轻度应激引起小鼠模型中阿尔茨海默病表型的早期发病和进展

Mar Cuadrado-Tejedor，AnaGarcía-Osta

摘要 本文提出了一个综合性慢性轻度应激(chronic mild stress，CMS)实验，该实验是将不可预测的轻度应激源以随机顺序应用于动物模型数周。此法可以适用于 AD 的小鼠模型，导致加速发病及加重 AD 表型和体征，包括记忆缺陷、Aβ 和磷酸化 tau 蛋白的积累。这些试验为深入研究持续性轻度应激、应激反应和 AD 的发病与进展开辟了道路。

关键词 慢性轻度应激，应激源，AD，小鼠模型，Tg2576 小鼠

1. 引言

CMS 模型最初是由 Paul Willner 及其同事在 20 世纪 80 年代末将其作为一个啮齿动物抑郁模型而建立的。该模型是指在持续一段时间内(10 天到 8 周)反复暴露于各种轻度且不可预测的应激源[1,2]。该实验流程被认为与人类在日常生活中经历的应激形式更为相似[3]，最初被设计用来模拟快感缺乏[2]，这是临床抑郁症的核心症状，即对正常奖赏性刺激丧失兴趣。

基于不同的流行病学研究，抑郁症被认为是引起认知下降的一个危险因素或前驱因素[4]，一些研究表明慢性应激可能会加速不同 AD 小鼠模型中 AD 样表型的发病和病情发展[5-7]。然而，这些研究大多都使用了强应激源。更值得注意的是，我们实验室最近的研究表明，CMS 是模拟人类日常压力的良好模型，可诱导年轻 AD 转基因小鼠(Tg2576)认知障碍、淀粉样蛋白和磷酸化 tau 蛋白的增加[8]，故也可能影响 AD 主要体征的发生和发展。

2. 材料

在实施 CMS 试验过程中，引起转基因 Tg2576 小鼠中 AD 表型早期发病和加速进展需要以下材料。

2.1　AD 动物模型,转基因小鼠

Tg2576 转基因小鼠,其过表达人淀粉样蛋白前体蛋白(human amyloid precursor protein,hAPP) 的人类 695 – aa 亚型,含有由仓鼠朊病毒启动子驱动的瑞典双突变 [hAβPP^Swe：(AβPP695) Lys670 – Asn,Met671 – Leu]。

在这些小鼠中,脑 Aβ 肽含量在 6~12 月龄时呈指数增加,在 Morris 水迷宫(Morris water maze,MWM)试验中,在 12~15 月龄时出现明显记忆损伤[9-11]。在 4 月龄或更早时,这些动物不显示 AD 的任何特征。此实验,使用 4 月龄的雌性 Tg2576 小鼠($n=10$)(附注 1)。

2.2　材料,CMS 方法的轻度应激源

(1)间歇铃响(10 dB1/10 s)。

(2)一个新物体,如类似于新物体识别(novel object recognition,NOR)方法中使用的一个木片[12]。

(3)一种低强度频闪灯。

(4)无线电(应用白噪声,未调谐无线电噪声)。

(5)MWM 试验(也被称为 Morris 水上航行测试)[11]。

3.　方法

3.1　动物选择

(1)选择 4 月龄雌性 Tg2576 小鼠,每组 $n=10$ (附注 1)。

(2)动物称重,按照随机顺序分为两组:

1)对照组:Tg2576。

2)CMS 组:Tg2576 – CMS。

(3)将 Tg2576 – CMS 小鼠单笼饲养于将进行 CMS 的房间,并在此饲养环境中适应 2 周(附注 2)。作为应激方法的一部分,在 CMS 造模的最后 1 周,动物必须转移至将进行 MWM 试验的“行为室”。

(4)在正常普通环境中(见下文)饲养空白对照组小鼠(Tg2576 小鼠),直到最后 1 周转移至“行为室”(放置水迷宫任务 MWM 试验的地方)(附注 3)。

除非另有说明,否则食物和水在实验期间应充足且供自由获取。动物应饲养在温度和湿度可控的环境中,并且 12 h 明暗循环。

3.2　CMS 步骤

下面的应激源按 1 周时间制定刺激计划,并进行持续 6 周的反复刺激。1 周的刺激制定计划汇总在表 1 中。然而,我们在这里制定了完整的造模过程,包括每个应激源的应用时间及每个事件相关的注释参考。

表 1　CMS 造模应激源的一周安排

日　期	应　激　源
第一天	间歇铃响(10 dB,1/10 s); 将一个新物体放置在饲养笼中(3 h); 禁食禁水(8 h)
第二天	低强度频闪照明(在黑暗中 2 h); 光照和去除垫料过夜(12 h)
第三天	在冷水(18℃)中游泳 5 min; 白天关灯(3 h); 将鼠笼转移到另一个饲养室中(6 h)
第四天	湿养(每笼 200 mL 水,6 h); 去除垫料过夜(12 h); 将一个新物体放置在饲养笼中(3 h)
第五天	大鼠气味(来自饲养过大鼠笼子的垫料,8 h); 倾斜饲养(45°,8 h); 白噪声(未调谐无线电噪声 4 h); 禁食禁水(过夜)
第六天	间歇铃响(10 dB,1/10 s); 照明过夜(12 h)
第七天	低强度频闪照明(在黑暗中 10 h); 笼子倾斜 45 度,去除垫料(过夜)

整个 CMS 方法的总持续时间为 6 周。

(1)第一天

1)从 9:00 至 17:00,在 8 h 内从每个笼子里移去水和食物。

2)从 9:00 至 12:00,间歇铃响(10 dB,1/10 s)。

3)从 12:00 至 15:00 在笼子里放入一个新物体(附注 4)。

(2)第二天

1)在 9:00 时关灯,开启低频闪光照明 2 h。

2)在 20:00 时从每个笼子中移除垫料,并改变明暗周期,开灯照明 12 h。

(3)第三天

1)在 9:00 时使用水迷宫,每只 CMS 小鼠放入冷水(18℃)5 min。

2)从 10:00 至 13:00 时关灯。

3)从 13:00 至 19:00 时,将鼠笼架移动到动物设施的走廊。

(4)第四天

1)从 9:00 至 12:00 时,在笼子里放入一个新物体(附注 4)。

2)在 12:00 时,每个笼子(饲养垫料)中加入 200 mL 水,放置 6 h。

3)在 20:00 时,从每个笼子中移除饲养垫料 12 h。

(5)第五天

1)从 12:00 至 20:00 时,每个 CMS 鼠笼中加入来自饲养过大鼠的饲养垫料,并将鼠笼倾斜 45 度(附注 5)。

2）从 12:00 至 16:00 时,使用未调谐的无线电波作为白噪声源。

3）在 20:00 时更换饲养垫料,且每个笼子中加入新的干净的木屑并且移去水和食物 12 h。

（6）第六天

1）从 9:00 至 12:00 时,间歇铃响(10 dB,1/10 s)。

2）改变明暗循环,照明 12 h。

（7）第七天

1）在 12:00 时关灯,并打开低频闪光照明 8 h。

2）在 20:00 时,从每个笼子中取出饲养垫料,并将其倾斜 45 度靠在墙壁上。

3.3　CMS 验证

最后一步,验证 CMS 模型。对于验证模型,据报道 CMS 可以损害动物的空间认知功能[13],所以可以通过 MWM 试验测试动物空间学习和记忆的能力。除此之外,为了确定持久的生化改变,动物可在完成 CMS 造模后较长时间后处死(附注 6)。

如图 1 所示,实验方案的整个持续时间、CMS 步骤、MWM 试验验证和长期效应研究的示意图显示 Tg2576 小鼠中 AD 表型的发病和进展加速[8]。在 4 个月 Tg2576 小鼠中应用 CMS 造模显著影响了小鼠在 MWM 试验中的行为,加速了这些转基因动物记忆缺陷的发生。通过使用单克隆抗 Aβ 和/或抗 p‑tau 蛋白抗体,生物化学分析结果也证明了经过 CMS 造模的 Tg2576 小鼠脑中淀粉样蛋白和 p‑tau 蛋白增加[8]。联合 CMS 方案和先进的生物化学技术可以应用于其他 AD 小鼠模型,来证明 AD 受损途径、应激反应和网络调控,以及进一步研究 CMS 对 AD 发生和发展的影响。

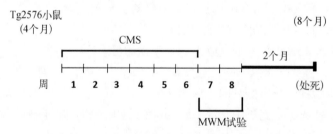

图 1　实验方案全过程的示意图,包括 CMS 方案、MWM 试验验证和持久效应的研究

将 4 月龄的 Tg2576 小鼠暴露于持续 6 周的 CMS。CMS 完成后立即进行 MWM 试验,2 个月后处死动物

4. 附注

（1）Aβ 病理受到小鼠性别的影响[14],尤其是 Tg2576 小鼠品系[15]。因此,在研究的设计中要重点考虑这个因素。在我们特定的实验中选用雌性动物,因为雄性动物的侵略行为可能影响应激环境。

（2）任何环境的变化都可能影响动物,因此让动物适应新环境是非常重要的,将动物饲养在该环境中至少 2 周。

（3）在开始测试前 1 周,使动物适应新环境,饲养在"行为室"（水迷宫检测仪所在位置）。

（4）在每个笼子中放入一个类似于新物体识别测试中使用的木片[12]。

（5）将一些饲养过大鼠的木屑垫料放入每个小鼠笼中,并保持它们与墙 45 度的倾斜角度,以保持该木屑与动物持续接触。

（6）为了评价 CMS 模型,在 CMS 造模的最后 1 周通过使用 MWM 试验来评估记忆功能。为了分析 CMS‐Tg2576 小鼠脑部的长期变化,动物在 2 个月后被处死。

致谢

这项工作得到健康研究基金会 Fondo de Investigación Sanitaria（FIS 项目 11/02861）的支持。

参考文献
见二维码。

第 15 章

基于人 21 三体诱导多能干细胞和神经元的基因表达：探讨唐氏综合征和早期阿尔茨海默病样病理机制

Jason P. Weick, Huining Kang, George F. Bonadurer III, Anita Bhattacharyya

摘要　AD 的发病机制尚未完全阐明，目前也缺乏有效的治疗手段。由于无法准确地针对 AD 患者进行早期鉴定与临床前期的诊断，从而极大地制约了人们对 AD 早期征兆的研究。绝大多数患有唐氏综合征（又称 21 三体综合征，Down's syndrome，DS）的患者会发展成 AD 患者，并且 AD 症状多出现在年轻时期，使得 DS 患者成为研究 AD 早期阶段的理想人群。许多最新的研究利用从家族性 AD、散发性 AD 和 DS 患者产生的诱导多能干细胞（induced pluripotent stem cell，iPSC）来识别 AD 的早期征兆及探寻疾病进展中的新生物标志物。在本章中，我们总结了 iPSC 的研究进展和局限性及其来源神经元的相关研究。此外，还对 AD 和 DS 的 iPSC 来源神经元的基因表达的方法和结果进行了概述，并强调了这些数据中的差异和共性，这些差异和共性有助于揭示导致 AD 的潜在基因和通路。

关键词　多能干细胞，微阵列，表达分析，神经元，DS，AD

1. 引言

AD 以进行性痴呆为标志，伴随着淀粉样斑的形成、NFT 和皮层神经元的退行性改变。AD 常以轻度记忆障碍开始，并逐渐加重，最终导致失能。淀粉样斑和 NFT 都是 AD 病理的晚期事件，因而确定 AD 病理的早期事件是理解其疾病进展的关键。很多假说认为 AD 病症存在早期症状。例如，突触丢失被认为是与 AD 相关的神经退行性改变的早期征兆之一[1]，并且尸检发现 AD 患者大脑中的突触数量有明显减少[2-5]。氧化应激（oxidative stress，OS）也被认为是 AD 病理过程中的一个潜在的早期系统性触发因素，在 AD 患者大脑尸检中及在 AD 动物模型中，都证明了氧化损伤的存在[6-11]。

确定 AD 的根本病因是否由氧化应激、突触丢失、Aβ 沉积、tau 蛋白磷酸化或其他机制所诱发，依赖于我们对 AD 早期事件的分析能力。但是，研究 AD 的疾病进程由于需要尸检大脑中的淀粉样斑为诊断证据从而受到阻碍[12,13]，并且大多数被诊断的患者也不再处于疾病的早期阶段。由于 AD 的发病年龄通常超过 65 岁，最初的症状常被错误地归因于衰老或压力，这使得识别处于 AD 早期阶段的患者和确定疾病的早期征兆十分困难。许多家族性患者常在 50~65 岁之间出现 AD 症状，这为研究 AD 提供了一个突破口，但早期家族性 AD 发病相对少见，约占美国 AD 总发病率的 5%[14,15]（约 25 万例）。

除了单基因突变或拷贝导致的家族性 AD 以外，DS 患者在 65 岁之前就会出现 AD 症状，这为研究 AD 病理进展提供了一个良好的模型。在美国，每 1 200 个新生婴儿中就有 1 个 DS 患儿，导致美国 DS 患者为 250 700 人左右[16]。患有 DS 的成年人罹患 AD 的风险极高，超过 40 岁的 DS 患者的脑部多数都出现了淀粉样蛋白沉积（尸检结果），而半数以上超过 60 岁的 DS 患者被诊断患有 AD[17-26]。

DS 是由人第 21 号染色体（Hsa21）的三倍复制所导致的，而许多 AD 的候选基因位于 Hsa21 上。这些基因包括 APP、DγRK1A 和 SOD1。有人认为，在第 21 号染色体上的 APP 的额外拷贝为 Aβ 肽的产生提供了更多的底物，使得 DS 患者出现早期 Aβ 斑块沉积和 AD 症状的风险性较之一般人更高。与此观点一致的是，过量表达人 APP 的小鼠会出现 AD 的早期生化特点和认知特点[27]。双特异性酪氨酸磷酸化调控激酶 1A（dual specifi cityтyrosine-phosphorylation-regulated kinase 1A，DγRK1A）能磷酸化 tau 蛋白[28]，因此其可能参与 tau 蛋白过度磷酸化和随后的聚集。超氧化物歧化酶 1（superoxide dismutase 1，SOD1）负责清除游离的超氧化物自由基，其失衡可能会影响氧化应激的水平。此外，有多达 500 个基因位于 Hsa21 上，其他基因可能也会参与 DS 患者的 AD 进程。阐明这些基因的机制有助于理解疾病的进展和揭示潜在的治疗策略。

综上所述，针对 DS 患者的 AD 研究有许多优势：① DS 患者在出生时（或者在产前）即可被诊断；② DS 可预测罹患 AD 的概率；③ 与家族性 EOAD 相比，DS 患者更多；④ DS 患者在 40 岁之前出现 AD 症状；⑤ 许多 AD 候选基因是由第 21 号染色体编码的。这些特性使得 DS 患者成为检测 AD 病程早期阶段的症状、确定早期生物标志物的一个独特群体。

如上所述，为了研究 AD 病因和病程，确定 AD 的早期征兆十分关键。DS 患者是一个独特的人群，他们在早年就很有可能发展为 AD，可以被用来研究 AD 的早期神经心理和生化事件。然而，开发一个能够确定 AD 病理过程的早期细胞与分子事件的体系仍然存在问题。iPSC 技术能够产生疾病特异性的人类细胞，从而明确在人类神经发育和神经退行性疾病中诱发疾病的问题[29-31]。最新的研究已经证实，将 iPSC 应用到 AD 研究能够识别 AD 神经元的细胞病理及基因表达模式的改变[32-36]。此外，iPSC 及其神经元衍生物已被用于鉴定早期的细胞异常，这种细胞异常在某种情况下与已知的 AD 神经元的改变直接相关。因此，现今可以通过比较 AD 和 DS 的 iPSC 来确定导致 AD 的潜在基因和通路。

2. iPSC 研究的方法和注意事项

虽然将 iPSC 来源的神经元/神经胶质细胞和 DS/AD 患者组织样本进行对比研究可能为揭示发现疾病机制提供了最有希望的方法，但是 iPSC 技术还处于起步阶段，在进行体内/体外的深入研究之前,有必要了解所期望的体外变异性来源,我们可以从体外研究开始着手。在 iPSC 研究中有许多因素会诱导可变性,并影响多个研究数据的结果,其中包括:患者个体差异性、iPSC 重编程方法及神经元分化方式。由于遗传多样性及疾病表型的多样性,个体间的遗传性基因的变化成为 iPSC 疾病模型的巨大挑战[37,38]。此外,表观遗传和拷贝数目的多样性也增加了模型的复杂程度[39],这可能使得 iPSC 模型在很大程度上比其他样本更为复杂。通过使用来自足够多的不同个体的细胞来获得具有统计学意义的结果,解决上述的一些问题。对于单基因突变的研究而言,不管是设计的还是自发产生的同基因细胞系都是实用的选择,可以限制基因的多样性。通过诸如 TALEN 和 CRISPR/Cas9 等新的基因技术来修复缺陷的基因修饰和逆转细胞表型[40],可能会在推进疾病表型的体外检测方面发挥重要作用[41-44]。此外,新的技术能够使整个染色体沉默,纠正非整倍体[45],为复杂的基因调控分析铺平道路。

就通常的 iPSC 研究和来自不同实验室的多种细胞系之间的数据比较而言,重新编程的选择方法是一个潜在的问题。尽管绝大多数已报道的研究都使用了整合逆转录病毒[30],但是近期也有研究使用了非整合病毒诸如仙台病毒[46]及附加型载体[47]来传递重编程因子 Oct4、Klf4、Sox2、c-Myc(OKSM)。然而,尽管逆转录病毒的整合已被假定是导致基因组不稳定性和转录改变的原因,但并没有证据证明这能显著改变神经元分化或疾病表型的识别。此外,在新产生的 iPSC 中,外源性的逆转录病毒很快受到抑制(数周内),导致内源性的 OKSM 因子[30]激活,但是对于定向分化似乎不需要沉默[48]。因此,尽管 iPSC 研究者迅速采用了新的研究方法,但几乎没有数据表明逆转录病毒的使用对 iPSC 及其分化的子代的研究有害,因此应继续使用“原始”细胞系。此外,体细胞的来源一直是 iPSC 研究人员争论的焦点。尽管目前皮肤成纤维细胞因为其易于获得且能可靠地重编程,而仍在已发表文献中占主导地位,但也有研究表明包括淋巴细胞在内的其他细胞可生成 iPSC[49]。

也许,比较 iPSC 研究之间及模型系统之间可变性的最大决定因素在于分化方法和所产生的神经元群体。利用外源性因子的定向分化能够产生大量的递质特异性神经元亚型和区域特异性神经元亚型,包括中脑多巴胺(dopamine,DA)能神经元、脊髓运动神经元(spinal motoneuron,MN)、中型多棘神经元(medium spiny neuron,MSN)、基底前脑胆碱能神经元(basal forebrain cholinergic neuron,BFCN)、前脑(forebrain,FB)皮质样谷氨酸能/GABA 能神经元。人们普遍认为,对于细胞替代疗法而言,移植的神经元亚型和原发退行性表型相匹配十分关键(如帕金森病的 DA 神经元、亨廷顿病的 MSN 等)。这同样可能适用于机制研究。尽管已经产生了许多其他的谱系[50-52],但我们在图 1 中列举了能够产生前脑背侧和腹侧(包括胆碱能神经元)、DA、BFCN 和 MN 的最典型的操作方案,这些神经元对于许多包括 DS 和 AD 在内的神经系统疾病是非常重要的。

两个主要方法的其中一个在大多数近期的研究中被用来诱发分化一个外胚层的谱系。对于原本准备向神经细胞系分化的人胚胎干细胞(human embryonic stem cell,hESC)和 iPSC 而言,暴露到微量支持培养基中(如 DMEM/F-12+N2 补充物)足以使其沿着一个“默认的”程序分化,包括由于配对的同源异型框 6(PAX6)基因的强烈表达所导致的原始神经外胚层的病变[53,54]。这个方法,最早由威斯康星大学麦迪逊分校的 Su-Chun Zhang

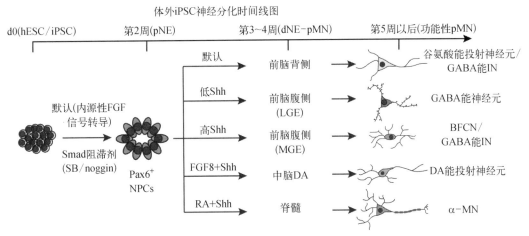

图 1　连接 AD 和 DS iPSC 来源的神经元的基因表达

人多能干细胞(human pluripotent stem cells,hESC)向递质特异性神经元亚型和区域特异性神经元亚型的定向分化。hESC 或 iPSC 可以通过内源性 FGF 信号转导或通过双 SMAD 抑制,在 2 周内培养分化为 PAX6+原代神经外胚层(primitive neuroectoderm,pNE)。没有其他的形态基因(默认),这些 pNE 会分化为前脑背侧神经元(谷氨酸能神经元和 GABA 能神经元)。pNE 还可以通过暴露于外源性模式因子而形成不同的谱系。加入诸如音猬因子(sonic hedgehog,Shh)的信号转导因子能够使细胞维持一个前脑表型,但是会诱导变为 GABA 能中间神经元(interneuron,IN)和 BFCN。用 FGF8 和 Shh 处理 pNE 会导致其分化为中脑多巴胺能(DA)神经元。用诸如维甲酸和 Shh 等尾化因子处理 pNE 会导致其特化为 MN

所提出,目前已被证实能够依靠内源性的 FGF 通过 FGF 受体的作用从而激活 MAPK 通路[55,56]。第二个是由斯隆凯特琳的 Studer 实验室所建立的方法,通过使用 TGF-β 和 activin/nodal 信号转导的抑制剂来抑制 Smad 通路,从而使得 hESC 和 iPSC 都能定向分化为外胚层[57]。这两种方法都能在早期神经外胚层细胞分化的前 10 天内强烈地表达 PAX6。如果在分化的后续阶段没有其他因素存在,那么原始 PAX6+神经祖细胞(neural progenitor cell, NPC)将在经历一个决定性的神经外胚层阶段后,继续变成前脑背侧(dorsal forebrain,dFB)、皮质样神经元,延长培养时间就会变成星形胶质细胞[58]。这些前脑背侧神经元通常包括大量的兴奋性谷氨酸能细胞和抑制性 GABA 能细胞(图 1,上通路)。有趣的是,最新的报道表明,联用维甲酸和 Smad 双重抑制能增强谷氨酸能投射神经元的分化[59]。由于维甲酸是一个有效的神经诱导剂,它可能能够增强早期的神经元的分化,模拟发育的皮层中脑膜细胞的内源性维甲酸信号转导[60]。

现在普遍认为,PAX6+NPC 也可以通过暴露于外源性模式因子而被模式化为多种谱系[61,62]。例如,用维甲酸等尾化因子处理原始 NPC 可诱导 *Hox* 基因表达,这是建立脊髓命运所必需的。使用如 Shh 等腹侧因子处理可导致 MN 特定的诱导基因表达,如 HB9、ACh;MN 神经递质和 ISL1(图 1,下通路)。类似地,在 Shh 处理期间省略尾化因子可使细胞保留前脑表型,但会诱导腹内化成 GABA 能中间神经元(interneuron,IN)和 BFCN(图 1,通路3-4)。这被认为由 Shh 处理的浓度和时间梯度所决定。早期,高 Shh 浓度将使细胞更多的偏向腹侧命运,导致 BFCN 比例的增加[63],而中度 Shh 浓度的处理可增加来源于内侧和外侧神经节突起的 GABA 能 IN 的产生[64]。

值得注意的是,从特异标志物差异表达的变化可以看出,各区域和不同递质表型的细胞中的基因表达模式差异很大。这体现了一个事实，即这些是完全不同的人群，需要在对照组和疾病组之间强调比较相似的群体，从而揭示相关的疾病表型。在疾病后期阶段 AD 影响许多神经元群体，新皮层和胆碱能神经元是 AD 患者和动物模型早期阶段的主要受影响的细胞群体[65]。因此，了解 DS 神经元的早期缺陷有助于解释 AD 后期的问题，因而产生适当的神经元群体(如皮质样神经元)很重要。

3. 确定唐氏综合征的早期阿尔茨海默病样病变的机制

3.1　AD iPSC 来源的神经元病理学和基因表达

最近发表的 3 篇研究使用了从 AD 患者及非痴呆对照组(non-demented control，NDC)的成纤维细胞中产生的 iPSC 来源的神经元，开展了 AD 病理学特征及转录组分析研究[32-34]。有趣的是，这些报告选用了差异很大的家族性 AD 患者群体，试图揭示 AD 神经元中的分子缺陷。Suzuki 实验室首先报道了建立早老素基因常染色体显性突变患者的 AD iPSC[34]，而 Inoue 及其同事[33]选择了表达 APP 基因的常染色体隐性突变的患者。与之相反，Goldstein 及其同事从过表达 APP(overexpressing APP，APP^{Dp})的患者中创建了 AD iPSC，这可能与 DS 的研究相关性最高[118]。此外，其中的两个报道从散发型 AD 患者中创建了 iPSC，尽管这些样本并没有评估基因表达[32,33]。因为本章着重讨论在 DS 和 AD(神经元)中受影响的相关细胞群体的基因表达的变化，我们将着重讨论那些与家族型病例相关的全转录组分析的研究，它们与 AD 一般表型有关，并且探讨 DS 研究中的基因表达情况可能有助于了解 AD 病理生理。

如上所述，iPSC 衍生的细胞群体之间的基因表达变化的程度主要反映细胞的分化状态，不过疾病表型的变化程度可能较小。Goldstein 及其同事[118]发现，来自 APP^{Dp} 的神经元和来源于散发性 AD 患者 iPSC 都表现出 Aβ、p-tau 和 GSK-3β 的显著升高，其中 GSK-3β 是淀粉样蛋白和 tau 蛋白的翻译后修饰过程中的一个关键激酶，此外还发现早期核内体形成缺陷，这些都是 AD 患者和动物模型的特征[66,67]。然而，报道的与 AD 直接相关的神经元的基因表达模式可能由于分化模式的选择而变得十分复杂。Israel 及其同事将 PA6 细胞和神经祖细胞共同培养，这是一种产生大量中脑 DA 神经元的方法(图 1[68,69])。然后，将他们的数据与胎儿大脑样本进行比较，这些样本虽未被详细描述，但可能代表了一个混合群体，其中大多数细胞来自大脑皮质。基因表达数据结果显示，与脑组织相比，在 iPSC 衍生神经元中，中脑和 DA 神经元标志物(如 Iroquois 同源异型因子[70]和酪氨酸羟化酶)显著表达。与之相反，胎儿大脑样本表现出丰富的皮质标志物的表达，如 SATB2、LHX2、TBR1 和 EMX2[32]。因此，根据免疫细胞化学和生理学检测，神经元群体中包含的谷氨酸能/GABA 能神经元的比例相对较小也就不足为奇了[32]。因此，在比较该数据集和其他 DS/AD 皮层神经元群体(见下文)时，很难评估该变化是否为 AD 细胞特有的变化而不是由于神经元特异性引起的变化。然而，iPSC 及其神经元衍生物携带 APP 位点(APP^{Dp})的重复，与不携带未知遗传异常的 NDC 和胎儿大脑样本相比，APP 转录水平显著上调。

与 Israel 及其同事使用的方法相反，Kondo 等[33]使用类似于 Studer 实验室建立的分化方法[57]，使用 TGF-β 和 activin/nodal 信号转导的抑制剂来启动分化并产生皮层样细胞[71]。在他们的研究中，患者成纤维细胞包含两个不同突变的 APP 基因(APP-E693Δ 和 APP-V717L)，但仅具有两个拷贝。因此，在 AD iPSC 样品中没有观察到 APP 转录的显著增加。然而，这两种突变均显示出对 Aβ 水平产生强烈的神经元特异性影响，同时产生活性氧，这一过程可被 GSK-3β 抑制剂阻断。Kondo 等[33] 还对携带 APP-E693Δ 的神经元样品进行了转录组分析，APP-E693Δ 是一种罕见的常染色体隐性突变，其可导致 EOAD，但不产生细胞外 Aβ 斑块沉积[72]。有趣的是，在 AD 神经元中只有 50 个已识别的遗传位点被差异性地调控(>1.5 倍)，其中一些先前已报道会产生 AD，但也有许多新的转录本。对于携带 APP-E693Δ 突变的神经元而言，观察到了氧化应激基因表达产物(如过氧化物氧化还原酶、氧化还原酶和过氧化物酶活性)显著升高，这些通路被报道与 AD 有关[11]。相反，β-葡糖醛酸糖苷酶异构体被大幅下调，这表明多种代谢途径被破坏，这可能涉及线粒体、内质网和高尔基体的功能。另外，Kondo 等[33] 观察到许多突触/细胞黏附标志物、锌指蛋白和凋亡调节剂也发生了变化。因此，这些 AD iPSC 研究明确了 AD 神经元特征的多种缺陷及新的变化，这表明即使对于需要几十年才能在人类患者中表现出来的疾病，也可以使用 iPSC 技术平台来研究其发病机理。

3.2　DS iPSC 作为早期 AD 模型

如上所述，DS 患者代表了一个独特的群体，可能有助于揭示 AD 病理学的早期缺陷。迄今为止，从 iPSC 衍生的神经元上研究了 DS 的各个方面已经有了 3 篇报道[73-75]，并且每个报道都集中在皮层样神经元上，在方法学上有细微的差异。例如，Weick 及其同事使用"默认"方法来产生兴奋性和抑制性神经元的混合群体[75]，Shi 及其同事使用了丰富兴奋性谷氨酸能神经元的方法[74]，而 Briggs 及其同事使用双重 SMAD 抑制法[73]。这 3 项研究都使用了不同的重编程方法，包括逆转录病毒和仙台病毒转导及其他附加方法。有趣的是，尽管有证据表明 DS 大脑中存在异常的神经元分化[76-84]，但没有人发现 DS iPSC 与对照组细胞相比缺乏分化成神经上皮和有丝分裂后神经元的能力。因此，可以直接比较这些研究结果并得出结论，方法学的差异在观察到的差异中所发挥的作用相对较小(见下文)。

DS iPSC 及其神经元衍生物显示出的异常表型，与此前人类和动物的 DS 神经发育研究相一致，这也与 AD 早期病理的表型相一致[73-75]。所有的研究都表明 DS 神经元中 APP 的表达增加，这说明增加的 APP 可用于这些细胞中的蛋白酶解加工[73-75]。事实上，Shi 等[74] 发现来源于 iPSC 和 hESC 的 DS 神经元都表现出 Aβ(Aβ40 和 Aβ42)的升高、Aβ40/Aβ42 比例的降低、淀粉样蛋白聚集体形成，以及长时间培养的神经元中的 tau 蛋白的过度磷酸化(>60 天)。因此，DS iPSC 神经元显示出与 AD iPSC 神经元相似的表型。类似地，所有研究都发现 DS iPSC 和神经元中氧化应激标志物显著增加或减少对 ROS 的敏感性。代谢和氧化应激一直被认为是 DS 和 AD 功能障碍的一个潜在的靶标[11,85]。

突触丢失是 AD 进展过程中的一个主要的临床特点，并且突触异常与 DS 患者和动物模型相关[86-89]。对于人类 DS iPSC 衍生神经元，与对照组相比，DS 神经元中的兴奋性和抑制性突触活性均降低[75]。与此同时，DS 神经突起中突触素-1 小点的数量也减少了，这表明可能是无法形成相似数量的突触,或者是突触连接的不稳定性,最终丢失突触。相反,Shi 等人[74]没有发现突触小点的缺失,他们分析了沿着 iPSC 衍生的神经突触中突触素和 PSD - 95 双重标记的小点的比例。虽然 Israel 等对 AD 神经元的生理特性进行了一些定量,他们也没有发现对照组和 AD 细胞之间的差异,并得出结论:"研究 AD 相关的突触蛋白的丢失可能需要延长培养周期"[118]。由于所有的研究都检测了相对较早的时间点(体外实验时间<100 天),因此来自 AD 和 DS 个体的 iPSC 衍生神经元需要更多的功能数据,以确定这是否是培养细胞中的一个可重复的表型。

3.3 与 AD 相关的 DS 基因表达变化

由于 DS 中的 Hsa21 的三体性,从基因改变的数量来看,转录组的改变主要是由位于 Hsa21 的基因复制所致[90]。然而,最大的转录变化主要发生在位于 Hsa21 以外的常染色体和性染色体上的基因上[90-93]。此前的基因本体论(gene ontology,GO)分析认为基因家族的改变与常见病因(APP、Aβ 和 tau 蛋白)、氧化应激、神经元分化、多种第二信使级联及突触发育/丢失等相关[91,94,95]。

这些发现在 DS iPSC 研究中得到了简明扼要的概括。有趣的是,Briggs 等[73]和 Weick 等[75]都建立了等位基因对照系,它们是二倍体的 Hsa21,使得降低遗传变异造成的背景"噪声"的 DS 细胞表达阵列成为可能。两项研究都发现 *Hsa21* 基因具有显著的基因剂量效应,相似数量的基因过表达(分别为 63 和 125),少数基因过量表达(分别为 7 和 14)。数值上的差异主要反映了分析的临界值。将 Weick 等的数据集的临界值[75]从 1.2 增加到 1.5 倍,将过表达的基因的数量减少到 60 个,几乎与 Briggs 等报道的数值相同[73]。有趣的是,在两个数据集中超过 60% 的变异基因是相同的。然而,也存在一些有趣的差异。在 Weick 等的研究中,在 iPSC 中 APP 和 DYRK1A 均是上调的[75],而在 Briggs 等的研究中 APP 没有改变,DYRK1A 是显著下调的[73]。此外,40% 的上调基因在群体之间存在差异,下调的基因在不同数据集之间完全不同,这表明具有相同潜在遗传缺陷的 iPSC 系之间的遗传调控差异显著。

关于 DS 和 AD 神经元群体中常见的表达变化,我们将通过比较 Weick 等[75]与 Kondo 等[33]获得的数据来集中讨论,因为这两项研究产生了相似表型的神经元(即前脑)。为了更准确地评估 DS iPSC 衍生神经元在 AD 早期病理中的作用,我们直接比较了两个数据集中的表达阵列。使用不同的 Affymetrix 平台生成来自两个研究中的微阵列基因表达数据集。Weick 等[75]使用基因芯片人类基因组 U133 加 2.0 阵列,而 Kondo 等[33]使用基因芯片人类基因 1.0 ST 阵列。两个平台之间的主要区别在于,前者查询每个 mRNA 的 3′-末端附近的几百个碱基以近似体现整个基因的表达,而后者查询每个基因的整个转录。尽管存在这种差异,但在两个平台中检测的基因表达是高度一致的[96],这样就可以比较两个平台的结果,并将数据集合并到一个分析中。

在这个分析中,我们考虑了许多已知的 GO 术语,如活性氧的反应(GO:0000302)和细胞对氧化应激的反应(GO:0034599),已知这些反应在 DS 和 AD 过程中都受到影响。这些 GO 术语在两个数据集中的患病样本和对照组之间差异表达,因此,我们试图分析这些 GO 术语上标注的基因,该分析可分为低级分析(数据预处理)和高级分析(统计差异表达分析）。

Affymetrix 阵列（在两个平台中）使用多个探针来检测同样的转录本。一种低级分析步骤是将这些重复的检测结果总结为每个探针组的单个值，同时消除不需要的变异源，从而得到的所有探针组的单个值（评估基因表达水平）以尽可能准确地反映 mRNA 丰度的真实变化。在我们的分析中，我们使用了通过生物导体包装寡核苷酸实现的强大的多阵列平均算法（robust multi-array average, RMA）[97]。由于平台的不同，我们分别对两个数据集进行了 RMA 分析。

数据预处理的第二步是匹配两个数据集之间的探针组[98]。Affymetrix 在公司网站上提供了一个匹配的文件，其中有 29 129 个对应于唯一的 U133 加 2 探针组 ID 的映射；对于 DS 数据集中的 29 129 个探针组中的每一个，我们都可以在 AD 数据集中找到一个且只有一个对应的探针组。每对匹配的探针组代表相同的基因。我们将分析限制在第一个数据集的 29 129 个探针组及第二个数据集中相应的探针组，并将其称为匹配数据集。我们接下来进行高水平分析（即差异表达分析）以确定在两个数据集中差异表达的基因。

对于每个给定的 GO 术语，我们使用生物导体包"注释"的"查找"功能，直接或间接通过遗传，获得了在该节点上注释的所有 Affymetrix 探针组。对这些探针组和匹配数据集中可用的探针组的重叠部分进行差异表达分析。为了识别在两个数据集中差异表达的基因，我们首先在两个数据集上分别进行每个探针组的 t 检验。然后，我们对两个 P 值的最大值进行排序，当 $P<0.1$，将 P 值最大值的最小基因视为显著。选择这个值是由于在这个高级分析中比较的严格性，而且每组中的样品数量很少。

这些数据由表 1 中的 GO 分析结果阐明，它表明在两种细胞类型中受到破坏的通路存在显著的重叠。我们对此前与每种疾病相关的术语进行了 GO 分析，并注意到两个数据集之间共有的基因数量有显著的重叠（第五列）。例如，对于所有检测的 GO 术语，DS和 AD 之间共有的基因数（当存在时）的平均重叠率为 22.6%。总的来说，在两个数据集中发现有 115 个基因发生了显著的改变。值得注意的基因包括 *CAT*、*ITSN1*、*MAP2*、*MAPK1*、*PRKAR2A*、*PSEN2*、*RAB4A* 和 *STX7*。这些基因涉及细胞周期调节、氧化应激、突触传导、体内转运[99]，以及从质膜到细胞核的信号转导。尽管在 AD iPSC 衍生的神经元中缺乏 APP 的复制，但是这两个数据集之间存在显著的相似性。该结果指出 AD 发病机制存在共同的通路。

表 1　DS 与 AD iPSC 衍生神经元微阵列数据的比较

GO 通路	总基因数	匹配（分析）	改变（AD）	改变（DS）	重叠（相同基因）
突触传递	1 529	1 143	231	90	22
MAPK 级联	1 373	987	164	100	15
糖基化	591	413	66	45	6
老化	506	379	79	34	6
神经元凋亡过程	436	335	60	38	5

续 表

GO 通路	总基因数	匹配(分析)	改变(AD)	改变(DS)	重叠(相同基因)
氧化应激	296	205	41	15	6
ATP 代谢过程	261	186	23	20	2
突触组装	188	142	27	15	3
线粒体通透性	99	80	10	8	0
Aβ 代谢	36	25	4	2	1

对 Weick 等[75]的表达阵列与从 Kondo 等[33]获得的数据进行直接比较。在数据集中分析了已知在 DS 和 AD 受影响的过程中的 GO 术语。表中显示了在两种细胞类型中被破坏的通路的显著重叠。

当 Aβ 水平相对较低时,核内体的功能障碍已被认为是 DS 和 AD 的最早共有表型之一[66]。神经营养素通过内体运输,特别是神经生长因子(nerve growth factor,NGF)的逆向信号转导,导致了 AD 和 DS 的神经元细胞死亡[100-103]。适当的 NGF 信号转导需要内吞作用和逆向运输,这与位于核内体上的 Ras-MAPK 通路的激活成分有关。此外,Rab 家族 GTP 酶的成员在突触囊泡释放和再循环过程中对蛋白质的局部加工起着不可或缺的作用。突触融合蛋白是一个蛋白家族,涉及多种靶细胞之间的囊泡对接和融合事件,包括质膜和其他细胞内室。有趣的是,STX7 和 ITSN1 都特异性地与核内体和溶酶体隔室相关[104-106],现已知 ITSN1 与参与突触小泡再循环的几种蛋白质互作[107-109]。因此,MAPK、ITSN1、PSEN2、RAB4A 和 STX7 的同时失调支持了早期阶段 DS 和 AD 神经元中核内体信号转导可能受到干扰的观点。

特别有趣是,存在改变的 PSEN2,不仅因为它在细胞内囊泡中表达,而且因为早老素基因(presenilin gene,PSEN1 和 PSEN2)中的突变与家族性 AD 密切相关[110]。已知 PSEN1 和 PSEN2 突变能在 60~65 岁诱发 EOAD[111]。PS1 和 PS2 是 γ-分泌酶复合物的一部分,而 γ-分泌酶切割许多膜蛋白,包括 APP 在内。Aβ 肽的产生需要 APP 进行 C-末端的蛋白质水解切割处理,及其第二个 N-末端的切割处理[119]。虽然正常的 β-分泌酶的活性主要为诱导 $Aβ_{40}$ 的形成,但也可以产生少量的 $Aβ_{42}$,$Aβ_{42}$ 更易于聚集并且可引起神经元损伤。PSEN 的突变导致 $Aβ_{42}$ 显著增加、$Aβ_{42}/Aβ_{40}$ 比例增加,进而引发 AD。因此,在 DS 和 AD 神经元的这些群体中观察到 PS2 的过量产生是令人好奇的。在 AD 细胞中,观察到 $Aβ_{42}/Aβ_{40}$ 比例的明显的增加[33],而这在 Weick 等[75]的报道中未被证实。然而,在 Shi 等[74]的研究中,DS 神经元在 Aβ 和 $Aβ_{42}/Aβ_{40}$ 比例的变化中都显示出显著的增加。因此,PSEN2/β-分泌酶对 APP 裂解处理的总体增加可诱导 $Aβ_{42}$ 的毒性水平。

此外,在两个数据集中,发现了许多转录调节因子被改变,包括:SP3、TLX2 和多种锌指蛋白(zinc finger proteins,ZNF 22, ZNF 248,ZNF 37A,ZNF 439,ZNF 510 和 ZNF 675)。有趣的是,SP3 和 TLX2 此前都曾被证实涉及 AD 病理。Yoo 和 Yoo 利用 Baysian 网络分析共对 110 名患者(62 个 AD 和 48 个对照)的 6 种不同数据集进行分析,发现包括 TLX2 在内的 4 种基因的表达发生了改变,表明其与疾病发病率相关性最高[112]。此外,Boutillier 及其同事的一项研究表明,SP3 和 SP4 的蛋白质水平在尸检的 AD 大脑中都有显著上调,并且与 NFT 相关[113]。ZNF 是代表真核生物基因组中最丰富的蛋白质之一的蛋白质家族的一部分，具有令人难以置信的多样性功能[114]。然而，许多基因需要锌(Zn^{2+})或其他金属在指状突起中的结合来调控一系列宿主基因的 DNA 转录。这里鉴定的大多数转录因子都属于 ZNF 家族(包括 SP3)，这一事实表明转录反应的改变与金属代谢的改变相关。虽然 AD 的金属假说表明铜(Cu^{2+})和锌(Zn^{2+})与细胞外的 Aβ 直接互作增加了突触的聚集[115]，转录因子的改变引起的金属离子的可用性的变化，可能需要借助这些离子在细胞核内的活性。

最后，值得注意的是，在这个数据集中没有 DYRK1A 和 APP。虽然 DS 样本中 APP 增加了约有 1.5 倍，但 *APP-E693Δ* 突变不会导致转录表达的增加。因此，当观察到两个不同数据集的交集时，APP 表达的变化不显著就不足为奇了。然而，*DYRK1A* 缺失的原因不是很容易解释。如上所述，*DYRK1A* 基因位于 Hsa21 上，能够在 11 个丝氨酸和苏氨酸残基上磷酸化 tau 蛋白的丝/苏氨酸蛋白激酶，其可能在苏氨酸 212 位点上通过 GSK-3β 蛋白引发进一步磷酸化[28]。此外，已经发现 DYRK1A 蛋白在多个 AD 患者组织样品中过表达[116]。推测 DYRK1A 的抑制可能是 DS 发育缺陷及 AD 病理进展的一个潜在的治疗靶点。由于 AD iPSC 衍生神经元样本中 DYRK1A 的表达没有改变，这可能表明虽然 DYRK1A 对研究 DS 相关的 AD 病理学很重要，但它并不是所有 AD 患者的早期标志物。

4. 展望

虽然目前关于 iPSC 的研究提供了 DS 和 AD 都可以在实验皿中建模的证据，但还需要进行额外的基因表达分析来发现引起 AD 的潜在基因和通路，并且这些基因和通路不会被此前提及的样本变异性问题所混淆。例如，研究来自携带 APP^{Dp} 复制的家族性 AD 患者的皮层样神经元的基因表达数据将是很有意义的[32]。这种单基因复制足以诱导患者的 EOAD 症状，以及 iPSC 的神经元中的 NFT 和淀粉样病变。因此，这些神经元和 DS 神经元之间的转录组分析方法为研究在痴呆发展中起决定性作用的早期表达变化的信噪比提供了一个极好的平台。耦合多个数据集的交叉比较，如本文所述的数据集及对 *APP-V717L* 突变的分析[33]，需要加强对具有必须性作用的基因识别，而不是那些可能继发于疾病发作的基因。

对大群体样本的全基因组测序和大规模全基因组关联研究也将有助于发现在单基因水平上能够联系起 DS 和 AD 的任何潜在的单核苷酸多态性和基因突变。这些类型的研究既能识别 AD 样病理的共同特征，又能加速基于分子功能障碍的不同类型 AD 的分类。

早在 20 年前，DS 患者的预期寿命只有 25 年，但时至今日预期寿命已经升至 50 岁以上，这在很大程度上归功于制度化减少患有 DS 的个体，以及社会对发展障碍患者更多地了解和关注[16]。随着寿命的延长，DS 患者的健康问题也随之增加，包括过早衰老和 AD 的发生。然而，这种情况也为研究 AD 的发病的病理机制提供了一个潜在的资源。美国国家卫生研究院最近建立了唐氏综合征联盟登记处(DS-Connect)，这将使研究人员能够获取关于 DS 患者的详细信息，并提供了可能处于 AD 早期阶段的研究对象[117]。DS 可能代表一个单一的潜在的 AD 病理原因,但这仅涉及少数的 AD 患者。尽管如此,从 DS 研究中获得的信息无疑将为 AD 神经病理的早期临床症状提供一个新的视角。

参考文献

见二维码。

第 16 章

人多能干细胞的皮质分化在阿尔茨海默病体外模型中的应用

Nathalie G. Saurat, Frederick J. Livesey, and Steven Moore

摘要 干细胞模型为深入研究 AD 的病理机制提供了机会,这是动物模型无法替代的。此外,将患者体细胞重新编程到多能性状态,确保了在正确的遗传背景下进行研究。本章通过体外复制关键发育信号事件,描述了人多能干细胞(pluripotent stem cell,PSC)向皮质祖细胞的定向分化过程,在人类发育过程中,这些祖细胞会产生有功能的上层和下层神经元;基于生物化学和影像学研究方法,分析了单基因家族性 AD 或唐氏综合征患者的 PSC 分化的神经元中的 APP 和 tau 蛋白关键表型。

关键词 疾病模型,AD,干细胞,APP,Aβ 肽,tau 蛋白,皮质分化,神经退行性疾病,唐氏综合征(DS)

1. 引言

AD 的人类细胞模型可以作为现有的动物模型的补充,可用于 AD 的发生发展相关机制研究。使用该模型进行高通量、高含量分析(包括化学和基因筛选)具有重要意义。理想情况下,AD 的人类干细胞模型应使用受疾病影响的细胞模型,并发展成与疾病相关的病理状态。实际应用中,该模型将以可重复的方式在短时间内模拟疾病的发生。

随着人们对神经发育的理解,结合细胞重新编程产生患者特异性 PSC 的技术,研究人员能够在体外生成特异类型的神经元,包括兴奋性和抑制性的皮层神经元[1-3]。从先天遗传性的 AD 患者(包括单基因家族性 AD 和 21 三体综合征/DS)体内分离出 PSC,其分化的神经元表现出能够诱导 AD 发病的许多经典特征,包括 APP 剪接过程改变,进而改变 Aβ 肽的生成和聚集、tau 蛋白磷酸化的增加和 tau 蛋白的细胞定位等[4-6]。

本章将描述从 PSC 中产生人类兴奋性谷氨酸皮层神经元的方法。该方法也同样适用于胚胎干细胞和患者来源的诱导 PSC[7]。实验关键是需要一定的时间让神经元达到功能成熟,成熟的神经元可通过放电模式来鉴别:通常 2 个月左右,神经元的放电特性与成熟神经元相似。此外,本章还描述了运用免疫荧光和激光共聚焦显微镜监测神经元产生效率的技术,分析特异 AD 表型的发展过程,并通过观察 APP 进程的改变重点关注 AD 的发病机制。

关于从 AD 和其他痴呆遗传形式患者中产生的人类干细胞,已经发表了许多文章并有详细的描述,包括唐氏综合征、家族性 AD(*PSEN1* 基因突变、APP 复制、APP 突变)及额颞叶痴呆,详见表 1。培养具有 AD 样病理特征的特定干细胞,其推荐培养时间见表 2。

表 1　AD 的干细胞模型

疾病/状况	突变/基因型	AD 表型	参考文献
DS	21 三倍体	Aβ 肽生成增加; tau 蛋白过度磷酸化; 神经元死亡	[5,8]
家族性 AD	*APP* 复制	Aβ 比例改变; tau 蛋白磷酸化水平改变	[4]
家族性 AD	*PSEN1* 和 *PSEN2* 突变	APP 处理过程改变; Aβ 比例改变	[9]
家族性 AD	*APP* 突变(缺失)	细胞内 Aβ 低聚物形成; 细胞外 Aβ 肽减少	[10]
散发性 AD	散发的	Aβ 肽产生增加; tau 蛋白磷酸化水平改变	[4]
散发性 AD	散发的	细胞内 Aβ 低聚物形成	[10]

表 2　推荐培养时间

病　理	检 测 方 法	时　间
Aβ 肽释放进入培养基	ELISA/MSD	从第 35 天开始,最好超过 60 天
细胞外的淀粉样蛋白聚集	免疫荧光	>65 天
细胞生物(如自噬)	免疫荧光;免疫印迹	>60 天
错误定位/tau 蛋白磷酸化	免疫荧光;免疫印迹	>90 天
突触形成	免疫荧光	>50 天

2. 材料

主要培养基和溶液如下。制备时,使用组织培养级培养基/溶液和蒸馏水。

(1)用于培养小鼠胚胎成纤维细胞(mouse embryonic fibroblast,MEF)的 STO 培养基:Dulbecco 的改良 Eagle's medium 培养基(Dulbecco's modified Eagle's medium,DMEM)添加 10%(v/v)胎牛血清、1 mmol/L *L*-谷氨酰胺、50 U/mL 青霉素和 50 mg/mL 链霉素,4℃储存并在 2 周内使用完。

（2）用于培养人多能干细胞的（hPSC）培养基：DMEM/混合 F‑12‑GlutaMAX 培养基（DMEM/F‑12 GlutaMAX）添加 20%（v/v）血清替代培养基（KnockOut SR，KSR）、10 ng/mL FGF2（成纤维细胞生长因子基质）、100 μmol/L 非必需氨基酸；100 μmol/L 2‑巯基乙醇、50 U/mL 青霉素和 50 mg/mL 链霉素，4℃储存并在 2 周内使用完。

（3）MEF 条件培养基：在不含 FGF2 的 hPSC 培养基中培养 MEF 过夜后收集。使用 0.22 μm 滤膜过滤，−20℃储存可达 2 个月。需要使用时，解冻培养基并加入 10 ng/mL FGF2，解冻后的分装培养基在 5 天内使用完。

（4）PBS：组织培养级磷酸盐缓冲盐（phosphate-buffered saline，PBS）。

（5）中性蛋白酶溶液：Dispase Ⅱ（中性蛋白酶）溶解于 37℃ PBS 中至浓度 10 mg/mL，使用 0.22 μm 滤器过滤，−20℃储存可达 2 个月。注意防止人类和小鼠细胞的聚集。

（6）hPSC 冷冻剂：胎牛血清、10%（v/v）二甲基亚砜（DMSO）、10 μmol/L Y‑27632（Rho 激酶抑制剂可有助于 hPSC 扩增），现用现配，不能贮存。

（7）N2 干细胞培养基：DMEM/F‑12 GlutaMAX 和 1×N2 补充液，5 μg/mL 胰岛素、1 mmol/L L‑谷氨酰胺、100 μmol/L 非必需氨基酸（NEAA）、100 μmol/L 2‑巯基乙醇、1 mmol/L 丙酮酸钠、50 U/mL 青霉素和 50 mg/mL 链霉素，4℃储存并在 3 周内使用完。

（8）B27 培养基：Neurobasal 培养基添加 1×B27、200 mmol/L L‑谷氨酰胺、50 U/mL 青霉素和 50 mg/mL 链霉素，4℃储存并在 3 周内使用完。B27 培养基是培养神经元细胞的基础培养基。

（9）N2B27 培养基：N2 培养基和 B27 培养基 1∶1 混合，4℃储存并在 2 周内使用完。

（10）神经诱导培养基：N2B27 加入 1 μmol/L Dorsomorphin 和 10 μmol/L SB431542［骨形态发生蛋白（bone morphogenic protein，BMP）信号转导抑制剂；能够刺激增殖和分化］，4℃储存并在 1 周内使用完。

（11）Accutase 细胞裂解液：分离液。

（12）层粘连蛋白原液：细胞附着、包被溶液。

（13）神经冻存液：N2B27 培养基加入 10%（v/v）DMSO 和 20 ng/mL FGF2，现配现用。

（14）固定液：4%多聚甲醛（paraformaldehyde，PFA）溶于 1×PBS 中。

（15）10×TBS 溶液：1.5 mol/L NaCl，0.1 mol/L Tris‑HCl，pH 7.4。

（16）TBS‑Tx 溶液：1×TBS 含有 0.3% Triton X‑100。

（17）封闭液：TBS‑Tx 中含有 5%正常驴血清。

3. 方法

实验应保持在无菌超净工作台中进行。所有培养基应经过 37℃ 水浴加热。所有孵育步骤都在 37℃、5% CO_2 的环境下进行，全部离心操作都在室温下进行。

3.1 MEF 培养

（1）准备两块 6 孔板，每孔中各加入 1 mL 0.1%明胶蒸馏水溶液。37℃孵育 10 min。

（2）37℃的水浴中，部分解冻 MEF，并转移到 10 mL 的 STO 培养基中。

（3）以 180×*g* 离心 3 min，并将细胞重悬于 1.2 mL 的 STO 培养基中。

（4）从板中吸出明胶溶液，每孔加入 2 mL STO 培养基。

（5）每孔加入 100 μL MEF 细胞悬浮液。

（6）轻轻地晃动培养板，使细胞均匀分散。

（7）在加入干细胞之前，MEF 至少要培养 6 h。

3.2　hPSC 培养

（1）从 MEF 培养中吸取 STO 层，每孔用 2 mL PBS 清洗。

（2）吸出 PBS，加入 2 mL 不含有 FGF2 的 hPSC 培养基。

（3）水浴中部分解冻 hPSC，并转移到 10 mL hPSC 培养基中（附注 1）。

（4）离心 2 min，180×*g*，弃去上清。

（5）使用 200 μL hPSC 培养基重悬细胞，注意操作轻柔，转移到 6 孔板中。

（6）在含有 hPSC 的孔中，加入 10 ng/mL FGF2 和 10 μmol/L Y－27632，从剩余孔中收集 MEF 培养基。细胞孵育过夜。

（7）每天用含有 10 μmol/L FGF2 的 hPSC 替换培养基，维持 hPSC 的克隆，直到细胞群肉眼可见（直径约 1 mm）（附注 2）。

3.3　PSC 传代

（1）按照标题 3.1 中所述方法，准备新鲜 MEF。

（2）从 MEF 中移去 STO，使用 PBS 漂洗 1 次，在 6 孔板的每孔中加入 2 mL 含有 10 μmol/L FGF2 的 hPSC 培养基。把 MEF 加回到 hPSC 培养基并放回培养箱。

（3）PSC 的每孔中加入 200 μL dispase 溶液，孵育 20~40 min（附注 3）。

（4）从 MEF 中吸出 STO，使用 PBS 漂洗 1 次，在 6 孔板的每孔中加入 2 mL 含有 10 μmol/L FGF2 的 hPSC 培养基。把 MEF 加回到 hPSC 培养基并放回培养箱。

（5）轻轻摇晃 6 孔板，以确保 PSC 细胞群从 MEF 和分化的细胞中分离。

（6）将细胞群转移至 10 mL PBS 中，离心 2 min，180×*g*，吸出溶液，用 PBS 重复漂洗 3 次。

（7）传代细胞并继续培养，使用 600 μL hPSC 培养基重悬 PSC，用 P200 移液枪将细胞群吹散至 50~100 个细胞的细胞群（附注 4）。

（8）转移 100 μL PSC 细胞液到 6 孔板中，每孔含有 10 μmol/L FGF2 的 hPSC 培养基（1∶6 传代），按照标题 3.2 的步骤 7 继续培养（附注 5）。

（9）或者在步骤 8 之后，细胞群可不经过 hPSC 冷冻培养基中破碎，直接重新悬浮，然后转移到冻存管中。

（10）冷冻保存的细胞应立即放入－80℃细胞冷冻盒，并于 24 h 之后转移至液氮中。

3.4　神经诱导

（1）在 12 孔板上涂上适当的底物，用于培养无饲养层（feed-free）干细胞。根据细胞群密度,5 个孔的 PSC 通常将产生足够的细胞,用于 3~6 孔的神经诱导。

（2）根据标题 3.3 中的步骤 3、5、6,收集 5 个孔的 PSC,用于诱导和培养细胞传代。

（3）根据标题 3.3 的步骤 7 和 8,传代 6 孔板中的 1 个孔并继续 PSC 培养。

（4）加 500 μL 细胞消化液到 PSC 团中用于诱导,轻轻地搅拌细胞,水浴 5 min。

（5）用 P1000 移液枪缓慢吹打溶液 4~6 次,让 PSC 分散为单个细胞。

（6）加 5 mL hPSC 培养基到悬浮液中,使细胞消化液失活,260×g 离心 3 min。

（7）细胞重悬于 1 mL 含有 10 ng/mL FGF2 和 10 μmol/L Y－27632 的 MEF 条件培养基中。

（8）用血细胞计数器或自动细胞计数器测定细胞数。每个神经诱导的小孔的细胞浓度应为 7×10^5/mL 活细胞。

（9）用含有 10 ng/mL FGF2 和 10 μmol/L Y－27632 的 MEF 条件培养基稀释细胞悬液到所需体积。

（10）每孔加入 1 mL 的 PSC 细胞悬液,培养过夜。

（11）第二天,弃去培养基,加入 1 mL 含有 10 ng/mL FGF2 的 MEF 条件培养基,培养过夜。

（12）每个 PSC 孔用 1 mL PBS 漂洗,确保完全融合(附注 6)。

（13）吸出 PBS,加入 1 mL 神经诱导培养基。

（14）观察细胞,在随后的 11 天中每天更换培养基,诱导培养共 12 天(附注 7)。

3.5　转移神经上皮到层粘连蛋白基质

（1）制备层粘连蛋白包被的孔板。用 PBS 将层粘连蛋白稀释到终浓度 10 μg/mL,在 6 孔板的每孔中加入 1 mL,使用前至少孵育 4 h。通常,神经诱导会从 6 孔板的一个孔转移到另一个孔。

（2）弃去层粘连蛋白溶液,加入 2 mL 神经诱导培养基,放回培养箱中继续培养。

（3）在每个神经诱导孔中加入 100 μL 中性蛋白酶,孵育至神经上皮层脱离基质,约 5 min。

（4）尽可能完整地转移神经上皮层到 10 mL 的 N2B27 培养基中,180×g 离心 2 min。

（5）使用 10 mL 的 N2B27 培养基漂涤两次,以除去残留的中性蛋白酶。

（6）添加 200 μL 神经诱导培养基,用 P100 移液枪轻轻地吹打神经上皮层细胞,使之成为约 500 个细胞的聚集体(附注 8)。

（7）将细胞聚集悬液转移至用于神经诱导的层粘连蛋白包被培养板中,孵育过夜。

（8）第二天,如果聚集体附着在层粘连蛋白上,用含有 20 ng/mL FGF2 的 N2B27 培养基替换。

（9）如果聚集体没有附着,将细胞悬液以 180×g 离心 2 min。使用 200 μL N2B27 重悬细胞,转移至新包被层粘连蛋白的培养板中,培养板每孔中加入 2 mL 含有 20 ng/mL FGF2 的 N2B27。

（10）每两天用含有 20 ng/mL FGF2 的 N2B27 培养基换液,共 4 天。监控细胞是否出现极化的神经上皮簇,验证神经诱导是否成功(附注 9)。

（11）在含有 20 ng/mL FGF2 的 N2B27 培养基中培养 4 天后,移去 FGF2 培养基,使用 N2B27 培养基每两天换液以维持神经祖细胞的生存。

3.6 神经祖细胞传代

（1）在神经诱导后的 16~20 天,前体(祖)细胞应传代以便于扩大培养和去除分化神经元或非神经元细胞。根据细胞密度,典型的神经祖细胞以 1∶2 传代。

（2）根据标题 3.5 中步骤 1 所描述的方法,制备层粘连蛋白包被的 6 孔板。弃去层粘连蛋白溶液,替换为 2 mL N2B27 培养基,放入培养箱中培养。

（3）加入 200 μL 中性蛋白酶至每孔神经祖细胞,孵育 5 min(附注 10)。

（4）将细胞转移至 10 mL 组织培养级 PBS 中,180×g 离心 2 min。

（5）PBS 重复漂洗 3 次,以除去残留的中性蛋白酶。

（6）加入 200 μL N2B27 培养基于神经祖细胞中,使用 P1000 移液枪轻轻吹打,使之成为约 500 个细胞的聚集体。

（7）转移 100 μL 的细胞悬液到含有 N2B27 培养基的层粘连蛋白包被板上,轻轻摇动板使聚集体分散,培养过夜。

（8）次日,弃去培养基,替换为 N2B27 培养基。每 2 天使用 N2B27 培养基换液 1 次。

（9）在神经诱导的第 16~26 天,最多重复步骤 3~8 3 次,以丰富及扩大神经祖细胞的培养。在此期间,大量的神经再生会出现在神经上皮簇的边缘。

（10）在第 26 天,祖细胞聚集体应进行传代,使用细胞分离液制备单细胞悬液。根据细胞密度,按 1∶1 进行传代以保持细胞密度,或者最多按 1∶4 的比例扩大培养。

（11）弃去 N2B27 培养基,用 2 mL 组织培养级 PBS 洗 1 次细胞。

（12）弃去 PBS,每个孔加入 750 μL 细胞分离液。孵育 5 min。

（13）使用 P1000 移液枪轻轻吹打至形成单细胞悬液,转移到 10 mL 的 N2B27 培养基中。

（14）180×g 离心 3 min。

（15）每孔使用 200 μL 的 N2B27 重悬细胞。转移 200 μL 的重悬液至每孔含有 2 mL N2B27 培养基且由层粘连蛋白包被的 6 孔板中。

（16）每 2 天更新 N2B27 培养基,以持续培养。

（17）在神经诱导的第 26~38 天,重复步骤 11~15 几次,以扩大神经祖细胞的培养。

3.7 冻存和复苏神经祖细胞

（1）第 26 天之后的任何时间点,通过标题 3.6 步骤 14 中产生的细胞沉淀重新悬浮于神经冰冻培养基,并转移到冻存管中,神经祖细胞可以单细胞的形式长期冻存。

（2）立即将冷冻管放在细胞冻存盒中,−80℃ 保存 24 h 后,转移至液氮长期保存。

（3）从冻存状态复苏祖细胞时,需根据标题 3.5 步骤 1,制备层粘连蛋白包被的平板。

（4）采用水浴方法,部分地溶解冻存的神经祖细胞,并转移至 10 mL N2B27 培养基中。

（5）260×g 离心 3 min。

（6）在含有 20 ng/mL FGF2 的 2 mL N2B27 培养基中重悬细胞,将悬液转移至包被了层粘连蛋白的 6 孔板的其中一孔中,然后将 6 孔板放回培养箱,培养过夜。

（7）第二天,除去原来的细胞培养基,替换为不含有 FGF2 的 N2B27 培养基。

（8）重复标题 3.6 步骤 16。

3.8　PSC 衍生皮层神经元的最终平板培养

（1）在最终平板接种前,让解冻的神经细胞至少恢复 48 h。

（2）为了制备用于最终祖细胞平板接种的细胞培养皿,将每个 35 mm 直径的培养皿预涂 400 μL 多聚鸟氨酸,并孵育过夜。第二天,除去多聚鸟氨酸,加入 400 μL PBS(含 20 μg/mL 层粘连蛋白),至少孵育 4 h(附注 11、12)。

（3）在诱导神经祖细胞可以传代之后(如标题 3.6 步骤 11~14 所述)的第 33~38 天,将细胞重悬于 1 mL N2B27 培养基中(附注 13)。

（4）祖细胞经计数后应按 $10^5/cm^2$ 密度接种(如 35 mm 培养皿中细胞总数为 3.5×10^5 个细胞)。

（5）每 2 天用 N2B27 培养基换液,以维持培养。

（6）每 10 天向培养基中加入终浓度为 10 μg/mL 的层粘连蛋白。

3.9　PSC 衍生皮层神经元的免疫荧光分析

（1）除去 N2B27 培养基,PBS 清洗细胞 1 次。

（2）向每孔中加入 4% 多聚甲醛,室温孵育 10 min(附注 14)。

（3）每孔用 1×TBS 清洗 3 次。

（4）为了便于胞内染色,每孔中加入 TBS - Tx,室温下在摇床上振摇 1.5 h(附注 15)。

（5）加入封闭液,室温下孵育 1 h。

（6）封闭液中稀释一抗(表 3)至合适浓度(如产品说明书)。

表 3　鉴定 AD 表型的推荐一抗

抗　体	应　用
$A\beta_{42}$	Aβ 在胞外的聚集
Total tau	包括磷酸化和非磷酸化的 tau 蛋白
AT8	tau 蛋白 Ser202 和 Thr205 位点的磷酸化
Pax6	初始祖细胞
MAP2	神经元/树突
TUJ1	神经元
LC3B	自噬小体
Cleaved-caspase 3	凋亡细胞
APP	基因剂量验证

抗　　体	应　　用
Munc13	突触前末端
Synaptophysin	突触前末端
PSD - 95	突触后末端
Homer1	突触后末端

（7）每孔中加入抗体溶液，4℃在摇床上孵育过夜。

（8）每孔用 1×TBS 清洗 3 次，随后用 TBS - Tx 再清洗 3 次。

（9）封闭液稀释二抗至合适浓度。

（10）室温避光的情况下，孵育二抗 1 h。

（11）1×TBS 清洗 6 次（附注 16）。

（12）共聚焦显微镜下成像。

3.10　使用干细胞来源的神经元检测 Aβ 肽含量

（1）每 48 h 收集神经元培养基，并换成新鲜的 N2B27 培养基。

（2）将每孔收集的培养基分别装入 1.5 mL 试管中。

（3）1 200×g 离心 3 min 去除细胞碎片。

（4）取上清液至 1.5 mL 蛋白质低结合 EP 管中，−80℃ 储存。避免反复冻融。

（5）根据所选择的分析方法步骤进行操作（附注 17）。

4. 附注

（1）PSC 应该部分解冻并迅速转移到 hPSC 培养基中，目的是将 DMSO 在冰冻的培养基中的毒性作用降到最低。

（2）需要每天观察群落是否产生非特异性分化。观察群落边界是否消失及边缘处局部细胞密度是否发生改变。

（3）中性蛋白酶优先将 PSC 细胞群落从 MEF 和分化细胞中分离出来。但是，如果消化过程延长或培养基被搅动，所有细胞都会从基质中分离出来。

（4）PSC 的单细胞群落很难增殖，然而较大的细胞群落往往会发生融合并产生分化。因此，PSC 细胞培养的关键是将细胞群落分散成合适的大小，以及在培养孔中的均匀分布。

（5）PSC 细胞培养通常按 1∶6 的传代比例，应根据细胞密度进行传代。这对复苏过程十分重要，1∶2 或 1∶3 的传代比例更为合适。

（6）神经诱导前细胞必须 100% 融合。单层的间隙会导致非皮质细胞类型的分化，通常是神经嵴。

（7）在诱导过程中，PSC 细胞应变得紧密聚集、细胞核体积减小，因为它们被指定成为神经祖细胞。

（8）神经上皮细胞必须以聚集体的形式保存，以确保维持祖细胞的状态。低密度种板的祖细胞将退出细胞周期，使其成为神经元。

（9）FGF2 可促进神经祖细胞的增殖，但是该处理不能超过 4 天，因为可能会使组织再生。

（10）Dispase 更容易作用于分离的神经祖细胞，而不是分化细胞。所以，多次传代可以纯化培养细胞。

（11）对照组神经元应在相同类型的培养基和相同大小的培养皿中培养，这些因素会严重影响培养基中游离的 Aβ 肽含量。

（12）在固定和免疫染色的准备过程中，皮层细胞培养应采用塑料培养皿，而不是玻璃盖玻片，因为塑料培养皿为细胞的长期黏附提供更好的基质。

（13）皮层细胞培养传代应不超过 40 天，因为神经元一般比较脆弱，传代后的存活率较低。

（14）为了提高表面抗原的检测，在用 PFA 固定前，细胞可以在预冷的 100% 甲醇中，−20℃ 固定 20 min。

（15）因为在培养的增殖阶段，神经元很容易从培养板上脱落，所以清洗时要将摇床设置为较慢速。

（16）若选择的培养基中没有 DAPI 荧光染料（细胞核荧光标志物），则在最后的清洗步骤中添加 DAPI 荧光染剂（结合至 A－T 碱基丰富的 DNA 片段）。

（17）许多实验平台都可用来确定在培养基中感兴趣的多肽/蛋白质的浓度。由于其灵敏度、动态范围和便捷性，我们首选的系统是 MSD（MesoScale Discovery）分析。

致谢

FJL 实验室的工作得到 Wellcome Trust、英国阿尔茨海默病研究所、英国医学研究委员会和欧盟创新药物计划 StemBANCC 的共同资助。NS 的工作由 Woolf Fisher Trust 资助。FJL 是 Wellcome Trust 的高级研究员。

参考文献
见二维码

第 4 部分

实验系统生物学：采用新一代分子和高通量方法研究疾病易感性与网络动力学在复杂疾病中的互作

第 17 章
下一代测序技术在阿尔茨海默病中的应用

Lars Bertram

摘要 人类遗传学研究史上,首次使用"下一代测序"(next-generation sequencing,NGS)技术从个体基因组中筛选新的可致病碱基突变,该方法在技术上是可行的、在经济上也是可以承担的。当今,NGS 研究的主要目标是通过基因组重测序(部分或全部)以鉴定 DNA 突变,这也许可以解释在遗传复杂性状中观察到的"遗传性缺失"问题。迄今,仅少数研究项目采用该新技术寻找 AD 相关的新序列变异体。本章总结了基于 NGS 的第一代 AD 测序研究,并讨论其潜在的意义和局限性。近来,应用 NGS 技术已经取得了一系列重大发现,包括在 *APP*、*TREM2*、*PLD3* 中鉴定出罕见的易感性修饰等位基因。此外,其他几个大型 NGS 项目正在进行中,预计在未来几年可能会有更多的发现。

关键词 AD,NGS,稀有变异群,全基因组关联研究,全基因组关联研究(genome-wide association studies,GWAS)

1. 引言

与许多成年发病的疾病相似,AD 是一种慢性神经退行性疾病,最终导致患者认知障碍和痴呆,代表了"遗传复杂特征"。AD 的产生是遗传(如基因)和非遗传(如环境)因素相结合的结果。研究表明,在绝大多数 AD 患者中,遗传因素的作用大于非遗传因素[1]。但在一些罕见的家族性 AD 中,遗传因素会通过氨基酸突变发挥主导作用,如 *APP*、*PSEN1* 和 *PSEN2*。这些基因的突变将有助于阐明 AD 发病的分子机制,其中 Aβ 肽的异常产生是一个关键事件[2]。在细胞内,APP 受两种活性酶的连续作用裂解为 Aβ,分别是 β-分泌酶[由 β-淀粉样蛋白裂解酶 1(*BACE1*)基因编码]和 γ-分泌酶(其催化部位由 PS1 和 PS2 组成)。通过鉴定 Aβ 前体(即 APP)和参与其生成过程的酶(即 PS1、PS2)的 AD 致病突变,遗传学支持 AD 的"淀粉样蛋白假说",认为 Aβ 失调诱发了 AD 的发生甚至发展[2]。有关 AD 遗传学的最新研究见参考文献[3-5]。

在所有 AD 病例中,*APP*、*PSEN1* 和 *PSEN2* 突变只占一小部分(≤5%),这是因为所涉及的 DNA 序列几乎完全外显,且是常染色体显性遗传,因此将其称为"孟德尔式 AD" (Mendelian AD)。然而,实际上绝大多数的 AD 患者是"非孟德尔式 AD"。该类型 AD 的易感性是数十种常见的 DNA 序列突变体联合作用的结果,这些突变体的变异效应很小[比值比(odds ratios,OR),通常≪2],因此 AD 是不完全外显的。经过 30 多年的研究,科学家们在数百个公认的 AD 候选基因中研究了数千个 DNA 多态性,以寻找非孟德尔式 AD 的遗传风险因素[6]。2008 年左右,高通量微阵列基因分型技术的出现使得科学家完成了 GWAS,在此以前,除了位于第 19 号染色体上的载脂蛋白 E(apolipoprotein E,*APOE*)基因[7]之外,尚未建立基因与疾病之间的牢固关联。GWAS 最终发现一些具有高可信度的 AD 关联基因(参考"AlzGene"数据库:http://www.alzgene.org[8])。总体而言,目前 GWAS 解释了不足一半的疾病遗传性,如我们可以用遗传或表观遗传因素来解释表型变异的比例。有趣的是,即使出现最强大的 GWAS 方法能够观察到更多的复杂遗传疾病(和非疾病特征),但也只能部分地解释遗传倾向性在疾病中的作用。目前已经提出的"遗传性缺失(missing heritability)"存在潜在的隐藏点[9],包括它可能完全代表了"幽灵(phantom)"现象的可能性[10]。

近来,DNA 测序技术迅猛发展,大规模并行的 DNA 测序技术已经允许在碱基对分辨率下进行 DNA 序列变异的单基因组测序,因此研究人员能够解决"遗传性缺失"和许多其他问题(图 1,表 1)。因为具有革新人类遗传学研究的潜力,"下一代测序"(next-generation

彩图

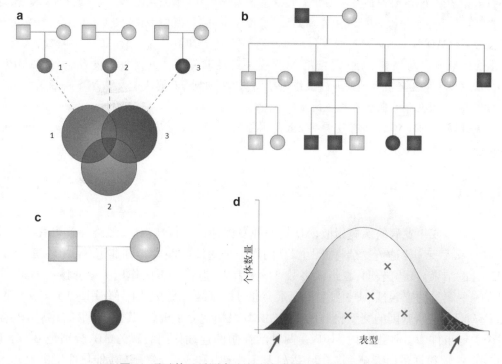

图 1 通过外显子测序法发现疾病罕见突变体的策略

四大主要策略:(a)对多个不相关的受影响个体进行测序和筛选(由红、绿、蓝 3 种颜色圆圈和编号表示)。该方法用于识别同一基因中的新变异体,如图中 3 个圆圈重叠的区域。(b)在一个系谱(阴影圆圈和正方形)内对多个受影响个体之间进行测序和筛选,以确定一个或多个基因在基因组交叉区域的新突变。(c)亲子三联体测序,以确定新的突变。(d)抽样和比较定量表型的分布极值(箭头)。如 d 图所示,同一基因中罕见变异的个体(红色□)集中分布在区域的一端。数据和图片经麦克米伦出版公司许可转载:自然遗传学综述[18],版权(2011 年)。彩图见二维码

sequencing,NGS)一词应运而生。本章总结了将 NGS 技术应用于 AD 遗传学领域的最早研究成果。重点在于只使用 *NGS* 基因组测序的研究(全部或部分),而不包括利用其他 NGS 应用,如转录组测序或甲基化测序。

表 1　基于等位基因频率复杂性的变异检测

变 异 类 型	次要等位基因频率	相 关 分 析	AD 病例
很常见	5%~50%	GWAS	*APOE*,*CLU*,*CR1*,*PICALM*
不常见	1%~5%	GWAS	不适用
罕见(但不是个例)	少于 1%,但在一个或多个人群中仍具有多态性	GWAS;家族共分离	*APP*(*Ala673Thr*),*PLD3*,*TREM2*
个例	仅限于个例及其直系亲属	家族共分离;连接	AD 相关突变位于 *APP*,*PSEN1*,*PSEN2*

　　GWAS 全基因组相关分析。基因符号解释见正文。已经麦克米伦出版公司许可转载:自然遗传学综述[19],版权(2010 年)。

2. 下一代测序确定新的疾病基因

　　大量综述已经对 NGS 平台技术做出了详细描述[11,12],并介绍了以 NGS 为基础的重测序项目的相关理论[13-16]、操作[17-20]和分析[21-23](图 1)。因此,除了一般性说明以外,本章将在此略过这些具体内容。例如,NGS 仪器制造商开发了高度优化的操作程序,使得以 NGS 为基础的大规模测序数据变得相对简单。另外,对于大多数高度专业化的基因组中心以外的实验室来说,因获得的测序数据庞大,有效而恰当地管理和解释测序数据其实并不容易。例如,人类基因组包含约 32 亿个碱基对(Gbp),每个碱基对至少需要被覆盖 30~35 倍才能确保区分野生型等位基因和突变基因[20],每次实验每个 DNA 样本至少产生 100 Gbp。

　　更具挑战的是,一般人群中潜在的"功能性"DNA 序列发生突变的频率远远高于最初预期[总体上依然会归类为"罕见",即显示为次要等位基因频率(minor allele frequency,MAF)≪1%[9,24]]。因此,可以得出结论:在患者个体中发现的改变核苷酸替代的氨基酸,并不一定代表潜在的致病变异体。这种情况被称为个体基因组的"叙述潜力"[15],这意味着在任何人的基因组序列中将相关的疾病与潜在的突变联系起来都比较容易(仅仅是因为这些序列的变化频率很高),但在统计学上通常是不合理的。因此,为了避免出现"基因组神话",需要竭尽全力确保一个精确的 DNA 序列变异与疾病发生之间的联系是真实的。对于 GWAS 研究而言,这通常需要在几个独立的数据集中提供统一的关联证据,当单独或组合分析时,需要通过某一统计阈值支持(通常假定 P 值小于 5×10^{-8})。这些要求不直接适用于以 NGS 为基础的遗传学研究。首先,鉴定出的基因突变往往非常罕见(如果不是完全的"个例",即仅限于一个人及其家庭成员),因此对于任何一个单独的实验室来说,可能很难找到足够数量的携带者(表 1)。其次,目前对于"罕见变异体"关联研究的统计解释尚无明确的指导方针。事实上,关于如何建立证据来支持疾病状态与特定罕见变异之间的遗传关联,还没有建立严格的规则。可能的分析策略包括变体特异性实验(类似于那些用于 GWAS 常见的变异体)、基因特异性实验(如通过汇集在受影响个体与未受影响个体的位点内发现的变异体)、有或没有预定义的等位基因频率的阈值及网络/基因集合分析(如通过假定或证实的功能连接将基因间的关联证据集合起来)。

在运用 NGS 研究 AD 基因组学中遇到了上面提到的许多问题,下面将详细阐述清楚。在接下来介绍的研究中,这些基因的发现具有更高的可信度。从某种意义上说,这种情况与 AD 遗传学研究前 GWAS 候选基因中所遇到的情况一样。在 NGS 测序数据的分析和解释的确切标准建立之前,该领域可能会保持这种状态。最近发表的一篇关于人类疾病中罕见突变关联理论框架的文章[13],得出的结论是:"对于像 AD 等这样的迟发性疾病,共同突变关联研究很可能是识别重要疾病相关基因的更好策略。"这基于罕见的变异关联在这些疾病中比较少见[13]。时间会证明这些思考和结论是否正确。

3. NGS 在阿尔茨海默病研究中的应用

由于直到 2010 年 NGS 技术才在高度专业化的基因组中心之外的普通实验室建立,因此在 AD 中应用的初步结果报道仍相当有限。本综述中,在 NCBI 的"PubMed"数据库(http://www.ncbi.nlm.nih.gov/pubmed)使用关键词"[alzheimer * AND (next generation sequencing OR NGS OR deep sequencing) OR (exome sequencing OR WES) OR (whole genome sequencing OR WGS)]"进行查询,截至 2014 年 4 月 15 日共发表了 103 篇论文。其中,只有 15 篇研究与本综述有关,至少有一组 AD 患者的数据是基于 NGS 得到的。结合其他已发表论文,这些研究代表了该领域的"核心"发现,将在下文中进行详细阐述(表2)。尽管 AD 的 NGS 研究相对缺乏,但现有研究已经综合运用全方位的 NGS 策略,从而为最初关键性评估提供了及时的起点。需要注意的是,该领域进展非常迅速,因此建议查询"AlzGene;database"(http://www.alzgene.org[8])或"AD and FTD Mutation Database"(http://www.molgen.ua.ac.be/ADMutations/[25]),以获得最新的相关研究信息。

3.1 NGS 研究阿尔茨海默病候选基因的重测序

为了解决基因中潜在功能 DNA 序列突变在已知疾病风险中的作用,早期 NGS 研究主要针对孟德尔氏 EOAD(和其他形式的痴呆症,特别是 FTLD)进行的深度测序,如 *APP*、*PSEN1*、*PSEN2*、*MAPT* 和 *GRN*,而现在通过 GWAS 发现的位点,特别是 *CLU*、*CR1* 和 *PICALM*(表2)。此外,也有一些文献报道了在 AD 遗传学"候选基因"时期出现的位点深度测序结果,即 *ABCA1*[编码 ATP - binding cassette, sub-family A(ABC1), member 1]和 *NCSTN*(编码 γ - secretase component nicastrin,表2)。正如下面将要讨论的,从这些集中而早期的 NGS 研究中获得的知识仍然有限,与更系统地全外显子组测序(WES;标题3.2)或全基因组测序(WGS;标题3.3)形成对比。

(1) NGS 研究孟德尔氏 AD 基因的重测序:早期研究已经应用 NGS 对晚发型、非孟德尔氏 AD 病例中已知的孟德尔基因进行了重测序[26-28],并在所研究的位点上都发现了新的"罕见变异体"。这致使一些研究者认为:"这些基因的罕见突变可以解释 AD 基因遗传在 AD 发病中的重要作用"[26]。但是,这个结论是否合理仍存在争议。

表 2 AD 中以 NGS 为基础的重测序研究结果

参考文献	作者,年度	NGS	研究设计	主 要 发 现	总体可信度
[26]	Cruchaga,2012	候选基因(APP、PSEN1/2、MAPT、GRN)	基 于 家 庭(LOAD)	在 APP、PSEN1、GRN、MAPT 中使用 RVs 进行风险评估	不清楚
[27]	Jin,2012	候选基因(APP、PSEN1/2、MAPT、GRN)	基 于 家 庭(EOAD、LOAD)	在 PSEN1、GRN、MAPT 中用 RVs 进行风险评估	不清楚
[28]	Benitez,2013	候选基因(APP、PSEN1/2、APOE、MAPT、GRN)	极 端 的 CSF 水平	与 CSF – tau 连接的 PSEN1 – E318G	低
[29]	Lord,2012	候选基因(CLU、CR1、PICALM)	只有 AD 病例	技术问题	—
[36]	Lupton,2011	候选基因(NCSTN)	对 照 病 例(LOAD)	用 RVs 进行风险评估	低
[37]	Lupton,2014	候选基因(ABCA1)	对 照 病 例(LOAD)	用 RVs 进行保护	低
[39]	Guerreiro,2012	WES	家族(1 外显子)	检 索 患 者 NOTCH3 – R1231C	低
[40]	Pottier,2012	WES	家族(EOAD)	用 RVs 进行风险评估	低/中等
[43]	Cruchaga,2014	WES	家族与对照病例数据集	PLD3(多个 RVs 进行风险评估)	中等
[50]	Jonsson,2012	WGS(用于 GWAS)	对照病例	APP – Ala673Thr 进行保护	高
[51]	Jonsson,2013	WGS(用于 GWAS)	对照病例	TREM2 – Arg47His 进行风险评估	高
[58]	Guerreiro,2013	WGS,WES	对照病例	TREM2 – Arg47His(+其他 RVs)进行风险评估	高

正文中讨论的 NGS 研究主要发现的简要总结。"总体可信度/相关性"(主观地)由本文作者根据原始发表论文中的数据判断。有关研究的更多细节,请参阅正文。RVs:罕见变异体;LOAD:迟发性 AD[文本中也称"非孟德尔 AD"];EOAD:早发性 AD[文本中也称"孟德尔氏 AD"];GWAS:全基因组关联研究。有关基因标志的解释,请参阅正文。

首先,靶基因中发现的许多突变体被视为"非致病性的",即目前还没有强有力的证据从计算机或体外评估的数据来支持这些突变体对致病性的影响(见"AD"和"FTD 突变数据库")。其次,更重要的是,在 AD 患者中测序技术和生物信息学计算突变的算法常与对照组不同(碱基对的覆盖率等相关测量决定着假阳性和假阴性的概率),这可能会使"罕见突变体"的发现存在潜在偏向于 AD 人群。当 AD 患者在内部被重测序时会出现这种情况,随后与来自公共数据库的控制基因组进行比较,如基因组 1000 项目网站(http://www.1000genomes.org)或外显子组突变数据库(http://evs.gs.washington.edu/EVS/)。早期 NGS 研究中有趣的结果是,临床诊断为"AD"的个体中致病性 MAPT 和 GRN 基因变异相对比例较高,提示这些位点的误诊率比预期要高[26],或不太可能有多效性。

(2) NGS 对 AD 的易感基因的重测序:截止到撰写本文,只有一篇文献报道了通过 bona fideNGS 研究来调查已建立的 AD GWAS 位点[29]。该项目对 96 例 AD 患者进行了靶向 CLU、CR1、PICALM 等序列捕获产物的汇总 NGS 检测,并且将已识别的变异基因频率与公共数据库中列出的变异基因频率进行比较。由于项目在进行过程中遇到了技术困难,对于这些位点中推测的功能突变体(常见或罕见)的普遍性尚不能得出准确结论。这与许多常规的、基于 Sanger 对全部或部分相同基因的重测序项目相一致[30-35]。这些研究也无法在先前报道的 GWAS 基因位点中确定"功能性"突变体。基于 NGS 的非 GWAS AD 候选基因的测序研究也是如此,即 NCSTN[36] 和 ABCA1[37],所得结果与以往报道类似(表2)。

总体来说,这种情况使人想起 AD 遗传学的前 GWAS"候选基因时代",虽然产生了一系列的研究成果,但基本上没有一个能经受住时间的考验[38]。目前在已建立的 AD 基因位点中仍缺乏令人信服的 NGS 结果,这可能是由于相同的因素组合干扰了遗传关联研究,包括小样本量、小于预期效应、未能提供独立群体的复制证据和对边缘性统计证据的过度解读。

3.2 AD 中全外显子组测序研究

关于"结果",NGS 研究遵循更系统的研究方法,如 WES 或 WGS,比那些只研究几个位点的方法更令人信服(见标题 3.1)。虽然有一些发表的研究对 AD 病例进行了 WES,有些还控制了种群,但下面我们只讨论其中的 3 项,将这项技术应用于对新疾病基因的真正外显子范围内的研究情况。

Guerreiro 等[39]首次报道使用 WES 研究一名土耳其的 AD 患者,该患者来自复杂病史(包括神经和免疫紊乱)的近亲家庭。通过对 WES 数据进行生物信息学分析和过滤,筛选并确定了 178 个候选错义突变,其中之一(p. R1231C in NOTCH3;表 2)被报道作为临床 AD 患者表现的重要分子靶标。这个突变连同该基因的另外 130 个突变,曾被报道可导致其他神经系统疾病,如 CADASIL(常染色体显性遗传性脑动脉病,伴有皮质下梗死和白质脑病)[39],这是一种遗传性脑血管疾病,并伴有多种神经症状。通常,CADASIL 患者表现出明显的白质异常,可引起 MRI 特征性的表现。然而,在这项研究中,该患者并无 MRI 特征性的表现。不幸的是,来自其他受影响的亲属 DNA 不能用于评估该突变与疾病状态的分离。p. R1231C 突变的唯一携带者是患者认知正常的儿子,他比父亲痴呆症发病年龄约小了 20 岁。在土耳其和其他地方的 300 多个 AD 患者和对照组中,不存在会引起 AD 的 NOTCH3 突变。虽然该研究证明了 WES 能够有效地在单个患者中产生近乎完全"突变景观"的能力,但的确缺乏一些必要的支持证据,这意味着 p. R1231C NOTCH3 变异体是该患者复杂临床表型的原因。例如,缺乏家族内疾病隔离、独立复制、排除 WES 数据中存在的其他错义变异的因果关系。此外,由于模糊和复杂的临床表现,添加 NOTCH3 到 AD 的基因列表中还为时尚早。简而言之,如作者所述,对现有数据的另一种解释是: p. R1231C 对于 CADASIL 和 AD 都不是致病性的。

本节将重点介绍第二项研究[40],将 WES 用于 14 例常染色体显性遗传的 EOAD 家系病例,这些家系中既有的 AD 基因 APP、PSEN1 和 PSEN2 都没有突变。变异体生物学信息的筛选基于对基因功能有影响的原则(即仅有非同义、剪接位点和移码索引被保留),还有“新颖性”(即仅保留未在公共数据库中列出的变异体)和复发(即仅有先前在筛选步骤产生的变异基因>1 家族的被保留)。这一策略导致许多潜在的候选基因被发现,其中最引人注目的是 sortilin 相关受体 LR11/SorLA(SORL1;表 2)[40]。SorLA 是 APP 转运和加工的分类受体和中枢调节因子,作为 AD 候选基因已经近 10 年[41]。早期的遗传相关性分析表明 SORL1 是 LOAD 的风险基因,但却出现了一系列相互矛盾的数据[8]。最近一项 GWAS 荟萃分析报告报道 SORL1 中的常见变异,揭示全基因组与 AD 风险显著相关,使得 SORL1 重新受到关注[42],尽管之前大量重合数据集的分析并没有得出这样的结论。在此讨论的 WES 研究中发现:在 14 例指标患者中有 5 个存在以前未知的 SORL1 功能突变。在独立家族性 EOAD 家族的 15 个索引患者中,对 SORL1 进行重新测序,鉴定出另外两种可能是致病的新型变体[40]。由于缺乏可用的生物样本,7 个 SORL1 变异中只有 1 个能证明与疾病共分离。如果确实如此,这些研究结果将意味着 SORL1 将与 PSEN2 一样,成为导致常染色体显性遗传 AD 的第三个最频繁突变的基因。此外,它将成为 AD 遗传学中第一个既能引起罕见疾病又能引起常见易感性突变的基因。明确和直接支持所鉴定的突变对蛋白质表达或功能影响的功能数据,除了一个家族之外所有家系都缺乏确凿的分离证据,以及目前不存在独立的复制结果,表明将 SORL1 界定为一个 AD 致病性基因仍需要更多的时间和科学证据。

在 AD 研究中,使用 WES 的第三项研究是最近对来自 14 个 AD 家族的 29 名患者进行测序[43],这些患者中有至少 4 个基因受到影响。基于次要等位基因频率(<0.5%)的筛选标准,家族内疾病状态的候选变异体的分离,>1 家族中相同变体的发生,显示出编码磷脂酶 D3(phospholipase D3,PLD3;表 2)基因在染色体 19q13.2 发生错义改变[43]。该蛋白质是迄今为止磷脂酶 PLD 家族中一个鲜为人知的成员。该超家族的其他成员,即 PLD1 和 PLD2,已被报道参与 APP 转运和突触功能障碍[48,49],使 PLD3 也成为一个合理的候选基因。Cruchaga 及其同事确认了 PLD3 变异体,rs145999145,在残基 232(Val232Met)上引起缬氨酸到蛋氨酸的改变,并在多达 0.5% 的欧洲裔的非 AD 个体中存在。在 AD 病例中,Met 等位基因的频率在 0.6%~1.3%。因此,与非携带者相比,携带 AD 的风险大约增加了 1 倍[43]。最初以家庭为基础的研究随后被扩展到一个独立的超过 11 000 例 AD 患者和对照组研究,研究发现与 AD 的风险有关(OR~2),且发病年龄显著降低(3~8 岁)。在约 4 300 例欧洲裔的 AD 患者和对照组中,通过综合分析(“负担试验”),PLD3 编码区的重测序显示了潜在的额外的罕见 PLD3 变异体,这种变异在病例中的发生率显著高于健康对照组。这一发现表明,除了 Val232 Met 以外,该位点上可能存在其他疾病相关的功能性变异体。最后,进一步分析显示,在一小部分非洲血统的个体中,与对照组相比,AD 患者显示出大量罕见的 PLD3 编码变异体,进一步支持了 PLD3 代表一个真正的 AD 基因位点的观点。遗传结果伴随着来自人脑标本和转基因小鼠神经母细胞瘤细胞株的一系列支持功能数据,表明 PLD3 可能通过直接影响 APP 加工和 $A\beta_{42}$、$A\beta_{40}$ 的产生发挥其致病作用。基于这些数据,Val232 Met(或可能的 PLD3 上的其他变异)最有可能影响到功能丧失,如基因表达减少,继而导致 $A\beta_{42}$ 和 $A\beta_{40}$ 生成增加。自这篇文章发表以后[43],许多研究者[44-47]试图独立地验证本研究的发现。然而,尽管这些论文能够很好地检测先前报道的效应大小,但是没有一篇论文能够重复 AD 风险和 Val232 Ala 之间的关联(或在 *PLD3* 中的其他多态性),这让人们对 *PLD3* 实际上是一个真正的 AD 基因这个概念产生了严重的怀疑[44-47]。

3.3 阿尔茨海默病全基因组测序研究

截止到撰写本文,还没有发表过直接应用 WGS 发现新的 AD 基因的研究,但目前有几项此类研究正在进行中。例如,作为"AD 测序项目"(ADSP)的一部分,最近发布的一项对来自 111 个多重 AD 家族的 584 个 WGS 数据研究,目前正在分析这些家族中是否存在与 AD 相关的罕见突变。首批成果预期将在 2015 年初公布(更多详情见 ADSP 网站:https://www.niagads.org/adsp/)。作为"AD 基因组计划"(哈佛医学院的 AGP, P. I. Rudolph E. Tanzi)的一部分,一项更广泛的 WGS 研究正在进行。该项目最近完成了对来自 437 个多重 AD 家族的 1 500 多个体的数据测序。序列读取的生物信息学研究目前正在进行,研究结果预计将在 2015 年发布(详情见:http://www.curealz.org/projects/whole-genome-sequencing)。

除了直接对疾病基因发现感兴趣的特定对象和家族进行测序,WGS 也可以被间接使用。这一策略由 deCODE 遗传学的研究人员遵循,他们收集了大约 2 000 个冰岛个体的 WGS 数据,进行了两个相关项目的研究以探索罕见的功能突变体对 AD 风险的作用[50,51]。在这两项研究中,WGS 数据被用于将 3 000 多名 AD 患者中含有假定功能变异的位点($n \approx 192\,000$,包括非同义突变、移码位点、剪接位点和停止获得—损失变体)的等位基因状态归因于基于微阵列的全基因组基因型数据中。在 80 000~110 000 个冰岛健康对照组个体中,将这些基因数据与来自相同 WGS 小组的基因型数据进行比较。本质上,应用于这些项目的分析策略归结为对一个 GWAS 基因型数据的估算,该数据专门用于从感兴趣的群体的 WGS 数据中提取推测的功能变异体。除 APOE 之外,对所得数据的分析指出两个先前已知的罕见错义突变体,显示全基因组与 AD 风险显著相关的证据:① APP 中的 Ala673Thr 替代(将携带者发生 AD 的风险降低大约 5 倍)[50];② 染色体 6p21.1 上 TREM2 中 Arg47His 替代(将 AD 发展的风险提高约 3 倍)[51]。这与上一节报道的基于 WES 结果不同,这两项发现在最初公开发表后得到了独立实验的验证。

通过 deCODE 公司的"WGS—富集 GWAS 策略"揭示第一个 AD 关联强调了已知的 APP 中的 SNP(rs63750847),该 SNP 在残基 673(Ala673Thr)处诱导苏氨酸取代丙氨酸[50]。有趣的是,在所研究的冰岛 AD 患者中,发现次要 A 等位基因表达不足,这表明与参考 G 等位基因相比具有保护作用(转化为或减少约 5 倍)。除了这些 AD 特异性之外,研究者还发现 80~100 岁的非 AD 个体的认知功能伴随时间而下降[50]。与 AD 中观察到的保护作用一致,在 *rs63750847* 处于 A 等位基因携带者在认知测试方面比非携带者表现得更好。同一研究首次报道的体外功能数据显示,位于 APP 的 β 裂解位点内的保护性 A 等位基因(编码苏氨酸),相对于野生型 G 等位基因(编码丙氨酸),显著降低了约 50% 的 sAPPβ 水平和 $A\beta_{40}/A\beta_{42}$ 的比例[50]。总体来说,这些数据表明 Ala673Thr 对 BACE1 切割 APP 会产生直接影响。在不同人群中的独立随访研究或者证实了 Ala673Thr 独立的保护作用(如在芬兰种群中[52]),或者无法鉴定次要苏氨酸等位基因的携带者(如在东南亚[53,54]或北美[55]样本中)。值得注意的是,Cruchaga 等[26]在以 NGS 为基础评估已知基因的一个家族性 AD 案例中,以及一个缺血性脑血管病患者中[56]共同发现 A673。该发现让人想起 ApoEε2 等位基因的保护作用,尽管频率降低,但它在 AD 和其他神经退行性疾病患者中都有发现[57]。

由 deCODE 组鉴定出的第二个 AD 关联基因是 SNP rs75932628,导致精氨酸在编码髓系细胞2(triggering receptor expressed on myeloid cells 2,TREM2)上表达的触发受体的基因47 位(Arg47His,或 R47H)出现了组氨酸取代[51]。结合来自多个不同数据集的相关结果,发现该位点的次要 T 等位基因使罹患 AD 的风险增高约 3 倍。与 APP 中观察到的保护性变异体的效果相反(见上文),AD 相关的等位基因与年龄在 80~100 岁认知健康个体较差的认知功能相关。除了 deCODE 组的研究结果[58],其他研究组也独立证实了 TREM2 和 AD 之间的关联。后一项研究采用 DNA 测序方法(包括重分析 WES 和 WGS 数据),并报道除 Arg47His 之外还存在其他罕见 TREM2 突变体的证据,以表明其与 AD 关联。自 Arg47His 首次报道以来,Arg47His 与 AD 间的相关性已被其他研究组重复[59-61]。最近研究发现,Arg47His 与其他形式的神经退行性疾病相关(如 PD[62,63]、FTLD[63]和 ALS[64]),尽管这种联系并不一致,但后者的发现在独立数据集中不能被重复[65]。在功能上,TREM2 可能参与机体的固有免疫系统反应,其编码的受体蛋白可调节小胶质细胞的吞噬能力和炎症反应[66],而小胶质细胞是中枢神经系统(central nervous system,CNS)中常驻巨噬细胞的主要形式。

4. 结论与展望

人类遗传学研究史上首次使用 NGS 在碱基对分辨率下对单个基因组进行新型致病突变的系统筛选,该方法在技术和经济上都是可行的。到目前为止,只有相对较少的研究采用这些强大的新技术来寻找与 AD 有关的新突变体。直到 2014 年初,基于 NGS 的重大研究发现,在 APP、TREM2 和 PLD3 中鉴定出罕见的易感性修饰等位基因。其中,后两种基因的发现是"新颖的",因为这些基因位点之前没有与 AD 易感性及 AD 病理生理学联系在一起。其他几个大型 NGS 项目正在进行中,预计在未来几年,将会发现更多类似"TREM2"的研究成果。

尽管 NGS 的应用使 AD 遗传学研究非常令人兴奋且极有前途,但还是存在值得人们注意的地方。第一,尽管 NGS 具有功能强大及最大限度检测范围的特性,但在基因发现过程中 NGS 需要一个谨慎的、多管齐下的研究设计,包括旨在确定已鉴定的 DNA 变异体与正在研究的疾病之间紧密联系的实验。例如,证明受影响家族内的隔离、可疑发现的独立复制,以及进行功能性实验。否则,仍将面临目前 SORL1 或 NOTCH3 遇到的情况:一些证据虽然表明这些基因参与 AD 的发病机制,但仍然缺乏支持这些假设的其他重要证据。实际上,由于 NGS 强大而详尽的性质,精心的研究设计和执行比以往任何时候都更加迫切。迄今,WGS 分析的每一个基因组都含有几十到几百种罕见且功能明显的 DNA 序列,并且这些序列已经被证明没有致病性后果[15]。第二,应该强调的是,与在 APP 或 PSEN1

中遇到的高度渗透和致病突变相比,效应不大的罕见突变相关性,如所报道的 *TREM2*,在临床上作为预测或诊断工具的价值不大[61]。这是由于它们的不完全外显率,这意味着相当一部分人群携带疾病相关的变异而未发展成 AD。这种情况与常见的变异观察相似,如那些通过 GWAS 被确认的变异体。第三,如引言中所述,本综述只涉及利用 NGS 方法进行基因组重测序的研究,只是 NGS 的可能应用之一。当然,这并不意味着 AD 中所有的或甚至大部分的"缺失遗传力"可以仅归因于基因组序列的改变。事实上,理论和经验证据都表明,AD 的潜在遗传力可能是由于基因组序列以外的变化引起的,如表观遗传 DNA 特征的改变。然而,他们的鉴别和特点更为复杂,并需要应用其他基于 NGS 技术来甄别,包括亚硫酸氢钠测序(评估 DNA 甲基化模式)、RNA 和染色质免疫沉淀(chromatin immunoprecipitation,CHIP)测序。然而,由于表观遗传谱常常是特定适用于组织或细胞类型的,因此选择合适的生物材料变得至关重要,但在 AD 等脑部疾病中很难解决。

尽管存在局限性,在未来几年里,NGS 技术的应用无疑将扩展我们对 AD 发病分子过程的探索,以及对 AD 和其他神经退行性疾病发病机制的认识。因此,这些技术将有希望为新的治疗和生物标志物的发现铺路,从而有效地预防或阻止这种毁灭性疾病的发展。

致谢

本项研究是由治疗 AD 基金的资金赞助,Fiderlity 生物科学研究计划、德国联邦教育和研究部支持(BMBF grant #16SV5538)。

参考文献
见二维码。

第 18 章

汇合- DNA 测序阐明引起阿尔茨海默病的新基因组风险因素和罕见突变体

Sheng Chih Jin, Bruno A. Benitez, Yuetiva Deming, Carlos Cruchaga

摘要 对复杂疾病的 GWAS 分析通常只能鉴定出相对小效应量的普通变体,这仅解释了表型遗传性的一小部分。研究表明,可遗传性很可能是通过低频[次要等位基因频率(minor allele frequency,MAF)的 1%~5%]和商业 GWAS 基因分型阵列中不包含的罕见突变体(Schork et al.,Curr Opin Genet Dev 19:212,2009)来解释。罕见突变体对人类疾病发展或疾病表型的风险也有较大的影响(Cruchaga et al.,PLoS One 7:e31039,2012)。然而,在大量人群中(>4 000 个样本)开展 NGS 研究,以检测重要的罕见突变体是很有必要的。一些 NGS 方法,诸如定制捕获测序和基于扩增子的测序等,被设计用于筛选一小部分基因组,但是这些方法中,大多数在可重复使用的样品数量上受到限制(即大多数测序试剂盒只提供 96 个独特指数)。此外,4 000 个样品的测序库的准备仍然昂贵,因此使用上述方法进行 NGS 研究对于大多数研究实验室是不可行的。

由于对低成本的大规模罕见变异体检测的需求,使得汇合- DNA 测序技术成为一种理想的、高效且低成本的技术,该技术可以通过对成百上千个样品进行测序来鉴定目标区域中的罕见变异体。我们最近的研究证明,汇合- DNA 测序能够高灵敏度和特异性地在多个 DNA 样本中准确检测出目标区域的罕见突变体(Jin et al.,Alzheimers Res Ther 4:34,2012)。在这些研究中,我们使用了一套完善的汇合- DNA 测序方法和一个计算程序包 SPLINTER(通过大偏差推理的短插入缺失预测和通过递归的非线性真频率估计)(Vallania et al.,Genome Res 20:1711,2010)来精确识别大型 DNA 库中的罕见突变体。鉴于每单倍体基因组的平均测序覆盖率为 30×,SPLINTER 能以高敏感性和特异性(相当于 1 单倍体基因在一个多达 500 个个体的汇合库里)的检测到多达 4 个碱基对(bp)的罕见变异体和短插入缺失。本章描述了如何进行汇合- DNA 测序实验和数据分析的步骤说明。

关键词 NGS,罕见变异体,AD,汇合- DNA 测序

1. 引言

AD 是一种表型遗传可能性高达 80%(由于遗传因素的变化而导致的性状变异的百

分比)的复杂疾病[1],这表明对 AD 遗传效应的认识可以为制定有效治疗方案提供重要的素材,以延缓发病并最终治愈 AD。在过去的十年中,我们对人类基因组的了解、基因组整合技术的迅速发展及基因组数据分析方法的进步,使得对人类疾病的基因和遗传变异的鉴定变得经济可行。GWAS 的发展促进了对人类基因组中遗传标记的扫描,从而可以揭示疾病相关的遗传位点。最近,GWAS 已鉴定了几个影响 AD 风险的位点,并涉及多种疾病过程中的生物通路[2-5]。然而,使用 GWAS 鉴定出的遗传变异是常见的(MAF>1%),通常具有较小的效应量[比值比(odds ratio,OR)在 0.8~1.2]。此外,在 GWAS 中发现的常见遗传变异仅能解释约 23%表型遗传的可能性[6],表明还存在其他的遗传变异尚未被发现。研究表明,遗传可能性的一个重要部分可以由低频(MAF 为 1%~5%)和罕见变异(这些变异体并不包含商业 GWAS 基因分型阵列)来解释[7-9]。这些变异对人类疾病的风险也有相当大的影响[10-15]。2013 年,在 *TREM2* 中,两项独立研究[16,17]利用 NGS 技术鉴定了一种罕见变异体,p. Arg47His,它与 AD 风险显著相关,其 *OR* 相似于个体携带一个 *APOEε*4 等位基因(*OR*=3~4)[18]。同样,通过分析大型 EOAD 家族的全外显子组测序和几个独立数据集中的随访基因分型,发现 *PLD3* 中罕见变体 p. Val232 Met 使患 AD 风险增加 2.1 倍[19]。此外,我们以往的研究表明,在 AD 患者中可以识别在 *APP*、*PSEN1 - 2*、*MAPT* 和 *GRN* 中罕见的功能变异体,并且占 AD 风险的很大一部分,而 GWAS 却未检测到这些变异体[11,20,21]。在这些研究中,我们利用了一种强大且成本效益高的方法,称为汇合 - DNA 测序[22,23],它结合了实验和计算策略来量化和检测与人类疾病相关的罕见变异体。

2. 材料

使用超纯水(在 25℃下通过净化去离子水制备达到 18 MΩ cm 的灵敏度)制备所有溶液和分析级试剂。所有试剂在室温下制备和储存(除非另有说明)。严格遵循所有废物处理规例。我们不向试剂中添加叠氮化钠(sodium azide)。

2.1 DNA 定量和汇合成分

(1) TE 缓冲液(20×)(Life Technologies Corporation):200 mol/L Tris - HCl,20 mmol/L EDTA pH 7. 5。

(2) Quant - iT™ PicoGreen dsDNA 试剂(200×)(Life Technologies Corporation):溶解在 DMSO 中,4℃储存。

(3) Lambda DNA 标准品:100 μg/mL 溶于 TE 中,4℃储存。

(4) 384 孔黑色孔板(VWR, International Inc.)。

(5) 荧光酶标仪。

2.2 PCR 扩增、纯化、定量和汇合成分

(1) dNTP 混合物:每份 10 mmol/L。

(2) 上游引物:用超纯水配制 10 μmol/L 母液(终浓度为 200 nmol/L)。

（3）下游引物：用超纯水配制 10 μmol/L 母液（终浓度为 200 nmol/L）。

（4）10×Pfu Ultra HF 反应缓冲液（Agilent Technologies，Inc.）。

（5）Betaine（Sigma-Aldrich Co. LLC），5 mol/L 溶液，溶于水（终浓度 1 mol/L）。

（6）Pfu Ultra High-Fidelity DNA 聚合酶（2.5 U/μL）（Agilent Technologies，Inc.）。

（7）100 bp DNA 标准参照物（New England Biolabs Inc.）。

（8）GeneMate LE 琼脂糖（BioExpress）。

（9）Agencourt AMPure XP PCR 纯化（Beckman Coulter，Inc.）。

（10）TBE 缓冲液。10×储备溶液：108 g Tris base；55 g 硼酸，用超纯水定容至 1 L；40 mL 0.5 mol/L EDTA（pH 8）。0.5×工作液为 45 mmol/L Tris –硼酸/1 mmol/L EDTA。

2.3　文库制备成分

（1）T4 连接酶（40 kU/mL）（New England Biolabs Inc.）。

（2）T4 PNK （10 kU/mL）（New England Biolabs Inc.）。

（3）末端修复反应缓冲液（10×）（New England Biolabs Inc.）。

（4）10×Pfu Ultra HF 反应缓冲液（Agilent Technologies，Inc.）。

（5）100 bp DNA 标准品参照物（New England Biolabs Inc.）。

（6）GeneMate LE 琼脂糖（BioExpress）。

（7）Covaris 微型管（Covaris，Inc.）。

（8）TruSeq 重悬缓冲液（Illumina，Inc.）。

（9）TruSeq 末端修复混合液（Illumina，Inc.）。

（10）TruSeq A – Tailing 混合液（Illumina，Inc.）。

（11）TruSeq DNA 连接酶混合液 （Illumina，Inc.）。

（12）TruSeq DNA Adapter Index（Illumina，Inc.）。

（13）TruSeq 终止连接酶混合液 （Illumina，Inc.）。

（14）TruSeq PCR Primer Cocktail（Illumina，Inc.）。

（15）TruSeq PCR Master 混合液（Illumina，Inc.）。

（16）MinElute PCR 纯化试剂盒（Qiagen）。

（17）Ethidium Bromide 10 mg/mL （Life Technologies Corporation）。

3. 方法

除非特殊说明，所有步骤均在室温下进行。

3.1　DNA 的定量和汇合

（1）使用 Invitrogen Quant – iT™ dsDNA 试剂盒测定 DNA 浓度。精确定量储备液是很重要的。如果 DNA 储备液浓度超过 100 ng/μL，则稀释使终浓度小于 100 ng/μL。使用高质量的 DNA 是很重要的（260/280 比值在 1.8~2），否则 PCR 实验的产率可能不理想。低质量的 DNA 会导致假阴性结果,且灵敏度较低。

1)1×TE 溶液制备:20×TE 溶液用无核酸酶水稀释 20 倍。

2)DNA 标准曲线的制备:连续稀释 10 倍设立 6 点标准曲线,范围在 0.001~100 ng/μL,用 1×TE 溶液稀释噬菌体 lambda DNA(100 μg/mL,Quant-iT™ PicoGreen 试剂盒提供)。

3)将 10 μL 标准曲线溶液的每个稀释液和 10 μL 未知 DNA 转移到 384 孔黑色微孔板中(VWM International,LLC)后用移液管吹打混匀。

4)1×Quant-iT™ dsDNA 试剂制备:用 1×TE 将 200×Quant-iT™ dsDNA 试剂稀释 200 倍。

5)每孔中加入 10 μL 1×Quant-iT™ dsDNA 试剂(标准液与未知 DNA 的总体积为 20 μL)混匀,室温下避光放置 5 min。

6)使用荧光分光光度计或荧光酶标仪测定荧光值,且所需标准荧光波长为激发光:460 nm;发射光:530 nm。

7)利用荧光发射强度与标准曲线的浓度拟合一个线性(或任何合适的)模型,然后,根据拟合模型推断每个 DNA 浓度。

(2)在 5 mL 微量离心管中合并每个个体(附注 2)相同量的 DNA(约 150 ng)(附注 1)。

3.2 PCR 扩增、纯化、定量和汇合

(1)设计 PCR 引物(附注 3)。

(2)制备 PCR 反应混合物,按表 1 中步骤在冰上进行(附注 4、5)。

表 1 Pfu PCR 扩增反应体系*

成　　分	量	终　浓　度
10×Pfu Ultra HF 反应缓冲液	5 μL	1×
Betaine(5 mol/L)	10 μL	1 mol/L
dNTP 混合物,每个 10 mmol/L	1 μL	每个 200 μmol/L
Forward primer (10 μmol/L)	0.5 μL	0.2 μmol/L
Reverse primer (10 μmol/L)	0.5 μL	0.2 μmol/L
Pooled DNA (20 ng gDNA 副本/样本)	可变的(附注 4)	<0.5 μg/50 μL
Pfu Ultra High-Fidelity DNA 聚合酶(2.5 U/μL)	0.8 μL	2 U/50 μL
无核酸酶水定容	50 μL	

* 请按照所列顺序制备反应体系。

(3)预编程的热循环仪使用表 2 中的程序。

表 2　Pfu DNA 聚合酶介导的 PCR 扩增的热循环条件

温　　度	时　　间	循　环　次　数
93℃	2 min	1 个循环
93℃	30 s	40 个循环
61℃	30 s	
68℃	2 min	
68℃	10 min	1 个循环
4℃	保持	1 个循环

（4）启动热循环程序。

（5）程序一旦完成,跑凝胶证实 PCR 扩增产物的大小是正确的。

1）用 1×TBE 缓冲液制备 2% 的琼脂糖凝胶（含有溴化乙锭）。

2）混合 2.5 μL 2×凝胶加样染料与 5 μL PCR 扩增产物。

3）准备 100 bp DNA 标准品参照物（New England Biolabs Inc.）:混合 4 μL 蒸馏水, 1 μL 6×蓝色加样染料,1 μL DNA 标准参照物。

4）在凝胶电泳装置中放入琼脂糖凝胶并加入 1×TBE 缓冲液。

5）将样品和标准参照物上样到凝胶中。

6）恒压 150 V 跑凝胶 45 min。

7）在黑色紫外透色照明器上读胶。

（6）用 Ampure XP Beads 纯化 PCR 扩增子并在 40 μL 无核酸酶水中洗脱。

1）室温孵育 Ampure XP beads 15 min。

2）涡旋磁珠,直到它们很好地分散。

3）每孔转移 90 μL 磁珠到含有 50 μL PCR 扩增产物的 PCR 板中。轻轻地混合,充分涡旋。

4）将带有混合溶液的 PCR 板室温孵育 5 min。

5）将 PCR 板放在磁性支架上 5 min,直到溶液澄清。

6）从 PCR 板的每个孔中取出上清并丢弃。

7）当 PCR 板在支架上时每孔加入 500 μL 70%乙醇。

8）PCR 板静置 1 min,然后去除并丢弃每孔中的乙醇。

9）重复步骤 7 和 8。

10）当 PCR 板位于磁性支架上时,在室温下空气干燥磁珠 15 min,然后从磁性支架上取出板。

11）加 40 μL 无核酸酶水到磁珠中、混匀,涡旋好后室温下孵育 5 min。

12）将 PCR 板放在磁性支架上 5 min 直到溶液澄清。

13）将 PCR 板每个孔内的上清液转移到新的管或孔中。注意不要倒掉磁珠。

（7）使用 Invitrogen Quant－iT™ dsDNA 试剂盒检测每个纯化扩增产物的浓度（标题 3.1,步骤 1）（附注 6）。

（8）汇集等量的 PCR 扩增产物（每扩增 1 次约 3.5×10^{11} 个分子）（附注 7）在 1.7 mL 的微型离心管中。

（9）加阳性对照和阴性对照扩增子到每个汇集样中（附注 8）。

3.3 连接反应

（1）冰上制备反应混合物（表 3）（附注 9）。

表 3 连接反应步骤 *

成 分	体积（μL）	终 浓 度
10×末端修复缓冲液	35	1×
T4 Ligase（40 kU/mL）	5	200 units
T4 PNK（10 U/μL）=（10 kU/mL）	10	100 units
汇合扩增子（30 ng/μL）	172	5 μg
聚乙二醇（50% w/v）	106	15%
无核酸酶水	22	—
总反应体系	350	—

* 请按照所列顺序制备反应体系。

（2）轻轻上下颠倒充分混合。

（3）20℃下将混合物孵育 24 h 后，65℃ 下孵育 20 min，最后保持在 4℃。

（4）纯化 Ampure XP 磁珠并在 134 μL 无核酸酶水中洗脱（标题 3.2，步骤 6）。

（5）保留 2 μL 连接产物在管中，稍后在凝胶上跑样。

3.4 分裂

（1）用无核酸酶水定量到 130 μL。

（2）转移 130 μL 无核酸酶水到 Covaris 微管中（表 4）。

（3）使用表 4 中的设置分裂连接产品。

（4）纯化 234 μL Ampure XP 磁珠并用 55 μL 无核酸酶水洗脱（标题 3.2，步骤 6）。

（5）5 μL 洁净的分裂产品和 2 μL 先前储存的洁净连接产品跑胶（标题 3.2，步骤 5）。

表 4 Covaris sonicator 的步骤

设 置	值
工作周期	10%
强度	4
每次破裂循环数	200
处理时间	55 s
温度	7.8℃

3.5　末端修复

(1) 10 μL 重悬缓冲液,40 μL 解冻的末端修补混合物,50 μL 洁净片段产品混合在 PCR 板中。轻轻地上下颠倒混合。

(2) 将板密封,在热循环仪上 30℃ 孵育混合液 30 min。

(3) 用 160 μL Ampure XP 磁珠纯化末端修复产物,并用 17.5 μL 无核酸酶水洗脱 (标题 3.2,步骤 6)。

3.6　腺苷酸 3′ 末端

(1) 将 2.5 μL 重悬缓冲液加入 PCR 板各孔中。

(2) 将 12.5 μL A – Tailing 混合液加入 PCR 板的各孔中,轻轻地将上下颠倒混合。

(3) 将板密封,在热循环仪上 37℃ 孵育混合液 30 min。

3.7　适配体连接

(1) 加 2.5 μL 重悬缓冲液到 PCR 板的各孔中。

(2) 加 2.5 μL 连接混合液到 PCR 板的各孔中。

(3) 加 2.5 μL 适当的 DNA Adapter Index 到 PCR 板的各孔中。轻轻地上下颠倒混合 (附注 10)。

(4) 将板密封,在热循环仪上 30℃ 孵育混合液 10 min。

3.8　加入终止连接酶混合液 STL

(1) 加 5 μL STL 终止连接反应,轻轻地上下颠倒混合。

(2) 用 51 μL Ampure XP 磁珠纯化样品并用 22 μL 无核酸酶水洗脱(标题 3.2,步骤 6)。

3.9　纯化连接反应产物

(1) 用 1×TBE 缓冲液制备 2% 琼脂糖凝胶(含有溴化乙锭)和宽梳子。

(2) 加 4 μL 6×凝胶负载染料到 PCR 板的各孔中。

(3) 制备 100 bp DNA ladder(New England Biolabs Inc.):4 μL 蒸馏水,1 μL 6×Blue Loading Dye,1 μL DNA ladder 混合而成。

(4) 将琼脂糖凝胶置于凝胶电泳装置中并加入 1×TBE 缓冲液。

(5) 将样品和 ladder 混合液加入凝胶中。

(6) 150 V 恒压,跑凝胶 45 min。

(7) 在黑暗的紫外透射仪上读胶。

(8) 称量空的 1.5 mL 微型离心管。

(9) 使用新的干净的手术刀从每个泳道宽度的凝胶中剥离一条带子,300~600 bp。以 DNA ladder 为参考。

(10) 称量含有凝胶片的试管并按照 MinElute 凝胶提取试剂盒纯化每个样品,在

MinElute 柱子中用 12 μL 无核酸酶水洗脱。

3.10 浓缩 DNA 片段

（1）取每个凝胶萃取纯化连接产物 3 μL 到 PCR 板的各孔中。

（2）加 5 μL 解冻的 PCR Primer Cocktail 到 PCR 板的各孔中。

（3）加 25 μL 解冻的 PCR Master Mix 到 PCR 板的各孔中。轻轻地上下颠倒混合。然后密封 PCR 板。

（4）预编程的热循环仪使用表 5 中的程序。

（5）将密封的 PCR 板放热循环仪上，并启动程序（表 5）。

（6）用 50 μL Ampure XP 磁珠纯化并且用 30 μL 无核酸酶的水洗脱（标题 3.2，步骤 6）。

表 5 富集的热循环条件

温 度	时 间	循 环 次 数
98℃	30 s	1 个循环
98℃	10 s	12 个循环
60℃	30 s	
72℃	30 s	
72℃	5 min	1 个循环
4℃	保持	1 个循环

3.11 Illumina 测序的准备工作

（1）使用 Invitrogen Quant－i T™ dsDNA 试剂盒确定每个汇合样本的浓度（标题 3.1，步骤 1）（附注 6）。

（2）用适量的无核酸酶水将每个连接富集的汇合样本稀释至 10 nmol/L。

（3）混合相同体积的每个汇集样本到检测管中为 Illumina Hiseq/Miseq 作准备。

3.12 测序数据分析（附注 11）

为了得到一个准确的调取，必须至少每个等位基因和个体有 30× 的覆盖率。如果没有达到这个覆盖率，我们建议生成更多的测序数据。

（1）压缩文件以减少计算机进行校准时间（附注 12）（可选）。

（2）匹配读取回参考基因组（附注 13）。

（3）标签匹配的读取（附注 14）。

（4）生成并可视化误差模型（附注 15）。

（5）整合标签文件（附注 16）（可选）。

（6）SPLINTER 检测罕有变异体（附注 17）。

（7）变异体筛选（附注 18）。

3.13　变异体验证

为了验证汇合－DNA 测序所读取的突变体,可以使用现有的基因分型方法直接进行基因分型,如 Sequenom iPLEX 模式(Sequenom,San Diego,CA,USA)、KASPar 基因分型分析(LGC,Middlesex,UK)或 TaqMan SNP 基因分型分析(Life Technologies Corporation,NY,USA)。

4. 附注

(1)我们发现每个汇合样本中有 94 个样本量汇合是合适的,在识别罕见突变方面具有良好的敏感性和特异性。而且,这个汇合样本的大小可以很容易直接进行基因分型。

(2)可以在一个通道中对汇合样本进行索引、合并和排序。我们发现,在 HighSeq2500 的一条通道中,可以在 4 000 个样本(42 个汇合样本)中测序 40 kb(大约 5 个基因),且每个个体和等位基因的平均覆盖率>30。

(3)基因组序列可从 NCBI 网站(http://www.ncbi.nlm.nih.gov)或 UCSC 基因组浏览器(http://genome.ucsc.edu)下载。对于 PCR 引物的设计,我们建议使用基于 Web 的 Primer3 工具(http://bioinfo.ut.ee/primer3)。我们发现,如果可能的话,600~2 000 bp 的扩增子通常是理想的。较小的扩增子可能是必要的并且效果较好,虽然扩增子大于 1 500 bp 也可以实现,但通常不能像扩增子在 1 000 bp 左右或者更小的扩增子那样强大。为获得最佳功能引物,Primer3 的输入条件如下:① 引物最小量=19;② 最佳量=25;③ 最大量=30;④ 最小 T_m=64℃;⑤ 最佳 T_m=70℃;⑥ 最大 T_m=74℃;⑦ 最大 T_m 差=5℃;⑧ 最小 GC 含量=45;⑨ 最大 GC 含量=80;⑩ 返回数=20;⑪ 最大 3′端稳定性=100。

(4)为使每个个体含有 20 份拷贝,则 PCR 所需的汇合 DNA 量等于 7 pg/g DNA×20 拷贝×汇合样本中个体数量。

(5)我们发现大多数感兴趣的基因外显子可以通过 Pfu Ultra High-Fidelity (Stratagene)DNA 聚合酶进行扩增。如果 Pfu 不工作,尝试 Phusion Polymerase 2×Mastermix (Sigma)或者是 2×Extensor Long Range PCR Master Mix (Thermo Fisher Scientific Inc.,USA.)。

(6)我们建议提取 5 μL 的 PCR 扩增产物并用无核酸酶水进行 10 倍稀释,然后使用 Quant－iT^{TM} Pico Green dsDNA 试剂定量稀释和计算原始扩增产物浓度。

(7)为容纳 $3.5×10^{11}$ 个分子,需要加到汇合样本中扩增子溶液的体积(μL)=(3.5×10^{11})×(1/6.02×10^{23})×(660)×(1/10^{-9})×[扩增子长度(bp)]×[1/扩增子浓度(ng/μL)]。

(8)SPLINTER 含两个组成部分:阴性和阳性对照。使用阴性对照(克隆质粒 DNA 1~2 kb)来产生一个特定运行的错误模型,包括了 pUC19 质粒的 1 276 bp 的区域。我们使用前 800 个碱基来训练我们的算法,剩下的 476 个碱基作为测试集。使用由合成 DNA 文库组成的阳性对照,模拟一个具有已知位置和频率突变的人工汇合库。这些突变包括单核苷酸替换。我们使用来自 TP53 的 72 bp 外显子 9(Ref Seq accession no. NM_000546)作为"野生型"插入到一个 pGEM－T Easy 载体(Promega)中。包含单 bp、双 bp 和 4－bp

插入缺失及单核苷酸替换(所有可能的组合中的转换和替换)的共有序列的不同变异的组合与"野生型"结合。必须根据汇合样本库的大小来设计阳性对照,因为文库中存在的野生型和每种突变之间的比例将决定变异体检测的灵敏度。

(9)DNA、聚乙二醇、水和混合物的体积可以改动,通常尽可能使用最少的量。

(10)TruSeq DNA 样品制备试剂盒(Illumina, Inc.)提供了多个指引适配器序列,使多个汇合文库杂交到一个流动细胞。

(11)SPLINTER 程序可用于读取对列,等位基因频率估计和变体调取。您可以在http://www.ibridgenetwork.org/wustl/splinter 上找到软件下载和程序的详细信息。SPLINTER 是一个命令执行程序,可在 Unix/Linux 环境下更好地运行。

(12)读取的文件应转换成 SCARF 格式或压缩包。压缩步骤是可选的,但它可以显著减少计算时间和存储空间。使用以下命令行进行数据压缩。

./RAPGAP_ read _ compressor _ v3. pl〔Read file in FASTQ or SCARF format〕>〔Compressed read file〕

如:./RAPGAP_read_compressor_v3. pl run_1_1_ sequence. fq. gz >RAPGAP_run_1_1_ sequence. fastq

(13)通过将读取的文件对齐到包含靶序列、阳性和阴性对照的 FASTA 格式参考序列文件,SPLINTER 校准器可以执行间歇的匹配。我们建议允许 3 bp 的错配,因为最常见的插入缺失长度小于 3 bp。此外,校准器的质量与允许的不匹配数量成反比。使用以下命令进行校准。

./RAPGAPHASH5d〔Compressed read file〕〔Reference sequence in FASTA format〕〔Number of mismatches allowed〕>〔Aligned read file〕

如:./RAPGAPHASH5d RAPGAP_run_1_sequence. fastq Reference_Sequence. txt 3 > Aligned_RAPGAP_run_1_sequence. txt.

(14)该步骤给对齐的读取文件提供一个唯一的标签,以便识别来自相同测序运行文件的读取,并且对于合并来自同一汇合库的多个通道是很重要的。每个测序运行都会产生唯一一个错误配制文件,并且可以与标签区别开来,因此应该为不同汇合库或机器运行生成的校准的读取文件提供不同的标记。使用以下命令行进行读取标记。

./RAPGAP_alignment_tagger. pl〔Aligned read file〕〔Tag〕>〔Aligned tagged file〕

如:./RAPGAP_alignment_tagger. pl Aligned_RAPGAP_run_1_sequence. txt Tag1 > Aligned_Tag1_RAPGAP_run_1_ sequence. txt.

(15)使用下面的指令生成误差模型。

./EMGENERATOR4〔Aligned tagged file〕〔Negative control sequence file〕〔Error model output file name〕〔5′ most base of the negative control to be used〕〔3′ most of the negative control to be used〕〔Include unique reads only?〕〔Alignment edits cutoff〕〔Enter pseudocounts?〕

如:./EMGENERATOR4 Aligned _ Tag1 _ RAPGAP _ run _ 1 _ sequence. txt PCMV _ sequence. txt EM_Aligned_Tag1_ RAPGAP_run_1_sequence 0 800 y 3 y

使用下面的命令生成可视化误差模型。

./error_model_tabler_v4. pl［Error model 0th order file］［Output file name］

如：./error_model_tabler_v4. pl EM_Aligned_Tag1_ RAPGAP_run_1_sequence_0 EM_Aligned_Tag1_RAPGAP_run_1_sequence. pdf

参见图 1,图 1 为一个典型的误差模型图。通过可视化误差模型,可以在后续的 SPLINTER 分析时确定跳过的周期。错误率边界是由一个错配除以染色体数目来定义的(是汇合库中个体数目的 2 倍)。

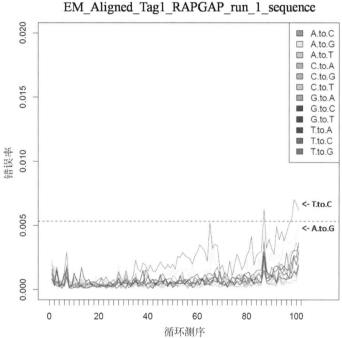

图 1　阴性对照读取的误差模型

　误差模型的计算采用一个从 Illumina HiSeq 2500 产生的阴性对照读取,读取长度为 102 bp(循环),X 轴代表测序循环,Y 轴代表阴性对照错误率。虚线代表错配率除以染色体数目的错误率边界(这是汇合库中个体数目的两倍)。从 SPLINTER 碎片分析中,错误率超过边界值的测序循环将被排除在外。基于该误差模型,前 98 个循环被用来进行碎片分析,跳过循环 65 和 87。彩图见二维码

(16) 此步骤操作是可选的(如果使用单末端测序策略,则此步骤是不必要的)。使用下列命令行合并两个标记文件。

cat［Aligned tagged file one］［Aligned tagged file two］>［Output file name］

如：Assume you have two tagged files from the same pool named "Aligned_Tag1. 1_RAPGAP_run_1_1_sequence. txt" and "Aligned_Tag1. 3_RAPGAP_run_1_3_sequence. txt" cat Aligned_Tag1_RAPGAP_run_1_1_sequence. txt Aligned_Tag1_RAPGAP_run_1_3_sequence. txt >Aligned_Tag1. 1_3_RAPGAP_run_1. 1_3_sequence. txt.

(17) 使用下面的命令调取罕见变异体。

./SPLINTER6t［Aligned tagged file］［Reference sequence in FASTA format］［2nd order error model file］［Number of read bases to be used］［Read bases or cycles to be excluded］

［P-value cutoff］［Use unique reads?］［Alignment edits cutoff］［Pool size from the available options］［Print out the absolute coverage per strand?］>［Output file name］

下面的这个分析基于图 1 所示的误差模型。使用前 98 个循环,但跳过循环 65 和循环 87,由于超越误差率边界。

如：./SPLINTER6t Aligned_Tag1_RAPGAP_run_1_sequence. txt Reference_Sequence. txt EM_Aligned_Tag1_RAPGAP_run_1_sequence_2 98 65,87 -2 y 3 1000y >SPLINTER_ Aligned_Tag1_RAPGAP_run_1_ sequence_98cycles_skip65_87. txt.

(18) 过滤过程将对已经进行高测序覆盖的序列中的区域进行归一化。使用一种人工插入一个等位基因的位点突变的 DNA 片段的阳性对照,以计算 p 值临界值,使灵敏度和特异性最大化。使用下面的命令筛选罕见突变体。

./splinter_filter_v3. pl［SPLINTER file］［Positive control hits］

［Stringency parameter］>［SPLINTER filtered file］

如：./splinter_filter_v3. pl SPLINTER_Aligned_Tag1_ RAPGAP_run_1_sequence_ 98cycles_skip65_87. txt positive_ctrl. txt 0. 0001 >Filter_SPLINTER_Aligned_Tag1_ RAPGAP_ run_1_sequence_98cycles_skip65_87. txt.

一个好的筛选方法需要缩小要验证的突变体数量。阴性和阳性对照用于对筛选步骤进行建模。应正确调取来自阳性对照的所有预期变异体,不应从阴性对照中调取。

致谢

这项工作得到了 NIH (P30 - NS069329, R01 - AG044546, P01AG003991 和 R01NS085419)、阿尔茨海默病协会(NIRG - 11 - 200110)和 Barnes Jewish 基金会的资助。这项研究是在 C. C. 获得美国老年研究联合会授予的阿尔茨海默病新研究者奖时进行的。

参考文献
见二维码。

第 19 章
用于阐明候选拷贝数变异的新型全基因组方法有助于阿尔茨海默病的遗传性研究

Kinga Szigeti

摘要 亚显微 DNA 片段拷贝数中存在的大量而广泛的突变,拓展了我们对人类遗传变异复杂性的认识。基因组结构的新发现为遗传变异性提供了可能,该变异可能导致疾病的易感性。拷贝数变异(copy number variant,CNV)通过改变基因量和基因组结构来影响基因表达、表型变异和适应性。与常见疾病共同变异假说一致,这些结构变异与疾病的相关性受到质疑。AD 是一种进行性神经退行性疾病,据估计其遗传概率为 60%~80%。大规模的 GWAS 使用高频 SNP 变异鉴定了 10 个位点,但这些位点不能解释所检测的遗传率。为找到缺失的遗传性,需要对所有的突变机制进行系统的评估。在强大的 SNP-GWAS 研究和正在计划的全基因组测序项目之间,需要充分研究 CNV 对 AD 遗传结构研究的影响。

关键词 CNV,AD,遗传性,GWAS

1. 引言

AD 是最常见的痴呆症,会导致持续地认知衰退[1]。随着寿命的延长,老年人 AD 高罹患率已成为重大的公共卫生问题。AD 的遗传率为 60%~80%[2]。几项大规模的 GWAS 使用高频变异鉴定了 10 个基因位点,包括联合群体归因系数为 0.51~0.6 的 *APOE* 基因[3]。为找到缺失的遗传性,需要对所有的突变机制进行系统地评估。

全基因组扫描方法揭示了亚显微 DNA 片段拷贝数的广泛变异。CNV 的定义是指与对照基因组比较,1 kb 或更大的 DNA 片段存在不同的拷贝数[4]。CNV 是一组结构变体,可分为缺失、重复、同一位点的缺失和重复、多等位基因位点和复杂重排。

CNV 是遗传变异的主要因素,因此可以想象它们可能参与疾病的遗传性。CNV 通过改变基因量来影响基因表达、表型变异和适应性[5]。18% 的基因表达特征与 CNV 有关[6]。

已在孟德尔遗传病中鉴定出 CNV,并发现其与复杂的神经学特征相关。*APP* 基因的重复拷贝导致常染色体显性 EOAD 与脑淀粉样血管病[7],双倍和三倍拷贝的 α-突触核蛋白（α – synuclein, *SNCA*）基因可导致家族性帕金森病[8]，以及核纤层蛋白 B1（lamin B1, *LAMINB1*）重复拷贝导致脑白质病变[9]，都证实了在常染色体显性家族中带有 CNV 疾病表型的分离。CNV – GWAS 研究涉及了与 AD 表型相关的几个候选基因位点[10-17]。

导致 CNV 的重组事件可能很多。在全基因组水平上，约 0.3% 的双等位基因 CNV 基因型在父母–子女 3 人中表现出与孟德尔法则不一致[5,18]。末端组织嵌合可能增加额外的复杂性及导致 CNV 之间的重叠[19]。

CNV 研究利用传统 GWAS 中使用的 SNP 阵列研究面临多重挑战，包括每个平台的变量覆盖、批量效应和由于低动态范围造成的分辨率局限[20]。为了克服这些困难，对 AD 中 SNP 阵列的 CNV 分析的首次重复，采用了相似的工作流程，集中于高严格调取[10-17]。除了转化基因组学研究所（Translational Genomics Research Institute, TGEN）使用了带有 200 万个探针的 Affymetrix 6.0 阵列研究外（表 1），大多数研究选择在 Illumina 平台上进行基因分型，覆盖范围在 600 k 以内。分析方法都惊人相似。为使得所有研究符合高度严格性的 CNV 推测原理，可根据探针的数量、大小和 CNV 变体区域重叠或分段重复筛选，有时甚至根据频率去筛选 CNV（表 2）。对于高特异性和低灵敏度的 CNV 检测来说，这些研究仅是"冰山一角"。重要的是，这些关联研究讨论了罕见的大型 CNV 是否有助于 AD 遗传结构研究的问题。然而，由于这些大变异体的等位基因频率非常低，大多数研究缺乏动力，并需要超过 10 000 例的庞大样本量和对照组。具有较高频的变异体影响了 CNV 调取，因为衍生的参照基因组倾向于偏离二倍体状态致使内核分布重叠，这两者都增加了基因分型错误率，并因此降低了效率。这些对 SNP 阵列的研究更加困难，并且在首轮已被淘汰。

表 1 发表的 CNV – GWAS 研究；对照病例

研　究	平　台	输入 DNA	AD	MCI	对照
GERAD	Illumina 610 – Quad	200 ng	3 260	0	1 290
ADNI	Illumina Human 610 – Quad	NA（不适用）	288	183	184
Caribbean Hispanics	Illumina Human Hap 650Y	NA（不适用）	559	0	554
Duke	Illumina Human Hap 550K	NA（不适用）	331	0	368
TGEN	Affymetrix 6.0	NA（不适用）	1 022	0	595
NCRAD	Illumina Human610 – Quad	NA（不适用）	711	0	171

表 2 发表的 CNV—GWAS 研究所采用的方法概述；对照病例

研　究	LogR 计算	参考文件	分裂算法	模　型	CNV 排除
GERAD	BeadStudio	未涉及	PennCNV	Hidden Markov 模型	<20 探针，< 100 kb，密度<1/15 kb，>50% 与 segdup 重叠
ADNI	GenomeStudio	未涉及	PennCNV	Hidden Markov 模型	<10 探针，与着丝粒和免疫球蛋白重叠区域

续　表

研　究	LogR 计算	参考文件	分裂算法	模　型	CNV 排除
Caribbean Hispanics	BeadStudio	未涉及	QuantiSNP, iPattern, PennCNV, CNVpartition	多种模型	<5 探针, <100 kb, 与着丝粒和免疫球蛋白重叠区域, 50% 与 segdup 重叠, >1% 频率
Duke	BeadStudio	未涉及	PennCNV	Hidden Markov 模型	10 SNPs, 50% 与先前发表的区域重叠
TGEN	未知	未涉及	PennCNV	Hidden Markov 模型	10 SNPs, 50% 与着丝粒、端粒和免疫球蛋白重叠
NCRAD	GenomeStudio	未涉及	PennCNV	Hidden Markov 模型	<10 探针, 相似比 <10, 着丝粒, 免疫球蛋白

另一种分析策略是仅使用分段算法来减少可能发生事件的数据集,对数值分段数据进行关联测试,并在检测到重复的关联信号时对 CNV 调取进行验证[16,17]。因为参考可能偏离二倍体状态,这种方法当在执行高置信度调取时,检测源自较小事件的关联信号常会被弃置,并且克服了需要确定精确的剂量,这在常见的 CNV 基因位点上通常是有问题的。这种方法仅可作为筛查方法,尚需要经过反复的验证和确认。

随着 GWAS 样本量的增加[3,21-23],显然,在具有显著遗传异质性的疾病中,如果对照组病例中标记的特定风险较低,GWAS 研究难以从假阳性中鉴别真阳性并拷贝结果[24,25]。此外,AD 的病例对照设计还受其他多种因素的影响,如由于年龄依赖性外显率引起的错误分类偏差。为了进一步增强关联研究,定量内型可能取代传统的病例对照设计,如发病年龄分析或使用表达数量性状位点(expression quantitative trait loci,eQTL)。遗传变异,包括单核苷酸变异(single nucleotide variation,SNV)和 CNV 都有助于基因表达的变化。在某些情况下,这些变化与疾病状态有明显的相关性[26]。

2.　方法

目前有 3 种主要的高分辨率方法可以在基因组水平检测基因剂量[27,28]。深度测序方法可以检测 CNV,但对于大型患者群体的全基因组研究来说,代价是很高的。大多数可用的拷贝数数据是通过阵列比较基因组杂交(array comparative genomic hybridization,aCGH)或从 SNP 阵列衍生得到(表3)。这两种方法都需要进行快速的技术改进。SNP 阵列中的方法包括一个放大步骤,它降低了 CN 调取的分辨率。另外,相对于参照基因组而言,CNV 状态的推导有很大不同:在每个实验中,aCGH 都使用单个基因组作为公分母(1 比1 比较),而 SNP 阵列则使用生物信息学生成的多个病例参照基因组作为标准(1 比平均值比较)。在 aCGH 中,标记控制在每个阵列上,而在 SNP 阵列中,参考值将取决于任何给定 CNV 的标准化效率和等位基因频率。目前正在研发全基因组和外显子测序方法[29]。然而,尚不具备足够样本量的 AD 群体。

表3 SNP 阵列和 aCGH 阵列基因组杂交原理的比较

	aCGH 阵列	SNP 阵列
设计	主要应用	次要应用
探针经验性检验	是	否
扩增步骤	否	是
参考样本	实验内部	实验外部,参考样本平均数>40 个样本
阵列间可变性	参考样本进行补偿	归一化补偿
阵列内可变性	归一化补偿	归一化补偿
灵敏度与特异性的优化	用于 CNV	用于 SNP 调取

3. 数据分析工作流程

几种分析工作流程已被提出并投入使用。第一个迭代工作流程关注于严格要求优化特异性而非灵敏性,这些工作通常旨在减少冗余的数据,以进一步加强结果的真阳性。而其他的工作流集中于灵敏度,而非特异性,使用提高分辨率和加强互补的方法来充分研究数据集,以提示在其他群体中使用正交方法进行重复的必要性。工作流程的选择取决于所研究的问题,且需要借助于具有位点特异性高通量测定的正交验证方法[例如,用于断点的 PCR 或长片段 PCR、qPCR、TaqMan 分析或用于剂量效应分析的多重连接依赖性探针扩增(multiplex ligation-dependent probe amplification,MLPA)]。

3.1 SNPs 阵列数据的工作流程

(1)质量控制(quality control,QC)

1)实验的质量控制:大多数主要平台选择独立开发 QC 数据包,并将其纳入数据采集过程中。这些 QC 参数大多关注于信噪比,因为这是分割算法的关键。对于 Affymetrix 阵列,计算对比度 QC 和中位数绝对成对的差值,而对于 Illumina 阵列来说,则需确定 logR 比值和 B 等位基因频率的中位数和标准偏差。CNV 调取的阵列需从平均值中去除两个以上的 SD,因为这反映了具有假阳性 CNV 调取的不均匀基线。

2)数据的质量控制:平行检测到的 SNP 等位基因允许额外的 QC 检测,通过 PLINK 软件使用基因型数据确定 IBD,包括 SNP 调取率(排除<97%)、性别失衡(通过计算 X 染色体的 logR 比值)和相关或重复样品(Pi>0.95)。

(2)SNP 数据集的人群亚结构/混合:伴随的 SNP 检测允许使用主成分分析(principal component analysis,PC)确定潜在亚结构或混合结构。大多数商用软件包都包含了这一功能,最常用的 Eigensoft 软件包是开放访问的。主要分析对象为白种人群;此外,PC 在统计模型中作为协变量使用。

(3)logR 比值的计算:log2 比值的计算是 Affymetrix 阵列的关键因素之一,分析者可以对用于衍生参考基因组测定的样品进行定义。由于批次效应,在研究样本内使用参考基因组来增强数据质量和更多的阵列(多达 155 个或更多)将能通过 QC 的审核。作为第一次通过的参考文件是由给定数据集中的所有控件生成的。第二次通过全面分析的参考文件产生于前 100 个 DLRS 对照样本,以优化消除噪声。logR 数据的归一化由 cRMAv2(生物导体)执行。logR 比值数据需要进行数字 PC(GoldenHelix),并根据 PC 数量进行校正,得到一个没有膨胀的 QQ 绘图。

(4) 数值数组数据或分段数字数据

1) 数值数组数据:分位数归一化数值数据在分析中用作自变量。该方法具有明显的多重测试缺陷,但具有最高分辨率的优势。

2) 分段数字数据:将归一化,PC 校正的数值数据进行分段,以识别在集合中的任何样本中检测到 CNV 的探针。分段会导致数据集的减少,同时保持数字数据的优点,而无二进制 CNV。

3) 推测出的 CNV:即使在单个数据集上,不同的算法也会得出不同的结果。针对特定平台衍生数据开发的算法似乎比通用的 CNV 调取算法性能更好[20]。CNV 调取被分解为多个区域,并且灵敏性和特异性的目标,由任一算法或两种算法调取的 CNV 被输入到分析中。用 aCGH 对 CNV 调取进行验证的情况如图 1 所示。两种算法分别生成不同但重叠的 CNV 调取;已用 aCGH 对一些单个算法调取进行了验证。表明这些算法可相互补充。最近,对各种平台上采集的各种 CNV 调取算法进行比较,表明针对特定数据集专门开发的算法性能最好;而为不同数据集开发的通用算法则具有较低的特异性和灵敏度[20]。

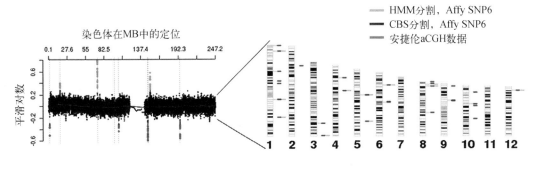

彩图

图 1　采用循环二进制分割推断 CNV 调取验证和 aCGH 的隐马尔科夫模型(Hidden Markov Model,HMM)

　　在基因分型控制台中采用了隐马尔可夫模型算法,以及在 R 平台中采用循环二进制分割(circular binary segmentation,CBS)算法 DNAcopy 对 50 个样本进行了分割计算。我们使用 aCGH 参考 CNV 调取引用到相同对象的黄金标准。两种分割算法所确定的事件数量为 2 282。在 50 个受试者中,CBS 生成了 2 060 个 CNV 调取,而 HMM 生成了 1 264 个 CNV 调取。这两种算法之间产生了 1 042 个调取重叠。因此,CBS 和 HMM 分别生成了 1 018 和 222 个调取。aCGH 在覆盖率相当的区域验证了单个算法调取和全部双重算法调取的高百分比。这表明两种分割算法是互补的。CNV 的调取情况见核型右侧:从左到右依次为 HMM(浅灰色/蓝色)、CBS(深灰色/紫色)和 aCGH(中灰色/橙色),彩图见二维码

（5）关联测试

1）数值数组数据作为自变量：用这种方法搜索了 CN 状态对病例对照状态有影响的基因组连续区域。为了加强分析，应用了"薄仓（thin and bin）"方法。

细化和分仓：每隔一个寡核苷酸都进行采样，将数据分成两半。在每一半数据中，将 K 基因组相邻的寡核苷酸分仓，并且在每个薄仓内对平均 CNV 状态进行病例的对照关联。计算每个薄仓 p 值的假发现率（false discovery rate，FDR），并且对每一半数据中 CNV 系数的 q 值从最低（接近 0）到最高（接近 1）进行排序。依据经验对 $K=2$ 和 $K=100$ 进行检验。选取每个数据中 FDR q 值小于 0.05 时达到最大一致性的 K 值。效应的方向（β 系数的符号）被认为是一致的。

中等大小的影响：对整个数据集进行病例对照关联，去除薄仓但保留数据聚合到 K 寡聚分仓中。计算 FDR q 值。

2）分段数值数据作为自变量：根据因变量的不同，采用适当的统计方法，包括 T‐test 或各种回归模型。

3）推断 CNV 作为自变量：根据因变量的不同，采用适当的统计方法，包括 T‐test 或各种回归模型。

（6）log2 比率数据的可视化

1）内核分布：这些分布图描绘了各种拷贝数状态的分离，并评估了 CNV 事件发生的概率。

2）log2 比值数据作为基因组定位：这些可视化策略描述了 CNV 的大小、信噪比、覆盖 CNV 的探针数及相邻 log2 比值的一致性，并评估了概率。

3.2 aCGH 数据的工作流程

目前只有安捷伦微阵列可用。aCGH 与之相比，虽然存在一些不同的数据特征，包括 1 比 1 的比较，更高的动态范围和可定制的潜力，但 aCGH 的工作流程与之类似。来自 AD 群体的 aCGH 数据非常有限，尚需要进行其他研究。

（1）质量控制：aCGH 的 QC 参数为 MAPD，必须严格符合小于 0.3 的标准；即使为 0.35，也会产生高质量的分割。CNV 的阵列调取取消了在平均值中两个以上的 SD。消除了具有性别不匹配（通过 X 染色体的 logR 比值评估）的数据。

（2）SNP 数据集的人群亚结构/混合：安捷伦微阵列设计可以结合 SNP；然而，将 SNP 添加到安捷伦设计中会降低拷贝数探针的密度，从而降低分辨率。对于大多数 AD 样本集，至少有一种类型的 SNP‐GWAS 数据是可用的，并且可用于群体亚结构/混合分析。

（3）log2 比值的计算：归一化 log 比值数据由生产商的微阵列扫描仪和量化软件（CGH 分析，安捷伦公司）所生成。在样品和实验对照样品之间计算 log2 比值，为 1∶1 比值。

（4）数字数组数据或数字分段：类似于 SNP 数组的数值，数字分段和推断的 CNV 调用可用于下游分析。

1）数值数组数据：分析采用分位数归一化数值数据作为自变量。

2）分段数值数据：对数值 PC 校正后的数据进行分割，以识别在集合中的任何一个样本中检测到 CNV 的探针。分段会导致数据集的减少，同时保留了数值数据的优点，无二进制 CNV。

3）推断的 CNV：使用安捷论包 CNV 调取算法。与 SNP 阵列相比，高动态范围的结果具有优异的精度，尤其是对于多拷贝增益来讲。由于数据的动态范围和一致性（目前大部分为安捷伦，因为 Nimblegene 已经停止了 aCGH 的研发），这种算法的开发是比较稳定的。敏感性和特异性数据表明，用 3 个探针检测到的 70% CNV 事件已通过正交方法的验证，用 5 个探针检测的超过 90% CNV 事件也通过了正交方法的验证。CNV 调取被分解为区域，并作为自变量纳入分析中。

（5）关联测试

1）数值阵列数据作为自变量：该方法搜索了 CN 状态对病例对照状态有影响的基因组连续区域。为了加强分析，应用了"薄仓"方法，如 SNP 阵列工作流程中所述。

2）分段数值数据作为自变量：根据因变量使用适当的统计方法，包括 T - test 或各种回归模型。

3）推断的 CNV 作为自变量：根据因变量使用适当的统计方法，包括 T - test 或各种回归模型。

（6）log2 比率数据的可视化

1）内核分配：这些分布图描绘了各种拷贝数状态的分离，并评估了 CNV 事件发生的概率。

2）log2 比值数据作为基因组定位：这些可视化策略描述了 CNV 的大小，信噪比，覆盖 CNV 的探针数及相邻 log2 比值的一致性，也评估了概率。

对于所有的统计方法都进行了多次检验校正。Bonferroni 的矫正显得过于保守；FDR 方法和模拟至少执行 1 000 个排列是合理的选择。由于 3 种类型的数据分析是冗余的，因此对每个结果（数值、数值分段和推断的 CNV）中的多个测试负担的控制是有争议的。用正交方法验证 CNV 调取，对于评估位点特异性基因分型错误率是非常重要。用位点特异性正交法进行高效的拷贝研究是复制关联的必要条件。

4. 结论

对于 AD，目前只有 SNP 阵列数据集可用，因此我们讨论这些平台的注意事项及分析方法。标准化和分段算法是一个迅速发展的领域，使用上要加以注意。值得对具有针对多个区域的正交验证事件的数据子集进行新颖的算法评估。探针的大小和密度提高了真阳性，但降低了分辨率。由于 0 与 1/2 log2 及 3/2 log2 之间距离的差异，因此删除更容易被检测到。常见的 CNV 区域会进一步减少动态范围，因为计算得到的参考二倍体基因组可能不是该特定区域的二倍体。将常见 CNV 归入 CNV 调取会导致非常高的基因分型错误率（图 2）。对于这些区域，选择数值数据或数值分段数据更加合适。所有 GWAS 研究都需要使用替代方法对独立数据集进行拷贝。

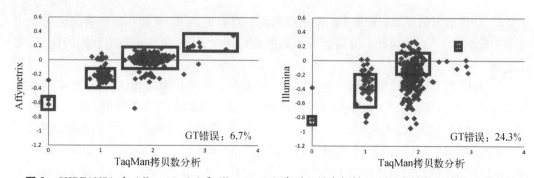

图 2 CHRFAM7A 在 Affymetrix 6.0 和 Illumina 610 阵列上具有频繁(10%)变异的基因分型错误率

　　根据 Affymetrix 分段数值数据和 Illumina 数值数据的内核分布推断 CNV,因为后者的数据集未能实现分段算法。在相同的样品上进行断点特异性 TaqMan 分析以评估基因分型错误率。矩形表示 SNP 阵列与断点特异性 TaqMan 分析之间的一致调取。Illumina 610 阵列显著的基因分型错误率进一步强调了分配精确剂量所涉及的风险。在这些情况下,保留数值而不分仓意味着较低的基因分型错误率,从而增加分析的效率

致谢

这项工作得到阿尔茨海默病协会向 K. S. 提供的新研究者奖金的支持。

参考文献

见二维码。

第 20 章

RNA 测序阐明阿尔茨海默病发病的早期失调模式

Bei Jun Chen, James D. Mills, Caroline Janitz, Michael Janitz

摘要 RNA 测序技术(RNA sequencing technology,RNA‑Seq)以高分辨率和高覆盖度为优势进行高通量测序,能够进行快速转录组分析和深度转录组学分析。RNA‑Seq 的出现优于该领域的其他方法(如微阵列),并改变了我们进行转录组学研究的方式。本章介绍了使用 Illumina 和 Roche 454 测序平台制备 RNA‑Seq 文库的方法。这两个平台制备文库的常用步骤包括 RNA 片段化、cDNA 合成、衔接子连接和 cDNA 链的 PCR 扩增。其中,Illumina 采用固相桥 PCR 扩增,而 Roche 454 采用油包水乳液 PCR 扩增。尽管两个平台在 PCR 扩增步骤上存在差异,但采用了相同的合成测序技术进行测序。此外,本章还讨论了 RNA‑Seq 在 AD 转录组失调中的应用。

关键词 RNA‑Seq,转录组,AD,cDNA 文库制备

1. 引言

转录组是细胞中转录产物的完整谱系。转录产物的多样性和丰度反映了特定细胞的基因表达模式,并由细胞的特异性组织类型、发育阶段及其生理状态决定。转录组是下游蛋白质合成过程的蓝图,并且作为编码 DNA 序列与细胞表现型之间的枢纽。

通过比较基因表达模式的差异,转录组学为细胞生物学的研究提供了非常宝贵的工具。我们可以了解在不同条件下发生的转录组学变化,如病变组织与健康组织或发育过程中的差异,这对于理解细胞内的生理和病理过程是非常有用的。

人类细胞中大约有 30 万个 RNA 分子[1]。如此丰富的转录本使得全基因组表达分析令人望而生畏。RNA 微阵列的出现率先使得转录组学分析成为可能,并且在过去的几年里,转录组学仍是主要方法[2]。微阵列采用数千个芯片嵌入的寡核苷酸探针来检测样品中的靶 RNA 分子。根据附着于探针的荧光染料的颜色强度,来测量与探针杂交的每种 RNA 分子的量。然而,基于颜色强度的定量方法有其局限性,并且难以捕获不同样品基

因表达的细微变化。此外,微阵列还需要对所研究基因有一定了解。因此,发现新的基因或转录异构体在技术层面上是非常复杂的。微阵列的另一个问题是会观察到交叉杂交,这是造成人为误差的根源。

最近开发的新一代高通量 RNA - Seq 克服了微阵列的固有局限。与第一代或 Sanger 测序方法相比,RNA - Seq 使用大规模平行直接测序,能以更快的速度从起始样品材料中产生短序列。随后,将序列映射到参考基因组或从头组装。映射序列将被组装成用于下游数据分析的转录本。

目前,已开发了各种数据分析工具用来处理千兆大小的 RNA - Seq 输出数据。例如,Bowtie、TopHat 和 Cufflinks,这些都是 Tuxedo Suite 的一部分。对于不精通命令行的生物信息学专家,也可以使用基于网络的工具,如 Galaxy(http://galaxyproject.org/),可容纳整个 Tuxedo Suite 软件。

RNA - Seq 的使用促进了转录组分析的更广泛应用,包括研究不同条件或不同发育阶段的 RNA 表达模式、剪接点和新型异构体的检测、转录子结构的构建(如 5′ 和 3′ UTRs)、RNA 编辑事件的检测、microRNA 分析和等位基因特异性多态性的分析[3-5]。

目前,市场上有 3 种主要的 RNA - Seq 平台:Illumina、Roche 454 和 SOLiD,本章介绍了 Illumina 和 Roche 454 的相关方案。虽然这些平台采用了不同的技术,但 DNA 测序背后的原理基本相同:它们都依赖于将 dNTP 掺入延伸的 cDNA 链后捕获信号,这一原理被称为合成测序技术。

1.1 阿尔茨海默病的转录组研究

AD 是一种复杂的、进行性的神经退行性疾病,在全球范围内耗费了巨大的社会和经济成本。尽管已经投入了大量资源来研究 AD 的发病机制,但在阐明其潜在机制方面却几乎没有进展。目前,尚无治愈方法,且治疗手段非常有限。因此,必须发明新方法来减轻疾病的影响。

少数 AD 病例(1%~2%)遵循孟德尔遗传模式,由 *APP*、*PSEN1* 和 *PSEN2*[6] 的突变所引起。而绝大多数的 AD 病例(>95%)是"散发性的",这意味着他们没有家族或地域的关联;然而,在这些病例中有 60%~80%可能是由遗传因素所决定的[7]。尽管许多候选基因已被证明与 AD 有关[8,9],但其因果关系仍然难以证明。用传统分子方法来研究 DNA 和蛋白质,已经无法促进我们对 AD 的进一步理解。人脑是一个复杂的器官,随着组织和生物复杂性的增加,主要变化的因素是转录元件和转录调控方法的增加,包括非编码RNA、选择性剪接(alternative splicing,AS)和 RNA 编辑[10-12]。这些因素必须精准协调,以确保大脑能够正常运作,任何干扰都可能导致功能异常。AD 的潜在原因可能来自转录组内的调节异常。RNA - Seq 是目前可用于综合分析脑组织转录组的最佳工具。Sutherland 等的综述[13] 提倡使用 RNA - Seq 在 AD 脑中进行转录组分析。

目前,许多研究表明转录组失调在 AD 和其他神经退行性疾病中发挥重要作用[14,15]。最近,少数研究使用 RNA - Seq 来分析人类和小鼠模型的 AD 脑中不同脑区的转录本[16-18]。RNA - Seq 已经确定了 AD 与地西泮结合抑制剂(diazepam-binding inhibitor,DBI)和 *APOE* 基因的剪接模式改变有关[17,18]。在 AD 脑组织中观察 *APOE* 基因的剪接模式发生改变[18]，这一有趣的现象更加突出了 RNA‐Seq 的重要作用。这些研究证实一个新通路，即众所周知的 *APOE* 基因可能参与 AD 的发病机制。

虽然，RNA‐Seq 已被广泛应用于其他疾病的相关研究中(如癌症)，但它在获取脑转录组分析中的应用仍然很少。这种滞后性的原因可能是因为处理人脑组织更加困难。但是，采用适当的技术和实验设计可以克服这些困难。多因素疾病(如 AD)可能具有复杂的致病因素。RNA‐Seq 凭借其优势，在检测这些复杂因素方面很有潜力，可以鉴定生物标志物和新的治疗靶点。

1.2　Illumina 测序

Illumina 目前研发了最全面的高通量测序系统，如 HiSeq 系列；这些系统能够在单次测序运行中产生多达 30 亿个碱基的单读取或 60 亿个碱基成对读取，总计数据输出 600 kb，最大读取长度为 150 bp。虽然高输出测序的完整周期大约需要 8.5~11 天，但快速运行可以在 27 h 内完成。

不同的应用程序有不同的文库制备方案。一般的 RNA‐Seq 文库制备方案包括 polyA RNA 分子的提取和断裂、逆转录合成 cDNA、末端修复和腺嘌呤碱的添加、衔接子连接、cDNA 片段大小的选择、通过 PCR 反应进行衔接连接 cDNA 扩增，以及纯化扩增的 cDNA 分子。然后将富集的文库稀释至 2 nmol/L 溶液，并准备进行下游测序程序。

cBot 是用于测序文库克隆扩增的自动化系统，使用 cBot 捕获并在流动池表面上扩增先前制备步骤中获得的 cDNA 文库，随后开始测序。目前，根据所使用的测序模式，有两种类型的流动单元可用。标准的"高输出"流动单元包含 8 个通道，"快速"流动单元仅包含两个通道。在流动单元表面，存在寡核苷酸引物的密集区域，cDNA 片段上的衔接子被退火。然后将 cDNA 链连接到流动池表面并在其上形成单链桥状 cDNA 结构。在加入核苷酸和酶后，开始 cDNA PCR 扩增，并在细胞表面产生 cDNA 片段的双链桥簇。双链 cDNA 在随后的步骤中变性，洗去反向链(图 1)。

加入脱氧核苷酸(deoxynucleotide,dNTP)、引物和酶之后开始测序循环。这些 dNTP 用 4 种可去除荧光染料标记，当被激光激发时发射出不同的颜色。在将 dNTP 掺入延伸链中后 DNA 合成停止，并在荧光染料发出信号后重新开始并被切除。该信号由电荷耦合检测器(charge-coupled device,CCD)照相机捕获，测定并记录核苷酸的特性。循环重复，并以相同的方式测定模板序列中后续的核苷酸。对于配对末端片段测序，在使用 Hiseq 配对末端模块对反向链进行先前的聚类物重新合成后，该程序随后进行反向链测序。在新合成的链被切割和移除之后，正向链翻转，与区域上的引物杂交形成单链 cDNA 桥。在正向链被洗去后，以相同的方式合成反向链并测序。

Illumina 测序技术具有许多优点。首先，固相桥放大功能使得程序完全自动化。第二，Illumina 使用可逆终止子并采用合成测序方法。在此设置中，每个 dNTP 合并后捕获单个荧光信号；因此，能够实现最小化的误差率，尤其是在重复和均聚物区域。第三，在测序运行和读取长度方面的产量不断增加，允许同时对更大量的样品进行测序，使得测序成本大幅降低。最后，因为 DNA 聚合酶是测序步骤中唯一使用的酶，所以由酶活性缺陷所导致的错误会较少发生。然而，Illumina 测序产生的读取相对较短，且短读取意味着较少

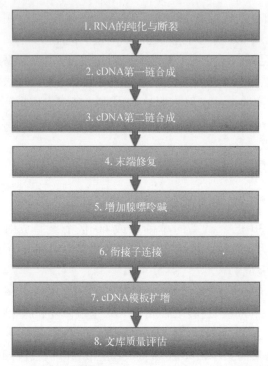

图1 用于测序模板制备的 Illumina RNA‐Seq 方案纲要

的重叠,因此所提供的转录本信息较少。

1.3 Roche 454 测序

罗氏生物科学公司的 Roche 454 Life Sciences 是测序系统市场的另一支主力军。

适用于转录组测序的 454 系统,包括 GS FLX 和 GL FLX+系列,它们能够产生长度为 450~700 bp 的读取。这些系统的典型吞吐量范围为 450~700 MB。

不同的文库制备方案有其不同的应用。一般的 RNA‐Seq 文库制备方案包括 polyA RNA 分子的提取、纯化和断裂;逆转录合成 cDNA;末端修复;AMPure 珠制备;衔接子连接;cDNA 片段大小的选择;文库的质量评估和定量。然后将单链 cDNA 文库与 DNA 捕获珠和酶混合在水中。合成油乳化后,每个珠子被捕获在一个液滴中,形成一个具有单链 cDNA 片段的微反应器,在随后的乳液 PCR(emulsion PCR,emPCR)扩增步骤中,该单链 cDNA 片段在微反应器内扩增(图2)。

在 emPCR 扩增后,对珠子进行筛选、洗涤,并转移到 PicoTiterPlate,其表面上有 160 万个孔。每个孔仅容纳 1 个珠子,且与数百万个同源的 cDNA 单链相结合。此外,带有焦磷酸测序酶的珠粒也存在于孔中。与 Illumina 方法类似,Roche 454 也采用了按合成顺序测序的方法。在测序运行期间,dNTP 依次加入体系之中。与模板链互补的核苷酸通过 DNA 聚合酶掺入延伸链中。焦磷酸盐通过硫酸化酶释放并转化为 ATP。荧光素酶利用 ATP 产生化学发光信号,该信号被 CCD 照相机拍摄捕捉并记录入系统中。对于单个核苷酸,信号强度与被合并的连续核苷酸数量成正比。

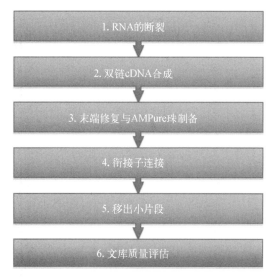

图 2　用于测序模板制备的 Roche 454 RNA‑Seq 方案纲要

通常 Roche 454 测序方法产生更长的读取,为转录本提供更多的重叠信息。然而,454 测序技术也存在一些缺点。例如,使用 emPCR 扩增 cDNA 样品之后,样品必须手动转移到 PicoTiterPlate,降低了程序的自动化程度。因此,与 Illumina 测序相比,整个模板制备要复杂得多。另一个问题与化学发光信号强度有关,这些发光信号强度用于测量所掺入的核苷酸量。在由 8 个以上连续同源核苷酸组成的区域中,其信号会迅速下降,导致这种同聚物的检测可能会存在问题[19]。最后,由于使用了酶的组合,测序过程相对容易出错,且成本效益较低。

2. 材料

2.1　Illumina 测序

根据 Illumina 的 TruSeq RNA 样品制备 v2 指南[20]中所述的程序制备方案中的样品、试剂和溶液如下(附注 1)。

（1）样品 RNA。

（2）无核酸酶超纯水。

（3）RNA 纯化珠。

（4）珠结合缓冲液。

（5）珠洗涤缓冲液。

（6）洗脱引物片段混合物。

（7）洗脱缓冲液。

（8）重悬缓冲液。

（9）第一链主要混合物。

（10）SuperScript Ⅱ 逆转录酶。

（11）第二链主要混合物。

（12）AMPure XP 珠。

（13）末端修复混合物。

（14）80%乙醇。

（15）A 尾端混合物。

（16）RNA 衔接子。

（17）连接混合物。

（18）停止连接缓冲液。

（19）PCR 主混合物。

（20）PCR 引物混合溶液。

2.2　Roche 454 测序

Roche"cDNA 快速文库制备方法手册"，GS FLX+ Series‑XL+(2011 年 5 月)[21]中所述的程序制备方案的样品、试剂和溶液如下：

（1）样品 RNA。

（2）10 mmol/L Tris‑HCl, pH 7.5。

（3）70%乙醇。

（4）RNA 片段溶液：$ZnCl_2$ 粉末，1 mol/L Tris‑HCl(pH 7.0)，分子生物学级水。

（5）0.5 mol/L EDTA (pH 8.0)。

（6）400 μmol/L Roche"随机"引物。

（7）RNA 清洁试剂。

（8）分子生物学级水。

（9）cDNA 合成系统试剂盒。试剂 1：5×RT‑buffer AMV；试剂 2：AMV RT, 25 U/μL；试剂 3：DTT, 0.1 mol/L；试剂 4：RNA 酶保护抑制剂, 25 U/μL；试剂 7：dNTPs, 10 mmol/L；试剂 9：5×2nd strand 合成缓冲液；试剂 10：2nd strand 酶；试剂 11：T4 DNA 聚合酶；试剂 12：双蒸水。

（10）快速文库(RL)准备试剂盒：RL 10×PNK 缓冲液，RL ATP，RL dNTP，RL T4 聚合酶，RL PNK，RL Taq 聚合酶，RL 衔接子，RL MID 衔接子和 RL 连接酶。

（11）AMPure 珠。

（12）TE 缓冲液。

（13）分选溶液。

3.　方法

3.1　Illumina 测序

该过程按照 Illumina 公司 TruSeq RNA 样品制备 v2 指南(2014 年 3 月)[20]中描述的步骤设定。

（1）mRNA 的纯化和分离

1）取 0.1~1 μg 的总 RNA，用无核酸酶的超纯水进行稀释，制备终体积为 50 μL 的

RNA 样品,加入 0.3 mL 的 96 孔微板标记的 RNA 珠板中(附注 1)。

2）使 RNA 纯化珠粒达到室温(至少 30 min),然后剧烈混合以重悬珠粒。

3）向每个孔中的样品加入 50 μL RNA 纯化珠粒,使带有 Oligo - dT 的珠粒和 polyA mRNA 分子相结合。

4）用封口膜密封孔板,在涡旋仪上以 1 600 r/min 的速度混合 2 min,快速离心孔板(附注 2)。

5）将 RNA 珠板转移至循环仪中预热到 65℃(条件:65℃ 5 min,预热盖至 100℃,然后保持 4℃),孵育 5 min 引起 RNA 变性,使珠粒和 RNA 分子结合。

6）热循环仪温度至 4℃后,将微孔板转移到室温,继续孵育 5 min。

7）去除封口膜,用多通道移液器转移所有样品到新的 0.3 mL 96 孔圆底微孔板中,进行进一步的珠粒纯化。将 RNA 珠板转移到磁性架上 5 min,使 RNA 结合的磁珠在孔底形成沉淀(附注 3)。

8）缓慢吸出上清液并丢弃,注意不要碰到下层的珠粒。

9）从磁性支架上取出板,向每个孔中加入 200 μL 微珠洗涤缓冲液,清除未结合的 RNA。

10）用 MixMate 850 r/min 涡旋板 2 min。

11）将 RNA 珠板置于磁性架上,室温 5 min,使 RNA 结合的磁珠在孔底形成沉淀。

12）慢慢吸出上清液丢弃,其中主要含有核糖体和其他 RNA 物质。

13）从磁性架上取出 RNA 珠板,并向每个孔中加入 50 μL 洗脱缓冲液。

14）用 MixMate 1 000 r/min 涡旋板 1 min。

15）将 RNA 珠板上所有样品转移到新的 0.2 mL 96 孔微孔板中,用 Microseal 'B'封口膜密封板,并在热循环仪中预热到 80℃孵育 2 min(条件:在 80℃下加热 2 min,预热盖至 100℃,然后保持 4℃),促使结合的 mRNA 从珠粒中洗脱。

16）当热循环仪达到 25℃时,取出 RNA 珠板,使用多通道移液器转移所有样品到新的 0.3 mL 96 孔圆底微孔板中,进一步纯化珠粒。

17）向板中的每个孔中加入 50 μL 珠粒结合缓冲液。珠粒结合缓冲液允许特异性结合 mRNA 和降低 rRNA 与珠粒的非特异性结合。

18）用 MixMate 1 000 r/min 涡旋板 1 min。

19）将 RNA 珠板室温孵育 5 min。

20）将 RNA 珠板转移到磁性架上,室温放置 5 min。

21）慢慢吸出上清液并丢弃。

22）从磁性支架上取出 RNA 珠板,并向每个孔中加入 200 μL 微珠洗涤缓冲液。

23）用 MixMate 850 r/min 涡旋板 2 min。

24）将 RNA 珠板转移到磁性支架上,室温放置 5 min。

25）慢慢吸出上清液并丢弃。

26）从磁性支架上取出 RNA 珠板,向每个孔中加入 19.5 μL 的洗脱引物片段混合溶液。洗脱引物片段混合液是具有洗脱、裂解作用和含有 RNA 引物的一种混合试剂。

27）用 MixMate 1 000 r/min 涡旋板 1 min,然后使用多通道移液器转移所有样品到新的 0.3 mL 96 孔微孔板,标记为 RNA 片段板。

28)用封口膜密封板,将其转移至热循环仪中预热至 94℃(条件:94℃ 8 min,预热盖至 100℃,然后保持 4℃),孵育 8 min。

29)当循环完成从热循环仪中取出 RNA 片段板时,快速离心。

(2)cDNA 第一链合成:现在 RNA 分子已被碎片化并被随机六聚体引物激活,使用逆转录酶和随机引物进行 cDNA 第一链的合成。

1)除去 RNA 片段板的封口膜(在标题 3.1.1 中的步骤 29 之后),使用多通道移液器转移所有样品到新的 0.3 mL 96 孔圆底微孔板中,用于进一步的珠粒纯化。

2)将 RNA 片段板放在磁性架上 5 min。

3)缓慢从每个孔吸出 17 μL 液体并转移至新的 0.3 mL 96 孔微孔板中,标记为 cDNA 板。

4)将 7 μL 第一链反应混合物(first-strand master mix,FSMM)与 1 μL Super Script Ⅱ(Super Script Ⅱ,SSⅡ)混合,制备最终第一链反应混合物(final first-strand master mix,FFSMM),注意多准备 10% 的余量。例如,若有 40 个样品,则需准备 44 个样品的所需量,按如下方法混合:308 μL FSMM + 44 μL SSⅡ(总体积 352 μL)。

5)将 8 μL 最终第一链反应混合物添加到板的每个孔中,并用封口膜密封板。

6)用 MixMate 1 600 r/min 涡旋板 1 min。短暂离心。

7)将 cDNA 板放入热循环仪,运行以下程序:① 预热盖,设置到 100℃;② 25℃ 孵育 10 min;③ 42℃ 孵育 50 min;④ 70℃ 孵育 15 min;⑤ 无限期保存于 4℃。

(3)cDNA 第二链合成

1)去除 cDNA 板的密封膜(在标题 3.1.2 中的步骤 7 之后),并向每个孔加入 25 μL 的第二链反应混合物。

2)以封口膜密封板,用 MixMate 1 600 r/min 涡旋板 1 min。

3)关闭热循环仪的盖子,16℃ 孵育 cDNA 板 1 h。

4)取出热循环仪的 cDNA 板,恢复至室温。

5)涡旋,重新悬浮 AMPure XP 珠(仅使用已恢复至室温的珠子),使用多通道移液器将 90 μL 的 AMPure XP 珠加入新的 0.3 mL 96 孔圆底微孔板上,标记为 cDNA 清洁板。

6)去除封口膜,并将所有样品从 cDNA 板转移到含有 AMPure XP 珠的 cDNA 清洁板的相应孔中。

7)MixMate 1 000 r/min 涡旋板 1 min。

8)室温孵育 cDNA 清洁板 15 min。

9)将 cDNA 清洁板放置在磁性支架上,室温放置 5 min,使磁珠在孔底形成沉淀。

10)从 cDNA 清洁板的每个孔中缓慢吸出 135 μL 上清液并丢弃。

11)将板保留在磁性支架上,向每个孔中加入 200 μL 80% 乙醇,注意不要触碰到磁珠(附注 4)。

12)将板在室温下孵育 30 s 随后慢慢地吸出每个孔的上清液并丢弃。

13)重复步骤 11 和 12,总共进行两次乙醇洗涤。

14)将板放在磁性支架上 15 min,使乙醇完全蒸发,然后从磁性支架上取出 cDNA 清洁板(附注 5)。

15）向 cDNA 清洁板的每个孔中加入 52.5 μL 的重悬缓冲液。

16）MixMate 1 000 r/min 涡旋板 2 min。

17）室温孵育 cDNA 清洁板 2 min。

18）室温将板放置在磁性支架上 5 min。

19）从 cDNA 清洁板中转移含有双链 cDNA 的 50 μL 上清液到新的 0.2 mL 96 孔微孔板上,标记为插入—修饰板。

（4）末端修复

1）向含有 50 μL cDNA 的插入-修饰板的每个孔中加入 10 μL 的重悬缓冲液。

2）向插入-修饰板的每个孔中加入 40 μL 末端修复混合物。

3）用封口膜密封板,用 MixMate 1 600 r/min 涡旋板 1 min。

4）在热循环仪中预热至 30℃ 孵育 30 min(条件:30℃ 30 min,加热盖至 100℃)。

5）涡旋,重新悬浮 AMPure XP 珠,使用多通道移液器将 160 μL AMPure XP 珠添加到新的 0.3 mL 96 孔的圆底微孔板的每个孔中,进一步纯化珠粒。

6）在完成孵育(步骤 4)后,去除插入-修饰板的封口膜,转移所有样品到含有 AMPure XP 珠的新的插入-修饰板上。MixMate 1 000 r/min 涡旋板 1 min。

7）室温孵育,插入-修饰板 15 min。

8）将插入-修饰板放置在磁性支架上,室温放置 5 min,使磁珠在孔底形成沉淀。

9）从每个孔中缓慢吸出 127.5 μL 上清液并丢弃。

10）重复步骤 9 一次。

11）将板放在磁性支架上,向每个孔中加入 200 μL 80% 乙醇,注意不要触碰到微珠。

12）室温孵育板 30 s,然后轻轻地吸出孔中上清液并丢弃。

13）重复步骤 11 和 12,总共进行两次乙醇洗涤。

14）将板放在磁性支架上 15 min,使乙醇完全蒸发。

15）加入 17.5 μL 重悬缓冲液将沉淀物重悬在孔中。

16）MixMate 1 000 r/min 涡旋板 1 min,室温孵育板 2 min。

17）将插入-修饰板放置在磁性支架上,室温孵育 5 min,使磁珠在孔底形成沉淀。

18）从插入-修饰板转移 15 μL 上清液到新的 0.3 mL 96 孔微孔板上,标记为衔接子连接板。

（5）加入腺嘌呤碱基

1）向每个衔接子连接板上的孔中加入 2.5 μL 重悬缓冲液。

2）向每个衔接子连接板上的孔中加入 12.5 μL A -尾端混合液(A - Tailing Mix)。

3）用封口膜密封板,用 MixMate 1 600 r/min 涡旋板 1 min。

4）在 37℃ 的热循环仪中孵育 30 min(条件:37℃ ,30 min,加热盖至 100℃)。

5）从热循环仪上取下衔接子连接板,并将其放在冰上,立即进行连接反应。

（6）衔接子连接

1）向衔接子连接板上每个孔中加入 2.5 μL 重悬缓冲液。

2）向衔接子连接板上每个孔中加入 2.5 μL 连接混合物。

3）向衔接子连接板上每个孔中加入 2.5 μL RNA 衔接子指引物。

4）用封口膜密封板,用 MixMate 1 600 r/min 涡旋板 1 min。

5）热循环仪预热至 30℃,放入密封板,30℃ 孵育 10 min,盖温为 100℃。

6）向衔接子连接板上每个孔中加入 5 μL 终止连接缓冲液以停止连接反应。

7）涡旋,重悬 AMPure XP 珠,使用多通道移液器将 42 μL AMPure XP 珠添加到新的 0.3 mL 96 孔的圆底微孔板的每个孔中,标记为衔接子连接清洁板。

8）将所有样品从衔接子连接板(步骤 7 之后)转移到衔接子连接清洁板上,MixMate 1 000 r/min 涡旋 1 min。

9）室温孵育衔接子连接清洁板 15 min。

10）将衔接子连接清洁板放置在磁性支架上,室温放置 5 min,使磁珠在孔底形成沉淀。

11）从每孔中缓慢吸出 79.5 μL 上清液并丢弃。

12）将板放在磁性支架上,向每个孔中加入 200 μL 80%乙醇,注意不要触碰到珠粒。

13）室温孵育板 30 s,然后吸出上清液并丢弃。

14）重复步骤 12 和 13,总共进行两次乙醇洗涤。

15）室温下将板放在磁性支架上 15 min,使乙醇完全挥发。

16）加入 52.5 μL 重悬缓冲液使每个孔中的沉淀物重新悬浮。

17）MixMate 1 000 r/min 涡旋板 1 min。

18）将衔接子连接清洁板室温孵育 2 min。

19）将衔接子连接清洁板放置在磁性支架上,室温 5 min,使磁珠在孔底形成沉淀。

20）从衔接子连接清洁板中转移 50 μL 的上清液到新的 0.3 mL 96 孔圆底微孔板上,标记为衔接子连接清洁板 2。

21）涡旋,重悬 AMPure XP 珠,在含有纯化衔接子连接混合物的衔接子连接清洁板 2 上每个孔中加入 50 μL AMPure XP 珠。

22）MixMate 1 000 r/min 涡旋板 1 min。

23）室温孵育板 15 min。

24）将衔接子连接清洁板 2 放置在磁性支架上,室温 5 min,使磁珠在孔底形成沉淀。

25）每孔吸出 95 μL 上清液并丢弃。

26）将板放在磁性支架上,向每个孔中加入 200 μL 80%乙醇,注意不要触碰到珠粒。

27）室温孵育 30 s 后,吸取上清液并丢弃。

28）重复步骤 26 和 27,总共进行两次乙醇洗涤。

29）室温下将板放在磁性支架上 15 min,完全挥发乙醇。

30）加入 22.5 μL 重悬缓冲液使每个孔中的沉淀物重新悬浮,MixMate 1 000 r/min 涡旋板 1 min。

31）室温孵育 2 min。

32）将衔接子连接清洁板 2 放置在磁性支架上,室温 5 min,使磁珠在孔底形成沉淀。

33）从衔接子连接清洁板 2 中转移 20 μL 上清液到新的 0.3 mL 96 孔微孔板上,标记为 PCR 板。

（7）cDNA 模板扩增（附注 6）

1）使 AMPure XP 珠粒恢复至室温。

2）向 PCR 板上每个孔中加入 5 μL PCR 引物混合液。

3）向 PCR 板上每个孔中加入 25 μL PCR 反应主要混合物。

4）用封口膜密封板，MixMate 1 600 r/min 涡旋板 1 min。

5）将 cDNA 板放入热循环仪，运行以下程序：（a）预热盖并设定为 100℃；（b）98℃ 孵育 30 s；（c）孵育 10 个循环：98℃ 10 s，60℃ 30 s，72℃ 30 s；（d）72℃ 孵育 5 min；（e）无限期保存于 10℃（附注 7）。

6）涡旋，重悬 AMPure XP 珠，将 50 μL AMPure XP 珠加入新的 0.3 mL 96 孔圆底微孔板上，标记为 PCR 清洁板。

7）将 PCR 板上每个孔的内容物转移到含有 50 μL AMPure XP 珠的 PCR 清洁板上相应孔中。

8）MixMate 1 000 r/min 涡旋板 1 min。

9）室温孵育 PCR 清洁板 15 min。

10）将 PCR 清洁板放置在磁性支架上，室温放置 5 min，使磁珠在孔底形成沉淀。

11）从每个孔中吸出 95 μL 上清液并丢弃。

12）将板放在磁性支架上，向每个孔中加入 200 μL 80% 乙醇，注意不要触碰到珠粒。

13）室温孵育板 30 s 后，吸出孔中上清液并丢弃。

14）重复步骤 12 和 13，共进行两次乙醇洗涤。

15）室温下将板放在磁性支架上 15 min，使乙醇完全挥发。

16）加入 40 μL 重悬缓冲液，使每个孔中的沉淀物重新悬浮。

17）MixMate 1 000 r/min 涡旋板 1 min。

18）室温孵育 PCR 清洁板 2 min。

19）将 PCR 清洁板放置在磁性支架上，室温放置 5 min，使磁珠在孔底形成沉淀。

20）从 PCR 清洁板转移 38 μL 上清液到新的 0.3 mL 96 孔微孔板上，标记为目标样品板。

（8）文库质量评估

1）在安捷伦生物高灵敏度 DNA 芯片上运行 1 μL cDNA 文库样品［来自标题 3.1（7）步骤 20］。

2）预计平均片段长度约为 260 bp。

3.2　Roche 454 测序

该方案按照罗氏快速文库制备方法手册［GS FLX+ Series－XL+（2011 年 5 月）］中所述的步骤设定。

（1）RNA 片段化

1）加入分子生物学级水到含有 200 ng 样品 RNA 的 1 个 200 μL 的 PCR 管中，使最终体积为 19 μL。

2）为了与后续步骤［步骤14）］中的 RNA 片段进行比较，转移 1 μL 上述溶液到一个新的 200 μL PCR 管中并加入 2 μL 分子生物学级水。

3）向剩余含有样品 RNA 的 18 μL 溶液中加入 2 μL RNA 片段化溶液，涡旋和离心 2 s。

4）加热盖适当预热，将样品放入热循环仪中预热至 70℃，加热 30 s。

5）立即将管置于冰上。

6）向管中加入 2 μL pH 为 8.0 的 0.5 mol/L EDTA 和 28 μL pH 为 7.5 的 10 mmol/L Tris-HCl，涡旋，离心样品 2 s。

7）加入 80 μL 含有 SPRI 珠的 RNA 清洁试剂，上下颠倒混合 10 次，室温孵育 10 min。

8）将试管置于一个 96 环磁性粒子聚集器（magnetic particle concentrator，MPC）上。

9）当试管中的珠粒在管底沉淀时，吸取所有上清液，注意不要触碰到珠粒。

10）用 200 μL 70% 乙醇洗涤珠粒 3 次，并完全除去乙醇。

11）将试管放回到 MPC，打开试管，室温挥发乙醇 3 min。

12）从 MPC 中取出试管，加入 19 μL pH 为 7.5 的 10 mmol/L Tris-HCl，涡旋 20 s，快速离心 2 s。

13）将试管放回到 MPC，当珠粒在管底沉淀时，移取含有 RNA 的上清液到新的 200 μL PCR 试管中。

14）将试管置于冰上，移取 1 μL 到一个新的 200 μL PCR 试管，加入 2 μL 分子生物级水。以生化分析仪将该试管中的样品与步骤 2 的样品进行比较，从每个试管中取 1 μL 用以验证样品 RNA 是否被成功片段化。

15）剩余的 17 μL 样品继续用于进行下一步骤。

（2）cDNA 第一链合成

1）向步骤 15 的样品中加入 4 μL 400 μmol/L Roche"随机"引物，涡旋 10 s，然后快速离心 2 s。

2）70℃ 孵育试管 10 min，放置在冰上 2 min。

3）将以下试剂加入置于冰上的试管中，使总体积达到 40 μL：包括 8 μL 试剂 1，4 μL 试剂 3，4 μL 试剂 7，1 μL 试剂 4，2 μL 试剂 2。

4）涡旋 2 s，然后快速离心 2 s。

5）25℃ 孵育试管 10 min，42℃ 孵育 60 min。然后转移到冰上。

（3）cDNA 第二链合成

1）将以下试剂加入管中，总体积为 150 μL：包括 30 μL 试剂 9，72 μL 试剂 12，1.5 μL 试剂 7，6.5 μL 试剂 10。

2）涡旋 5 s，然后快速离心 2 s。

3）16℃ 孵育 2 h。

4）加入 20 μL 试剂 11，涡旋 5 s。

5）16℃ 孵育 5 min。

6）加入 17 μL pH 为 8 的 0.2 mol/L EDTA，涡旋 5 s，然后快速离心 2 s。

（4）双链 cDNA 纯化

1）转移含有 cDNA 的样品到新的 1.7 mL 试管中。

2）加入 300 μL AMPure 珠粒。

3）涡旋 10 s,室温孵育 5 min。

4）将试管放在 MPC 上。

5）当试管中的珠粒沉淀在管底时,移取并丢弃上清液,注意不要触碰到珠粒。

6）用 800 μL 70%乙醇洗涤珠粒 3 次后,然后完全除去乙醇。

7）将试管放回到 MPC,打开管盖,室温挥发乙醇 3 min。

8）从 MPC 中取出试管,加入 16 μL pH 为 7.5 的 10 mmol/L Tris - HCl,涡旋 20 s,快速离心 2 s。

9）将试管放回到 MPC。当珠粒在管底沉淀时,转移含有双链 cDNA 的上清液到一个新的 200 μL PCR 管中,放置于冰上。

（5）末端修复

1）为了制备末端修复混合物,将快速文库制备试剂盒的以下试剂混合在一个 1.7 mL 的微量离心管中：包括 2.5 μL RL 10×PNK 缓冲液,2.5 μL RL ATP,1 μL RL dNTP,1 μL RL T4 聚合酶,1 μL RL PNK,1 μL RL Taq 聚合酶。

2）上下吹打混合,取 9 μL 至含有 cDNA 样品的试管中。

3）涡旋 5 s,快速离心 5 s。

4）将含有 cDNA 的试管放入热循环仪中,进行以下程序：25℃ 20 min,72℃ 20 min,无限期保持在 4℃。

（6）AMPure 珠粒制备

1）将含有 AMPure 珠粒的瓶子涡旋 20 s,或直到珠粒完全重新悬浮。

2）吸取 125 μL AMPure 珠粒到 1.7 mL 微量离心管中。

3）将试管放在 MPC 上。

4）当试管中的珠粒沉淀在管底时,移取并丢弃上清液,注意不要触碰到珠粒。

5）向试管中加入 73 μL TE 缓冲液,涡旋 5 s。

6）向试管中加入 500 μL 分选溶液,涡旋 5 s,然后快速离心 2 s。

7）将试管子放在冰上。

（7）衔接子连接

1）末端修复的最后一步完成后,加 1 μL RL 衔接子或者 RL MID 衔接子至试管中。

2）向试管中加入 1 μL 的 RL 连接酶。

3）涡旋 5 s,然后快速离心 5 s。

4）25℃ 孵育 10 min。

（8）小片段去除

1）取衔接子连接的 cDNA 样品到含有 AMPure 珠粒的试管（标题 3.2(6)中步骤 7 之后的程序均要在冰上进行）中。

2）室温孵育 5 min。

3）将试管放在 MPC 上。

4）当试管中的珠粒沉淀在管底时，移取并丢弃上清液，注意不要触碰到珠粒。

5）进行以下两个步骤：（a）向管中加入 100 μL TE 缓冲液，涡旋 5 s 或（b）加入 500 μL 分选溶液，涡旋 5 s。

6）室温孵育 5 min。

7）将试管放回 MPC。当试管中的珠粒沉淀在管底时，移取并丢弃上清液，注意不要触碰到珠粒。

8）再重复一次步骤 4 到步骤 7。

9）将试管保留在 MPC 上，用 1 mL 70%乙醇洗涤珠粒 3 次，然后完全除去乙醇。

10）打开试管盖，室温挥发乙醇 2 min。

11）从 MPC 中取出试管，加入 53 μL TE 缓冲液，涡旋 5 s，再快速离心 2 s。

12）将试管放在 MPC 上，当珠粒在管底形成沉淀后，转移含有 cDNA 文库的 50 μL 上清液到一个新的 1.7 mL 试管中。

（9）文库质量评估：在安捷伦生物高灵敏度 DNA 芯片上运行 1 μL cDNA 文库样品［标题 3.2（8）步骤 12］。预计平均片段长度在 600～1 200 bp，并且小于 10%的片段短于 500 bp。

4. 附注

（1）尽管推荐使用的总 RNA 量为 0.1～1 μg，但对于我们而言，通常使用高达 1.5 μg 的 RNA 量来避免文库过度扩增，这会导致重复率增加。

（2）不同微孔板振荡器之间的混合效率存在一些明显的差异。Eppendorf MixMate 采用了独特的二维混合控制技术，其优势在于保证了孵化期间的高效混合，而无须进一步使用离心微孔板。由于大多数采用微孔板的混合是在没有密封的情况下进行的，因此仅推荐使用 1 000 r/min 的速度来防止交叉污染。

（3）对于基于磁珠的纯化，有两种类型的磁性支架可供选择：Ambion（货号为 AM10050）和 Beckman Coulter（货号为 No A32782）。这两个磁性支架允许同时处理多达 96 个样品；然而，在使用 Ambion 支架的手动步骤中，首选 0.3 mL 圆孔底（例如，Eppendorf 货号为 0030601203）96 孔微孔板。由于 Ambion 支架和 0.3 mL 微孔板的孔径较宽，因此更容易处理珠粒，并保证珠粒沉淀物免遭任何破坏。然而，该平台需要从 0.2 mL 96 孔微孔板中额外转移样品至用于净化珠粒的 0.3 mL 圆底微孔板中。在自动化珠粒净化工作流程中，0.2 mL 和 0.3 mL 的微孔板均可使用。

（4）为获得最佳效果，请务必使用现配的 80%乙醇。

（5）将乙醇去除干净是非常重要的；在进行下一操作前，请务必检查此步骤是否存在问题。完全挥发乙醇所需的时间取决于实验室的环境温度。避免过度干燥珠粒（颗粒中出现裂纹），这可能会影响正常产量（捕获的 DNA 不会从过度干燥的珠粒中完全释放）。

（6）PCR 反应的准备应在 pre－PCR 区域进行；一旦扩增完成，扩增样品应始终保留在 post－PCR 区。这是为了减少 PCR 产物的污染。合适的实验室布局和环境对于预防产物的污染十分重要。

（7）将 Illumina 推荐的 PCR 循环数从 15 减少到 10,从而减少转录组数据中重复读取的次数。

参考文献

见二维码。

第 21 章

基于 microRNA 的功能运用系统生物学方法研究阿尔茨海默病的生物网络

Wera Roth, David Hecker, Eugenio Fava

摘要 近年来,研究者们逐渐认识到 microRNA(miRNA)是中枢神经系统(central nervous system,CNS)中 mRNA 的重要调控因子,在神经发育、可塑性、衰老和(与年龄相关的)神经退行性疾病(如 AD)中,以"时空模式(spatio-temporal manner)"调控基因的表达。研究者们已开展针对中枢 miRNA 的神经生物学和病理功能方面的分子与遗传机制的研究。最新的研究数据指出,miRNA 及其调控网络与 APP 剪接、加工和 Aβ 病理形成密切相关(Lukiw et al., Front Genet 3：327,2013),并且对 tau 蛋白及其细胞亚网络亦具有调节作用(Lau et al., EMBO Mol Med 5：1613,2013),而这些都是 AD 产生和发展的重要病理基础。但是在 AD 中进行 miRNA 分析的研究结果缺乏一致性,这成为该研究领域关注的焦点,也是目前的技术挑战之一。因此,这对实验和计算系统生物学方法提出了更高的要求,即能够在设定的细胞中,将转录组、蛋白质组和代谢组等不同水平的信息背景整合成一个复杂的 miRNA 网络系统。本章将讨论现有的一些新技术和计算方法,有助于我们深入了解 AD 病理机制的复杂生物网络。

关键词 miRNA,系统生物学,AD,神经退行性疾病,计算生物学

1. 引言

在 20 世纪中期,Caspersson 和 Schultz 发现细胞质中存在戊糖核苷酸,由此人们开始关注核糖核酸(ribonucleic acid,RNA)[1,2]。随着 DNA 结构的发现[3]和中心法则的形成[4],人们在很长一段时间内认为 RNA 是 DNA 和蛋白质合成之间仅有的中介物质。但是,近些年来人们发现了非编码 RNA(Non-coding RNA,ncRNA)的存在,即这些 RNA 不能翻译蛋白质。ncRNA 的实例包括转运 RNA(transfer RNA,tRNA)和核糖体 RNA(ribosomal RNA,rRNA),它们也在 20 世纪下半叶被发现[5-7]。

近年来,在基因组研究中,人们使用系统方法(如高通量测序技术)已经证明哺乳动物的转录组比之前认识到的更加复杂,尤其是出现了大量的 ncRNA 转录组[8]。ncRNA 通

常根据其长度可分为：① 小非编码 RNA（sncRNA），长度<100 碱基；② 长非编码 RNA（lncRNA），长度>100 碱基。在 sncRNA 中，miRNA 被认为是参与发育和疾病调节的一类重要 RNA。

本章我们讨论了 miRNA 在生理和病理中的作用，特别强调其在 AD 中发挥的作用。我们还将讨论利用系统生物学来研究 miRNA 的方法，包括可用于系统检测 miRNA 的技术，以及用于在复杂网络和数学建模中分析 miRNA 的水平。

1.1　miRNA

成熟的 miRNA 长度为 20~30 个核苷酸，来源于转录物的双链 RNA 前体自身回折形成特征发夹结构[9]。miRNA 是通过 DNA 正向和反向转录、假基因和反向重复序列而内源性产生的。近年来，miRNA 的生物合成机制已被广泛研究，关于这方面的详细信息可以参考相关文献[10,11]。miRNA 主要由 RNA 聚合酶 Ⅱ 或 RNA 聚合酶 Ⅲ 转录为起始 miRNA（pri-miRNA），pri-miRNA 呈现茎环结构特征。pri－miRNA 定位于细胞核中，并且通过蛋白复合物（含有 RNAse Ⅲ DROSHA 的微处理器）加工成前体 miRNA（pre-miRNA）[12,13]（图 1）。pre－miRNA 长度为 65~70 个核苷酸，含有茎环，并通过一个由 exportin－5/RanGTP 组成的复合体输出到细胞质[14]。在细胞质中，pre－miRNA 经 RNA 核酸内切酶 DICER 切割形成最后含有 20~25 碱基对的成熟 miRNA（图 1）。成熟的 miRNA 被招募到包含 Argonaute 家族关键蛋白的 RNA 诱导的沉默复合物（RNA－induced silencing complex，RISC）和参与 mRNA 转录后调控的活化的 RISC 复合物中。早期 miRNA 被认为其主要作用是基因表达的负调控因子，可通过以序列依赖性方式结合到靶蛋白编码 mRNA 的 3′UTR 区域发挥作用[15-18]。miRNA 的活性降解可能发生在 P－体中[19,20]，通过螯合作用结合 mRNA，对 mRNA 进行负调控。然而，最近的研究数据显示，miRNA 的调控需要更为复杂的转录后控制系统。事实上，越来越多的证据表明，miRNA 可能通过其他的方式来调控蛋白质的合成，包括通过协调 mRNA 释放或控制 mRNA 剪接形式来正向调节蛋白质的合成，这也可能在 AD 中有着重要的作用（见下文）。

miRNA 可自身调节，miRNA 海绵体概念最近被认为能够解释 miRNA 的自身调节机制。在哺乳动物细胞中，首先建立海绵体概念，最初被应用于人工诱饵 RNA 分子的设计，该分子用于捕获和产生特定 miRNA 家族的功能丧失表型[21]。2010 年的研究表明，哺乳动物细胞中，假基因可以作为 miRNA 海绵体[22]，并证实 miRNA 海绵体具有调节 miRNA 活性的天然调节机制。miRNA 海绵体的概念最近已被扩展为环形 RNA（circular RNA，circRNA），并由两个不同研究团队实验数据验证[23,24]。这些数据显示，miRNA 可能对 mRNA 的活性调节起到主要作用，并可能在病理进程中发挥作用。值得注意的是，在预测的数以百计的 circRNA 中，已有多个 circRNA 在不同类型的细胞中（包括脑细胞）被证实有表达[24]，它们在 AD 中的作用可能成为将来重要的研究方向。

1.2　AD 相关的 miRNA

AD 是最常见的痴呆疾病，占痴呆病例的 60% 以上。AD 的病理靶器官是大脑，其疾病特征是记忆和认知功能渐进式衰退。AD 的发病与年龄密切相关，衰老是其重要的风险

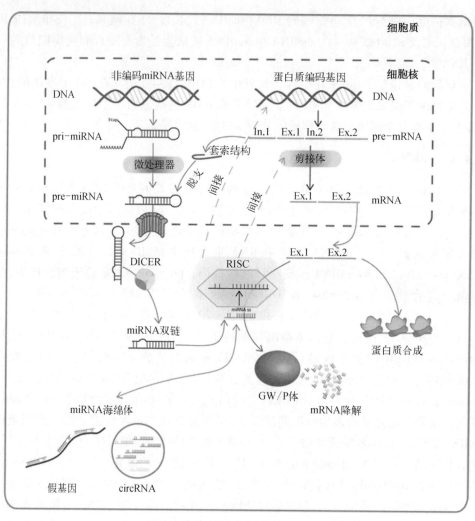

彩图

图 1　miRNA 的生物合成和功能

　　miRNA 可通过经典途径在细胞核中产生,该途径依赖核酸酶Ⅱ和核酸酶Ⅲ及微处理器(包括 Drosha 和 DGCR8)。此外,miRNA 也可以通过不依赖微处理器的方式产生。在这种情况下,短内含子的发夹(mirtrons)通过剪接切除和套索脱支线性化。当 pri-miRNA 被加工,由此产生的 pre-RNA 通过 exportin 5 蛋白进入细胞质。在细胞质中,pre-RNA 通过 DICER 加工并转换为成熟的双链 miRNA。经单链选择,双链 miRNA 进入 RNA 诱导的 RISC。加载的 RISC 是有活性组件,它可以使 mRNA 通过特定序列结合 3′UTR 区域进行翻译调控。mRNA 可以被隔离储存在 GW/P 体上或被降解。miRNA 自身也可被假基因或 circRNA RNA 所形成的 miRNA 海绵体所调控。彩图见二维码

　　因素。AD 的病理特征是淀粉样斑、NFT、神经突触丢失和神经元选择性死亡[25]。随着 miRNA 的发现,关于 miRNA 在 AD 发生和发展中的作用研究已经取得了重大进展。

　　在证实人类 miRNA 存在的 7 年后[26],Lukiw 首次研究了 AD 中 miRNA 的差异表达,首次发现了 miRNA 调控系统中 AD 相关的特异性改变[27]。近年来,miRNA 与 AD 的相关研究越来越多,有证据显示 miRNA 在 AD 中起着重要的作用。研究发现,许多大脑特异性 miRNA(如 miRNA-124、miRNA-200 家族、miRNA-29 家族、miRNA-181 家族等)在 AD 患者、动物模型和体外细胞检测中失调[28-35]。然而,需要强调的是:到目前为止,有关 AD 患者中的 miRNA 研究显示出非均一性的改变[32],甚至某些结果是矛盾的。这表明调

控细胞/组织特性的 miRNA 网络是非常复杂的,因此很难剖析它们在生理和病理上的作用。由此提出两个主要问题:第一,需要更好地在"系统"水平上理解 miRNA 的功能机制;第二,需要提高研究 miRNA 工具的可靠性(下文中讨论)来克服现有研究的局限性。

到目前为止,关于 miRNA 失调在 AD 中的作用的研究主要集中在已知的与 AD 相关的靶基因或 AD 病理学通路,如 APP、β-分泌酶、PSEN1、tau 蛋白等,以及特定 miRNA 对这些通路的调节作用。然而,这些研究方法可能会阻碍人们发现替代性互补 miRNA 通路。miRNA 调控网络极其复杂,所以研究 miRNA 在 AD 中的作用需要新的整体和系统生物学方法,包括网络分析和数学建模。

近期发现表明,miRNA 依赖的 mRNA 失调可能不是 miRNA 参与 AD 发病和发展的唯一机制,这是 miRNA 网络复杂性的一个例子。事实上,最近的研究显示,miRNA 可能在 mRNA 剪接的调节中发挥积极作用。特别是已有研究证明,miRNA 参与了 AD 的两个主要相关蛋白——APP 和 tau 蛋白的 mRNA 的剪接[36,37]。因此,miRNA-124 升高能降低多聚嘧啶序列结合蛋白 1(polypyrimidine tract binding protein 1,PTBP 1)的水平,导致 APP mRNA 剪接转变为含外显子 7 和 8 的异构体(非神经元亚型),并同时减少包含外显子 15 的 mRNA(主要的神经元亚型)[36]。相似的,miRNA 参与调控 tau 蛋白 mRNA 的剪接[37] 和 tau 蛋白的磷酸化[38],miRNA-132 参与调节 PTBP2,进而调控神经元中 tau 蛋白外显子 10 的剪接[37]。

miRNA 在剪接中的作用提示了 miRNA 在 AD 网络和细胞特性调控中可能存在其他功能。可以推测,miRNA 网络的早期改变可以通过改变蛋白质异构体的含量,影响蛋白质组和细胞功能状态而参与 AD 的早期阶段。另一个可能的互作是:miRNA 可以作为细胞蛋白质稳态与翻译控制之间的调节介质。这些或者其他 miRNA 的功能是否可以作为介质来影响 APP 剪接、Aβ 生产、tau 蛋白错误剪接和蛋白过度磷酸化,这在系统生物学界仍然是一个令人关注和值得讨论的问题。

2. 方法

2.1　miRNA 检测方法

随着对 miRNA 在组织发育、机体稳态和细胞特征中作用的研究不断深入,检测 miRNA 的表达技术也取得了快速发展。精确定量和比较评估 miRNA 表达谱可以让人们理解疾病机制,并有助于发现新的药物靶标。

虽然对 miRNA 的定量在技术上是可行的,但由于其成熟后分子量小、高序列同源性、5′和 3′端多态性及高动态表达范围等特点,所以针对其定量的研究仍然具有挑战性。全基因组 miRNA 表达谱的整体差异表达研究可采用以下 3 种主要技术:① miRNA 微阵列杂交技术[39,40];② 逆转录实时定量 PCR(reverse transcription quantitative real-time PCR,RT-PCR)[41,42],使用 TaqMan™ 低密度阵列(TaqMan™ low-density arrays,TDLAS)[43];③ 大规模并行 NGS miRNA 特异性 cDNA 文库/小 RNA 文库的方法[44,45]。许多供应商均能提供以上技术支持。方法的选择取决于应用程序的类型、研究的最终目标,最后取决于总体成本、方法学的精密度和准确性及样本量的大小[46,47]。

2.2　miRNA 领域的技术思考与挑战

虽然 miRNA 转录丰度很高,但总 miRNA 仅占细胞总 RNA 的一小部分(0.01%)[48]。miRNA 的表达水平在各物种、组织和细胞类型均不同,且在单细胞和组织内受到时间和空间因素的调节。此外,低丰度 miRNA 在低灵敏度的技术分析中可能会被遗漏,如基于杂交技术(如微阵列分析)。

体内活性 miRNA 群是成熟的 miRNA。它们通过将种子区域与靶 mRNA 的 3′UTR 碱基配对来发挥作用。因此,研究中需要检测和量化成熟的 miRNA 而不是检测 miRNA 前体(如 pri-miRNA 和 pre-miRNA)。另外,在特定类型的细胞或组织中,对整个 miRNA 亚群进行分析,可以在转录、核输出及 Dicer 酶活性上全方面地理解整个 miRNA 生物合成的调控,从而产生最终的成熟形式。

研究者需要根据最终目标、数据信息输出的类型和内容,仔细选择使用的技术,这是一个原则性问题。每一种技术方法的局限性也必须考虑(见下文)。

成熟的 miRNA 由 5′和 3′臂的发夹前体产生。例如,在给定的细胞/组织中,不能通过对前体 miRNA 的表达分析来确定成熟的 miRNA 产物。

根据其序列同源性,miRNA 被分类到对应的亚型家族[49]。成熟的家庭成员显示几乎相同的序列,仅相差 1~3 个核苷酸(nucleotides,nt)(如 let-7b 和 let-7c),或他们可能来自定位于不同染色体上略有不同的前体基因,导致相同的成熟 miRNA 序列(如 let-7a-1 和 let-7a-2)[50]。这些(几乎)相同的序列意味着需要考虑在微阵列中和基于 TaqMan® 探针的实时定量 PCR(real-time quantitative PCR,RT-qPCR)检测中预先设计成熟 miRNA 的特异性探针面临的技术限制。事实上,通过不同基因位点产生相同的成熟 miRNA 只能通过评估各自的 miRNA 前体来区别。因此,可以设计独特/特异的 TaqMan® MGB 探针,退火到 miRNA 前体的茎环部分,从而对成熟 miRNA 进行亚型特异性检测和定量[50]。

最后,检测到的 miRNA 可能会发生变化(根据它们的参考序列),这是由于 3′和 5′端加工的易变性,或由于(酶)修饰的不同,如单核苷酸 3′的延伸[51,52]。在这种情况下,可以考虑使用 NGS,以评估这些所谓的同分异构体的生物相关性和功能意义(见下文)。

2.3　miRNA 微阵列技术

2004 年,微阵列技术首次应用于 miRNA 的研究,其中 40 mer miRNA 特异性寡核苷酸探针被设计成不同的 miRNA 的前体和/或成熟形式,并被点加到生物芯片/固体载体上。通过使用生物素标记的寡核苷酸引物进行阵列杂交,然后进行染色和信号检测,对所研究的样本 RNA(包括其 miRNA)进行逆转录来产生相应的 5′端生物素标记的互补 cDNA 靶标[53,54]。该技术已进一步扩展到高通量 miRNA 微阵列表达分析平台,适用于 miRNA 表达的全局分析[55]。

在过去的几年里,已经建立了一些微阵列方法[56-60]。miRNA 微阵列技术之间的主要差异在于寡核苷酸探针的设计,固体支撑探针的化学固定,样品的目标标记和芯片上的信号检测方法[39,40,55]。然而,在该领域常用的方法是在生物 RNA 样品中检测目标的荧光标记,然后杂交捕获阵列上的探针。基于靶标 miRNA 直接标记技术的方法,无论是通过化学修饰,还是通过 T4 RNA 连接酶介导的二核苷酸偶联,都可以直接测量成熟 miRNA 的靶点,而不需要增加标记合并的扩增步骤,这很容易产生一定的偏差。因此,虽然该方法要求相对较高的输入样本量,但操作检测的样品量依然是最小的[55,56,60,61]。靶标标记的技术不同包括衔接子连接后的线性扩增步骤,以便将荧光标记掺入 miRNA 衍生的靶向 cDNA 的正向链或反向链中。由于在阵列杂交前 miRNA 样品量需扩增,因此该技术适用于低起始量的样品[58]。

虽然微阵列对全局 miRNA 表达高通量分析而言是合适的方法,但仍应考虑到微阵列技术的某些缺点和局限性:① 需要输入样本具有相对高浓度的检测靶标,以产生有效的杂交信号;② 检测低丰度靶标时敏感性较差;③ 相比 RT‐qPCR 和 NGS 技术,微阵列检测显示差异表达的动态检测范围较低,所以需要使用更敏感的方法做阵列后验证,如 RT‐qPCR[62]。

基于 DNA 寡核苷酸的微阵列分析 miRNA 的另一个挑战是:由于目标 miRNA 的分子小,且解链温度(T_m)不同,基于微阵列—靶杂交条件难以优化和确保均一。为此,开发应用了固定核酸(LNA)‐修改捕获探针,使 T_m 标准化杂交条件具有高亲和力和特异性,并已成功地应用于 miChip 微阵列平台中[61,63]。LNA 是一种合成的双环高亲和 RNA/DNA 类似物,其中糖‐磷酸链中的呋喃糖环以 N 型(C3′ endo)构象被化学性固化。LNA 中引入寡核苷酸以增加热稳定性,该方法已成功用于 Northern 杂交和原位杂交检测[64,65]。miChip 平台已被证明可以准确和灵敏地监测 miRNA 的表达,而不需要考虑选择 RNA 分子大小或 miRNA 扩增[61,63,66]。

通常任何基于探针的检测技术都限制于对先前已发现、测序和研究过的 miRNA 的鉴定和定量评估,如微阵列和 RT‐qPCR 方法,而不能检测新的尚未识别的 miRNA。

大多数 miRNA 微阵列分析发表在基因表达数据库(GEO)(http://www. ncbi. nlm. nih. gov/geo),并由多个供应商提供相关服务[67]。商业平台提供高度标准化的实验条件和方法以便于比较分析两个状态之间相关 miRNA 的丰度[67]。然而,跨平台比较分析是很困难的,并且在研究设计时必须考虑到供应商退出平台的风险。

质量控制评估是证明交叉样本可比性的必要条件。目前的微阵列分析的内部质量控制,可以监测芯片上存在的潜在不同实验室间的偏差。

最后,原始数据的处理和应用标准化策略对最终结果有着显著影响。数据标准化对获得准确和可比的结果必不可少,但需要慎重考虑研究策略。对于微阵列数据,全局标准化方法是基于以下假设:① 对于所有的样品,认为全局分布是类似的;② 上调和下调的特征数目是类似的[67],并经常使用。

2.4　逆转录 RT‐qPCR

自 2004 年起,基于 RT‐qPCR 的 miRNA 表达分析和量化得到发展和应用[41,68]。它是一种用于成熟和前体 miRNA 表达的灵敏分析方法,并通过 TaqMan® 低密度表达阵列卡或其他微流控分析系统被广泛应用于中通量分析方法[43,69]。在此主要强调的是通过 TaqMan 对 miRNA 的检测和相对定量。其他的 RT‐qPCR 技术如基于 poly(A)尾端法、SYBR Green 法(包括 LNA 技术),或引物延伸 PCR 在其他的文献中详细讨论[42,70-73]。

由于前体 miRNA 的发夹结构和它们的成熟形式是短链结构,采用 PCR 对 miRNA 进行特异扩增和定量面临挑战。简单地说,在第一步中,总 RNA 使用任意随机六聚体引物反转录到 cDNA(一般检测 miRNA 前体),或 miRNA 特异性茎环引物反转录到 cDNA(用于检测成熟 miRNA)。在随后的 RT - qPCR 中,可以通过使用基因特异性引物方式实现 miRNA 的扩增和定量。为了特异性扩增前体 miRNA 样品,需要将 qPCR 的正向和反向引物设计杂交到 miRNA 发夹各自的 5′和 3′茎部分。由于 miRNA 特异性家族成员亚型的同源性较高,因此需要谨慎提供 miRNA 的特性[50,68,74]。然而,针对 miRNA 茎环结构的 TaqMan® 小沟结合(minor groove binding, MGB)探针已被证明可以提供特异性,满足 qPCR 对不同亚型 miRNA 前体之间差异的测定[50,68,74]。

通过在随后的 qPCR 步骤中的 RT 反应期间使用茎环引物与 miRNA 特异性 TaqMan® 探针,可以准确地和特异性定量成熟 miRNA[41]。茎环 RT 引物为区分相似的 miRNA 提供更高的特异性,通过其双链茎抑制它们与 miRNA 前体杂交,为 miRNA - DNA 杂合双链体提供更高的稳定性,因此,可以提高逆转录效率。最后,再展开它们茎环结构,并添加一个额外的下游序列,这样会导致一个更长的逆转录产物,同时在 qPCR 步骤中作为适当的模板[74]。在随后的实时 TaqMan® 检测期间,miRNA 特异性正向引物结合不同的 TaqMan® 探针,提供高特异性和高灵敏的检测。因此,基于茎环 RT TaqMan® miRNA 检测被认为是黄金标准方法,为 qPCR 技术提供了 7 个数量级的动态检测范围[41,42]。

基于 TaqMan® 探针的 RT - qPCR 检测已经应用到 Applied Biosystems 7900HT 序列检测系统的 384 孔检测[43,74],甚至扩展到 TaqMan® 低密度阵列测定模式,可进行中通量分析[43,75]。为此,该技术通过使用特定的一组 PCR 引物将可选的预扩增步骤补充添加,从而有助于检测低表达的 miRNA。Megaplex™ RT 和 PreAmp 引物板(A 面和 B 面)结合 TaqMan® 阵列卡的使用,可以量化检测每板 380 种不同 miRNA,具有很高的灵敏度和精密度[43]。TaqMan® 阵列卡的微流体装置含 384 个检测孔,制造商提前预置不同的 miRNA TaqMan® 阵列卡检测板。面板 A 允许分析科研(人类和啮齿类动物)较多的 miRNA,而面板 B 针对没有广泛特征和较窄表达的 miRNA。给定样本/TaqMan® 预混液通过填充口加载到 TaqMan® 阵列卡,随后进行离心分离,并通过使微流体通道塌陷的密封步骤[43]。Taqman® 阵列卡 RT - qPCR 分析可在 ABI 7900HT 序列检测系统(Applied Biosystem,美国)或兼容的其他替代仪器上运行。可通过 Applied Biosystem 获得的通过 RT - qPCR TaqMan® 检测 miRNA 的表达和定量分析的方法[62]。

使用 OpenArray® RT - PCR 平台甚至可以进一步增加样品量,每个 OpenArray® 板最多可分析 3 个样本,每个样品最多可以执行多达 818 个 TaqMan® 分析[43]。

2009 年,标准程序及如何执行和发布 RT - qPCR 实验已经发表在"RT - qPCR 实验最小信息发布(quantitative real-time PCR experiments, MIQE)"中汇编[76]。

数据采集后的一个关键步骤是数据分析工作流程,其中包括原始数据的检查、质量评价和稳定性/可靠性,数据结果处理,以及最后的统计分析。目前有两种主要方法来定量基因表达数据:绝对定量和相对定量。绝对定量是基于建立参考样本的标准曲线,计算一个未知样品中单个核酸靶序列的绝对数量,即每个细胞表达的拷贝数[42,77]。在相对的定量中,RT - qPCR 数据处理时要以参考目标为基准,即内在/内源性对照,其在实验过程中保持不变。由于样品数量的变化,质量和不同的 PCR 效率会影响绝对定量,所以较广泛使用的是相对定量[42,77]。然而,需要考虑几个内源性对照,甚至是需要提前筛选以确定适当且合适的内源性对照。

目前相对表达测定最常用的方法是比较 Ct 法,又称 2(-Delt Delt C(T)) 或 $2^{-\Delta\Delta Ct}$ 方法[78],其中包括假设 PCR 的效率接近 1,并且目标基因的 PCR 效率和内源性对照基因的 PCR 效率是一致的,最后的数据结果为"倍数变化"或差异表达[77]。推导公式的获得,最终方程对数据的规范化和倍数变化的表达方法,包括统计分析,已经在许多文章[42,77,78]和应用生物系统用户公告中有详细描述(如: http://www3. appliedbiosystems. com/cms/groups/mcb_support/documents/generaldocuments/cms_040980. pdf)。

在 miRNA RT - qPCR 检测中,最终结果的准确性表现为"倍数变化"或差异表达,这主要是依赖于适当的数据标准化。全局 miRNA 谱中只有少数候选参考 miRNA 被报道适合数据标准化分析[79]。这些参考的 miRNA 可能会因为实验系统和研究设计受到严重影响。通常,使用 sncRNA 用于标准化,如 U6 核仁小 RNA(RNU6)或核仁小 RNA[小核仁 RNA C/D box 87(small nucleolar RNA C/D box 87,SNORD87)][80]。Mestdagh 及其同事成功地将给定样本中的平均表达值引入到标准化高通量 miRNA RT - qPCR 数据,并提供了一个适当的全局 miRNA 谱数据规范化分析的工作流程[80]。

2.5　下一代测序

NGS 或"大规模并行测序"参考高通量 DNA 测序技术,与自动化 Sanger 测序形成了鲜明的对比,适合大量不同的输入样本/DNA 模板进行平行测序。NGS 技术也可以用于 RNA 的种类序列分析,以分析转录组蛋白质编码基因的概况及其表达状态或研究小 RNA 种群。最近,基于 NGS 的分析技术已扩展到全局 miRNA 表达谱的分析中[81]。 NGS 技术可以进行深度分析,将 miRNA 表达分析的动态范围扩展至 6 个数量级。因此,这些技术可以识别低丰度 miRNA 和样品 miRNA 表达之间的细微差别。此外,深度测序方法有一个独特的优势,即可以识别新的 miRNA。2008 年,首次报道了 miRNA 大规模平行测序方法,调查 miRnome 在人胚胎干细胞中的整体表达状态[52]。与毛细管法测序相反的是,这些技术适合高通量分析,从而促进对不同细胞状态或组织 miRnome 的全面深入分析。目前,最常用的平台和测序技术被收集在最近发表的综述文献中[81-83]。在全局 miRNA 谱分析论述中,常使用两个主要平台,Illumina(基因组分析仪或 HiSeq2000)和使用基于桥联放大或乳液化 PCR 的短读取测序技术的 SOLiD 平台[81]。在总 RNA 或富含 miRNA 的 RNA 样本中,通过连续的 3′和 5′端适配联接反应,通过第一链反向转录后产生 cDNA 文库,接着(可选)PCR 扩增和 DNA 片段大小选择/纯化,构建 miRNA 文库[84]。 Illumina 公司提供了用于 RNA - seq 进行 miRNA 表达分析的简化方案,即 Illumina ® TruSeq ® Small RNA 样本制备方法(http://supportres. illumina. com/documents/documentation/chemistry _ documentation/samplepreps _ truseq/truseqsmallrna/truseq-small-rna-sample-prep-guide-15004197-f. pdf)。这一操作流程的优势是条码(所谓的"索引")序列在 PCR 扩增步骤过程中添加到文库分子中[85],而不是通过适配序列,因为后者会产生显著的连接偏差。扩增文库的索引序列在仪器同一信号通道/区域分别测序。然后,根据他们的索引读取得到的序列来进行计算排序。可以通过唯一索引标记单个 miRNA 文库的这种方法允许在同一泳道内对大量样品进行高度平行的测序,该方法节省时间和成本。

实际测序运行后的数据分析是一个关键的问题。初始数据的调用通常是由其自身的软件在测序平台上进行的。从 RNA cDNA 文库中读取的数据首先通过去除 3′ 端适配序列,否则会干扰序列对齐和映射到参考数据库或基因组。对于读取数据的映射到参考数据库,已开发众多的软件包,并且仍在不断地改进以适用于 miRNA 序列数据,如 Bowtie 和 SOAP[81,86]。miRNA 作图的基准数据库包括 miRBase[87]、deepBase[88] 和 microRNA. org,等等(表 1)。

表 1　常用 miRNA 注释数据库

名称	描　述	网　址	参考文献
miRBase	用于所有 miRNA 序列和注释的初始在线储存库; 提供的 miRNA 目标聚合服务	http://www.mirbase.org/	[89]
deepBase	miRNA 的诠释与挖掘; 整合和通用的 Web 图形界面促进转录研究和新 miRNA 发现	http://deepbase.sysu.edu.cn/	[88]
microRNA. org	miRNA 靶标预测和表达谱的综合资源	http://www.microrna.org/	[152]
miRGen2. 0	miRNA 基因转录本、转录因子结合位点、miRNA 表达谱、与 miRNA 相关的单核苷酸多态性的综合数据库	http://diana.imis.athenainnovation.gr/DianaTools/index.php	[153]

其中,miRBase 代表所有 miRNA 序列和注释的现有技术在线存储库的状态,并定期进行更新和发布[89]。从其他来源获得的 ncRNA 数据库(如 GenBank、ENSEMBL 和 UCSF 基因组浏览器)的映射构成了用于注释 miRNA 深度测序数据的替代策略[90,91],且全基因组程序集也可以用作新 miRNA 的表达谱的参考分析。除此之外,随着 miRNA 深度测序数据量的不断增加,最近开发出了新的 miRNA 预测工具,如 miRDeep/miRDeep2[92]、miRanalyzer[93]、miRDeep*[94]、miRTRAP[95] 和 MIReNA[81,96,97](表 2)。这些工具有助于从 NGS 数据中发现和分析新的 miRNA。

表 2　miRNA 预测和数据分析的计算工具[97,156]

名称	描　述	网　址	参考文献
miRDeep	利用 miRNA 生物发生的概率模型预测新 miRNA	https://www.mdc-berlin.de/8550208/de/research/research_teams/systems_biology_of_gene_regulatory_elements/projects/miRDeep	[92]
miRanalyzer	用于处理小 RNA 数据的免费 Web 服务器工具; 利用数据挖掘预测未知的 miRNA	http://bioinfo5.ugr.es/miRanalyzer/miRanalyzer.php	[93]

续　表

名称	描　　述	网　　址	参考文献
miRDeep*	用于从 RNA‐Seq 数据鉴定 miRNA 的综合应用工具； 鉴定前体 miRNA。表达水平分析	http://www.australianprostatecentre.org/research/software/mirdeep-star	[94]
MIReNA	具有高灵敏度和特异性的验证前体 miRNA； 利用已知 miRNA 同源性检测新 miRNA	http://www.lgm.upmc.fr/mirena/index.html	[96]
miRExpress	无须测序基因组即生成 miRNA 表达谱； 发现新 miRNA	http://mirexpress.mbc.nctu.edu.tw/	[154]
mirTools	发现新的 miRNA 和 piRNA； 检测和分析各种类型的 ncRNA； 差异表达分析	http://centre.bioinformatics.zj.cn/mirtools/	[155]

为了深入了解分子层面的作用机制,其中一个相关步骤是鉴定生物样品中具有差异表达的 miRNA。为此,一个关键问题是将来自不同样品的 NGS 数据进行标准化。该领域使用基于不同特征和假设的不同标准化策略[98],如 RPKM(每百万映射读取每千碱基外显子模型的读数[99])、TMM(M 值的平均修剪值)[100],或上四分位数归一化[101]。为了评估和量化来自不同预处理 NGS 数据的生物样本的 miRNA 表达差异[98],现在已经开发了许多方法和软件工具。最常用的软件包包括 DEGSeq——基于计数数据标签的泊松分布[102]、edgeR[100]、DESeq[103] 和 baySeq[104] 遵循负二项式分布读取计数[98]。

尽管 NGS 被认为是执行全 miRNA 表达差异分析里最有前途的技术,但其仍具有一定的局限性。因此,有一些混杂因素会影响测试结果、样品制备、衔接子连接效率或影响测序覆盖率的扩增偏差,从而影响序列表达和读取分布[105]。例如,GC 的含量可能会对测序前 cDNA 文库的克隆扩增合成产生相当大的影响[106]。值得一提的是,在这种情况下,用于小 RNA 文库制备方法,该方法涵盖的范围从 poly(A)尾端到适配体连接介导的程序,会影响最终 miRNA 的读取分布和频率[107]。此外,由于读取对比和映射工具的变化,选择参考数据库和读取计数数据标准化策略会产生系统和计算偏差(表 3)[108]。值得注意的是,基于实验短读取(25~100 bp),通常通过 NGS 平台获得的结果可能构成一个不利因素,这主要是由于读取映射限制,取决于所应用的短读映射软件。此外,下游的计算工具和统计学对生物样品间不同表达的分析也可能会影响最终结果。

表 3　最常用的序列对齐工具(短阅读)[81,86,109]

(参见：http://en.wikipedia.org/wiki/list_of_sequence_alignment_software)

名称	描　　述	网　　址	参考文献
Bowtie	超快速高效的校准程序； 基于 Burraver-Welver 变换的参考基因组索引	http://bowtie-bio.sourceforge.net/index.shtml	[157]
BWA	短读取与大参考序列的对齐； Burrows-Wheeler 变换； 支持对端映射	http://bio-bwa.sourceforge.net/	[158]

名称	描　述	网　址	参考文献
SOAP	基于 Burrows-Wheeler 变换压缩指数,用于有效间隙和无缝隙校准的校准程序;兼容单端和双端读取	http://soap.genomics.org.cn/	[159,160]
TopHat	RNA-Seq 数据与基因组的比对以识别外显子-外显子剪接接头	http://tophat.cbcb.umd.edu/manual.shtml	[161]

　　将来利用深测序方法进行检测和量化细胞、组织和生物体的 miRNA 组学谱,将在本质上有助于对 miRNA 的表达、调节与功能的分析,同时增加研究对 miRNA 在复杂疾病中作用的认识。然而,为了获得可靠的结论,而不仅是大数据积累,研究者依然需要面对一些挑战。首先,可信度水平的调整是必需的,需要确定所测得的短序列确实是真的 miRNA。再者,高计算能力和适当的标准软件工具的开发是必要的[110],因为它们可以处理日益增长的数据量,而不断增加的数据量将导致数百个新的 miRNA 的发现[89]。

　　读取映射图谱的大数据量和重复模式将提供关于特定背景下成熟 miRNA 相对丰度的宝贵知识,并深入了解 miRNA 前体及 5′和 3′发夹臂产生新 miRNA 种类的机制。最后,大数据将使得研究者能仔细研究 miRNA 亚型,也使得研究者更加了解不同长度的 miRNA 整体丰度和功能意义。

2.6　测定方法总结

　　深测序技术的最新进展不仅有助于大量新 miRNA 的发现[89],它们也有助于研究对已知的 miRNA 修饰的识别,如 miRNA 转录后编辑或末端核苷酸修饰。基于微阵列和 RT-qPCR 技术,研究者需要对 RNA 芯片探针设计和 TaqMan® 检测策略稍作改变,因为它们对全谱测定越来越无效,不适合于全局分析方法。该领域的快速进步和发展反映了研究者对精确 miRNA 数据库如 miRBase 的不断完善[89]。

　　在撰写本书时,越来越多的证据表明 miRNA 表达分析和定量分析会受到技术选择的显著影响,尤其依赖相关的方法学[46,47,111]。miRNA 表达数据采集、数据分析工具的标准化是该领域一个巨大的挑战。

　　最后,至关重要的一点是,不同来源的 miRNA、样品的制备、提取和富集方法对 miRNA 的分析结果有相当大的影响,特别是在生物识别和表征的情况下。对样本采集、存储和处理方法有必要制定相关的标准方法,只有这样才可以进行交叉实验和跨平台比较分析和验证[111]。

3.　计算系统生物学

　　如前所述,miRNA 通过调节细胞网络发挥其功能。因此,系统生物学方法是理解 miRNA 在神经退行性疾病中作用的一个重要工具。对于在系统级别认识和理解单个细胞或组织的作用可以从以下 3 个方面展开[112]。

（1）网络构建。构成生物系统的组件特性。

（2）网络推理与分析。这些组件之间的互作。

（3）建模。这些组件的动态行为。

在这一部分我们将作 3 点介绍并讨论他们的应用。

3.1　网络构建

最近出现的高通量/高内涵筛选技术（高内涵筛选或深度测序技术）已经产生大量关于系统元素和互作数据,这些数据均可以用于计算分析,而且这些技术产生的数据往往代表系统的全局模式（如组织转录组）。然而,为了理解单一元素的功能,把这些数据概念化成互作元素的系统往往是有益的。因此,将在系统上获得的知识组织成形式化的网络图是非常有用的。网络图是一种图形表示,其中节点代表细胞内的分子成分,它们之间的直接或间接互作由一条边表示（图 2）。创建网络图的最终目标是为了捕获观测到的测量值之间的定性关系。网络的构建方法可参见相关综述[112-114]。一个好的调控图是有价值

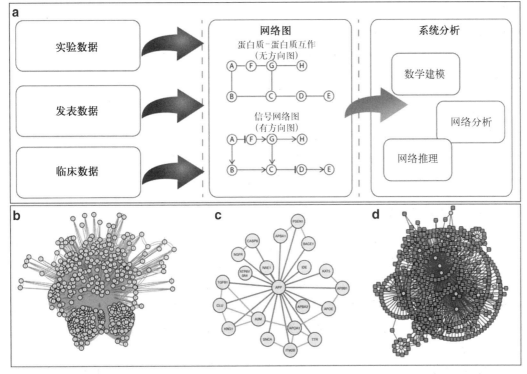

彩图

图 2　miRNA 的系统生物学

（a）miRNA 的系统分析。建立一个规范的系统方法,从实验数据、公布的临床数据或从其他来源的数据进行收集综合。在这里,数据需要被构在一个网络图,其不同的关系组件需要被定义（如蛋白质-蛋白质互作或信号网络）。网络图可用于形式化的网络推理/分析和预测建模。（b~d）复杂网络构建的例子:对 APP 互作组网络的构建。蛋白质（绿色圆圈）;miRNA（红色方块）;APP 的直接互作（红色线）;APP 交互主体之间的互作（绿色线）;miRNA 互作（黑线）。图 b:显示了使用 StringDB 预测 APP 所有互作的分子（查询 APP 集合 ID,人类,限制:9 999,可信度 >0. 800）。图 c,蛋白质-蛋白质互作的复杂性,与 APP 相作用的分子数量被限制为 15（StringDB,查询集合 IDAPP（ENSG*****）,人类,限制:15,可信度 >0. 800）。图 d,已预测的与 APP 相近作用的 15 个分子 miRNA,并构建网络组图。彩图见二维码

的工具,其本身可以提供丰富的知识,这些相关网络也可构成未来任何数学模型的基础。

使用高质量的实验数据是建立一个可靠而翔实网络的坚实基础。这些数据可以从课本知识、个人知识和经验等其他信息获得,或从网上资源数据中采集获得。目前,有几个数据库可用于网络建设。这些关于 miRNA 的数据库可以被分为两类。

(1)预测信息。

(2)验证(实验验证)信息。

虽然这两种资源对 miRNA 的研究都很有价值,但它们也有内在的局限性。以预测数据库为例,可能会出现高误报率[115],而验证信息往往稀疏和不完整。因此,强烈建议研究人员对每个数据库进行批判性分析,并实施有效方法避免曲解结果。TargetScan 是 miRNA 的一个预测数据库[116-118],而 mirBase[49,87,89,119] 和 TarBase[120] 包含实验数据。在撰写本文时,ncRNA 网站(http://www.ncrna.org)包含了可用的 miRNA 数据库的完整列表。同时还有其他的商业验证数据库和工具,如 Ingenuity(http://www.ingenuity.com),其具有高可靠性和完整性。

miRNA 是翻译调控因子,其关键的特征之一是单个 miRNA 可以靶向多个 mRNA。同样,受调控的基因也可由多个 miRNA 靶向调节。因此,由于这种多靶标模式,miRNA 与 mRNA 的互作产生了大型网络。以一个感兴趣的单个 miRNA(mmu-miR-101a)为例,我们可以预测其作用的 755 个 mRNA,而每一个 mRNA 可以与 75 个 miRNA 互作,结果产生的网络包含约 1 500 节点和约 58 000 个边(图 2)。

此外,还有几个因素增加了网络的复杂性,如翻译调控、蛋白质-蛋白质互作、转录因子活性和启动子可操作性。这些生物概念的结合导致了系统网络的高度丰富性,如反馈和前馈循环、靶标枢纽和集群。显然人工评估这样的网络不可行,miRNA 的系统分析是计算研究的主要领域。因 miRNA-mRNA 互作代表 miRNA 网络/系统的基本单元,所以对 miRNA 功能的分析始终需要考虑到 mRNA 的同源性。

3.2 网络推理和分析

网络推理指的是预测(推断)给定网络中的新关系(边)的方法集合。方法和算法多样(如回归分析、贝叶斯推理),研究人员必须经过调研,选择出最佳的解决科学问题的方法。正如 Dialogue for Reverse Engineering Assessments and Methods 3(DREAM3)模型旨在分析遗传和生物网络时使用[121,122],目前并没有独特的算法能够很好地处理和解决有关不同生物网络的相关问题[122]。因此,研究人员需要测试不同的方法,以检查给定问题的最佳解决方法。

网络推理的巨大挑战是具有不确定性,即没有足够的限制来指定独特的解决方案。在实践中,可能解决方案的数量大大超过可用数据点的数量,并且根据收集到的证据,不能给出独特的解决方案[123]。因此,有必要尽可能地简化问题,如作出假设用以减少可能解决方案的数量。一些概念和计算方法可以帮助减少可能结果的数量并验证其效率[124]。例如,许多生物网络通常是稀疏的,这意味着每个节点的边缘数量很少,即假设生物网络稀疏性[125]和回归分析[126]。

输入数据的质量对于正确的网络推理非常重要。此外,现有公开的数据中存在研究偏差,大多数数据来自针对相对较少数量的蛋白质研究(如最常研究的 AD 相关蛋白 APP、β-分泌酶、tau 蛋白)。尽管如此,利用网络来预测先前未知的互作仍然是一个非常有用的工具。不同条件下建立的 30 多种网络推理方法可以参考[127]。

网络分析是处理给定网络中提取的信息。网络是否自建、下载、挖掘,都是次要的。最关键的因素是原始数据的质量,质量决定分析中提取的结果和信息的准确性。由于生物网络非常多样化和高度复杂性,并没有适合所有网络类型和问题的单一最佳方法或算法。因此,我们将概述在网络分析中的主要方法及其应用。具体方法的选择与应用将在很大程度上取决于给定的网络和最终目标。

网络分析源自图论的数学分支,其中图形由描述这些节点之间的关系的"节点"和"边缘"组成。伦纳德·欧拉(Leonard Euler)在"科尼斯堡七桥"文中发表了图论的基础[128]。今天,图论被广泛应用于各种领域,包括社会科学、语言学、经济学、物理学和生物学。所有这些领域拥有共同的网络属性,因此,对给定图形的多种分析的方法可以应用到所有的图形分析中。然而,生物网络确实具有反映它们特定性质的特性。例如,与其中所有节点通过随机放置的边缘连接的随机网络相比,生物网络是无标度网络。从数学上讲,无标度网络是一个拓扑连通的图或网络,其特征在于源自给定节点的链接数 k(度),表现出幂律分布。

$$P(k) \sim k^{-y}(k: \text{degree}. \ y: [2 < y < 3])$$

与随机网络的泊松分布相比,幂律分布是右偏的,这实际上意味着具有高于平均边数的节点的发生率更高,这就是所谓的中心节点。这些网络的第二个特性是它们有一定程度的自我相似性,这一特性也可以用于数学建模与仿真。

给定网络的分析可以通过使用几个统计特征来完成。然而,使用主要的网络属性(即等级、距离、直径、聚类系数和介数),可以赋予单个节点相关意义。寻找上述"中心节点"往往是网络分析的第一步。由此,确定每个节点的等级。等级是一个节点的边的数目,也是每个节点的"中心"的直接特征。两个节点 u 和 v 之间的距离被定义为连接它们的最短路径。网络中距离的平均值和两个节点之间的最大距离(直径)可以用来度量网络的大小。小直径网络被称为"小世界"网络[129],其特点是在网络中两个任意节点可以通过相对较短的路径连接。生物学中,代谢网络就是属于小直径网络的一种,并且这种属性可能有助于发挥相关的生物学功能[130]。

聚类系数是邻域中现有边缘与可能存在于该邻域中的最大可能边缘的比率。小网络通常具有较高的聚类系数。假设任意两个节点之间的函数关系遵循最短路径连接,则介数是节点重要性的度量。因此,介数在数学上定义为给定节点连接到所有节点最短路径的分数。

网络分析允许超越单个节点属性,如通过观察网络内某个节点的位置。网络的拓扑结构是由给定节点的边缘分布所表示的,并反映功能关系。网络图案是重复的子图,比起随机网络来说这些子图在统计上较多。在生物网络中,这些图案代表自动调节,前馈和反馈回路或单输入模块等概念[131]。必须注意的是,这种方法的隐含假设"结构意味着功能",这种方法已经被质疑过不止 1 次[132]。最初在 1949 年由 Luce 和 Perry 提出不同的概念,社会网络是一种派系。从图论的视图观点,派系是一个完整的子图[133],也就是图的一部分所有节点都是相互连接的。派系已被用于蛋白质-蛋白质互作网络,以功能曲线图为基础,找到相互密切作用的一组蛋白质[134],这也是通过使用派系压缩图片的一种方法[135]。

Graphlets 是由给定数量的节点组成的预定义子图。这些子图代表所有的可能结构,由给定数量节点形成。由于可能的结构呈现指数增长,所考虑的最大节点数通常在 5 个左右,尽管理论上对节点数没有限制。随后,通过在更大的网络中寻找这些 graphlets,并基于这些图的统计计算方法用以分析给定网络。基于图的分析的一个标准应用是两个给定网络的相似性比较[136]。通过对网络内部子图的比较,也可以执行未知节点的功能预测[137]。

与此同时,基于高连通性措施,通常有几个算法和工具可以用于计算较大的子图。这些较大的子网络不是主题,派系或 graphlets,而是与所使用的测量标准有关的突出节点组,如连通度(等级)。

在网络的可视化和分析方面有大量的软件和编程工具可用,从用于 C++(SNAP)或 Python(NetworkX)的基本编程库,到用于 MATLAB 和 R 程序的基于解释器的模块,到完全集成的开放式像 Cytoscape(http://www.cytoscape.org)这样的软件平台,可以通过插件进行增强和调整。

3.3 可预测模型

一个可靠的(推测的)网络结合适当的分析是一个很有用的工具,是获得生物过程和/或预测其成员新功能的重要工具。然而,通过使用给定的网络作为数学建模的基础,可以获得大量额外信息。Eykhoff[138]将数学模型定义为"展示一个已存在系统的重要方面,该系统提供知识的可用形式"。例如,转录调控网络(transcription regulation network,TRN)的模拟可以预测网络随时间的性能和/或其对扰动的反应。这两者都远远超出了单转录组或深测序分析提供的静态快照信息。

数学模型可以是简单的[139]或复杂的[140],其中细节水平在很大程度上取决于所提出的问题。另外,尤其是对于大型互作网络模型,在数学模型设计和计算完成的模拟构架方面,细节水平受到快速增长的系统复杂性的限制。因此,用于给定网络的数学方法的选择受到精度和计算效率考虑的较大影响。

微分方程系统是用于建立监管网络的最常用方法。它们允许以连续和确定的方式模拟网络组件(mRNA、蛋白质、miRNA)的浓度。然而,有学者认为这并不能反映生物学的现实[141]。此外,某些必要的参数(如动力学速率常数等)是未知的,或者可能来自体外实验,可能与细胞内的"真实"值不匹配[142]。这是对生物系统建模的一种质疑。围绕这个问题,相应的解决方法已得到发展并已经展开相关工作[143]。

随机方法,如 Monte Carlo 模拟方法是将概率和准确的组件来模拟网络的行为[144],在系统中的每个组件量的概率分布被用来描述系统随时间的变化。从概念上讲,这种方法更接近于生物学现实。例如,蛋白质结合实际上被描述为两种蛋白质在给定时间内碰撞的可能性。这种模拟类型的缺点通常是计算效率较低,因为它需要重复模拟很多次。几种基因表达的随机建模方法可以在相关书中找到[145]，包括 miRNA 在内的基因调控网络在书中也已提供[146]。

第三种常用的网络建模方法是布尔网络。在基本布尔网络模型中，每个节点（基因、mRNA、蛋白质或 miRNA）都有一个用 0 或 1 表示的关联值，如活性或丰度（开/关，高/低）。这种方法被大大简化，但具有计算极其简单的优势，并且允许计算大型网络。布尔网络的简介可以在参考文献[147]中找到，同时现实的例子可以在参考文献[148]中找到。最后，读者若想阅读关于监管网络的计算方法的概述，可以参阅 de Jong 的著作[149]。

在复杂的神经退行性疾病中，如 AD，它可能不足以模拟单个细胞（如神经元）的动态。AD 可以影响整个大脑不同的组织和区域，已有报告显示该疾病从旁嗅皮质开始发生[150]。在超细胞模型中，不同的细胞之间可以互作，也可以使用多尺度建模方法来进行。顾名思义，多尺度是指在单个模型中包括不同大小的概念，如单个细胞的基因调控网络（细胞模型）和相同细胞的细胞间互作（组织规模）。这种方法应用于癌症的概述可以在参考文献[151]中找到。

4. 结论

在本章中，我们讨论了 miRNA 在 AD 中的作用及如何采用计算系统生物学方法在其研究中的应用。很显然，miRNA 很少被认为是单独发挥作用或只对单一确定的通路有影响，而是作用于"系统"水平，涉及细胞/组织特异性方式的转录，转录后和信号转导调节。因此，系统生物学是研究 miRNA 在 AD 发病和发展中的作用的最佳方法。miRNA 检测技术（如灵敏度问题）和计算方法（如数据库精度、序列的预测有效性）的局限性仍然阻碍了基于系统生物学方法研究 miRNA 网络的进展。

为了克服这些限制，有必要增加对 miRNA（包括其他非编码 RNA）机制的理解，并在实验和计算水平上提高现有技术，以便进一步完善对 miRNA 的研究。我们期待将来 miRNA 在 AD 和其他神经退行性疾病中的作用能有激动人心的进展，同时我们也期待实验生物学，临床及计算生物学方法的有效整合得以更快发展，因为这才是真正的系统生物学。

致谢

我们要感谢 Eckhard Mandelkow 教授在撰写本章时给予的鼓励。

参考文献
见二维码。

第 22 章

金属蛋白质组学在阿尔茨海默病
研究中的新应用

Dominic J. Hare, Alan Rembach, Blaine R. Roberts

摘要　人们逐渐认识到金属在 AD 的分子病理过程中发挥重要作用。本章论述了已知金属在 AD 中的作用,金属蛋白质组学的发展,以及最新的分析技术在金属蛋白组学研究中的详细应用。对单个金属蛋白的研究将为阐释金属在 AD 病理中的新作用机制研究提供素材。

关键词　金属蛋白质组学,AD,金属,淀粉样蛋白,电感耦合等离子体质谱法(ICP‐MS)

1. AD 的金属假说

AD 发现至今已经 100 多年了,尽管在疾病的病理特征方面的研究已取得了重大进展,但导致 AD 发生发展的主要机制仍然不清楚。随着人口老龄化及人类寿命延长等因素,世界约 2% 人口正遭受 AD 困扰,AD 目前是导致死亡的第三大原因[1]。迄今,针对 AD 仍无有效的治疗方法,因此,AD 仍是目前的社会和经济的重大危机。

AD 的主要特征是脑内细胞外出现的老年斑,主要包含由 APP 裂解形成的 Aβ 聚合物[2],以及神经细胞内的 NFT,NFT 主要是由过度磷酸化 tau 蛋白聚集成的不溶物形成的[3]。绝大多数的 AD 病例是散发性的,患者并没有家族史,但一定的遗传因素会增加个体罹患 AD 的风险[4]。然而,年龄仍然是 AD 病患的主要危险因素,尤其是在 85 岁以后[5]。

在过去的 40 年中,生物活性金属在 AD 的病因中可能发挥重要作用的假说已经引起相当大的关注[6]。金属广泛存在于多细胞生物中,并在一系列生理活动中起着至关重要的作用。它们独特的特性使它们成为生物途径中所需的重要组成部分,但如果没有在受控的生理参数范围内进行适当的区域化或加工处理,金属将会导致生物损伤[7]。

由于氧化应激和抗氧化防御的解耦联的风险,CNS 在金属稳态中容易受到干扰,因此它们与神经退行性疾病密切相关。据估计,约 30%(可能更多)的酶利用金属以正常发挥功能[8],然而,金属离子在中枢神经系统中的浓度受到严格控制,从循环系统到脑内几乎没有被动交换。大多数金属离子在中枢神经系统中受到高度调控,结合到配体上,一些松散结合的金属通过配位转移(coordinated transfers)的方式进行交换。

2. 铁、铜和锌在 AD 中的作用

铜、锌和铁是人们特别感兴趣的 3 种过渡金属,因为它们都参与了突触功能或调节某些信号通路[9-12]。铜通过伴侣蛋白(主要包括铜蓝蛋白和白蛋白)转运到外周,并通过转运蛋白 ATP7A 和 CTR1 穿过血-脑屏障(blood brain barrier,BBB)[9-12]。锌主要通过金属硫蛋白转运到外周,并通过 ZnT1 - 10 转运蛋白穿过 BBB[12-14]。铁通过铁蛋白转运到外周,并且通过转铁蛋白穿过 BBB[10,12]。

上述过渡金属是生命必需的,并参与了一系列维持体内平衡至关重要的信号通路和酶活性功能[13]。然而,如上所述,许多金属是具有氧化还原活性的,因此可能与 AD 中的氧化应激有关[15]。随着越来越多相关证据的积累,有研究者提出了"AD 的金属假说",即 Aβ 通过与金属的直接互作诱导毒性,而且这个假说最近得到了研究结果的支持。

金属稳态失衡对 AD 发生发展有明确的影响。AD 脑组织与年龄匹配的对照脑组织相比,出现了缺铜、高铁和高锌的情况[16-20],并且淀粉样斑中存在高浓度的金属[21,22]。AD 脑组织中金属稳态和 APP 进程的改变被认为有助于铜或锌在谷氨酸能突触附近诱导产生有毒的 Aβ 寡聚体,从而导致神经元丢失[23]。

APP 在其 N-末端有铜和锌的结合位点,Aβ 多肽也能结合铜、锌和铁[24-28]。这些金属也直接调节许多与 AD 相关的关键蛋白的表达和活性。铜调节 APP 和 β-分泌酶的表达和活性[29-32]。锌会影响早老素表达,早老素是 γ-分泌酶复合物的催化亚基[33,34],锌抑制 γ-分泌酶裂解 APP[34]。锌调节 α-分泌酶活性,α-分泌酶是在 Aβ 序列内切割 APP 的锌金属蛋白酶,生成非淀粉样肽[35]。因此,金属代谢失衡,会影响 APP 表达和加工等。APP 在铜和铁稳态调控方面发挥重要作用。APP 或 β 裂解 C-末端片段在转基因动物中的过度表达会导致动物显示出铜缺失的表型[36,37];而在动物和培养细胞中,APP 的丢失会导致铜的积累[38,39],通过这些数据,我们可以得出 APP 参与铜外泄途径的假设。

APP 和 Aβ 的表达与 AD 患者脑中金属的共定位显示三者有内在的关系。金属的稳态异常导致 Aβ 积累的原因尚待确定。为了验证金属在 AD 中关键作用的假说及金属的失稳态是否可以作为潜在的治疗靶标,我们需要新的工具去检测蛋白质组学。以下我们将讨论如何利用这些工具和技术来回答这些问题。

3. 金属蛋白质组学原理及其在 AD 研究中的应用

检测金属与 Aβ 之间的互作需要使用精确的分析技术,以完成对金属种类和 Aβ 肽作用的精确检测。近年来,在分离和特异性研究上的技术革新为相关检测提供了广泛通用的方法,这些方法不仅适用于探测金属与 Aβ 间的作用,而且也可以检测涉及 AD 病理学中的其他细胞过程。

在后基因组时代,一个被称为"设计者""组学"的科学技术[40]的蓬勃发展填补了现

代系统生物学的空白,引起了研究者们的广泛关注。一系列新兴的"组学"科学在21世纪初迅速发展起来[41],其研究主要以独立的方式聚焦在蛋白质、脂肪、代谢、转录因子和许多其他细胞组分。细胞内没有特殊的金属种类,2004年,Haraguchi[42]和Szpunar[43]共同提出了"金属组学"的概念,应用与机体相结合的游离金属和金属酶的研究。Haraguchi认为金属组学与基因组学和蛋白质组学处于"共生"关系,因为如果不借助多种金属离子和金属酶基因(DNA和RNA)和蛋白质的合成及代谢功能将无法实现。因此,从关注金属种类本身到关注生物分子的转变,势必导致将金属组学重新定义为金属蛋白质组学,这样的定义可以更好地反映细胞中无处不在的生物金属及伴侣蛋白对金属代谢的影响。

金属蛋白质组学原理的核心是对金属种类和相关生物分子进行综合研究所需的分析技术。金属蛋白质组学最显著的进展是将电感耦合等离子体质谱(inductively coupled plasma-mass spectrometry,ICP－MS)整合到生命科学。ICP－MS与有机质谱-蛋白质组学结合,为金属蛋白质组学研究提供了一个强有力的工具。据估计,50%的总蛋白中至少包含一个金属离子,蛋白质的许多功能依赖于这种金属离子的帮助[44]。金属种类与蛋白质功能相关性仍然是我们目前了解金属在生物学中作用的主要障碍。2010年,Cvetkovic等[45]采用ICP－MS研究了在嗜热古细菌中结合金属,发现大量的金属蛋白没有使用已知的金属辅助因子,所以得出结论,在一个更复杂的生物体(如人类)中,20%的蛋白质组会与未知的金属互作,或者与预测结果不相符的金属离子互作[46]。因此,由于我们对于金属结合蛋白的相关知识比较缺乏,所以试图将金属种类特异性与疾病病理相关联是较为困难的。因此,研究者需要开发新的分析策略,将高度敏感非特异性ICP－MS检测与传统的蛋白质组学工作流程相结合,可以同时获得检测的蛋白质结构解析和金属定量(图1)。这种策略在AD研究中非常重要,不仅可用于Aβ相关的研究,也可以用于与疾病状态相关的所有的金属蛋白的研究。

由于金属与其伴侣蛋白间相对较弱的互作,限制了常规的系统生物学方法对金属蛋白质组学的快速分析。传统蛋白质组学采用的分离机制是将蛋白质变性,使依赖于蛋白质构象的金属离子与氨基酸残基之间的螯合作用发生破坏[47]。反相液相色谱(reverse-phase liquid chromatography,RPLC)与大多数非变性分离技术相比具有更高的板数,与在线ICP－MS检测也有不兼容性。如果不使用氧梯度系统来补偿等离子体的不稳定性[48],则用于根据极性分离生物分子的有机流动相不能直接注入氩等离子体。当采取适当措施降低RPLC赋予的等离子碳负载,该技术特别适合在研究原子共价结合中使用,如硫、磷等[49]。尽管研究者们仍然在研发低流量洗脱液与标准ICP－MS系统的可靠接口,采用低速率的小型分离装置具有巨大潜力,可以通过消除向等离子体中添加氧气的需求,来提高杂原子的检测灵敏度。因此,在ICP－MS的选择分离技术上,研究者更青睐尺寸排阻色谱法(size exclusion chromatography,SEC),但该色谱技术往往具有较差的分辨率;或青睐离子交换色谱,但该色谱往往需要高盐缓冲液洗脱[50]。即使是在SEC中使用相对惰性缓冲液(包括Tris、Hepes和Mops缓冲液等),但这些缓冲液在某种程度上会将生物样品中的金属进行再分配[51]。所以现在研究者会选择几乎没有络合能力的缓冲液,如NH_4NO_3,这类缓冲液在过柱后亦无须其他操作(如脱盐)。二维色谱中,如果进行多模式串联式分离,可以显著地提高色谱实验的分辨力。尽管金属-蛋白质互作在一系列原始色谱[如

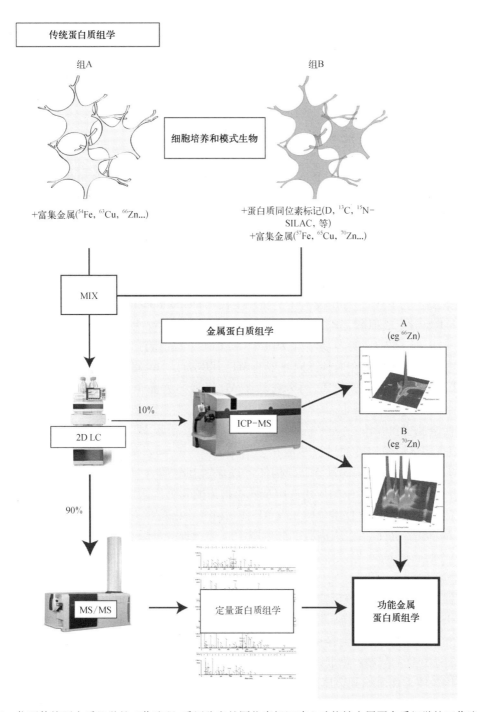

图 1 仿照传统蛋白质组学的工作流程,采用稳定的同位素标记建立功能性金属蛋白质组学的工作流程

将细胞培养物或模型生物体分为两个实验组,暴露于同位素富集的金属中。第二组同样用富集氨基酸标记(如细胞培养物中氨基酸的稳定同位素标记,或 SILAC)。随后,根据传统的二维液相色谱法(LC)将各组可溶性蛋白质组分混合分离。10% 的洗脱液用于 ICP - MS 分析金属含量,剩下 90% 使用串联质谱分析。结合两个数据集可以提供蛋白质(通过稳定同位素标记)和金属水平的定量信息。通过金属辅助因子将蛋白质的鉴定与活性联系起来,可以揭示金属蛋白的功能。图片经同意转自 Lothian 等成果[46][知识共享署名许可协议提供的开源文章(http://www. frontiersin. org/about/openaccess)]

SEC 和阴离子交换(anion-exchange,AEX)]得到最佳保留,但理论上 ICP－MS 检测是基于分子的大小、等电点或极性在第一维中分离蛋白质种类的,然后基于替代标准进行进一步分离[52]。二维分离也可用于凝胶电泳和肽质量指纹图谱的制备阶段,但是会造成丢失金属蛋白结合的信息。

4. 金属蛋白质组学在 AD 研究中的应用

虽然有大量关于金属和 Aβ 互作的信息,但只有较少的文献将金属蛋白质组学技术应用于直接研究这种互作。在 AD 的研究中,ICP－MS 检测一直作为检测 Aβ 和金属物种之间体外互作体系中总金属含量,以及作为干预这种互作的潜在治疗药物的大型检测器[53]。由于 Aβ 分子量相对较小,且毒性 $Aβ_{1-42}$ 肽与其他 Aβ 肽分子大小相差较小,所以 LC－ICP－MS 检测方法面临分析挑战。

然而,将更广泛的金属代谢研究集中在可能与金属辅因子反应的蛋白质上,可能会扩生更多成果。LC－ICP－MS 技术在金属硫蛋白(metallothioneins,MT)的研究中得到广泛应用,从 T 富含半胱氨酸,分子量低(约 6 kDa)具有抗氧化特性,并参与 11 组和 12 组金属调节[54]。因此,不难理解容易结合 Zn(Ⅱ)和 Cu(Ⅰ)的蛋白质将可能参与 Aβ－金属互作。已知哺乳动物中存在 4 种不同亚型的 MT,其中 MT－1～MT－3 存在于中枢神经系统中。MT－3 有很大的研究价值,因为它是在 AD 患者的大脑中第一个被发现被机体耗竭的 MT 亚型[55],这一发现也引来了很多争论。尽管在非变性条件下的分离不能确保观察到的任何金属蛋白互作是完全生理状态的,已有研究表明,MT 形成蛋白质-金属键的金属-硫醇盐簇足够稳定可通过反相液相色谱分离[56-58]。通过离线 ICP－从 S 分析经 SEC 分离的 CSF 馏分,发现内源性 MT 异构体可以保留其金属含量[59]。此外,也有文献描述 MT 分析技术在 AD 患者中的应用。Prange 等报道的几个例子中,通过使用非变性毛细管区带电泳联用 ICP－MS 技术分析比较 AD 患者和年龄匹配的对照组顶叶区、枕叶区、颞叶区脑中 MT 水平,获得了令人满意的分辨率[60]。在 AD 大脑颞、枕区中可以观察到 MT－1 和 MT－3 的表达下降,但该研究样本量小,所以其普遍性有待商榷。同组样品用二硫苏糖醇(dithiothreitol,DTT)稳定脑组织匀浆中的 MT,在样品准备中,DTT 能防止 MT 氧化,能协助保留 MT 金属键,该反应被认为是可逆的。有趣的是,有报道指出:尽管 AD 患者大脑和正常人大脑含有相似的 MT 水平,但 DTT 的添加可使 AD 样本中的金属水平恢复,这表明 MT 在 AD 患者中更容易受到氧化损伤[61]。这就提出了一个如何解释在 AD 患者中 MT 表达变化的问题:总金属含量的变化是否能真正显示蛋白质的缺乏或过表达,或因蛋白质构象改变而影响到金属的结合? 此外,这也引发了尸检是否会对金属与蛋白质相结合产生影响的疑问,并强调了在保证疾病生理特征方面保留原生态样品制备和分离技术的重要性。

最新的 AD 研究证明,由于杂原子形态的存在,ICP－MS 的多元素检测能力可以扩展应用到非金属中,如硫和磷的检测,这主要是因为其与高分辨率的兼容性,而不是其变性分离机制。通过激光烧蚀(laser ablation, LA)的固体采样扩展了作为 SDS－PAGE 分离原位分析技术 ICP－MS 的多功能性。早期将人 AD 细胞液经 2D－PAGE 分离用于定量磷的方法是一种尝试,并不能提供很多信息[62,63],但确实提供了 LA－ICP－MS 在蛋白质磷酸化分析中的应用。与使用 1D－PAGE 来研究 tau 蛋白对同位素示踪结合的铜和锌的摄取是类似的方法。值得注意的是,同位素[63]Cu/[65]Cu 都可以观察到对应特定的 tau 蛋白亚型的天然丰度比,这可以通过每条胰蛋白酶消化的片段进行傅里叶变换离子回旋共振质谱(fourier transform ion cyclotron resonance mass spectrometry,FTICR－MS)得到证实[64]。研究者指出,在 FTICR 质谱中不含金属肽,胰蛋白酶消化的蛋白条带有可能使 tau 蛋白异构体失去任何金属。

综上所述,通过系统生物学方法来研究金属蛋白质组学会有一些局限性。然而,这些缺点并不是不可克服的,许多先进的分析研究能帮助解决这些问题。首先,主要的局限仍然是在非变性色谱条件下缺乏分辨率,但这并不妨碍 SEC－ICP－MS 等技术在 AD 研究领域的应用价值;而且这种技术提供了研究金属的快速、高灵敏的方法,用于研究与 AD 发病相关的蛋白质中的金属结合特性,如血红蛋白[65]。此外,二维分离应用于金属蛋白测定(如图 1 所示)将有效提高非变性色谱分辨率,并且可以利用 ICP－MS 的高灵敏度来测定低丰度的金属蛋白。使用与电喷雾 MS 串联使用的反相维度的 2D 分离已经用于研究生物基质中的痕量物质[66,67],同时也可将这些方法应用于脑匀浆液分析。Barnett 等[68]利用色谱分离技术组合,包括使用固相化金属亲和层析来研究海洋蓝藻金属蛋白组[52]。研究结果表明,很多与微量金属形态有关的技术问题被克服,这会加速 ICP－MS 在系统生物学研究中的认可度。目前主要用于蛋白质组学研究的微型分离装置最终与 ICP－MS前端接口[69],从而可以在微流体柱上进行快速和可重复的分离。低流量总消耗雾化器的设计和应用也推动了毛细管和纳米流动相色谱法的应用。

参考文献

见二维码。

第 23 章

体液中的氧化还原蛋白质组学分析：用于蛋白质氧化分析的样品制备、分离和免疫标记

Fabio Di Domenico, Marzia Perluigi, D. Allan Butterfield

摘要 蛋白质组学可以在单个实验中同时检测大量蛋白质，并且可以提供相关特定蛋白质的重要信息，尤其是翻译后修饰（post-translational modification，PTM）。目前氧化 PTM 的研究使用聚焦氧化还原蛋白质组学技术，该技术依赖于完整蛋白质的凝胶电泳分离，并最终通过 MS 分析进行氧化 PTM 的检测。这项技术正广泛应用于体液研究。针对神经系统疾病，如 AD 的早期诊断和预后，该技术将会为神经末梢区域蛋白质氧化状态的研究提供新的认识。本章阐述了用氧化还原蛋白质组学分析 CSF 和血浆/血清样本的具体实验步骤。

关键词 氧化还原蛋白质组学，氧化应激，蛋白质氧化，CSF，血浆，血清，诊断，预后，神经疾病，AD

1. 引言

过去的数十年，人们致力于开发新的复杂蛋白质组学分析平台，用于筛选和评估蛋白质定性和定量变化，这些变化可能与疾病的发病机制和进展相关。近年来提出了新的蛋白质组学分析方法，其中氧化还原蛋白质组学专门用于分析由氧化应激引起的蛋白质不可逆氧化修饰，这种蛋白质修饰与许多疾病密切相关[1,2]。该方法可以阐明复杂的病理机制，可预测与疾病相关的生物标志物和治疗干预的靶标。为实现这些目标，越来越多的研究集中在建立组织特异性损伤与系统性改变之间的直接联系，以及明确可在体液如 CSF、血浆或血清中测量的生化标志物。

CSF 是用于诊断患者神经状态的最佳体液样本。此外，它的相对可用性使我们能够进行纵向研究，并对疾病过程中 CSF 的变化进行分子分析。事实上，CSF 中含有很多直接的、有价值的生物学信息，可以为脑病的临床管理提供有效支持。然而，使用 CSF 的困难在于通过腰椎穿刺采集样本时患者可能出现并发症和副作用。

与采集 CSF 相比，通过微创采血进行血液分析成了一种理想的诊断及预后检测方式，这种方式尤其适用于大规模的持久和重复研究。然而，由于蛋白质成分复杂，人体血浆蛋白分析是一个艰巨的任务。高丰度的蛋白质组分（白蛋白、免疫球蛋白 IgG 等）约占总蛋白质含量的 85%，而低丰度的蛋白质却处于动态变化之中，其浓度的变化范围可能会超过十个数量级[3]。

为了克服这种复杂性并获得可靠和可重复的结果，血浆蛋白质组学分析需要多维方法。首先，为了通过蛋白质组学筛选增加可靠的、可检测的蛋白质的数量，可以将最丰富的血浆蛋白的消耗设定为先决条件。由于该步骤也会影响可能与高丰度蛋白质互作的低丰度部分的检测[4]，所以可以根据特定蛋白质的不同生物化学和生物物理学特征（包括分子量、疏水性和等电点）优化条件。在常规使用的蛋白质分离技术中，最常用的就是用抗体依赖保留的方式去除高丰度蛋白质。这种预分离的方法已经被很多研究证实是可行的。迄今，最好的蛋白质组学分离和定量结果都是通过去除高丰度蛋白质获得的[5]。

在一些神经退行性疾病中，包括 AD、帕金森病和肌萎缩侧索硬化等，氧化蛋白质的相关研究已有大量报道。在对轻度认知障碍（mild cognitive impairment，MCI）和 AD 患者遗体的脑样品进行氧化还原蛋白质组学分析后，发现一些蛋白质的氧化修饰与能量代谢、抗氧化防御、蛋白酶体功能、神经传递及细胞骨架的完整性有很大关联[1]。这些结果揭示了选择性细胞内通路在脑水平的失调，以及如何再将这些失调转化为临床症状。

另一个重大挑战是，如何将氧化还原蛋白质组学应用到生物体液（CSF、血液）的检测中，以鉴定与疾病发病机制与进展相关的神经末梢区域的氧化蛋白质。氧化还原蛋白质组学方法结合了二维凝胶电泳和免疫化学检测方法，然后用 MS 分析法对蛋白质进行识别（图 1）。使用识别蛋白质修饰的特异性抗体，通过 2D 蛋白质印迹分析含有活性羰基/3 - NT/HNE 的蛋白质[3]。MS 分析使用了两种不同的方法，包括使用基质辅助激光解吸离子化飞行时间（matrix-assisted laser desorption ionization-time of flight，MALDI - TOF）质谱法检测肽质量指纹谱（peptide fingerprinting，PMF），以及使用纳米电喷离子串联质谱（nano-electrospray ionization tandem mass spectrometry，nano - ESI - MS/MS）测定序列标签。蛋白质的鉴定是根据特定的蛋白质数据库进行的[1,3,6]。

2. 材料

所有试剂使用超纯水配制（超纯水是由去离子水在 25℃时进一步纯化获得的电导率为 18 MΩ cm 的水）。

2.1　除蛋白试剂盒

（1）ProteoPrep 蓝色白蛋白和免疫球蛋白去除试剂盒（Sigma-Aldrich）。

（2）人类 14 多重亲和去除系统（multiple affinity removal system，MARS）离心分离柱，用于去除人蛋白质组分析样品中的高丰度蛋白（安捷伦科技）（附注 1）。

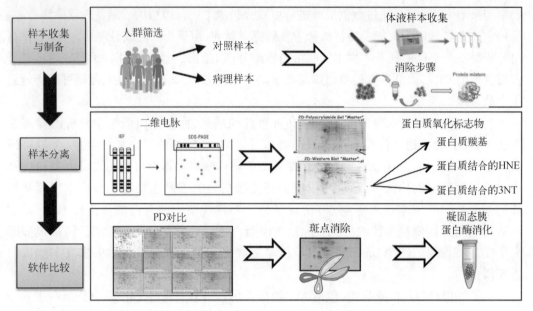

图1 氧化还原蛋白质组学技术在生物体液检测中的应用概述

消化和纯化步骤后获得的多肽被提交给 MS 分析搜索数据库以鉴定该蛋白质[1,3,6]

2.2 样品准备与等电聚焦电泳(IEF)

(1)无水丙酮(二甲基酮)。

(2)补液缓冲液(rehydration buffer,RB):将 8 mol/L 尿素、2 mol/L 硫脲、2% 丙磺酸、20 mmol/L 二硫苏糖醇、0.2% 两性电解质、溴酚蓝溶于水中。

(3)平衡缓冲液(EB):6 mol/L 尿素、30% 甘油、1% 十二烷基磺酸钠、50 mmol/L Tris base 酸盐,pH 6.8。

1)含二硫苏糖醇的平衡缓冲液:称取 200 mg 二硫苏糖醇,加入 10 mL 上述平衡缓冲液。

2)含碘乙酰胺的平衡缓冲液:称取 250 mg 碘乙酰胺,溶入 10 mL 上述平衡缓冲液。

(4)预制固化等电聚焦的 pH 梯度(immobilized pH gradient,IPG)胶条:11 cm,pH 4~7 或 3~11,linear(Bio-Rad)。

(5)Protean 等电聚焦的仪器(Bio-Rad)。

(6)矿物油。

2.3 SDS-聚丙烯酰胺凝胶电泳(SDS-PAGE)

(1)Criterion™ Tris-HCl 预制凝胶:12%标准 IPG 胶或其他任何 kD™(Bio-Rad)(附注 2)。

(2)琼脂糖(0.5%)。

(3)电泳缓冲液:1×Tris-甘氨酸十二烷基磺酸钠:25 mmol/L Tris base,190 mmol/L 甘氨酸,0.1%十二烷基磺酸钠,pH 8.3。

（4）固定液：40% 甲醇，10% 醋酸（以水稀释）。

（5）凝胶染色液：考马斯亮蓝 R－250，40% 甲醇，1% 醋酸，或者 Sypro Ruby 蛋白凝胶染色剂（Bio-Rad）（附注 3）。

（6）硝酸纤维膜 0.2 μm；印迹纸。

（7）转膜缓冲液，1×Tris－甘氨酸：25 mmol/L Tris base，190 mmol/L 甘氨酸，20% 甲醇，pH 8.3。

2.4　氧化蛋白质的免疫化学检测

（1）Tris 缓冲盐吐温（TBS）－T 清洗缓冲液（1×）：25 mmol/L Tris base，150 mmol/L NaCl，2 mmol/L KCl，pH 7.4。将 900 mL 这种 TBS 溶液与 100 mL 吐温－20 混合，得到 1 L 的 TBS－T。

（2）封闭液：3% 牛血清白蛋白（bovine serum albumin，BSA）加入 TBS－T 中。

（3）一抗：抗体 2,4－dinitrophenylhydrazone（DNPH）抗 DNPH（Millipore）；抗体抗蛋白质结合的－4－hydroxynonenal（HNE）抗 HNE（alpha diagnostic intrenational）；抗体 3－nitrotyrosine（3NT）抗 3NT（Millipore）。

（4）衍生化试剂：20% 甲醇清洗缓冲液；20 mol/L HCl 溶液；10 mmol/L DNPH 溶液；50% 甲醇清洗缓冲液。

（5）二抗：抗鼠或抗兔免疫球蛋白碱性磷酸酶偶联物（Sigma-Aldrich）。

（6）膜染色剂：① 50 mg/mL 对甲苯胺蓝原液加入 100% 二甲基甲酰胺中，用显色法检测碱性磷酸酶活性，于−20℃ 保存。② 100 mg/mL 氯化氮蓝四唑原液加入 70% 二甲基甲酰胺中，用显色法检测碱性磷酸酶活性，于−20℃ 保存。③ 碱性磷酸酶（ALP）缓冲液：0.1 mol/L Tris、0.1 mol/L NaCl、5 mmol/L $MgCl_2$，pH 9.5，于 4℃ 保存。

2.5　图像分析设备与工具

（1）GS 800 光密度计（Bio-Rad）或同等条件的其他仪器，胶用考马斯亮蓝染色或蛋白膜用碱性磷酸酶显色后通过反射或与透射采集彩色凝胶图像（类似的分子成像系统，如 Chemidoc XP（Bio-Rad）或 Typhoon FLA 7000/9500（GE Healthcare），以及激光与紫外成像系统从而获得 Sypro Ruby 染色的凝胶图像（附注 3）。

（2）PD－Quest 2 D－分析软件（Bio-Rad）或同等条件的凝胶印迹定量分析（附注 4）。

2.6　胰蛋白酶消化

（1）0.1 mol/L NH_4HCO_3 溶液：0.079 g NH_4HCO_3 溶入 10 mL 水。

（2）二硫苏糖醇（DTT）溶液：0.003 08 g DTT 溶于 1 mL 0.1 mol/L NH_4HCO_3 中。

（3）100% 乙腈（acetonitrile，AcN）。

（4）碘乙酰胺（Iodoacetamide，IA）溶液：0.010 175 g 碘乙酰胺溶于 1 mL 0.1 mol/L NH_4HCO_3。

（5）胰蛋白酶贮存溶液：1 μg/μL 胰蛋白酶溶于 50 mmol/L 醋酸。

（6）胰蛋白酶即用溶液：20 μg/mL 胰蛋白酶溶于 40 mmol/L NH$_4$HCO$_3$ 及 10%乙腈。

（7）SpeedVac 真空离心浓缩器。

（8）通风橱。

2.7　肽类的提取和清理

（1）缓冲液 A：5%乙腈，0.1%甲酸。

（2）缓冲液 B：95%乙腈，0.1%甲酸，0.001 mol/L NH$_4$CO$_3$。

（3）缓冲液 C：100%乙腈。

（4）缓冲液 D：50%乙腈，0.1%甲酸。

（5）微量层析柱 C18 离心管（Millipore）通过一系列色谱介质在结束时进行浓缩和清洗样品（附注 5）。

3. 研究方法

在用氧化还原蛋白质组学分析时，每个样品进行两次分析以得到蛋白质表达谱（凝胶染色法）和蛋白质氧化谱（膜染色法）（图 1）。然后将氧化值标准化为表达值，以获得每个蛋白质中特定蛋白质的氧化值。

3.1　样本制备

除特殊情况外，在室温下进行所有操作。

（1）CSF 样本（附注 6）

1）200 μL CSF 样本中，用 600 μL 丙酮沉淀蛋白质，于-20℃孵育生夜（附注 7）。

2）将样本在 4℃、5 000 rpm（1 400×g）离心 10 min。

3）弃去上层清液，在空气中干燥 15 min。

4）将上述沉淀悬浮于 200 μL 的 RB 缓冲液，搅拌样本至少 2 h，使其溶解。

5）将上述样本进行超声处理直到其完全溶解（附注 8）。

（2）血浆/血清样本

1）利用除蛋白试剂盒去除样本中的高丰度蛋白（附注 1）。

2）将 RB 缓冲液（不超过 200 μL）与样本（150~200 μg 蛋白）混合，搅拌至少 2 h（附注 9）。

3）将上述样本进行超声处理直到其完全溶解（附注 8）。

3.2　基于等电点进行等电聚焦电泳（IEF）与分离

（1）在 IEF 槽中用移液器沿着胶条加样（附注 10）。

（2）将凝胶条的胶面对着有样品的那一面。

（3）在室温下将凝胶条静置 45 min，让凝胶吸收样品（附注 11）。

（4）在凝胶条上加上矿物油（附注 12）。

（5）在 Protean 聚焦设备上按程序进行水化 17 h。

（6）开启等电聚焦电泳运行程序：300 V，2 h，线性渐变；500 V，2 h，线性渐变；1 000 V，2 h，线性渐变；8 000 V，8 h，线性渐变；8 000 V，10 h，急速渐变。

（7）在程序的最后，凝胶条可储存于−80℃，直到进行二维分离（SDS−PAGE）（附注 13）。

3.3　SDS−PAGE 电泳通过蛋白质分子量大小来分离不同蛋白质

（1）用含 DTT 的平衡缓冲液浸泡凝胶条 15 min，用电泳缓冲液清洗，然后用含 IA 的平衡缓冲液再次浸泡 15 min。

（2）将凝胶条放置于 Tris−HCl 预制标准凝胶上，进行二维凝胶电泳。

（3）用 0.5% 琼脂糖将凝胶条固定在预制电泳二维凝胶上。

（4）在 200 V 的电泳仪上跑胶 60 min（附注 14）。

（5）凝胶染色：将蛋白质用固定液固定在凝胶上 45 min。用考马斯亮蓝染料染色 90 min，或者用 Sypro Ruby 染色 24 h，然后用水冲洗（附注 4）。

3.4　将蛋白质转移至硝化纤维膜上

（1）蛋白质印迹分析中，使用半干法将每块凝胶在 45 mA 下运行 2 h（附注 16），将蛋白质从凝胶上转移至硝化纤维膜上（附注 15）。

（2）用含 3% BSA 的 TBS−T 溶液浸泡该硝化纤维膜至少 90 min。

3.5　通过膜衍生对蛋白质羰基的检测（附注 17）

（1）在室温下，将膜放置于含 20% 甲醇的洗剂中 5 min。

（2）在 2 mol/L HCl 中浸泡该膜 5 min。

（3）在 1 mmol/L DNPH 溶液中浸泡该膜 10 min（附注 18）。

（4）在 20 mol/L HCl 中清洗该膜 3 次，每次 5 min（附注 19）。

（5）用 50% 甲醇清洗液清洗该膜 5 次，每次 5 min（附注 19）。

（6）用清洗剂清洗 3 次，每次 5 min，再用 BSA 溶液封闭（附注 19）。

3.6　氧化蛋白质的免疫化学检测

（1）在膜上添加一抗（附注 20）。

1）对蛋白质羰基分析检测时，添加 DNPH 抗体（Millipore）至后衍生膜。

2）对蛋白质结合的 HNE 分析时，添加抗 HNE 抗体（alpha diagnostic international）。

3）对蛋白质结合的 3−NT 分析时，添加抗 3−NT 的抗体（Millipore）。

（2）清洗 3 次，每次 10 min，然后添加 AP 连接的二抗（附注 21）。

（3）准备新鲜的 BCIP/NBT 溶液：加入 37 μL BCIP 原液和 50 μL NBT 母液至 10 mL 的 ALP 缓冲液中。

（4）用新鲜的 BCIP/NBT 溶液浸润该膜直到显影为止（附注 22），用清水冲洗，终止染色反应。

3.7 图像分析

（1）扫描凝胶和膜的图像，并以适当的格式保存（附注 23）。

（2）在 PD－quest 软件上加载图像，然后按步骤执行以下操作：

1）匹配所有的凝胶，确定一块主凝胶，然后选择合适的最弱的和最小的点，同时也选择一个包含显影点、条带及背景层次的区域对背景噪声进行校正。主要斑点分子量和等电点可以通过每帧图像最相关特征的双线性插值来自动确定。PD－Quest 软件执行自动拟合及图像手动编辑来确认并匹配适当的检测位置。

2）按照上面的说明，匹配所有的印迹。

3）用自动拟合软件手动匹配凝胶与印迹（附注 24）。

（3）匹配步骤之后，使用图像软件进行定量，使氧化值标准化（通过膜的分析），从而得到每一个对应印迹点的蛋白质表达值（通过凝胶分析）（附注 25）。

（4）统计分析，找出各比较组中具有明显不同的氧化模式的位置点所对应的蛋白质（附注 26）。

3.8 胰蛋白酶的蛋白质消化作用（附注 27）

（1）使用移液器枪头或手术刀从凝胶上切下蛋白质点，将这凝胶块转移到 1.5 mL EP 管中（附注 28）。

（2）加入 10~20 μL 0.1 mol/L NH_4HCO_3，于室温放置 15 min。

（3）加入 15~30 μL 乙腈，于室温放置 15 min。

（4）用吸管吸去 NH_4HCO_3 和乙腈，干燥 30 min。

（5）每管加入 20~30 μL 的 DTT 溶液，于 56℃放置 45 min。

（6）去除 DTT，加入 20~30 μL 的 IA 溶液，于室温放置 15 min。

（7）吸去 IA 溶液，加入 150 μL 的 0.05 mmol/L NH_4HCO_3，于室温放置 15 min。

（8）加入 200 μL 乙腈，于室温静置 15 min。

（9）吸去 NH_4HCO_3／乙腈，让凝胶块在空气中干燥 30 min 或用 SpeedVac 真空浓缩器室温下干燥 5 min（附注 29）。

（10）加入 10~15 μL 即用的胰蛋白酶溶液，在 37℃、230 rpm 条件下用微量离心机离心 16~18 h。

（11）在提取和清理步骤前将凝胶存储在−20℃下。

3.9 多肽的提取

（1）吸出 0.6 mL 消化液，将其置于一个新的 EP 管内。

（2）在放置凝胶块的旧管中加入 20 μL 缓冲液 A（附注 30）。

（3）超声处理 15 min。

（4）加入 30 μL 缓冲液 B，超声 15 min。

（5）混合总溶液和步骤 3 的上清液。

（6）使用 SpeedVac 真空浓缩器将样本浓缩至 10 μL（附注 31）。

3.10　使用 ZipTip 吸管清理、浓缩、纯化样本(附注 5)

(1) 用移液管取 10 μL 缓冲液 C 至微量层析柱中,排空弃去。重复此步骤 5 次。

(2) 吸取 10 μL 缓冲液 A 至微量层析柱中,排空弃去,重复此步骤 5 次以平衡微量层析柱。

(3) 从上方吸取样本并轻轻吹打,慢慢重复此步骤 10 次(附注 32)。

(4) 在微量层析柱中用缓冲液 A 清洗样本,每次 10 μL,吹打几次。重复此过程 3 次。

(5) 去除微量层析柱内外的所有液体。

(6) 用微量层析柱吸入 10 μL 缓冲液 D,洗脱液移至一个新的 1.5 ml EP 管中,这样洗脱几次,吸去微量层析柱中的液体,确保所有样本均吸尽。

(7) 丢掉微量层析柱,将样本存储在-80℃,直到进行 MS 分析。

此时,凝胶上的样品点已经可以进行 MS 分析。例如,与对照组比较,其是一个在病变样本中被高度氧化的蛋白质(附注 33)。

4. 附注

(1) 根据研究蛋白质组学的不同目的,用户可考虑使用不同的方法去除样本中的组分。我们实验室使用了两个不同的试剂盒：ProteoPrep 蓝色白蛋白试剂盒和免疫球蛋白去除试剂盒。这两个试剂盒将去除两个最高丰度的蛋白质(约占总蛋白质组的 85%),使得研究者能够获得一个清晰干净的血清/血浆和羊水蛋白质组学图像,并可以检测到被白蛋白或免疫球蛋白所覆藏的蛋白质[6-9];MARS 14 蛋白柱可以去除 14 种高丰富的蛋白质(白蛋白、IgG、IgM、IgA、结合珠蛋白、转铁蛋白、α1 -抗胰蛋白酶、α2 -巨球蛋白、补体 C3、α1 -酸糖蛋白、载脂蛋白 AI、转甲状腺素蛋白、载脂蛋白 AⅡ、载脂蛋白 B100),在除去这些总数达 94% 的蛋白质后,剩余 6% 的低丰度血浆蛋白质组分便可以进行分析[10]。其他市场上可获得的去除蛋白质的方法包括：兰姆亲和凝胶蓝色迷你试剂盒(Bio-Rad)、Vivapures 抗 HSA/免疫球蛋白试剂盒(Sartorius Stedim Biotech)、Qproteome 白蛋白/IgG 去除试剂盒(Qiagen)、MARC(human 6) 和 MARS Hu - 7 试剂盒(Agilent Technologies)、Seppros MIXED12 - LC20 试剂盒(GenWay Biotech)、ProteoPreps 20 血浆免疫去除试剂盒(Sigma-Aldrich)和 Amicon Ultra -4 微孔过滤器(Millipore)[4,5,11]。

(2) 凝胶的聚丙烯酰胺含量(w/v)应该根据需要分析的蛋白质组分和电泳分离的方法来决定。12%(vw)或任何 kD™ 的聚丙烯酰胺凝胶(Bio-Rad)能分离 6.5~200 kDa 的蛋白质。

(3) Sypro 染色是一种超灵敏的发光染色剂,允许超过 3 个数量级范围的线性定量,其检测限是 0.25~1 ng 蛋白质。其 ex/em 比率为 280,450/610 nm,需要一个激光成像系统或紫外成像系统。

(4) PD - Quest 软件是蛋白质组图像分析最常用的软件之一。另一种选择是：Image master 2D(GE Healthcare)、Delta 2D(Decodon)、SameSpot(非线性动力学)、REDFIN(Ludesi)和一些类似的软件。

（5）微量层析柱 C18 ZipTip（Millipore）的末端含一固定介质柱床,可以用于浓缩和纯化样品。另一选择是,可以使用 SupelcoTip C18 微量层析柱（Sigma-Aldrich）或其他等效方法。

（6）由于 CSF 蛋白质含量低,所以一般不推荐对样本进行去除方法,这是由于低浓度的蛋白质会影响氧化还原蛋白质组学技术的应用。因此,对于 CSF 样品制备,我们不采用去除蛋白质的方法,而是采用丙酮沉淀蛋白质的方法,将蛋白质浓缩到较小的体容积中。

（7）较大体积的 CSF 与丙酮混合后,可以获得更多的沉淀蛋白质,一般采用 CSF/丙酮 1:3 的比例。

（8）增溶步骤对于获得良好的二维迁移是至关重要的。因此,在开始 IEF 步骤前检查样品,如果有蛋白质聚集,可延长溶解时间,并可采用超声溶解。

（9）在此步骤中,如果样本体积大于 50 μL,应该在 4℃ 的时候用 15%（w/v）的三氯乙酸（Trichloroacetic acid,TCA）沉淀蛋白质 30 min,并在 200 μL 的 RB 中直接重悬蛋白质。

（10）将样品沿着整条胶进行加样,使凝胶条能更好地吸收样品。

（11）另外,可以在蛋白质 IEF 细胞装置上设置 45 min 的被动再水化程序。

（12）此步骤对于获得可重复的结果是至关重要的,矿物油使整个样本与凝胶带充分接触,使样本被完全吸收。

（13）为了获得高质量的 2D 图像,在 IEF 步骤之后,条带应该进行二维跑胶。

（14）不同聚丙烯酰胺含量的凝胶需要不同的电泳分离时间,因此,一定要检查样本的迁移线。

（15）使用 0.2 μm 孔径硝酸纤维素膜（比 0.45 μm 的转移效率更高）,而非聚偏氟乙烯（polyvinylidene fluoride,PVDF）膜,根据我们的经验,后者不利于进行蛋白质羰基分析的后衍生化步骤。此外,PVDF 膜适合更精细的图像分析处理。

（16）根据用户的知识背景和设备,可以采用半干或湿的方法进行蛋白转移（参阅蛋白质印迹法指南）。Bio-Rad 指南: http://www.bio-rad.com/webroot/web/pdf/lsr/literature/Bulletin_2895.pdf。

（17）仅在用户想要分析蛋白质羰基化物作为生物流体中蛋白质氧化的标记时,才需要进行后衍生化步骤[12]。否则略过这一步,然后继续往下,执行 3.4 的第 1 步。

（18）DNPH 溶液的浓度可以为 0.05 mmol/L 而不是 0.1 mmol/L,但是显影效率比较低。

（19）对于这 3 个步骤,用户操作时需要注意时间。必须严格执行 5 min 的时间。溶液的体积需要完全覆盖膜。

（20）根据所选的蛋白质氧化标记,选择一抗进行实验分析。根据抗体的说明书,选择孵育浓度和时间。

（21）对于辣根过氧化酶标记的二抗来说,孵育时间通常为 90 min。但还是要根据抗体说明书来操作。

（22）根据使用的抗体、氧化标记分析、样品的类型和样本数量,染色的时间从几分钟到几小时不等（有时需要过夜孵育）。

（23）检查并选择一个最适合的图像格式和分析软件（附注 4）,图常用 tif 格式文档。

（24）用户匹配图像的经验对于获得可靠的数据至关重要。因此，在最终匹配之前执行多个测试。

（25）每个匹配点的特殊蛋白质氧化值可以根据氧化值（膜分析）与表达值（凝胶分析）的比值来计算[12]。

（26）使用软件包进行高级统计分析，执行 T－test 和方差统计分析。

（27）一定要戴手套，在超净台中进行蛋白质消化步骤，以避免样品污染。在没有超净台中空气负压力的情况下，皮肤上的角蛋白是一种常规污染物。

（28）使用 MS 分析时，用户必须注意切割点，以避免错误识别。建议从不同的凝胶中切出相同的位置，以进行蛋白质鉴别分析。

（29）如果条件允许的话，一定要用真空离心机把凝胶块弄干。

（30）所使用的体积应是浸没凝胶所需体积的两倍以上。

（31）检查样品，避免完全干燥。

（32）在真空离心蒸发浓缩（标题 3.6，第 6 步）之后，如果溶液小于 10 μL，则需添加缓冲液 A，使溶液达到 10 μL。

（33）将经过消化和纯化步骤获得的多肽进行 MS 分析，数据导入 MS 搜索引擎和数据库（例如，SEQUEST：http://fields.scripps.edu/sequest/ 及 Swiss-Prot：http://www.ebi.ac.uk/swissprot/），参照其专用指南和蛋白质识别的标准对样本进行鉴定[12]。

参考文献

见二维码。

第 24 章
当代鸟枪脂质组学研究神经退行性疾病和脑损伤中脂质模式的异变

Miao Wang and Xianlin Han

摘要 基于多维质谱的鸟枪脂质组学(multi-dimensional massspectrometry-based shotgun lipidomics,MDMS-SL)因其高效性、高灵敏度、高可重复性和广泛的应用范围已经成为当前脂质组学研究中一个强大的技术平台。该平台已被广泛用于研究由疾病、损伤、遗传改变、药物治疗和衰老等因素引起的脂质谱改变。本章总结了该平台的基本原理,并提出一个可以直接从脑样本的脂质提取物中分离由 MDMS-SL 覆盖的脂类及其亚类的分析方法。我们相信该方法能帮助研究者明确脂质谱在神经退行性疾病和脑损伤中的改变。

关键词 AD,脑损伤,脂质组,代谢组,代谢组学,MS,基于多维质谱的鸟枪脂质组学,MDMS-SL,神经退行性疾病,鸟枪脂质组学

1. 引言

脂质组学被定义为对细胞脂质的大规模研究,是一个迅速发展的研究领域[1-3]。近年来已经取得了许多新的发现和进展[3-12]。鉴于脂质组学在识别脂质代谢的生化机制、研究单个靶基因的功能、明确新的生物标志物及评价药物疗效等方面的重要作用,近年来受到研究者们的关注。脂质组学的一个重要作用是对每个细胞脂质组中单个脂质分子的种类进行高通量鉴定和定量分析。

目前脂质组学中一个主要新发展是 MDMS-SL[4,13,14]。MDMS-SL 技术的基本原理是结合脂质谱分析的最新进展最大限度地利用脂质类独特的物理和化学性质,达到最大的分离和离子化,以及最小的离子抑制。在我们发表的综述文献中已经对该原理及其与其他方法的差异比较进行了系统论述[14]。该平台的工作流程如图 1 所示。

简而言之,生物样品(细胞、组织或生物液体)的脂类如果含有少于 2 mg 的蛋白质,就可以在酸性、碱性和/或中性条件下用溶剂提取(即多重提取)。提取的关键是利用不同的脂质类在各种溶剂和 PH 中的不同溶解度,最大限度地分离和富集目的

脂质类。例如,许多脂类[如 1 -磷酸鞘氨醇、溶血磷脂酸(lysophosphatidic acid,LPA)、酰基肉碱等]可以在酸性条件下被有效地提取[4]或从水相中回收(Han,未发表的数据)。神经节苷脂和乙酰辅酶 A 化合物在极性溶剂中可溶性很高,氯仿萃取时被分配到水相中[15-17]。因此,可以在酸性条件下用正丁醇或其他溶剂反向提取这些脂质。此外,高度疏水的脂质[如胆固醇及其酯、三酰甘油(triacylglycerol,TAG)、非酯化脂肪酸(non-esterified fatty acids,NEFA)等]可用正己烷萃取和富集。芴甲氧羰酰氯(fluorenylmethoxylcarbonyl,Fmoc)可以被用来快速标记含胺的脂质,并且在对标记的 Fmoc 基团的中性丢失扫描操作中,可提高分析这些脂类的灵敏度[18]。所有酯链甘油酯的碱水解可用于脂类的鞘氨醇骨架的分离和富集[19]。与此相反,与乙烯基醚连接的脂类物质(如缩醛磷脂)在酸性

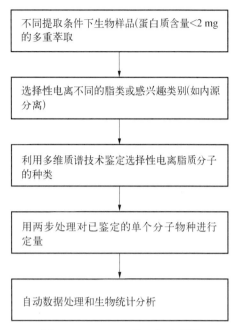

图 1　MDMS - SL 的工作流程图

流程图内容：

不同提取条件下生物样品(蛋白质含量<2 mg 的多重萃取)

↓

选择性电离不同的脂类或感兴趣类别(如内源分离)

↓

利用多维质谱技术鉴定选择性电离脂质分子的种类

↓

用两步处理对已鉴定的单个分子物种进行定量

↓

自动数据处理和生物统计分析

条件下不稳定。这种化学不稳定性可以用来比较酸处理前后所获得的 MS 的数据,从而准确地识别是否存在缩醛磷脂[20]。

在 MS 技术水平上,电喷雾离子源像一个电泳池,可以在高电势下选择性地分离不同的带电部分[21,22]。不同的脂质类具有不同的荷电性质,这在很大程度上取决于它们极性头部基团的性质[1,4],基于每类脂质固有电性,通过"脂质的内源分离"[4,13,23],电喷雾离子源可以用来分辨粗脂提取物中脂质的种类。通过鸟枪脂质组学,在特定的 pH 溶液中,可以利用脂类的酸性或碱性差异,选择性地使正离子或负离子模式中的不同脂质类别离子化并实现最大电离灵敏度[24]。因此,含有磷酸盐的脂类(如阴离子磷脂、乙醇胺甘油磷脂(ethanolamine glycerophospholipid,PE)、酰基辅酶 A 和 1 -磷酸鞘氨醇)、硫酸盐(如硫脂)和羧酸盐下(如神经节苷脂和游离脂肪酸)可在负离子模式下进行离子化,有些种类的脂质在基本条件(即在氨水或氢氧化锂存在的 50% 浓度的 PE)即可进行电离。相反,含胺脂质类(如酰基肉碱)在正离子模式的酸性条件下容易被电离[4]。其他的脂类分子可以在正或负离子模式下,电离为碱性或阴离子(如氯、醋酸或甲酸)加合物,这些研究在相关文献中已详细讨论[4]。

从这个角度讲,MS 分析中碰撞诱导解离后,寻找敏感和独特的一类或一组特定脂质片段至关重要,因为通过这些片段可以成功地识别、分析和量化个体脂质种类,这也正是第三个关键步骤。在中性丢失扫描或前体离子扫描中,均可以从质量或 m/z 感兴趣的片段中,"分离"某一类或一组脂类的脂质碎片,其中每个单独脂质片段或分子的种类,都可以从三维阵列分析中得以确定[13,14]。再每一个片段代表一类或一组脂质,每种脂质类别的所有单元结构一起构成检测扫描中存在的分子离子的"附加维度"。这些分子离子构成第一维,而构建模块构成第二维[7,13]。例如,与甘油的羟基相连的 3 个基因可以认为是

3 个独立的结构单元,如果每个结构单元被识别,则可以确定给定样品中的每个甘油衍生脂质分子类别[13]。

最后通过鸟枪脂质组学进行定量,分两步进行[13,25,26]。首先,通过扫描比较每个单独分子与脱^{13}C 同位素后预选内标的离子峰强度,对含量丰富和非重叠的分子种类进行定量[4,27];其次,将这些确定的分子种类的部分或全部(加上预先选定的内标)作为标准,使用一个或多个中性丢失扫描和/或前体离子扫描获取感兴趣的脂质类所特有的基团(如头部基团)(见上文)来确定其他低丰度或重叠的分子种类的含量。在第二步中,由于分子种类的不同,断裂动力学可能是不同的,因此有必要采用多重标准来进行[28,29]。应该指出的是,使用串联 MS/MS 谱及至少两个内标定量的这种方法已经广泛用于本领域[29-32]。经第二步,线性动态范围可以通过消除背景噪声及使用多维质谱方法过滤重叠分子而显著扩展[4]。

目前,先进的鸟枪法脂质组学包括脂质类选择性内源电离和随后的多维质谱分析,使我们能够指纹识别和量化细胞脂质组中大多数主要和许多次要脂质类别的分子种类,这些收集到的脂质共占总脂质量的 95%(由几百到几千种分子种类组成),可以直接从样品制备的氯仿提取物中提取。这类脂质包括胆碱甘油磷脂(choline glycerophospholipid,PC)、PE、磷脂酰肌醇(phosphatidylinositol,PI)、磷脂酰甘油(phosphatidylglycerol,PG)、磷脂酰丝氨酸(phosphatidylserine,PS)、磷脂酸(phosphatidic acid,PA)、鞘磷脂(sphingomyelin,SM)、单己糖神经酰胺(即半乳糖神经酰胺和/或葡萄糖神经酰胺,HexCer)、硫苷脂、游离脂肪酸、TAG、LysoPC、lysoPE、lysoPA、酰基肉碱、胆固醇和胆固醇酯、神经酰胺(ceramide,Cer)(包括二氢神经酰胺)。根据脂质的化学性质,发明了一些特殊方法,这些方法可用于心磷脂(cardiolipin,CL)[33]、4-羟基烯醛[34]、1-磷酸鞘氨醇[35]、硫苷脂[36]、(神经)鞘氨醇、鞘氨醇半乳糖苷及 lysoSM[19] 的提取。

本章中我们描述了几种与神经退行性疾病和脑损伤相关的具有代表性的脂质类别的鉴别和定量方法。尽管我们认为 MDMS-SL 技术平台对细胞脂质组中存在的大多数脂质类别的综合分析能力是强大的,并且所描述的方案可应用于其他研究,但也应该认识到神经退行性疾病中脂质组学研究的特殊性并提出解决方案。迄今,在代谢组学方面只有 MDMS-SL 彻底解决了上述问题,并提供了一个真正直接可靠的标准化样品准备方法。因此,在神经退行性疾病和脑损伤的研究中,由于主要生物材料是脑组织,这就产生了一个重要的问题:在样品组织中,不同细胞群具有同质/异质性(不同比例)。例如,神经元主要存在于灰质,而少突胶质细胞主要存在于白质。共同存在的灰质与白质的比例差异可能导致不可预测的变化,这可能会掩盖对照和疾病样本之间的真实差异。人脑样本 MDMS-SL 的分析结果显示,在灰质和白质样品中 PE 分子种类脂质谱存在明显的不同(图 2)。从受试者尸检的大脑皮层灰质中脂质提取物的电喷雾电离质谱(electrospray ionization mass spectrometry,ESI-MS)分析显示,不同种类的 PE 产生了多个主要去质子化离子峰(图 2a),其中 PE 分子超过了 80%(mol%)、缩醛磷脂 PE(pPE)占 55%~60%,其在 $sn-2$ 位置含有多不饱和脂肪酰基链[37]。相比之下,对来自不同脑区白质的脂质提取物的 ESI-MS 分析显示,在 m/z 726.4 区存在一个主峰,该峰包含不饱和的酰基链(18:1-18:1 pPE),占 PE 总数的 85%(mol%)(图 2b)。因此,不同的 PE 分子在大脑灰质及白质之间的分布谱,提供了一个区分灰质和白质的重要标准,但是,更重要的是,要确定共存的灰质和白质的交叉污染程度。交叉污染的程度可以基于 m/z 726.4(18:1-18:1 pPE)和790.4(18:0-22:6 PE)离子峰的强度比值进行精准确定。首先在最小污染的条件下将采样标准化,然后基于整体对特定疾病状态模式进行确定和表征(图2)。

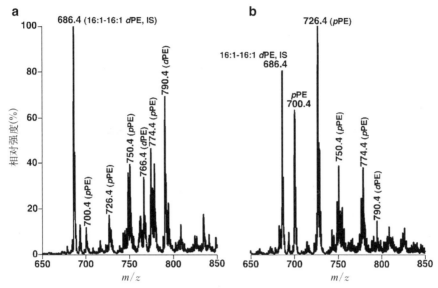

图 2　认知正常人的大脑枕部区灰质(图 a)和白质(图 b)提取物中
乙醇胺甘油磷脂分子物种的不同分布谱

缩醛磷脂酰乙醇胺和磷脂乙醇胺分别缩写为"pPE""dPE"。"IS"表示内部标准。参考文献[51]已经 Elsevier B. V 许可转载,版权(2010 年)

2. 材料

2.1　仪器(附注 1)

(1) Naso - ESI 设备(TriVersa NanoMate,Adion bioscience Ltd. ,Ithaca,NY)。

(2) 质谱仪(Thermo TSQ VANTAGE、San Jose、CA;ABSciex 4800 MALDI TOF/TOF 分析器,Framingham,MA)。

2.2　试剂和溶液

(1) 常用的试剂和溶液

1) 磷酸盐缓冲液(phosphate buffered saline,PBS)(1×): 8 g NaCl,1. 44 g Na$_2$HPO$_4$, 0. 24 g KH$_2$PO$_4$,0. 2 g KCl,pH 7. 4,超纯水定容至 1 L。

2) 溶剂 A(萃取剂):氯仿/甲醇溶液中(1:1,V/V)。

(2) 在溶剂 A 中的单个脂质内标溶液(1 mg/mL),包括:

1) 1,2 -二肉豆蔻酰基- sn -甘油-3 -磷酸胆碱(di 14:1 PC)液。

2) 1,2 -二棕榈油酰基- sn -甘油-3 -磷酸乙醇胺(di 16:1 PE)液。

3）1,2-二十五碳酰基-*sn*-甘油-3-磷酸甘油（钠盐）（di 15∶0 PG）液。

4）1,2-二肉豆蔻酰基-*sn*-甘油-3-磷酸丝氨酸（钠盐）（di 14∶0 PS）液。

5）1,2-二肉豆蔻酰基-*sn*-甘油-3-磷酸（钠盐）（di 14∶0 PA）液。

6）1,1′,2,2′-四肉豆蔻酰心磷脂（T 14∶0 CL）液。

7）1-十七烷酰基-2-羟基-*sn*-甘油-3-磷酸胆碱（17∶0 LysoPC）液。

8）*N*-月桂基鞘磷脂（N12∶0 SM）液。

9）*N*-十七烷酰神经酰胺（N17∶0 Cer）液。

10）*N*-月桂酰硫化物（N12∶0 sulfatide）液。

注：① 以上购自 Avanti Polar Lipids，Inc.，Alabaster，AL，除了特殊注明部分。② 7,7,8,8-d4-棕榈酸（d_4-16∶0 NEFA）溶液（Cambridge Isotope Laboratories，Andover，MA）。③ 三十七烯酸（T 17∶1TAG）溶液（Nu Chek，Inc.，Elysian，MN）。④ *N*-十五烷酰基半乳糖基神经酰胺（N15∶0 GalCer）溶液（Matreya，Inc.，Pleasant Gap，PA）。

（3）内标准混合物

包括 di14∶1 PC、di16∶1 PE、di15∶0 PG、di14∶0 PS、di14∶0 PA、T14∶0 CL、d_4-16∶0 NEFA、17∶0 LysoPC、T17∶1TAG、N12∶0 SM、n17∶0 Cer、N12∶0 硫化物、N15∶0 GalCer 等，每个脂质类别的数量取决于相应样品中脂类的丰度（内标分子类别的选择基于它们代表内源性细胞脂质质量<0.1%的水平，ESI-MS 脂质分析预试）。

（1）50 mmol/L 氯化锂（LiCl）液。

（2）10 mmol/L 氯化锂（LiCl）液。

（3）1 mol/L 甲醇锂（LiOMe）甲醇溶液。

（4）0.4%醋酸溶液。

（5）80 倍稀释的氢氧化锂（LiOH）饱和的甲醇溶液。

（6）（1∶2∶4，v/v/v）甲醇/氯仿/异丙醇溶液。

3. 方法

3.1 细胞内脂质的提取和样品制备

总的来说，组织样品在 10 倍稀释的 PBS 中匀浆。将适量的内标预混合液添加到组织匀浆或其他生物液样品中，按照已报道的改良 Bligh 和 Dyer 提取过程，采用标准的方法[38]进行相关操作，脂质提取物经 ESI-MS 和 ESI-MS/MS 分析。

（1）将大脑样本（约 25 mg）装入 1.5 mL 离心管。加入 300 μL 10 倍稀释的 PBS。样品分别用一次性软组织匀浆器上下研磨 1 min（附注 2）。用移液器吸取 25 μL 测定蛋白质含量。

（2）采用 96 孔板以牛血清白蛋白（bovine serum albumin，BSA）为标准测定蛋白质含量，实验按照制造商的说明操作（如 Bio-Rad 或其他公司）。

（3）将步骤 1 中的组织样品匀浆液转移到一次性的硼硅酸盐玻璃管中（16×100 mm），记录转移的体积。基于转移的匀浆样本中的蛋白质含量，添加一定量的内标预混合物（附注 3）。

（4）对于神经退行性疾病和/或脑损伤的研究中的液体样品（如血浆、血清或 CSF），处理如下：将每个样品准确地转移到一个一次性的培养硼硅酸盐玻璃管（16×100 mm）并记录转移的体积；基于转移的样品量，添加确定量的内标预混合物（附注 3、4）。

（5）准备提取溶剂（溶剂 A），10 mmol/L 和 50 mmol/L 的氯化锂溶液。

（6）加 4 mL 的提取溶剂到玻璃管中（步骤 3 或 4），然后再加入适当体积的 50 mmol/L 氯化锂，使水相的最终体积为 2 mL。盖住管口，涡流混匀 20 s，然后 2 700×g 离心 10 min。

（7）收集底层到一个新的硼硅酸盐玻璃管中（附注 5）。加入 2 mL 氯仿到每个玻璃管中。盖住管口，涡流混匀 20 s，然后 2 700×g 离心 10 min。

（8）收集底层，与步骤 7 收集的底层合并（附注 5）。采用氮气蒸发器将收集层液蒸发直到完全干燥。

（9）向步骤 8 中得到的沉淀物中加入 4 mL 溶剂 A，重新混悬后加 10 mmol/L 氯化锂 2 mL。盖住管口，涡流混匀 20 s，然后 2 700×g 离心 10 min，重复步骤 7 和 8。

（10）用溶剂 A 按 200 μL/mg 蛋白质或 1 mL/mL 原液样品重新混悬步骤 9 中的脂质提取物。将脂质提取物用氮气洗涤，加盖，存储在-20℃，准备 MS 分析。

（11）将每种脂质提取物的 1/4（步骤 10）转移到圆锥形玻璃离心试管中并在氮气流下蒸发掉溶剂。在 0℃，将小体积（50 μL）的 1 mol/L 冷冻甲醇锂（LiOMe）的甲醇溶液加入测试管，涡旋反应 15 s，冰浴 1 h，用 2 mL 0.4%醋酸溶液终止反应。如果需要，终止反应溶液的 pH 可用乙酸调整为 4~5。水相用正己烷（2 mL，3 次）洗涤，使用后丢弃。如步骤 9 所示，水相中的脂类用改良的 Bligh 和 Dyer 方法提取。氯仿中的萃取物在氮气流下干燥。每个提取物中加入 100 μL 溶剂 A，用氮气洗涤，封顶，并存储在-20℃，准备鞘脂质组学分析[19]。

3.2　质谱分析

对于样品中存在的脂类，不管有无甲醇锂水解，都在 3 种不同的电离模式中进行分析：ESI 负离子、加氢氧化锂 ESI 负离子、加氢氧化锂 ESI 正离子。首先进行氢氧化锂存在条件下脑 PE 物质的负离子 ESI - MS 分析以确定单个样品中的细胞群[37,39]。如果细胞群体的纯度标准不符合[37,39]，脂质提取和样品制备（标题 3.1）必须重做。

（1）在耐化学腐蚀的 96 孔板里加入或不加 2%~5%氢氧化锂溶液，用甲醇/氯仿/异丙醇（1/2/4）将每个脂质提取物溶液的总脂质浓度稀释到低于 50 μmol/L（附注 6）。

（2）在正离子模式下，设置纳米喷雾电离源的电离电压为 1.15 kV，在负离子模式下，设置为-1.15 kV，气压为 0.55 psi。通过 Chipsoft 软件自定义序列运行，执行每个样品的电子电离（附注 7）。

（3）对于 MS 分析，每个 MS 扫描观察均收集 2 min 内的平均信号（附注 8）。在串联质谱分析中，设置气体监测压力在 1.0 mTorr，不同的脂质类设置不同的能量碰撞，收集 5 min 内的平均信号，包括 PIS 和 NLS 扫描（如表 1 所示，敏感和特异的脂质或感兴趣的脂类）。所有 MS 由 Xcalibur 软件的一个自定义序列子程序运行。对于硫苷脂类采用另一种方法分析，即基质辅助/激光解吸电离飞行时间/飞行时间质谱（matrix-assisted laser desorption/ionization time-of-flight/time-of-flight，MALDI TOF/TOF）法（附注 9）。

表1　每个脂类中总结具体的扫描用于识别和定量个体分子种类

脂类（参考文献）	离子式	类别特定预筛扫描	用于识别酰基链和/或区域异构体的扫描	第二步定量扫描的初步扫描
PC [43]	[M+Li]$^+$	NLS189.1, −35 eV	NLS (59.0 + FA), −40 eV	NLS183.1, −35 eV, 对于含多元不饱和酰基链的物种；NLS59.0, −24 eV, 对于缩醛类物种；NLS189.1, −35 eV, 对于其他所有物种
lysoPC [43]	[M+Na]$^+$	NLS59.0, −22 eV；NLS205.0, −34 eV	PIS104.1, −34 eV；PIS147.1, −34 eV	NLS59.0, −22 eV；NLS205.0, −34 eV
PE 和 lysoPE [18]	[M − H]$^-$ [M − H+Fmoc]$^-$（[M+C$_{15}$H$_9$O$_2$]$^-$）	PIS196.1, 50 eV for [M − H]$^-$ NLS222.2, 30 eV	PIS (FA − H), 30 eV	NLS222.2, 30 eV for [M − H+Fmoc]$^-$
PI 和 lysoPI [23]	[M − H]$^-$	PIS241.1, 45 eV	PIS (FA − H), 47 eV	PIS241.1, 45 eV
PS 和 lysoPS [23]	[M − H]$^-$	NLS87.1, 24 eV	PIS (FA − H), 30 eV	NLS87.1, 24 eV
PG、PA、lysoPG 和 lysoPA [23]	[M − H]$^-$	PIS153.1, 35 eV	PIS (FA − H), 30 eV	PIS153.1, 35 eV
CL 和 mono-lysoCL [33]	[M − 2H]$^{2-}$	全 MS 在高分辨率下	PIS (FA − H) 在高分辨率下, 25 eV；NLS (FA − H$_2$O) 在高分辨率下, 22 eV	
TAG [27]	[M+Li]$^+$		NLS (FA), −35 eV	
神经鞘髓磷脂 [43]	[M+Li]$^+$	NLS213.2, −50 eV	NLS（鞘氨醇骨架的中性碎片）	NLS213.2, −50 eV
神经酰胺 [44]	[M − H]$^-$	NLS（来自鞘氨醇骨架的中性片段）（如 NLS256.2, 32 eV for d18：1 非羟基物种）	NLS（来自鞘氨醇骨架的中性片段），如 d18：1 的 NLS256.2, 32 eV 非羟基物种	NLS（来自鞘氨醇骨架的中性片段），如 d18：1 的 NLS256.2, 32 eV 非羟基物种
己糖神经酰胺 [45,46]	[M+Li]$^+$	NLS162.2, −50 eV	NLS（鞘氨醇骨架的中性碎片）	NLS162.2, −50 eV
硫脂 [47]	[M − H]$^-$	PIS 97.1, 65 eV	NLS（鞘氨醇骨架的中性碎片）	PIS97.1, 65 eV
β-磷酸鞘氨醇 [35]	[M − H]$^-$	PIS79.1, 24 eV		PIS79.1, 24 eV
鞘氨醇碱 [19]	[M+H]$^+$	NLS48.0, −18 eV		NLS48.0, 18 eV
鞘氨醇牛乳糖苷 [48]	[M+H]$^+$	NLS180.0, −24 eV		NLS180.0, −24 eV

续　表

脂类 （参考文献）	离子式	类别特定预筛扫描	用于识别酰基链 和/或区域异 构体的扫描	第二步定量 扫描的初步扫描
胆固醇[49]	［胆固醇甲氧基 醋酸酯 + MeOH + Li］⁺	PIS97.1，−22 eV		PIS97.1，−22 eV
酰基肉毒碱 [50]	［M+H］⁺	PIS85.1，−30 eV		PIS85.1，−30 eV
酰基辅酶 A [16]	［M − H］⁻，［M − 2H］²⁻ ［M − 3H］³⁻	PIS134.0，30 eV		PIS134.0，30 eV
4 - 羟基烯醛 [34]	［M+肌肽+H］⁺	NLS71.2，−28 eV； NLS117.2，−26 eV		NLS71.2，−28 eV； NLS117.2，−26 eV

注：NLS 和 PIS 分别代表中性损失扫描和前体离子扫描。FA 和（FA-H）分别表示游离脂肪酸和脂肪酰基羧酸根阴离子。正文中给出了磷脂类的缩写。

3.3　质谱数据分析

MS 数据处理过程包括离子峰选择、数据转移、基线校正、峰值强度比较和量化，是由一个自行编程的 Microsoft Excel 宏软件进行的[40]。宏软件的原则进行了如下总结。

（1）脂类和单个分子物种的数据库建立

1）脂质分子结构的基本概念被广泛用于构建这些程序的数据库。在哺乳动物细胞脂质类中，基于结构单元的差异，大部分脂质类可分为五类，包括甘油磷脂、甘油脂、鞘脂类、甾醇类和代谢物（附注 10）。

2）所有脂质类由骨架和结构单元构成。例如，胆碱甘油磷脂（PC）是一类甘油磷脂类脂质。它以甘油为骨架，并有 3 个基因连接 3 个羟基。磷酸胆碱在 sn - 3 位的头部属特定类别。根据 IUPAC 命名法，甘油在 sn - 1 位上的氧原子通过酯基、醚基或乙烯醚基与脂肪链连接，包括甘油磷脂胆碱的亚类 phosphatidyl-, plasmanyl-, and plasmenyl-（附注 11）。在 sn - 2 位氧原子则通过酯键连接到其他脂肪链。

3）脂肪酰基链的结构单元会根据碳原子和双键的数目，以及双键在脂肪链中的位置的不同而变化。在 MDMS - SL 分析的脂质类数据库中，整个脂质类的脂肪链中（如 PC）碳原子数和双键数都有变化（附注 12）。

（2）特殊类别的个别脂类分子的自动识别和定量

1）来自 MS 的原始数据表格直接由 Xcalibur 平台自编程软件输出。

2）来自 MS 的原始数据的基线水平是基于噪声到信号的加速强度变化的存在来确定的[41]。基线水平的确定从具体的原始数据推导出来的。

3）脂类提取物中脂质分子的离子峰列表是通过匹配特定扫描（即 PIS 或 NLS，表 1）中基线校正后检测到的离子峰和所建立的脂质类数据库候选物种的 m/z 值后生成的。这个峰值列表表示所有检测到的具体种类的脂类，包括同分异构体，并且可以从该脂质数据库中得到关于脂肪链(s)双键总数和总碳原子数的信息。

4) 酰基链的识别是通过加载所有 PIS 或 NLS 数据与特定的酰基链信息实现的。成对的脂肪链的组合是通过限制酰基链中碳原子和双键的总数来确定其类别的。

5) 在对目标脂质分子种类直接定量前,需要考虑两种 ^{13}C 的同位素效应[4,27]。第一种效应来自给定分子种类和所选内标之间的碳数差异。第二种效应可能由目标物种的离子峰的重叠而发生(m/z=M),其他物种的 ^{13}C 同位素峰含有额外的双键(m/z=Mz 峰)(附注 13)。

6) 单个分子种类的定量需要两个步骤进行[40]。首先,算法可以确定目标峰值列表中是否存在重叠峰值或低丰度峰值。经基线校正和去除 ^{13}C 同位素效应后,通过与 MS 扫描观察到的相应类别的所选内标的离子峰强度进行直接比较,对丰富的非重叠峰进行第一步定量[40]。

7) 丰富的非重叠种类加上外源添加的内标是用于第二个定量步骤的候选标准。在该步骤中,使用来自类别特异性 PIS 或 NLS(表 1)的重叠和/或低丰度物质的校正离子峰强度,通过与候选标准的离子峰强度的比率比较来进行定量(附注 14)。

4. 附注

(1) 纳米喷雾源由 Chipsoft 8.3.1 软件控制,所有的 MS 或串联 MS 分析均在 Xcalibur 软件中执行。其他的设备包括分析天平(精确度 0.01 mg)、多样本匀浆仪(12 孔,每孔 10~100 mg 的容量)、冷冻小瓶(2.0 mL)、Branson 数字超声破碎仪 450、旋涡混合器和振荡器、刀片或剪刀、组织匀浆器、1.5 mL Eppendorf 管、1.5 mL 聚丙烯杵(一次性软组织匀浆器)、手持球杵电机、一次性硼硅酸盐玻璃管(16×100 mm)、5.75 英寸一次性硼硅酸盐玻璃巴斯德移液管、德拉蒙德移液管、台式离心机、分析型液氮蒸发器、96 孔微量培养板(透明板用于蛋白质测定和化学抗性直接输注脂样品的制备)。

(2) 样品在冰浴中进行超声和匀浆。

(3) 内标准混合物包括 di14∶1 PC,di16∶1 PE,di15∶0 PG,di14∶0 PS,di14∶0 PA,T14∶0 CL,d4－16∶0 NEFA,17∶0 LysoPC,T17∶1 TAG,N12∶0 SM,N17∶0 Cer,N12∶0 硫化物,N15∶0 GalCer 等。每个内标都溶解在溶剂 A 或纯氯仿溶液中,储备浓度约 1 mg/mL。基于样品中相应脂质的丰度,配制预制混合液中每种脂质的用量。通过 ESI－MS 脂质分析选择内标的分子种类,因为它们代表<0.1%的内源性细胞脂质量水平。

(4) 另外,也可以将液体样品的蛋白质含量标准化。在这种情况下,在添加内标预混合物之前,使用分装的液体样品来测定蛋白质含量。

(5) 为了避免从上层(水相)到底层的污染,可以在最小气压下缓慢插入玻璃材质的巴斯德移液管(防止上层液体进入移液管),直到移液管到达底层。仔细收集底层,并将移液管移出,通过在玻璃试管的边缘轻轻地旋转以去除顶端的水污染物,然后将样本迅速转移到一个干净玻璃管中。

(6) 脂质提取物的总脂质浓度可以根据蛋白质含量或先前研究中获得的样品的浓度范围进行估算[38]。这种方法可以估算总脂质浓度,防止分析中脂质的聚集。氢氧化锂溶液由饱和的甲醇溶液稀释 200 倍制成。

（7）由于样品电离与光谱的采集由两个单独的软件程序操作（分别是 ChipSoft 和 Xcalibur），ChipSoft 所控制的电离极性和时间应该与对应的质谱仪相匹配。质谱仪从纳米喷雾触发的一刻开始收集频谱。

（8）对于三重四极杆质谱仪，第一和第三个四极杆被用作质量分辨率为 0.7 Th 的质量分析器，第二个四极杆用作串联质谱分析的碰撞池。对于心磷脂的分析，质量分辨率设定为 0.3 Th 以检测其双电荷离子[33]。

（9）使用 9-氨基吖啶作为基质的 MALDI-MS 可以用于对生物样品脂质提取物中存在的其他阴离子脂质进行选择性解吸/电离[36]。通过 MALDI TOF/TOF-MS 分析产物离子，可以说明每个硫化物的结构。

（10）在脂类和单个分子种类数据库中，MDMS-SL 能够利用非靶向方法分析一类目标脂质分子。因此，数据库应尽可能广泛、灵活。初始数据库尽可能包含所有的天然脂质分子，必要时可以灵活修改或增加新的脂质种类[40]（附注 12）。

（11）到目前为止，胞浆酰基和胞浆酰基亚类只在哺乳动物脂质组中的胆碱、乙醇胺和丝氨酸甘油磷脂中被发现[42]。

（12）我们的数据库中分子种类约包含 6 500 种甘油磷脂、3 200 种甘油酯类、26 000 种鞘脂类、100 种固醇脂质和 410 种代谢物[40]。因此，总计有超过 36 000 多个分子种类加入数据库的初始建设中，但不包括异构体、氧化脂质或其他共价修饰的实体。此外，通过修改一般的化学公式，数据库可以很容易地扩展到涵盖未来可检测到的任何新的脂类物种或亚类，随着新型质谱仪灵敏度的不断提高，生物样品中新的脂质也可以被检测到。

（13）由于氢、氮或磷等原子的同位素丰度极低，或其种类与所选的内标无显著差异，同位素效应往往被忽略。

（14）在第二步定量时生成并应用了 1 种基于两个变量（每个单独物种的脂肪酰基链中总碳原子数目和总双键数目与所选标准的差异）和多变量最小二乘回归以确定每个单独分子种类的校正因子的算法[40]。通过第二步定量，量化的线性动态范围被显著扩展到可以通过一个或多个 MS/MS 扫描量化重叠和/或低丰度的物种，以降低背景噪声，提高低丰度物种的信噪比，并且可以用特异性 PIS 或 NLS 过滤重叠分子。

致谢

这项研究得到了美国国家医学科学院 R01 GM105724 和校内机构国家研究基金的资助。特别感谢 Imee Tiu 女士的编辑协助。

参考文献
见二维码。

第25章

最新的阿尔茨海默病信号途径：旨在破译
阿尔茨海默病的发病机制

Soichi Ogishima, Satoshi Mizuno, Masataka Kikuchi, Akinori Miyashita,
Ryozo Kuwano, roshi Tanaka, Jun Nakaya

摘要　AD 是一种复杂的神经退行性疾病,其中神经元和突触功能的丧失会导致老年痴呆。为了阐明 AD 的发病机制和开发相关治疗药物,已开展了许多研究以试图阐明该病所涉及的信号通路。然而关于 AD 信号转导的相关信息尚未被编制成通路图。在本章中,我们人工构建了 AD 信号通路图,称为"AlzPathway",该通路图全面地整理了 AD 领域中的信号通路。我们收集和查阅了 100 多篇与 AD 相关的综述文献,并绘制了 AD 的信号通路图。AlzPathway 目前由来源于神经元、血-脑屏障、突触前、突触后、星形胶质细胞和小胶质细胞中数以千计的分子、反应及其细胞定位构成。AlzPathway 提供了一个全面的 AD 信号和相关通路的系统生物学平台,希望有助于阐明 AD 的发病机制和药物开发。

关键词　AD,系统生物学,信号通路,通路图,手工管理,AD 信号通路图,药物发现

1. 引言

AD 是一种复杂的神经退行性疾病,主要病理特征为细胞外 Aβ 斑块沉积和神经细胞内的 NFT[1]。AD 会导致老年性痴呆,随着患者人数的迅速增加,已成为老龄化社会的一个严重问题。为了解决这个问题,迫切需要明确 AD 的致病机制,以及研发治疗 AD 的药物。

公开的数据库(AlzGene;http://www.alzgene.org/)中已收集了关于 AD 易感基因之间关联性的研究[2]。试图阐明 AD 病理机制相关蛋白及其信号通路的研究仍在不断进展中。这些对理解 AD 病理特征的核心本质:淀粉样斑和 NFT 积累是必需的,但目前仍不清楚相关因素如何影响这两大病理进程。与淀粉样斑和神经元 NFT 相关的多个 AD 信号转导通路已在一些研究中报道,但它们尚未被合理的编辑过。

本章我们介绍一种人工构建的 AD 通路图,称为"AlzPathway",它全面综合了 AD 领

域中的信号转导途径[3]。我们收集并查阅了 100 多篇与 AD 相关的综述文献，并人工绘制了 AD 通路图。AlzPathway 目前由来源于神经元、血-脑屏障、突触前、突触后、星形胶质细胞和小胶质细胞中数以千计的分子、反应及其细胞定位构成。

NGS、RNA－Seq、蛋白质组学、代谢组学等发展迅速，产生大量的研究数据，这些数据有助于确定如致病基因突变、异常的 mRNA 表达谱、异常的蛋白质互作。AlzPathway 不仅可以评价 WGS 所得到的候选风险基因，而且可以对组学数据（如 RNA－Seq 的表达）进行分析，以揭示 AD 发病机制。AlzPathway 提供了一个综合系统生物学平台，这将有助于明确 AD 发病机制与 AD 治疗药物研发。

2. 材料

我们通过 PubMed 仔细查阅了 100 多篇 AD 的综述文献，AD 相关蛋白及其信号通路绘制出一个 AD 病理通路图（附注 1）。

3. 方法

根据我们人工构建 AlzPathway 的指导原则（附注 1），首先，我们选择性收集了 AD 综述文献并进行了人工管理编制。

3.1　收集综述文献和人工编制

我们收集了 123 篇综述文献，使用 CellDesigner（http://www. celldesigner. org/）[4] 将致病信号蛋白质及其信号通路绘制成 AlzPathway（图 1，附注 2）。相关分子包括以下类型：蛋白质、复合物、简单分子、基因、RNA、离子、降解产物和表型。反应主要包括以下几类：状态转换、转录、翻译、异二聚体、解离、转运、未知的转换和忽略的转换。对于所有反应，文章的链接应该使用 MIRIAM 体系[5]描述为 PubMed ID。细胞类型包括神经元、星形胶质细胞和小胶质细胞。细胞间隔包括血-脑屏障、突触前、突触后和细胞定位。我们通过分子类型、反应类型、细胞类型和细胞定位创建了一个 AD 的通路模型。我们还给分子和反应添加了注释和 MIRIAM，使图层变得干净整洁。

3.2　AlzPathway 的更新

自数据库首次开放以来，我们一直在结合新的数据对 AlzPathway 进行更新[3]。例如，在 2013 年，研究者在欧洲人群中发现，*TREM2* 基因 *rs75932628* SNP 与 AD 有很大相关性[6,7]，该发现的重要性可以与发现 *APOE* 基因变异体在 AD 中的作用相媲美。根据这一新发现，*TREM2* 基因的 3 个新种类、6 个新反应及其信号转导分子和反应被添加到了 AlzPathway 中。

3.3　AlzPathway 网站服务

AlzPathway 可作为系统生物学标记语言（systems biology markup language，SBML）用于 CellDesigner，即与 SBML 语言兼容，可用于不同应用程序之间的文件交换[8]，同时也可以

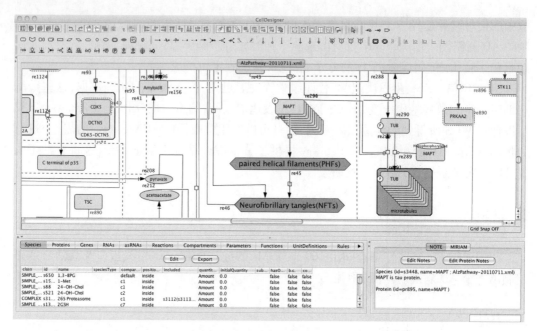

图1 采用 CellDesigner 手动整理收集 AD 相关综述文献及 AD 致病信号蛋白和通路的绘制

收集了 123 篇 AD 文献综述,手动处理绘制为致病信号蛋白及相关信号通路。采用 CellDesigner 进行可视化处理

作为高分辨率图像映射:http://AlzPathway.org/。

AlzPathway 通过 Payao 变为在线图,可作为 Web 服务使用[9](图2)。Payao 是一种基于社区的协作网络服务,可使社区同时处理相同的基因调控和生化通路模型,在模型中插

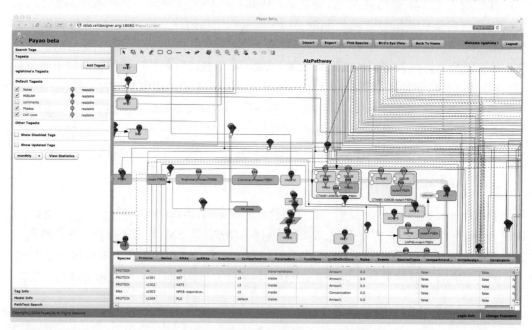

图2 采用 Payao 的 AlzPathway 社区检索

Payao 系统为人工处理途径提供了一个基于社区的协同网络服务平台(在线地图)

入标记、交换评论、记录讨论并更新模型。Payao 将使 AD 研究者在社区协作范围内利用 PubMed ID 浏览反应及其参考文献，也可评论、纠正和更新 AlzPathway。

3.4　AlzPathway 概述

AlzPathway 的概述如图 3 所示。AlzPathway 有 1 347 个分子种类、1 070 种反应和 129 种表型。分子分类如下：650 个蛋白质、232 个复合物、223 个简单分子、32 种基因、36 种 RNA、24 种离子和 21 种降解产物。反应分为：401 个状态转换、22 个转录、30 个翻译、172 个异二聚体、49 个解离、87 个转运、20 个未知转变、228 个忽略转变。该图由 AD 标志性通路和典型通路组成。AD 的标志性通路：Aβ 切割、Aβ 降解、APOE －胆固醇通路和 NFT 聚集。AD 的典型通路：乙酰胆碱的产生、胆固醇合成、Wnt 信号通路、Notch 信号通路、泛素介导的蛋白质水解、细胞凋亡、钙信号转导通路、内质网应激、MAPK 信号通路、神经酰胺的异常积累、神经酰胺的合成、活性氧化过程、自噬调节、神经营养因子信号通路、细胞周期、花生四烯酸级联、mTOR 信号通路、脂质途径、脂筏、炎症通路、胰岛素通路和 CREB

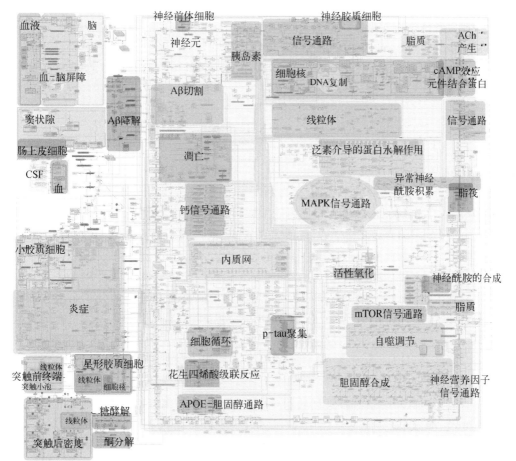

彩图

图 3　典型通路注释的 AlzPathway

AlzPathway 由 1 347 个分子、1 070 个反应和 129 个表型组成。AlzPathway 可在 http://alzpathway.org 网页获得。彩图见二维码

通路。另外,已有的人工编制的信号通路图:如表皮生长因子受体(epidermal growth factor receptor,EGFR)信号、Toll 样受体信号、RB/E2F 信号和 mTOR 信号通路[10-13],不过,这些仅是单一的信号通路图,并没有与疾病相关的通路联合在一起。因此,AlzPathway 是第一个针对特定疾病、人工构建的综合通路图,目录包含了细胞内外的神经元、神经胶质细胞、小胶质细胞、突触前细胞、突触后细胞、星形胶质细胞和血-脑屏障的信号通路。大脑和脊髓由不同的区域和细胞组成,包括神经元和神经胶质细胞。为揭示 AD 的致病机制,首先应该阐明神经元、神经胶质细胞、小胶质细胞、突触前和突触后细胞、星形胶质细胞和血-脑屏障之间的复杂信号通路。

3.5　AlzPathway 应用

(1) 关键分子的发现:AlzPathway 提供了最相关的致病信号蛋白及其复杂关系(见上文)。使用 AlzPathway,我们将探索 AD 的核心病理特征:淀粉样斑和 NFT 积累之间的关系,并从复杂的信号通路中寻找关键分子。为了寻找关键分子,网络分析是非常有必要的。通过 SBGN PD 方法(系统生物学的图形符号过程描述)[14],我们将 AlzPathway 从一个二进制关系转化为一个简单的交互格式(simple interaction format,SIF)文件,它可以利用 Cytoscape 打开[15](SBGNPD 是描述途径的精确符号但不适合网络分析[14])。然后,我们计算边缘中心数,即通过图或网络 V 边缘的最短路径[16]。边缘中心数的计算公式如下:

$$C_b(e) = \sum_{u,\,w \in V,\, u \neq w} \frac{\sigma_{uw}(e)}{\sigma_{uw}}$$

其中,$\sigma_{uw}(e)$ 是指通过边缘 e 的 u 和 w 之间最短路径的数目,σ_{uw} 是指 u 和 w 之间最短路径的数目。根据它们的中心性,获得高度集中的关系,如图 4 中显示。突出的二元关系是 AD 的两个标志性途径,即淀粉样斑的形成(Aβ 积累)和 NFT 聚集(高磷酸化 tau 蛋白的积累)。γ-分泌酶介导淀粉样 Aβ$_{1-40}$ 肽的产生,从而形成 Aβ 寡聚体(Aβ 积聚),这是 AD 病程关键的一步。与此同时,微管相关 tau 蛋白(由 *MAPT* 基因编码)被突变早老素和 APC-AXIN-GSK3β-CTNNB1 磷酸化,导致 tau 蛋白的高度磷酸化,从而聚集形成 NFT。

(2) 基于通路的药物发现:如上所述,高度集中的关系和它们的分子组成在通路图中被突出显示,如 Aβ、γ-分泌酶、APP、APOE 和 MAPT,被视为是 AD 发病机制的关键分子。每一个关键分子都有可能是一种药物靶标。以核心分子为靶标的药物能够影响(如抑制)其功能,这可以成为治疗 AD 的候选药物。同时,以核心分子为靶标的药物也可能会由于脱靶而产生明显的副作用。

目前被美国食品药品监督管理局(Food and Drug Administration,FDA)批准的药品只能用来减轻 AD 症状,如他克林、卡巴拉汀、加兰他敏、多奈哌齐和美金刚胺等。他克林、卡巴拉汀、加兰他敏、多奈哌齐是胆碱酯酶抑制剂,美金刚胺是一种 N-甲基-D-天冬氨酸(N-methyl-daspartic acid,NMDA)受体拮抗剂。值得注意的是,根据 AlzPathway,胆碱酯酶和天冬氨酸受体是次要而不是主要的分子,因为它们既没有在互作的主要途径,也没有在互作的补偿途径中(图 4)。这暗示着这些药物可能不会因为脱靶而造成明显的副作用(仅针对 AD 图)。由于这些药物在 AD 信号网络中的靶分子具有分散性,所以它们可能有特殊的作用。这些药品是缓解痴呆的药物,不是对 AD 有治愈作用的药物。以关键大分子为靶点并具有最小副作用的药物可能会作为候选治疗药物进行研发。

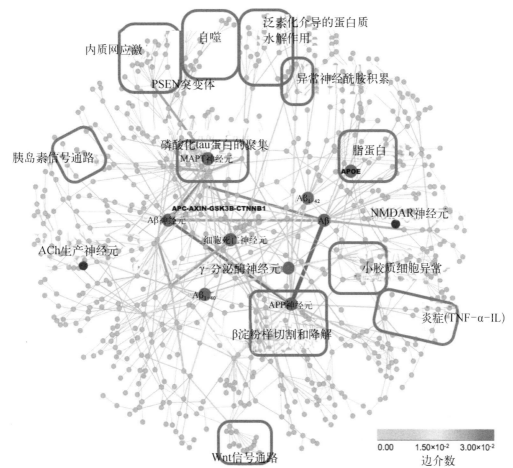

彩图

图 4　AlzPathway、关键分子和通路的高度集中关系：AlzPathway 二元关系概览

高度的集中关系、关键分子和通路。彩图见二维码

　　Semagacestat 是一种靶向关键分子的 γ-分泌酶的抑制剂,有望成为治疗 AD 的药物。Semagacestat 处于Ⅲ期临床实验。但是,它也会提高患者皮肤癌产生的概率,并且会因脱靶而产生明显的副作用①。Semagacestat 不仅抑制 γ-分泌酶而且作用于外周 Notch 信号通路,与安慰剂组相比,会提高皮肤癌的患病风险。事实上,在 AlzPathway 中,γ-分泌酶是处于中心的关键分子,如果被抑制,可能会影响未知的下游分子和途径(图 4)。γ-分泌酶也与 Notch 信号通路有明确的相关性。因此,AlzPathway 可收集和提供 AD 信号通路的综合信息,并且根据 AD 信号通路的拓扑学结构和相关性,显示出药物潜在的副作用。

　　(3)神经退行性疾病的交叉通路分析:有报道显示,*TREM2* 基因的 *rs75932628* SNP

———————————

① 译者注:2010 年 8 月 17 日,礼来制药表示将停止开发 AD 治疗药物 Semaga(estat)。

与 AD 有非常密切的相关性,其相关性与 *APOE* 基因变异体和 AD 的相关性相当。因此,TREM2 及其相关信号分子和反应也被加入最新的 AlzPathway 中。值得注意的是,*TREM2* 基因也被报道与其他神经退行性疾病,如与帕金森病有关。PD 图可以在 PD Pathway 图中获得(http://minerva. uni. lu/pd_map)[17]。我们可以探索 AlzPathway 和 PD 的致病信号分子及反应的共同性。我们也可通过交叉路径分析 AlzPathway 和 PD 信号图的关系。*TREM2* 基因尚未被发现在 PD 信号通路中发挥重要作用,因此它不是一种常见的致病信号分子。然而,在 PD 信号通路中我们发现了几种常见的致病信号分子和反应,包括 APP 和 tau 蛋白(*MAPT* 基因)。在 AD 和其他神经退行性疾病的不同病理时期,交叉路径分析可以提示常见的病原信号分子和反应。

AlzPathway 是首个针对特定疾病的细胞内、细胞间和细胞外信号转导途径构建的综合通路图,可以帮助揭示 AD 的发病机制并能协助相关药物的研发。AlzPathway 目前由神经元、血-脑屏障、突触前、突触后、星形胶质细胞和小胶质细胞及细胞定位中 1 347 个分子、1 070 个反应和 129 种表型组成。我们计划用自然语言处理(natural language processing,NLP) 更新 AlzPathway。AlzPathway 免费获得并可被研究人员更新。总之,AlzPathway 为 AD 的发病机制及新治疗靶点的确认提供重要的信息。

4. 注释

(1) 有关 AlzPathway 的指导原则可以概括为以下几个方面:① AlzPathway 为人工构建,从 PubMed 检索综述论文,在 2000 年以后发表的 100 000 篇 AD 文章被检索。基于病理信号蛋白和通路,对文章进行仔细筛选。② 对收集的综述文献进行人工整理,使用 CellDesigner 来绘制 AD 致病信号蛋白和转导通路。分子类型包括:蛋白质、复合物、简单分子、基因、RNA、离子、降解产物和表型。反应类型包括:状态转换、转录、翻译、异二聚体、解离、转运、未知的转移及忽略的转移。细胞类型包括:神经元、星形胶质细胞和小胶质细胞。细胞定位包括:血-脑屏障,突触前、突触后细胞。

(2) Celldesigner 是基因调控、生化和信号网络图解的编辑器。直观的用户界面允许使用者用丰富的图形符号绘制图表。注释符号符合系统生物学的图形符号(Systems Biology Graphical Notation,SBGN) 的 PD(Process Description,过程描述)[14]。

致谢

这项工作得到了日本教育部、文化部、体育部和科学部的科学研究项目资助。

参考文献
见二维码。

第5部分

计算系统生物学、网络生物学：研究复杂模块和网络的动力学及其互作的下一代计算和集成网络生物学方法

第 26 章

基于计算网络生物学方法发现阿尔茨海默病相关的新基因

Andreas Zanzoni

摘要 随着遗传学和基因组学的快速发展,医学研究者能够鉴定出更多的 AD 相关的候选基因,但是这些基因在 AD 中的病理生理学机制尚不明确。与此同时,网络生物学研究揭示了蛋白质互作网络和疾病之间的紧密联系。在本章中,我们提出了一种计算方法,该方法通过整合局部和全局的网络分析策略,对涉及 AD 的分子机制提出了新的生物学假设,并对候选基因做进一步功能研究。

关键词 AD,网络生物学,生物信息学,蛋白质互作网络,系统生物学,功能模块

1. 引言

1.1 蛋白质互作网络与疾病

大量可靠证据表明,疾病相关基因的表达产物并不是孤立地行使分子功能,而是以分子互作的形式和其他分子形成大分子复合物,构建分子子网络或通路,从而最终发挥功能[1]。这表明蛋白质互作网络和疾病之间存在着紧密的联系[2]。

随着基于大规模实验[3-5]和文献挖掘技术[6-8]的人类可靠互动数据的不断积累,我们能够从全局的角度来研究疾病基因的功能特性。已有研究结果表明,与非致病基因编码的蛋白质相比,致病基因编码的蛋白质倾向于和更多的其他蛋白质有分子互作[9,10]。同时,一些研究小组专注于通过实验[11-13]、计算[14,15]或两者相结合的方法[16]来构建特定疾病的互作网络,从而找到潜在的致病基因或导致疾病表型的新型分子改变。

根据这些观察结果,我们最近绘制了 AD 相关的最完整的互作网络(即互作组)[17]。其分析结果表明程序性细胞死亡蛋白 4(programmed cell death protein 4,PDCD4) 可能是重要的神经元死亡调节因子,并将 AD 的 Toll 通路中进化保守信号介导因子(evolutionarily conserved signaling intermediate in Toll, ECSIT)定位为连接氧化应激、炎症和线粒体功能障碍间的潜在分子[18]。

1.2 研究方案概要

本章中将介绍一种基于计算网络来识别新的与 AD 相关基因的方法,同时根据计算网络生物学领域的最新进展辅以理论和实际的建议(图 1)。该研究方案主要从一组疾病相关的种子蛋白质开始,构建 AD 的互作组。蛋白质互作数据来自可靠的公共数据库。一旦构建了互作网络,候选基因产物就会被映射到一个进一步富集的正交信息网络上,如基因表达谱和基因本体注释。随后,对 AD 互作的局部和全局属性(包括其网络结构)进行分析,这将有助于提出 AD 疾病分子机制的新假设,并预测潜在新型 AD 相关蛋白质分子(附注 1),为后续的功能研究提供方向。

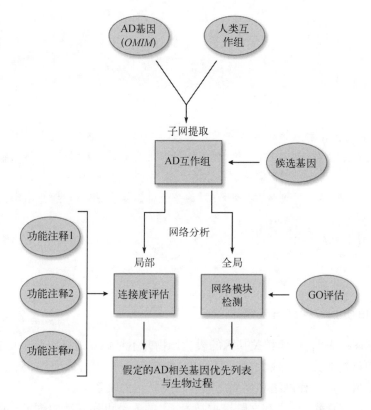

图1 计算网络生物学方法揭示 AD 潜在相关基因的流程图

2. 材料

2.1 阿尔茨海默病的基因

该研究的第一步是确定 AD 相关致病或易感基因,这些信息可以从人类孟德尔遗传数据库(Online Mendelian Inheritance in Man,OMIM)在线获取[19],该数据库系统将已知人类基因与各类疾病表型关联起来。目前,该数据库记录了 14 个与 AD 表型相关的致病/易感基因(如表 1 所示)。

表 1　AD 表型相关的致病/易感基因(OMIM 数据库,2013 年 9 月)

基因缩写	基 因 全 名	OMIM 编号
A2M	Alpha‑2‑macroglobulin	103950
ACE	Angiotensin converting enzyme	106180
APBB2	Amyloid beta A4 precursor protein-binding, family B, member 2	602710
APOE	Apolipoprotein E	107741
APP	Amyloid beta A4 protein	104760
BLMH	Bleomycin hydrolase	602403
HFE	Hereditary hemochromatosis protein	613609
MPO	Myeloperoxidase	606989
NOS3	Nitric oxide synthase	163729
PAXIP1	PAX interacting protein 1	608254
PLAU	Urokinase-type plasminogen activator	191840
PSEN1	Presenilin 1	104311
PSEN2	Presenilin 2	600759
SORL1	Sortilin-related receptor	602005

2.2　候选基因

基于人类疾病基因位点的遗传或物理互作实验,或者大规模的基因组关联分析[20,21]构建基因列表代表了可能参与 AD 发生机制的候选基因集(附注 2)。

2.3　蛋白质互作数据

这里我们收集了经过实验验证的蛋白质物理互作的公共数据库[22],如 BioGRID[6]、IntAct[7] 和 MINT[8]。这些资源提供标准格式的数据,如 HUPO PSI‑MI 格式[23],以使科学界轻松访问互作信息。通常,互作数据集由一系列蛋白质标识符对组成(附注 3),同时还包括检测互作的实验技术和互作相关的参考文献(附注 4)。

2.4　网络分析工具

互作数据可以通过网络的形式呈现,其中网络的“节点”表示蛋白质,“边”表示一对蛋白质之间的互作关系。这种表现形式使基于图论原理的多种分析方法得以应用,从而充分认识了每个蛋白质“节点”或互作“边”在网络中的地位和作用。例如,通过一些广泛使用的科学编程语言,如 Java、Python、R 及软件 Cytoscape(附注 6),我们可以计算网络的拓扑特性,比如节点度和聚集系数(附注 5)。另一种常见的分析手段是通过检测网络集群或模块来研究网络的全局结构,这些集群或模块定义为一组高度关联的蛋白质,通常与某些特定功能相关。近年来,已经报道了许多网络模块的识别算法,包括 MCODE[24]、

RNSC[25]、CFinder[26]、MCL[27]、ClusterONE[28]和 OCG[29]。这些算法大多数都可以作为独立的程序或作为插件加载到 Cytoscape 软件中运行(附注 7)。

2.5　功能注释

(1) 基因本体论(gene ontology,GO)代表了基因功能信息的最新资源[30]。它由 3 个结构化对照词汇表(本体术语)所组成,从生物学过程、分子功能和细胞组分 3 个方面来描述基因及其产物。基于一系列功能相关的参考资料(如科学文献),基因被注释到 GO 中特定的功能中。每个注释都报告了支持 GO 注释的证据代码(附注 8)。人类基因产物的 GO 注释通过 NCBI 的 Entrez[31]网站或 UniProtKB 基因本体注释资源[32]不断更新和定期发布。

(2) 基因表达谱分析是鉴定疾病相关的差异表达基因及疾病表型失调的生物学过程/通路的一种有效手段。就 AD 而言,有多个基因表达谱数据集可用,如患者脑组织的海马体转录组学[33,34],尸检患者的内嗅皮层[35]或新皮质的转录组学[36],以上数据集均以非 AD 人群为对照人群(附注 9)。

3.　方法

3.1　AD 互作组的构建

构建从 OMIM 数据中收录的 AD 致病基因(AD 种子)作为起始的 AD 互作组,首先需要从公共数据库收集与 AD 种子直接互作的蛋白质(附注 10)。随后,将 AD 初始网络进一步扩展,包括 AD 种子的互作对象和它们之间的相互连接,从而获得 AD 互作组(附注 11)。

一旦建立了 AD 互作组,就可以在网络上识别候选基因集。但采用这个方法,也有可能面临某些候选基因之间的互作信息缺失的问题。有多种方法来解决这个问题。例如,以候选基因作为饵来做互作鉴定实验,以发现新的互作子或测试候选蛋白质和 AD 种子产物之间的结合能力。然后,这些得到验证的新的互作将会添加到 AD 互作组中。如果这个方法不可行,另一个选择是利用物种同源性[37]通过其他物种的蛋白质互作来推断人类蛋白质互作,再整合到最终的互作组中(附注 12)。

3.2　基于局部连接的候选基因功能分析

一旦候选基因被纳入 AD 互作组中,就可以根据其与 AD 种子的紧密程度对它们进行排序。正如标题 1 所述,特定疾病相关的蛋白质之间更倾向呈现紧密地互作。与一个或多个种子基因互作的候选基因可能比那些没有直接互作甚至关联度不大的基因提供更多有价值的信息,这种推理也称为"关联犯罪(guilty-by-association)"方法[38]。然而,由于人类互作组目前并不完整[39],仅仅通过与致病基因的邻近关系并不足以预测新的候选疾病基因。结合 GO 注释对候选基因进行功能分析,一定程度上可以克服这个缺陷。例如,如果候选基因参与 AD 相关的生物学过程(如 β-淀粉样斑块形成、氧化应激或神经元死亡),或者与 AD 种子有相似的功能和细胞定位,都可以被认为是 AD 的潜在致病基因。然而,更有趣的是,这样的分析还可以定位到某些有趣的候选基因上,它们被认为具有某些意想不到的功能或目前尚未和已知 AD 基因关联的亚细胞定位,这将为新假设的提出开辟途径。

基于基因表达数据和 GO 功能分析可以进行另一层的功能筛选,检测一个或多个候选基因是否与 GO 功能注释中的 AD 表型相关。实际上,与 AD 种子基因互作的候选基因在 AD 疾病组织中的显著上调或下调进一步为其参与 AD 病理生理学过程提供了线索。

3.3　AD 互作组模块结构的全局分析

对 AD 互作组学的全局结构的研究有助于更深入地理解候选基因在 AD 中的作用。识别功能模块的过程通常分为两步,第一步是用算法和工具识别网络模块,其中包括使用标题 2.4 中描述的工具;第二步是使用 GO 等功能注释数据库对识别的网络模块进行功能注释。

(1)如何选择适当的算法来识别网络模块取决于多个因素[40,41]。首先,网络的拓扑结构会影响算法的性能。实际上,一些算法在密集网络中工作得更好,而其他算法更适合于稀疏网络,这些都会影响识别的网络模块数量。其次,在一些算法中,每个节点蛋白质只能分配给一个网络模块(如 MCL 和 RNSC),而在可识别重叠模块的算法中,每个节点蛋白质可以属于一个或多个不同的模块(如 CFinder、ClusterONE、MCODE 和 OCG)。此外,这些算法中大多数都考虑了检测模块中互作的权重(附注 13)。最后,这些算法还需要设置一个或多个运行参数。

(2)识别网络模块之后,使用 GO 来对模块中的蛋白质进行功能注释,并使用同质性准则[9],即同一模块中具有 GO 注释数最多的蛋白质,来评估其功能的一致性(附注 14)。同质性计算可能受到网络结构和模块检测算法粒度的影响。因此,建议通过调整参数来最大化所识别网络模块的功能同质性(附注 15)。或者,也可以通过富集分析来识别模块中蛋白质显著富集的 GO 功能,以此作为模块的功能标签(附注 16)。

(3)最终得到的是一组功能一致/富集的网络模块,这些模块也可以根据与 AD 的功能相关性或其蛋白质和 AD 种子或者候选疾病基因的关系进行排名。这个方法可以帮助筛选候选基因,为下一步功能验证提供基础,同时还会引导出 AD 疾病分子机制的新假设。

3.4　结束语

本章介绍了基于计算网络的分析方法。对于通过全基因组关联分析和 NGS 来发现与人类疾病相关的新基因(如 AD),该方法是一个理想的补充。事实上,网络生物学方法提供了全局视角来研究超越单基因水平的人类复杂疾病的分子机制。然而,计算网络分析产生的功能线索仍然需要通过实验手段来进行验证。

4. 附注

(1)所描述的研究方案可以用诸如 Java、Python 或 R 语言的任何通用/科学编程语言来实现。现已开发了几个用于执行网络和功能分析的库。例如,JUNG 框架(用于 Java, http://jung.sourceforge.net/)、NetworkX（用于 Python，http://networkx.github.io/）和 igraph（适用于 Python 和 R 语言，http://igraph.sourceforge.net），它们均是网络构建和分析的优秀工具，而 Bioconductor[42] 则代表生物学研究与分析最先进的框架（用于 R 语言 http://www.bioconductor.org）。

（2）将来自内部实验的候选基因与从公共可用资源收集的其他候选基因整合起来分析是可行的。例如，OMIM 数据库报告了与 AD 表型相关联的几个染色体区域，但缺乏直接关联特定基因的支持证据。候选基因的另一个来源是 AlzGene 数据库[43]，其收集并分析了已发表的对 AD 表型进行遗传关联研究的结果，主要来自全基因组关联研究和大规模实验。AlzGene 数据库的最新版本存储了 1 300 多个关联研究和约 700 个人类基因的信息。AlzGene 对研究的收录有着严格的标准，并且通过 Meta 分析结果对收集的基因进行标准打分[44]。

（3）蛋白质互作数据库通常使用 UniprotKB[45] 登录号作为人类蛋白质的标识符。然而，其他数据库的蛋白质或基因标识符也可能会出现，如 NCBI Entrez[31] 或 Ensembl[46] 基因登录号。针对这种情况，可以使用 Ensembl BioMart 工具[47] 或 UniprotKB ID 映射页面（http://www.uniprot.org/?tab=mapping）来统一不同的标识符。

（4）通过实验验证的人类蛋白质物理互作已经超过了 130 000，并通过不同的技术（如酵母双杂交，亲和纯化/MS，共定位等）在不同条件下（如体内或体外）和实验设置（高通量与低通量）下将它们检测出来。这种人类蛋白质互作组草图可以以不同的可靠性捕获生物化学层面的可能存在的各种关联（即二元/多聚体，瞬时/专一等）。因此，也开发了一系列评分系统来评估蛋白质互作数据的实验可靠性[48-50]。这些评分通常在 0～1 之间，取决于几个参数，如用于互作检测测定的技术、实验设置、观察到的互作的次数及描述给定互作的不同科学文献的数量。虽然在收集蛋白质互作数据时考虑可靠性打分会提高网络的可信度，但是如果设置过于严格的阈值，则会极大地降低网络覆盖度，从而导致可识别模块更少。

（5）节点度是节点与网络中其他节点的连接数[51]。聚类系数是用来描述图中某个节点的周边节点的聚集程度[52]。对于给定节点，其聚类系数就是其相邻节点之间的边数除以它们之间可能存在的边的总数。

（6）不擅长编程的研究人员可以使用免费软件 Cytoscape（http://www.cytoscape.org/）进行复杂网络的可视化和分析[53]。Cytoscape 提供了许多工具，也称为插件或应用程序，用于执行各种类型的分析[54]。例如，网络分析器插件可以计算和分析网络的拓扑属性。

（7）在 Cytoscape 中，用户可以通过选择相应菜单中的插件/应用程序设置选项来安装其他工具。迄今，有 20 个插件（如 ClusterViz、ClusterMaker[55] 或 Clust&See[56]）可以提供易于使用的模块检测算法。

（8）GO 注释证据代码分为 5 个类别：实验、计算分析、作者陈述、归纳陈述、从电子注释中推断。最后一种类别的注释不经过人工归纳。值得注意的是，证据代码不代表注释质量评估，这意味着实验支持的 GO 注释与电子推断的注释一样有效。然而，在蛋白质互作网络的功能分析中，推荐排除使用 IPI（由物理互作推测）证据代码的功能注释，以避免循环论证的问题。

（9）一般来说，相应出版文献的补充资料会提供所研究疾病相关的显著上调和下调的基因列表，如论文[36]所示。然而，如果不是这种情况，则可以从基因表达谱数据库如 Gene Expression Omnibus（GEO）中收集这些信息[57]。实际上，GEO 提供了一个基于网络的应用程序，称为 GEO2R，可以对两组或多组样本进行比较，以确定在不同实验条件下显著差异表达的前 250 个基因。

（10）如附注 3 所述，公共数据库存储不同类型的分子互作数据，这意味着根据检测互作的技术，它们被定义为二元或共复合（即多聚）关联[3]。一方面，诸如酵母双杂交法可以鉴定出蛋白质之间的互作而不被其他（即二元）介导。另一方面，亲和纯化结合 MS 技术可以定义出一组有互作的蛋白质，但是无法精确地确定哪些蛋白之间有互作。

（11）如果不熟悉脚本语言、自动化数据提取和互作数据的整合，则可以选择使用专用于子网/模块提取的网页工具，如 Mentha[58]，或由 Cytoscape 提供的数据导入插件（如 PSICQUIC 客户端[59]）。

（12）这种方法基于以下假设：对于一个物种中的两个互作的蛋白质 A 和 B 及它们在另一物种中的直系同源蛋白质 A′和 B′，则 A′和 B′可能彼此存在互作。A′和 B′的互作是两种生物之间潜在的保守的互作，并被定义为一个同源映射。如此，通过保守性推断预测的互作数据也被收录在公共数据库中，如 HomoMINT[60]、I2D[61] 和之前提到的 OPHID。这两种资源提供标准 PSI‐MI 格式的互作数据，可以轻松地与人类互作数据（标题 2）整合起来。

（13）互作网络可以使用实验可靠性打分来赋予权重，可靠性打分见附注 3。

（14）在同质性计算中，重要的是要有充足的覆盖网络模块的 GO 功能注释。因此，建议要求模块中至少 50% 的蛋白质注释到至少一个 GO 功能类。此外，通过与 1 000 个计算机随机生成的相同规模的模块比较，评估每个同质模块的统计学显著性。为了保持一致性，用于随机化的蛋白质应从用于产生 AD 互作组的人类互作组中挑选。

（15）在我们原先工作[17]中，我们使用 MCL 算法检测了 AD 网络中的功能模块。由于聚合物的粒度取决于参数–膨胀系数 I，因此我们在 AD 网络上运行 MCL 时，探索 I 的取值范围（0.1～10.0，以 0.1 为间隔）。然后，我们选择了获得功能同质模块最多的 I 值。

（16）有几种工具可用于执行功能富集分析，如 Cytoscape 中的插件 BiNGO[62] 和 ClueGO[63] 或 R 语言 Bioconductor 中的 Gostats 包[64]。

致谢

此研究获得了法国政府资助的"Plan Cancer 2009‐2013，Biologie des systèmes"项目，特此感谢。感谢克里斯蒂安·布鲁恩和丹妮拉·鲁夫尔审阅本章。

参考文献
见二维码。

第 27 章

通过网络方法来认识阿尔茨海默病：
从模式生物到人类

Justin Yerbury, Dan Bean, Giorgio Favrin

摘要　越来越多的证据表明 AD 并非由单个通路失调所导致的疾病,我们应将其视作一个整体系统,即大量蛋白质互作网络异常引起的疾病。在过去的几年里,由于传统方法自身的局限性及测序等高通量数据的快速积累,这种系统性的研究方法得到了广泛的应用。下面,我们将讨论"网络方法"的构成要素及其利弊,以及最新的研究案例和该分析方法的未来前景。

关键词　AD,网络方法,物理和遗传互作,系统生物学,生物信息学

1. 引言

AD 是最普遍的痴呆形式,其特征为早期与进行性的情景记忆障碍,并伴随着其他认知功能的改变。该疾病与脑区脑容量减少有关,如海马、内嗅皮质、杏仁核和内侧颞叶的萎缩,并且最终会影响到整个大脑[1]。AD 的病理特征是淀粉样斑和 NFT,它们已被证实分别由 Aβ 肽和过度磷酸化 tau 蛋白组成。这种疾病早期发病的家族人群通常携带基因 *APP*、*PSEN1* 和 *PSEN2* 的遗传突变,这些突变都会影响 APP 中 Aβ 肽的切割,这也充分证明了淀粉样蛋白级联是 AD 发病机制的重要组成部分[2]。因此,AD 的发病机制通常是围绕淀粉样蛋白级联建立的单通路来解释。然而,考虑到加工 Aβ 的基因发生突变的患者只占总患者的 5%(称为早发性或家族性 AD),而 95% 的病例被称为迟发性老年痴呆病(late-onset Alzheimer's disease,LOAD),在这部分患者中,Aβ 肽的加工并没有受到明显影响(详见下文"为什么我们需要新的方法来研究 LOAD")。实际上,还有很多涉及 AD 病理学的其他方面也对于研究 AD 发病机制至关重要。AD 的发生也与以下因素有关:如脂质代谢异常[3]、神经炎症(如小胶质细胞激活和星形胶质细胞增生等)[4]、氧化应激[5] 和金属稳态[6]。由于缺乏良好的疾病模型,AD 相关病理通路间的联系及每个通路与该疾病的关系仍然不明确[7]。

2. 为什么我们需要新的方法来研究 LOAD?

在过去 20 年中,LOAD 的研究工作重点是阐明该疾病机制——蛋白质聚集导致细胞毒性并最终引起神经元的死亡,这些研究最终带来了基于阻断 Aβ 肽产生/聚集的一些候选疗法。然而,迄今,这些疗法没有一个通过临床试验。一种可能的解释是,遗传性 EOAD 的潜在分子机制并不适用于 LOAD;有研究发现,Aβ 的产生并不会增加 LOAD 的发生风险,这也支持了该假说[8]。当前疾病模型是基于 Aβ 的过量产生所建立的,这或许说明了该模型无法完全重现人类疾病,尤其是 LOAD。事实上,虽然老年 *APP* 突变的转基因小鼠可以重现人类 AD 淀粉样蛋白的病理特征,但目前的模型仍无法完全再现人类 AD 的全部病症,如 NFT、显著的神经退行性病变和脑萎缩。因此,小鼠模型并非一个完美的家族性 AD 模型。由于缺乏有代表性的模型,目前研究人员对 LOAD 的复杂性还知之甚少。

当前,有关 LOAD 的最丰富的数据来自全基因组关联研究(genome wide association studies,GWAS)。理解遗传变异在 LOAD 发病过程中的作用是近十多年的研究重点。相对于新的遗传风险基准因素,LOAD 关联最紧密的遗传风险是 *APOE* 基因,目前已经成为新发现遗传风险因素比较的基准。除了已知与 LOAD 风险有关的 20 个基因位点外[9],最近一项对 74 046 名 LOAD 患者的 Meta 分析又确定了 11 个新的 AD 易感基因位点。通过分析这些位点,发现免疫细胞的内吞作用、免疫反应,以及脂质加工在 LOAD 中起着重要的作用。尽管这是一项规模相当大的研究,但我们仍然认为 LOAD 的大部分遗传性尚未被发现[10]。类似 LOAD 这样的复杂疾病,其遗传性的缺失通常有两种可能:一方面,疾病产生来自大量影响微弱变异的不断积累;另一方面,疾病产生来自部分罕见突变(只发生于不到 5% 的人群)的发生,当其他突变或者一些环境变化同时作用时会带来较强的致病性[11]。以当前的技术来说,想找到这些影响微弱的缺失变异或遗传性的“暗物质(dark matter)”似乎是不可能的,尽管它们在疾病病理中起着“肇事者”的作用,但其扰动太小而难以被检测出来。只有从细胞网络连接方面观察变异对整体网络的影响,这些扰动作用才会显现出来。

越来越多证据表明,AD 并非由单一信号通路变异导致的结果(即一个原因导致一个结果)。相反,需要一个新的研究模式来揭示其发病机制的复杂性,即通过研究众多小扰动因素的变化及它们之间的互作,形成一个较大的扰动,最终导致相应临床结果。一种方法是将 LOAD 作为一个“系统”,即大量不同蛋白质之间的互作网络。事实上,已有证据表明基于网络的 LOAD GWAS 数据的分析可以识别在检查孤立数据时未能检测到的节点和/或子网络模块[12],这种分析思路将成为揭示这些“暗物质”的曙光。

总之,AD 是一种极其复杂的疾病,它的发病原因不能局限于通路中单一蛋白质的聚集。事实上,AD 病理涉及多种不同的功能通路,涉及的基因可能有几十甚至几百个。这种复杂性也暗示着 AD(和其他神经退行性疾病)本身并不是单一的一种疾病状态,而是一类疾病状态的总和。

3. 什么是网络方法?

构建生物网络可以使生物学数据可视化,如代谢途径及其相互关系,而单一元素(如基因或蛋白质)仅视为网络中的一个节点。网络是通过图论的形式进行[13]描述的,网络由节点与节点间互相连接的边组成(图1)。例如,如果节点是蛋白质,则边可以表示两种蛋白质之间的物理互作。这种形式运用于许多不同层次的生物网络,从个体反应到整个人群。在单细胞水平上,我们可以整合一个信号分子、代谢反应、蛋白质-蛋白质互作或遗传互作的复杂网络。在 AD 中,可以将一个神经元通过图表的方式表示为由相关的蛋白质或基因,以及不同作用关系的边互相连接的网络。这类网络的一个主要优点是可以轻松地通过数学计算方式来研究分析它们的网络拓扑属性[13]。

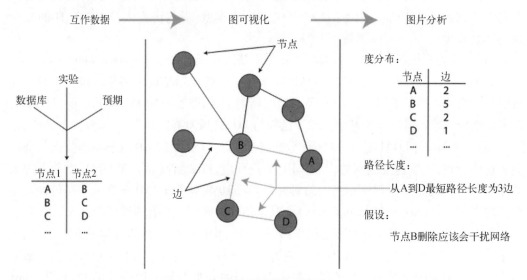

图 1 典型网络分析流程概述

从各种来源收集互作数据(左图),用于构造网络(中心图)。除了作为一种可视化工具,网络图可以进行多种形式的分析(右图中的示例),对不同的网络可以进行定量比较

生物体保持健康的功能依赖于各种细胞通路的精确调控。在这种观点下,AD 这类复杂疾病可以被视为多通路失调。例如,在 EOAD 患者中,系统的波动产生于 APP 的代谢水平,再通过细胞网络的影响传递到其下游诸多通路,最终导致神经元的损伤。在 LOAD 中,我们期望会发现比较小但又可以传播到整个网络中的波动。AD 相关的表型就与发生在细胞互作网络中的这些扰动有关。已知许多不同类型的扰动可以导致相同的(或临床上非常相似的)结果,其原因在于不同通路之间的相互连通,或者这些扰动均发生在细胞内特定的一段通路中。基于网络的方法,即使是很小的或间接的扰动也能够识别其影响到的重要通路。因此,网络分析方法对于充分理解这种高度复杂疾病的病理学基础至关重要。

来自 GWAS 或微阵列的实验数据生成一组显著改变的基因。为了研究这些基因之间的关系,包括它们是否属于相同的或平行的通路,或与其他在这些通路中发挥重要作用的基因的关系,我们可以使用一种网络分析方法,大致分为 5 个简单步骤(图2)。

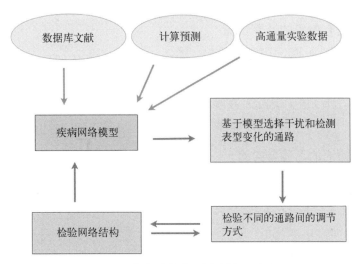

图 2　网络方法的流程图（详见正文）

（1）建立网络互作组（interactome），将我们的初始基因（蛋白质）列表与从以下可获得的数据进行整合：① 数据库文献；② 计算预测；③ 高通量实验数据。

（2）在高通量实验中，获得正常和疾病样本的检测数据。

（3）确定正常（健康）和疾病网络之间存在的差异。基于网络结构，根据观察到的表型变化（如蛋白质聚集和神经元损失），对疾病中功能失调的原因提出假说。

（4）检验假说。

（5）更新网络结构，启动新一轮循环。

基于大规模互作网络数据，我们可以构建包含初始列表中基因（蛋白质）在内的互作子网模块[14]。遗传或蛋白质互作数据可以通过 3 种可能的方式获得[15]：① 收集整理文献中现有的数据；② 基于可用信息的计算预测；③ 高通量实验直接检测。在下面的部分我们将分别讨论。

3.1　编译或整理文献中已有的数据

已经存在多个互作组（interactome）数据库（如 BioGRID、HPRD、IntAct[16-18]，见标题4.2）。这种储存库对于构建目的基因（或蛋白质、生物等）的网络是非常有价值的，不过仍需谨慎使用。这些数据库规模虽然庞大，但内容尚不完整。此外，它们包含的数据应遵循与其他实验数据相同的注意事项。

一个典型的例子是在高通量实验中用一些方法发现的互作存在很高的假阳性率[19]，并且许多互作可能尚未得到验证。建议用户根据生成互作数据的实验过程来确定互作边的可靠性。另外，不同数据库可能使用不同的方法来处理蛋白复合物内各个成员蛋白质间的互作关系（即是否在复合物中的所有成员蛋白之间添加互作关系），从而构建出不同的互作网络。最后，这些数据还存在"社会学偏见（sociological bias）"的问题，也就是说，一些感兴趣的基因已经被深入研究，因此它们似乎具有更多的互作子[19]。所以，在使用这些互作数据时，必须牢记这些注意事项。

3.2 基于已有信息的计算预测

String 数据库[20]与实验数据结合,通过整合多个数据库和不同模式生物的数据,信息提供了大量的已通过计算预测的蛋白质互作。例如,如果在小鼠和人类中分别存在同源蛋白 A 和 B,我们可以借鉴蛋白 A 在小鼠中的互作来预测 B 在人类中的互作。此外,网络推理技术的应用使得我们可以根据网络对波动的响应来预测网络的结构[21]。

3.3 直接检测的高通量实验

有几种广泛使用的技术可以在高通量下检测不同类型的互作。对于检测蛋白质(物理)互作,这些技术包括:酵母双杂交筛选[22]、亲和捕获串联质谱[23]及串联亲和纯化标记[24]。

测量遗传互作的常用技术是合成遗传阵列(synthetic genetic array,SGA)[25]技术,该技术用于系统评估酵母中所有成对的基因-基因互作[26]。遗传互作可以在高等生物中进行量化,通过构建一个感兴趣的单个突变体,然后进行随机诱变,如对转座子的诱变。

蛋白质-DNA 互作可能与疾病生物学有关,如通过修饰特定基因或大规模基因的表达。有几种技术,如染色质免疫沉淀(chromatin immunoprecipitation,ChIP)与 DNA 微阵列技术(ChIP‐chip)或高通量测序(ChIP‐Seq)结合,可用于鉴定这些互作。

4. 差异网络及其在 AD 中的应用

通过高通量互作数据,我们可以对研究的对象有一个整体的印象。现有数据库的数据可用于表示正常(健康)细胞。但是,当将网络理论应用于 AD 时,我们更想了解网络中的哪些部分与疾病的发生发展有关。差异网络生物学(differential network biology)[27]概念的提出旨在解决这类问题。考虑到来自两个条件的样本 A(正常状态)和 B(压力状态),可以分别生成两个样本的互作数据,并直接进行网络比对。直觉上,研究者更倾向于认为那些压力状态下发生极大改变的网络互作与压力表型更加相关,而在两类样本中相同的互作则与压力表型无关。因此,根据两种状态下差异的互作边可以构建压力相关的差异网络。

我们必须清楚地意识到这个差异网络中的互作未必是各自网络中最显著的边,但是在两个网络的比较过程中,他们的相对变化程度是最大的。对于物理互作网络(蛋白质-蛋白质或蛋白质-DNA),差异互作可以反映生物体对环境条件的响应机制发生了变化。对于遗传网络(合成致死性或异位显性),互作反映了突变带来的功能改变,而不是直接的物理机制产生的影响。因此,为了阐释 AD 相关的疾病功能通路,我们首先要构建 AD 相关的差异互作网络[28]。

4.1 当前研究 AD 所使用网络方法有哪些?

系统生物学方法正在成为 AD 研究领域的主流[12,29,30]。这些研究表明,通过 AD 患者与对照者互作网络的比较,可以发现网络系统层面发生了很明显的变化[12]。特别是,部分研究组已经开始根据文献资料或实验数据集构建 AD 关键信号网络图[31]。

在其中的一项研究中,Zhang 及其同事[12]使用了来自 1 647 个死后脑组织的微阵列数据构建了连通性网络,这些组织来自 376 例 LOAD 患者和 173 例健康对照人群。这些网络分析发现一些互作模块在疾病状态下会发生改变。作者使用 Bayesian 模型来推断这些子网络的潜在调控因子。结果发现得分最高的一组基因涉及免疫/小神经胶质细胞相关基因。特别是,TXROBP 是得分最高的因果调节网络(causal reglulate network),它与之前报道的与 AD 相关的其他基因如 *TREM2*、*MS4A4A*、*MS4A6A* 和 *CD33* 等相关。随后在独立的体外实验中证明了 TXROBP 直接参与淀粉样蛋白 β 转换和神经元损伤。这项研究体现了整合系统生物学在 LOAD 病因学研究中的优势。

最近[14],一个与我们之前描述方法非常类似的网络方法,被应用于遗传性痉挛性截瘫(hereditary spastic paraplegias, HSP)患者的全外显子测序(whole exome sequencing, WES)。在该项研究中,作者鉴定了 15 种涉及该疾病的新基因。基于这些新发现的和之前报道的疾病相关候选基因,研究者从公开数据库[iREFINDEX[32]、ConsensusPathDB[33]、human interactome database(http://interactome.dfci.harvard.edu/H_sapiens/)]中抽取了相关的互作数据共同构建了蛋白质互作网络。基于该网络,一方面,可以更便于识别 HSP 相关的网络模块;另外,借助 WES 数据可以鉴定疾病相关的新基因。这也证明了该方法的确可以帮助识别该疾病的生物学通路和相关基因。重要的是,作者也发现 *HSP* 基因与其他神经退行性疾病,如 AD、帕金森病和肌萎缩性侧索硬化等相关基因之间存在显著的相似性。表明这些疾病都具有共同失调通路,同时也意味着对这些通路进一步研究能帮助我们更好地理解疾病发生机制。

4.2 数据库和知识库

在过去的几年中,涌现了许多新的数据库和知识库及对应的挖掘工具。互作数据(物理方面和遗传)存放于众多的数据库中,如 BioGRID[16,34]、IntAct[18]、HPRD[17] 和 MINT[18]等。每个数据库都自带访问工具,而一些可并行访问和检索多个不同数据库的工具正处于开发阶段,如 PSICQUIC[35];还有一些工具可以创建统一的索引,并对每一条互作信息进行准确识别(IRefINDEX[32]),从而方便在不同的数据库之间进行比较。

另一套用于挖掘各种数据库的重要工具是 InterMine[36]旗下数据库,如 FlyMine[37]、ModMine[38] 和 YeastMine[39]等。InterMine 数据库提供强大的查询功能,完全由用户自定义。重要的是,结果和查询都可以保存。此外,InterMine API 还支持许多编程语言访问这些数据。该代码可以根据预先设置或用户在线设计的自定义查询自动生成。查询可以覆盖多种数据集,如表达、互作、引用、基因组特征和生物体(如同源性关系)。

4.3 软件/库文件

近年来,用于可视化和生物数据分析软件的数量呈爆炸式增长。其中被广泛使用的工具之一就是 Cytoscape[40]。Cytoscape 是网络可视化和网络分析的重要工具。可以加载外部插件[41],允许用户计算或提取网络的重要属性,如 GO 注释(BINGO[42])或 KEGG 通路(KEGG Parser[43])等。最后,应该提到 Bioconductor[44],它是一个针对生物信息学的开源 R 包的精选数据库。

4.4　网络的统计分析

构建一个网络之后,如何与其他网络或基因(或蛋白质)列表进行比较是很关键的问题。一些常用的指标包括:① 重合节点,即两个网络之间共有多少个共同的节点;② 节点度(每个节点有多少条边)的分布,这可能会反映出其中一个网络包含枢纽节点(高度连接的节点),而另一个则没有这样的节点;③ 平均路径长度。这是网络中所有节点中任意两个节点间的平均最短距离(边数),该指标可以衡量网络信息传递的效率。对于定向网络,在计算这些指标时还需要注意互作边的方向性。

为了计算这些差异是否具有统计学意义,我们需要和随机生成的网络进行比较。生成随机网络需要满足以下两个条件:① 随机网络由与我们最初使用的表大小相同的随机表构成的;② 随机网络应该包含与我们要对其进行比较的网络有相同数量的节点。这些条件保证了随机网络中节点的平均连通性与真实网络是相同的。

特别需要强调的一点是,疾病相关的基因(蛋白质)网络通常具有显著高的连通性[19],因此不容易与随机网络作比较。

4.5　网络和节点的实验验证

由于 GWAS 分析受到样本量的限制,以 AD 为例,已经很难再发现新的疾病相关基因。因此,基于网络的方法正快速成为发现新的疾病治疗手段相关的重要工具,这种方法能够快速且经济有效地产生新的假设,尽管后续必须经过实验验证。通常,疾病网络会预测某一个基因或一组基因与疾病表型潜在的相关性。这个假设最后需要在动物模型或更常见的细胞模型中进行验证。

5. AD 的网络研究:展望

在明确了影响 Aβ 过程的基因突变与 AD 之间的关系后,"淀粉样蛋白级联"成为 AD 研究的中心领域。然而,临床上携带直接影响 Aβ 过程突变基因的患者并不多见。如今更加明确的是,每位患者都携带一组特异的突变,这些突变单独可能没有或只有很少的毒性作用,但是这些突变放到一起通过分子网络的作用就会导致疾病的发生。对 AD 疾病所涉及通路的精确了解,将最终有助于设计更准确、更有针对性的靶标药物。随着"组学(omics)"数据的不断增加,建立互作网络将有助于我们对 AD 进行更好和更精准的定义,同时帮助我们了解导致该疾病功能失调的全部通路。重要的是,这些通路也存在于健康人群,我们需要了解他们在疾病状态下发生了哪些变化从而导致了功能的失调。换句话说,这就需要使用差异疾病网络[28]的方法。

目前正在研究的几种神经退行性疾病其实是一系列高度相关的疾病。随着我们进入"个性化医疗"时代,对个体的遗传突变的解读将会增加我们对疾病病因的理解,从而采取对应的治疗手段。

与传统研究手段相比较,基于网络的 AD 研究方法有着许多优点,但由于受到公开的实验数据及分析方法的限制,这类分析方法还处于发展阶段。但我们相信,随着开放使用的疾病数据库的持续积累,更加复杂和强大的数据挖掘方法将会出现。

参考文献

见二维码。

第 28 章

阿尔茨海默病相关的基因网络表征

Bin Zhang, Linh Tran, Valur Emilsson, Jun Zhu

摘要 在分子水平上,AD 等复杂基因疾病的遗传学表现为一系列发生在通路和网络中的分子互作的改变,这些改变定义了疾病的病理生理状态下的生物学过程。尽管 LOAD 的大规模全基因组关联(genome-wide association,GWA)研究已经揭示了与该疾病相关的核心基因组区域,但绝大多数 LOAD 病例的发病原因仍然未知。越来越多 LOAD 相关的大规模基因组和遗传学数据使得以完全数据驱动的方式揭示 LOAD 的发生机制成为可能。本章中,基于大量尸检脑组织样本获得的数据,我们回顾了通过系统/网络生物学构建与 AD 相关遗传网络的方法;同时详述了 1 种多尺度网络建模方法(multiscale network modeling approach,MNMA),该方法整合了互作网络和有因果关系的基因网络,以分析来自 LOAD 患者的多个脑区域和非痴呆正常人群的大规模 DNA、基因表达和病理生理学数据。MNMA 首先采用加权的基因共表达网络分析(weighted gene co-expression network analysis,WGCNA)来构建多组织网络,包含组织内和组织间的基因−基因互作,然后量化高度共表达基因在 LOAD 患者和正常人群中连通性的变化。随后根据与病理生理学特征相关性及在 LOAD 中差异表达基因的富集程度对共表达基因模块进行排序。通过贝叶斯网络推理框架(Bayesian network inference framework)推断出基因之间的因果调控关系,形成整合后的遗传和基因表达信息。MNMA 分析结果发现,相比正常人群,LOAD 网络结构发生了大规模改变,并确定了与 LOAD 因果关联的新型子网和关键调节因子。最后,我们将概述用系统/网络方法研究 LOAD 所面临的挑战。

关键词 AD,LOAD,基因共表达网络,贝叶斯网络,因果调节因子,多尺度网络建模,MNMA

1. 引言

AD 是最常见的退行性疾病,预计到 2050 年,全世界患有 AD 的患者将超过 1 亿人[1]。针对家族性 EOAD,目前已经鉴别出 *APP*、*PSEN1* 和 *PSEN2* 等基因的罕见突变。对于更常见的 LOAD,最近一项工作对 17 000 例 LOAD 患者的常见遗传变异进行了全基因组扫描,除了 10 个根据 GWAS 工作中定义的危险因子(*ABCA7*、*APOE*、*BIN1*、*CD33*、*CLU*、*CR1*、*CD2AP*、*EPHA1*、*MS4A6A - MS4A4E* 和 *PICALM*)外,还鉴定出 11 个新基因(*CASS4*、*CELF1*、*DSG2*、*FERMT2*、*HLA - DRB5 - HLA - DRB1*、*INPP5D*、*MEF2C*、*NME8*、*SORL1*、*SLC24A4 - RIN3* 和 *ZCWPW1*)的遗传位点[2]。越来越多的 LOAD 大规模基因组、遗传和病理生理学数据使得系统生物学方法在全面解决 LOAD 的复杂机制和致病因子过程中崭露头角。这种方法让研究者对 LOAD 潜在的互作通路有了深入了解,同时也提供了详细的调控环路,从而可以识别新的致病通路和潜在的关键因果调节因子。在过去十年中,已经报道了多种辅助性系统生物学方法来阐释基于大规模分子数据的 LOAD 的因果机制研究。

加权基因共表达网络分析(weighted gene co-expression network analysis,WGCNA)[3]可用于识别 LOAD 中不同区域和细胞类型中涉及的基因和通路[4-6]。在不同 LOAD 阶段的不同脑区中,与免疫应答、突触传递、代谢过程相关的共表达基因模块被鉴定出来,其中 LOAD 的阶段划分是根据小型精神状态检查(minimental state examination,MMSE)评分和 NFT 负荷所定义的。每个模块中的枢纽基因通常也被认为在相应的通路中扮演着关键的角色。然而,这些 GWES 并不能确定 LOAD 潜在的因果通路和关键因果调控因子。一方面,WGCNA 只能突出基因之间的相关/结合关系;另一方面,样本量太小无法充分反映潜在的导致 AD 进程的复杂生物过程。

在另一种系统生物学方法[7]中,应用差异共表达分析(differential co-expression analysis,DCA)方法识别出了 LOAD 中的 APOE *ε*4 效应因子。DCA 将差异表达和差异共表达(相关性)整合评分,以捕获疾病状态(如 LOAD)的核心调节因子。基于该方法,目前已经发现了 20 个 APOE 依赖的 LOAD 候选调节因子,如 RNF219、SV2A 和 HDLBP。潜在的 APOE *ε*4 效应因子则包括 APP 加工基因 *ITM2B* 和 3 种 APP 转运基因 *TMEM59L*、*FYN* 和 *APBA2*。然而,目前仍然不清楚这些基因在 LOAD 中是如何发生改变的,以及它们如何在互作网络中行使功能以促进 LOAD 的发生,这主要是由于没有研究者构建因果网络来剖析这些共同调节的基因。

为了全面客观地识别和描述与 LOAD 相关的分子互作,我们开发了一种独特的基于网络的整合分析方法。我们整合了来自 LOAD 患者及非痴呆正常对照组的多个尸检脑区域的大规模遗传、基因组和病理生理数据[8]。该方法的关键组成部分是整合包括基因共表达网络和因果网络在内的多尺度网络来识别新的子网络和与 LOAD 有因果关系的关键调节因子。

2. 材料

基因表达和基因型数据由收集自 376 例 LOAD 患者和 273 例非痴呆受试者的 3 个脑区包括背外侧前额叶皮质(prefrontal cortex,PFC)、视觉皮层(visual cortex,VC)和小脑(cerebellum,CB)的 1 647 个脑标本所产生。微阵列设计、RNA 样品制备、扩增、杂交和 DNA 提取等步骤先前已详细描述[8]。简单地说,组织样本在定制的包括 40 483 个 DNA 探针的 Agilent 44 K 阵列上进行分析,并基于 Illumina HumanHap 650Y 阵列和定制的

Perlegen 300 K 阵列检测 838 958 个 SNP 的基因型。评估所有 LOAD 受试者的神经病理学特征,如 Braak 分级,一般和区域性萎缩、灰白质萎缩和脑室扩大。基因表达数据及样本信息可在 GEO 数据库中通过序列号 GSE44772 检索获得。

3. 方法

3.1 通过多尺度网络建模的方法来描述遗传网络

MNMA 的核心部分是关联/互作与因果网络的整合,如图 1 所示。首先,对任意两个数据类型之间进行相关/结合分析,这就产生了每个临床特征相关的基因集及与基因表和/或临床特征相关的 SNP,通常缩写为 eSNP 和 cSNP。然后使用一种通过加权互作网络分析(weighted interaction network analysis,WINA)扩展的 WGCENA 算法和基因表达数据构建基因共表达网络。对网络中高度互作连通的基因模块,挖掘其与各个临床特征的关联性,以确定其与临床终点事件的相关性。基于模块差异连通(modular differential

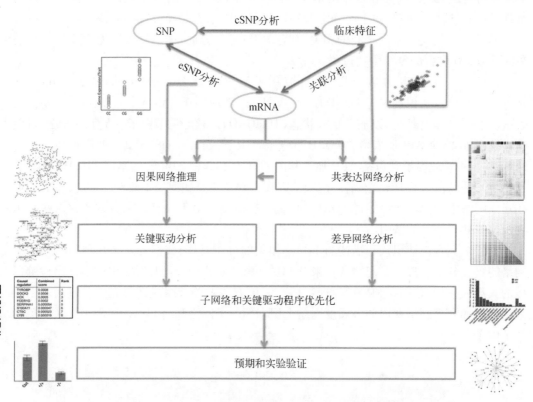

彩图

图 1　整合 DNA、mRNA 表达和临床数据的多尺度网络建模方法的体系结构

在每对数据类型上首先执行相关/关联分析。然后使用基因表达数据构建基因共表达网络,使用基因共表达网络分析来识别内部高度互作的基因模块及与临床特征的相关性,以确定其与临床终点的相关性。然后使用差异网络分析来识别连通性显著变化的模块。基于 BN 推理的基因表达数据和 eSNP 信息,确定每个模块中基因间的因果关系。然后,基于关键驱动因素分析(key driver analysis,KDA)方法分析贝叶斯网络(Bayesian network,BN)识别关键调节因子。然后,对共表达基因模块和关键的调节子进行计算验证,最后选择最相关的子网/模块中排名最高的驱动因子进行实验验证。彩图见二维码

connectivity,MDC)分析算法,在每个共表达网络模块中比较 LOAD 和正常两种状态下基因连通性的差别。MDC 可以捕获一组基因之间的协同/共表达关系的变化,从而弥补传统单基因的差异表达分析的不足。通过 BN 推断每个模块中基因之间的因果关系。BN 的构建基于基因表达数据和从 eSNP 分析得到的先验信息。BN 构建之后,基于 KDA 方法识别关键的因果调节因子。为了识别与 AD 最相关或具有因果关系的子网络,我们将模块相关性、模块差异连通性、差异表达基因的富集和 GWAS 分析中 LOAD 关联位点的富集信息结合在一起,计算得到总相关性得分,并且将所有模块按照得分进行排序。为了进一步确定 AD 驱动调节因子,我们采用了机器学习方法,将多个脑区的驱动因子结合起来。随后对驱动调节因子进行计算验证,然后选择最相关的子网/模块中排名最高的驱动因子进行实验验证。

3.2　DNA、mRNA 及临床数据的关联分析

mRNA 表达和临床特征的关系可以通过 Pearson 或 Spearman 相关性计算得到。假阳性率可以通过样本随机置换估算得出。计算 SNP 与 mRNA 表达和临床特征的关系时,通常使用 Kruskal Wallis 检验。基因表达数量性状位点[expression quantitative trait loci,(e)QTL]是鉴定与所有 N 基因型 SNP 阵列上的每个表达特征相关最强的 SNP。顺式分析限于基因转录起始或终止位点两侧 1Mb 内的 SNP,而反式效应定义为位于与表达基因在不同染色体上的相关 SNP[9]。通过 Bonferroni 和经验 FDR 校正 P 值以控制大量 SNP 和性状(表达或临床)比较的多重检验问题[10]。

最后,在 LOAD 的 CB、PFC 和 VC 中分别识别出 6 993、8 836、4 634 个 eSNP 基因;而在正常对照组的 CB、PFC 和 VC 中分别识别出 5 116、6 375、4 385 个 eSNP 基因。在所有 3 个脑区中,尽管 LOAD 与正常样本相比保守的 eSNP 不足 1/3,但是已经存在显著多的重叠(Fisher 精确检验 $P < 10 \sim 241$),这表明在 LOAD 中,遗传物质在调节的基因表达过程中起重要作用。eSNP,特别是顺式 eSNP,将被用于检测共表达基因模块中的遗传信号,并作为因果网络推理的先验信息。

3.3　构建组织特异性和多组织共表达网络

之前讨论的关联分析建立了各个独立特征(基因表达,SNP 和临床特征)之间的联系,但并没有讨论这些互作/关联的全局模式。在分析大规模基因组和遗传数据的过程中,一个关键的问题是确定并可视化疾病相关的大规模互作组的整体图谱,如导致 AD 疾病的互作图谱。WGCNA 的出现则解决了这个问题,它通过基因-基因互作热图[3]来识别高度连通的基因模块(附注 1)。基于本研究中多个组织的基因表达数据,我们可以使用 WGCENA 在 LOAD 和正常对照中构建组织特异的和多组织的基因共表达网络。多组织基因网络可以同时反映组织内和组织间的基因-基因互作。

加权网络分析过程中,首先需要根据所有基因间的相似性,如所有基因对的皮尔森相关系数(Pearson correlations)、构建相似性矩阵(附注 2)。然后,使用幂函数 $f(x) = x^{\beta}$ 将相似性矩阵转换为邻接矩阵(附注 3)。幂函数的参数 β 以由此产生的邻接矩阵来确定,如加权共表达网络近似于一种无尺度网络。为了衡量一个网络是否具有无尺度网络的拓扑

特性,我们使用拟合指数,即在 $\log(k)$ 上回归 $\log(p(k))$ 的线性模型的模型拟合指数 R^2,其中 k 是连通性,$p(k)$ 是连通性的频率分布[3]。完美的无尺度网络的拟合指数为 1。基因 i 与基因 j 之间的连通性 k_{ij} 是两个基因的表达谱相关性的转换,$|r(i, j)|\beta, r$ 作为两个基因的相似性。幂函数的参数 $\beta(>0)$ 通过所有基因对连通性值整体概率分布的无尺度性来确定。

为了探索共表达网络的模块化结构,我们进一步将相应的邻接矩阵转换为拓扑重叠矩阵(topological overlap matrix,TOM)。然后采用平均连锁层次聚类方法,根据连通性的拓扑重叠对基因进行分组,之后采用动态剪接树算法将聚类树状图动态切割成基因模块[11]。为了区分模块,每个模块被分配一个唯一的颜色标记,其余连接较差的基因被标记为灰色。

为了比较两个多组织网络,我们根据其 TOM 热图将其合并成一个整合的大网络。在合并的热图中,上半部分显示了 LOAD 网络的 TOM 层次聚类,而下面的颜色条带则表示相应的基因模块。同样,热图下半部分来自正常多组织网络的 TOM。图中的颜色深浅反映了基因之间的互作强度。该图充分显示了多组织转录网络中的基因是如何落入不同的网络模块中,落在相同模块内的基因(沿着矩阵对角线的块)彼此之间比它们与其他模块中的基因具有更高的关联性。

在构建多组织基因网络时,通过把原始探针 ID 和组织名称整合起来重新命名每个组织中的探针,然后在每个组织中选择 N 个变异最大的探针以构建多组织基因表达数据,包括 $3*N$ 探针和 3 个脑区接受检测的受试者。

图 2 a–c 分别展示了 LOAD 中 CB、PFC 和 VC 中的组织特异性基因共表达网络相关的热图。图 2 d 则显示了一个多组织基因共表达网络的热图,它是基于 LOAD 受试者 3 个脑区中各自变异最大的 1/3 的基因。在该网络中(图 2 d),一共发现了 111 个模板,每个模块包含 30~1 446 个不等的基因;而从非痴呆组样品生成的网络具有 89 个模块,包含 30~2 278 个基因。图 2 e 是加权多组织基因共表达网络的未加权状态。许多基因模块富集已知通路中的基因。最富集的通路是免疫应答($P = 8.1e-91, 3.3$ 倍)、细胞外基质($P = 1.3e-32, 2.9$ 倍)、神经冲动传递($1.2e-25, 4.8$ 倍)和分子伴侣($P = 1.8e-23, 23.9$ 倍)。在 111 个模块中,只有 33 个模块由来自单个脑区的基因组成,绝大多数模块包括来自 2 或 3 个脑区的基因,暗示着强烈的跨区域互作。

3.4 差异网络分析

为了表征 LOAD 中失调的基因网络,我们定义了模块差异连通性(MDC)来量化 LOAD 中的一组基因(或模块,表示为 Ω)与正常非痴呆网络连结间的差异。给定组 N 个基因和两个网络 x 和 y,MDC 是 N 个基因在网络 x 中的平均连通性与在网络 y 中的平均连通性的比值(附注 4),公式如下:

$$\delta_\Omega(x, y) = \frac{\sum_{i=1}^{N-1} \sum_{j=i+1}^{N} k_{ij}^x}{\sum_{i=1}^{N-1} \sum_{j=i+1}^{N} k_{ij}^y}, \tag{1}$$

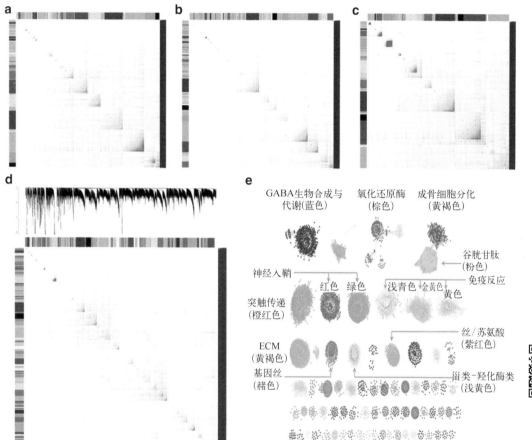

图 2　组织特异和多组织的加权基因共表达网络

对称热图中基因的行和列表示网络中任何一对节点(基因)之间的网络连通强度(由红色的深浅表示)。网络连通强度则由基因间的拓扑重叠计算得到。以拓扑重叠为相似性指标,通过平均连锁层次聚类算法得到相应的模块,在行列中用不同的颜色条带标识。(a) CB 基因共表达网络;(b) PFC 基因共表达网络;(c) VC 基因共表达网络;(d) 使用基于 CB、PFC 和 VC 的基因表达数据的多组织基因共表达网络;(e) 表示如(d) 所示的加权共表达网络的未加权可视化状态。彩图见二维码

其中,k_{ij} 是给定网络中两个基因 i 和 j 之间的连通性。

统计 MDC 的显著性或错误发现率(false discovery rate,FDR)可通过随机置换两个网络的数据来得到。我们关注两种差异情形,获得连通性($\delta_\Omega(x,y) > 1$)和连通性缺失($\delta_\Omega(x,y) < 1$)。对网络进行 M 次随机置换之后,MDC 的 FDR 计算如下:

$$\text{FDR}(\delta_\Omega(x,y) > 1) = \frac{1}{M}\sum_{p=1}^{M}\delta_\Omega(x,y) < \delta_\Omega(x^p, y^p)$$

或,

$$\text{FDR}(\delta_\Omega(x,y) < 1) = \frac{1}{M}\sum_{p=1}^{M}\delta_\Omega(x,y) > \delta_\Omega(x^p, y^p)$$

其中 x^p 和 y^p 是第 p 次随机置换的数据导出的网络。为了更精确地评估 MDC 的显著性，我们估计了两种类型的 FDR 估计值，一种是打乱样本，即网络节点是非随机的，但是边是随机的；另一种是基于混合基因标签，即网络节点是随机的，但是边是非随机的，最后我们选择较大的 FDR 值作为最终的 FDR 估计值。

在多组织基因共表达网络（图 2d, e）的 111 个模块中，当控制 FDR<10% 时，70 个模块的关联性有显著的变化。其中，5 个模块具有连通性损失（MDC<1），它们分别富集到神经鞘膜，γ-氨基丁酸（gamma-aminobutyrate, GABA）的生物合成和代谢，神经营养因子 TRK 的信号转导和整合素介导的具有显著模块差异连通性的细胞黏附。图 3 从全局和模块的

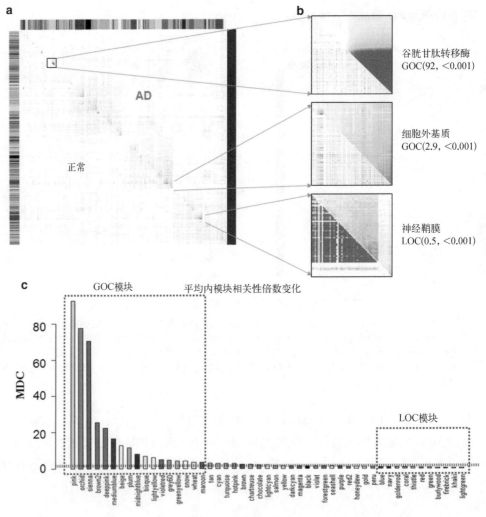

彩图

图 3　差异网络分析

（a）基于 LOAD（右上面部分）和正常（左下部分）多组织共表达网络的拓扑重叠矩阵（TOM）热图。行和列表示 2 种状态的 3 种脑组织表达变异最大的前 1/3 基因（总共 13 193 个），以对称方式展示且根据 LOAD 网络的层次聚类树对基因进行排序。（b）LOAD（右上部分）与正常（左下部分）中的 3 个差异连通模块的单独 TOM 热图。模块差异连通性（MDC）和 FDR 估值在括号中以 MDC、FDR 的形式表示。参与谷胱甘肽转移酶和细胞外基质的两个模块具有连通性（GOC），而神经鞘膜相关的模块则发生了连通性缺失（LOC）。（c）基因数至少有 100 的 49 个模块的 MDC 分布图。彩图见二维码

角度比较了 LOAD 和正常非痴呆患者的共表达网络 TOM 图。如图 3a 所示,拓扑重叠矩阵(TOM)图对应于 LOAD(右上部分)和正常(左下部分)多组织共表达网络。行和列表示在 LOAD 和正常两种状态的 CB、PFC 和 VC 三种脑组织中的表达变化最大的前 1/3 基因,以对称方式显示且按照 LOAD 网络的层次聚类树对基因进行排序。图 3b 显示 LOAD (每个模块右上部分)与正常(每个模块左下部分)比较发现的 3 个差异连通模块的 TOM 热图,表明 LOAD 重新构建了一定比例的新的分子互作结构。模块差异连通性(MDC)和 FDR 估计值在括号中以(MDC、FDR)的形式表示。参与谷胱甘肽转移酶和细胞外基质的两个模块具有连通性(gain of connectivity,GOC),而神经鞘膜相关的模块则发生了连通性缺失(loss of connectivity,LOC)。图 3c 显示了基因数至少有 100 的 49 个模块的 MDC 分布图(表 1)。

3.5　LOAD 病理学相关模块的确定

为了检查每个基因模块是如何与 LOAD 神经病理学特征相关的,我们首先对每个模块进行主成分分析(principal components analysis,PCA),然后使用两种方法计算模块与病理特征的相关性:① 第一主成分(模块基因表达谱)与每个特征之间的相关性;② 通过多元回归模型确定顶层主成分与各特征之间的相关性(R 平方的平方根)。还计算了每个相关性的显著性(P 值)和 FDR。通过对特征数据的样本名称的随机置换来估计 FDR。如果相关性 P 值和 FDR 均低于 0.05,则判断该模块与该特征相关联。模块相关联的特征的总数体现了模块与 LOAD 的关联性。

在所有模块中,免疫/小胶质细胞与 LOAD 神经病理学特征相关的模块数量最多。PFC 免疫/小胶质细胞模块的表达与多个脑区的萎缩水平相关,包括额叶皮质($r=0.27$,$FDR=0.018$)、顶叶($r=0.20$,$FDR=0.016$)、颞叶($r=0.19$,$FDR=0.022$)和新纹状体区($r=0.28$,$FDR=3.3e-09$)及脑室扩大($r=0.17$,$FDR=0.031$)。

3.6　贝叶斯因果网络的重建

将遗传、基因组信息和基因表达数据整合到因果网络的方法,已经成功应用于分析复杂人类疾病中的因果关系,如糖尿病、肥胖[12,13]和酵母模型[14-16]。贝叶斯网络,其中联合概率可以分解为几个条件概率:

$$p(X_1, \cdots, X_n) = \prod_{i=1}^{n} p(X_i \mid Pa(X_i))$$

它是一种概率性的因果网络,为高度不同类型的数据集成提供了一个自然的框架(附注 5)。遗传信息和基因表达数据的整合分析也帮助我们鉴定出几个肥胖相关的新致病基因[13,17]。例如,我们分别为因果/反应、独立和不确定的关系构建了遗传信息整合的先验结构[18]。

$$p(A -> B) = \frac{2 \times \sum_i p(A -> B \mid A, B, l_i)}{\sum_i p(A -> B \mid A, B, l_i) + p(B -> A \mid A, B, l_i)}$$

表 1　LOAD 相关性最高的前 35 个模块

模　块	排序	模块大小	CB数目	PFC数目	VC数目	GO基因分类	GO FET P值	GO修正P值	GO富集倍数	MDC	MDC FDR
Yellow	1	1 318	4	1 312	2	生物刺激响应	1.90E−96	8.10E−91	3.25	1.49	0
Pink	2	983	90	149	744	谷胱甘肽转移酶活性	2.10E−03	1	7.09	92.67	0
Gray12	3	52	1	0	51	钙离子依赖的细胞贴壁	6.80E−03	1	16.08	4.26	0.04
Seashell	4	322	0	322	0	细胞骨架蛋白结合	4.50E−07	0.188 7	3.2	1.29	0.16
Gray1	5	60	0	60	0	细胞结合	2.00E−05	1	10.42	0.82	1
Gray17	6	47	47	0	0	吞噬作用	2.60E−04	1	81.57	1.09	0.34
Cyan	7	735	5	3	727	胞外生物刺激反应	1.90E−22	7.99E−17	2.68	2.84	0
Green	8	1 217	1 211	3	3	神经髓鞘	6.50E−11	2.78E−05	11.56	0.5	0
Gray35	9	34	5	26	3	受精（Sensu Metazoa）	9.60E−06	1	64.87	4.13	0.62
Gray31	10	36	36	0	0	胞吐作用	1.30E−05	1	26.57	0.67	0.88
Cyan4	11	62	19	24	19	核糖体蛋白	6.80E−05	1	34.41	0.85	1
Gold2	12	99	3	96	0	受体介导的轴突生长排斥作用	4.50E−09	0.001 887	28.34	3.27	0
Red3	13	77	3	63	11	核糖体	6.80E−08	0.028 86	27.56	24.93	0
Green yellow	14	861	0	859	2	未折叠蛋白质反应	8.70E−15	3.77E−09	10.43	4.15	0
Red	15	1 189	1	1 188	0	神经髓鞘	1.50E−08	0.006 549	10.11	0.68	1
Turquoise	16	1 741	5	32	1 704	氧化还原酶活性	5.20E−05	1	8	2.79	0
Gray6	17	53	0	28	25	抗细菌反应蛋白	4.40E−04	1	63.56	1.16	0.46
Gray29	18	36	1	23	12	B细胞和抗体介导的免疫	1.40E−03	1	34.96	34.85	0
Goldenrod	19	114	39	36	39	心脏发育	2.10E−03	1	29.13	0.88	1

续　表

模　块	排序	模块大小	CB数目	PFC数目	VC数目	GO基因分类	GO FET P值	GO修正P值	GO富集倍数	MDC	MDC FDR
Gray14	20	49	20	13	16	mRNA转录	3.40E-03	1	293.68	0.99	1
Light cyan	21	624	3	9	612	防御反应	2.10E-87	9.10E-82	4.46	2.01	0
Tan	22	830	0	830	0	胞外区域	3.00E-38	1.33E-32	2.89	2.88	0
Blue	23	1673	14	20	1639	钙黏蛋白	2.70E-12	1.22E-06	4.24	0.92	1
Gray21	24	44	44	0	0	气味蛋白结合	9.90E-05	1	31.24	1.19	0.32
Gray18	25	46	46	0	0	微生物生物合成	1.80E-04	1	97.89	3.82	0.02
Light yellow	26	506	362	127	17	mRNA剪接因子复合体	3.40E-04	1	20.74	6.09	0
Gray7	27	53	0	53	0	蛋白质加工	8.70E-04	1	15.58	1.8	0.14
Midnight blue	28	687	665	20	2	突触传递	1.50E-13	6.55E-08	4.07	8.03	0
Light green	29	519	1	0	518	神经髓鞘	2.50E-10	0.00010989	20.02	0.25	0
Navy	30	287	283	4	0	免疫反应	1.10E-08	0.004773	2.42	0.92	1
Gold3	31	75	1	73	1	微管家族细胞骨架蛋白	1.30E-06	0.5661	16.68	12.12	0
Gray13	32	52	52	0	0	神经活动	1.00E-05	1	7.13	0.86	1
Gray19	33	45	13	0	32	同源盒转录因子	2.80E-05	1	21.29	122.65	0
Gray4	34	54	0	54	0	腺苷受体活性	2.00E-04	1	91.77	1.03	0.44
Brown	35	1435	1423	6	6	氧化还原酶活性	3.10E-04	1	7.69	2.34	0

与LOAD病理生理学特征的相关性,LOAD中差异表达性,LOAD特异性eSNP及已知GWAS和在AlzhDB中整理的AD相关基因的富集程度综合评分以将这些模块进行排序。列名称:模块,module,module size,module size,模块中的探针数;CB number,CB的探针数;PFC number,PFC的探针数;VC number,VC的探针数;GO Gene Category,富集的GO功能类;GO FET P,GO功能富集的Fisher精确检验(FET) P值;GO Corrected P,对GO分类的富集程度进行多重检验校正后的FET P值;GO Fold Enrichment,GO富集检测的倍数富集;MDC,模块差异连通性(MDC)打分;MDC FDR,MDC的错误发现率。

$$p(A->B) = 1 - \frac{\sum_i p(A \perp B \mid A, B, l_i)}{\sum_i 1}$$

和

$$p(A->B) = 2 \times \frac{1 + n(B)}{2 + n(A) + n(B)}$$

一般来说,贝叶斯网络只能解决马尔可夫等效结构,所以即使贝叶斯网络是有向图,通常也不太可能确定两个节点之间的连接因果方向。然而,贝叶斯网络重构算法可以通过引入遗传数据的实验设计,来打破导致马尔可夫等效结构的节点对称性,从而提供了一种可以明确推理网络中因果关系方向的方法[19]。因为顺式 eSNP 在 LD 中发生的因果变异会影响相邻基因的表达水平,所以它们作为优良的自然扰动源,可以用来推断基因之间及基因和高级表型(如疾病)之间的因果关系[9,20]。我们修改后的重建算法,纳入 eSNP 数据作为先验信息。方法如下:具有顺式 eSNP[21] 的基因可以作为没有顺式 eSNP 基因的亲代节点,但没有顺式 eSNP 的基因不允许作为携带顺式 eSNP 基因的亲代节点,$p(trans \rightarrow cis) = 0$。该方法基于整合不同数据来构建概率因果网络,可以通过软件包 Reconstructing Integrative Molecular Bayesian Networks(RIMBANet)[15,16,18,19,22] 来实现,该软件包可以从 http://icahn. mssm. edu/departments-and-institutes/genomics/about/software/rimbanet 免费获取。

上述马尔科夫蒙特卡洛(Markov chain Monte Carlo,MCMC)方法的计算复杂度表示为 $O(N4)$,其中 N 为在网络重建过程中的节点数。构建一个包括来自 3 个不同脑区 39 000 个基因的全面的贝叶斯网络实际上是不可能的。因此,我们为每个单独的共表达模块构建了相应的贝叶斯网络。

3.7　关键因果调节因子的确定

网络分析的主要目标之一是从诸多调节因子中区分出因果调节因子。我们的数据驱动的多尺度网络为稳健和准确地识别 AD 基础生物过程的驱动因子,提供了一个很好的机会。通过共表达网络分析,我们确定了一组基因模块,重建贝叶斯网络以导出基于模块的贝叶斯子网络。对于每个贝叶斯子网络,我们通过有向网络中的多个中心性测度来确定关键驱动因子(调节因子)[15,23,24]。通过定义,每个驱动因子都调节一组基因,即其下游节点。之前的工作表明,基因的功能可以通过其网络中的相邻基因来预测[25]。此外,一系列验证实验已经表明,由贝叶斯网络预测的驱动因子的下游节点与其敲除信号显著重叠[15]。对于单个模块的贝叶斯网络,我们通过检查定向网络中每个基因的 N-hop 下游节点(N-hob downstream nodes,NHDN)个数来进一步识别调控因子[18,24,26]。对于给定的网络,令 μ 为 N-hop 下游节点的数量,d 为所有基因的出度。NHDN 大于 $\bar{\mu} + \sigma(\mu)$ 的基因被定为调节因子。出度高于 $\bar{d} + 2\sigma(d)$ 的调节因子(其中 d 表示下游基因的数量)将成为该 LOAD 差异连通模块的关键驱动调节因子。此方法确定的关键驱动调节因子都具有显著高于平均水平的下游节点和出度。

图 4 显示了富集免疫/小胶质细胞基因的模块的贝叶斯网络及其关键驱动因子(以红

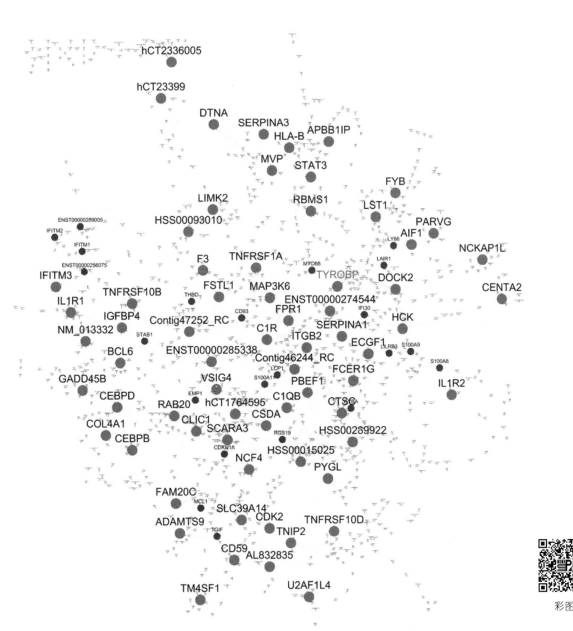

图 4　富集免疫/小神经胶质细胞相关基因的贝叶斯网络及其关键驱动因子

BN 是基于表达数据和 eSNP 信息构建的。如文中所述,关键驱动因子(红色圆圈)是基于连通性确定的。网络的主要驱动因子包括 TYROBP、FCER1G、CYBA、FYB、SLC7A7、DOCK2、TBXAS1、SERPINA1、FPR1、TLR2 和 SYK(按连通性降序排列)。彩图见二维码

彩图

色标记)。贝叶斯网络(BN)是根据上述流程构建的。该网络的主要驱动因子是TYROBP、FCER1G、CYBA、FYB、SLC7A7、DOCK2、BXAS1、SERPINA1、FPR1、TLR2 和SYK。TYROBP 是 TYRO 蛋白酪氨酸激酶结合蛋白,编码在其细胞质结构域中含有免疫受体酪氨酸活化基序(immunoreceptor tyrosine-based activation motif,ITAM)的跨膜信号多肽。TYROBP 及其假定的受体,髓样细胞触发受体 2(triggering receptor expressed on myeloid cells 2,TREM2)在免疫应答过程中起着关键的作用。*TYROBP* 基因的突变与多囊性脂膜样骨发育不良(Nasu-Hakola)有关[27]。TYROBP 信号通过脾酪氨酸激酶(spleen tyrosine kinase,SYK)促进 SYK 介导的嗜中性粒细胞和整合素介导的巨噬细胞激活。有趣的是,已经发现 *TYROBP* 的基因突变会导致人类的衰老性痴呆和大鼠免疫应答功能的受损[28,29]。

3.8　子网络/模块和关键驱动因子的优先级

为了确定与 AD 最相关或最具因果关系的子网络,我们结合了模块相关性,模块差异连通性、LOAD 特异性 eSNP 基因、差异表达基因和 AD GWAS 相关基因的富集程度,来计算总的相关性得分,以便对多组织网络中的所有 111 个模块进行排序。

为了进一步优选 3 个不同脑区的关键驱动因子,我们采用机器学习法[30],将来自多个脑区的主要驱动因子进行综合打分排序:

$$G_j = \prod_i g_{ji}, \tag{2}$$

其中,g_{ji} 为一个脑区 i 中的候选驱动因子 j 的判别值,该判别值可以通过排秩 r_{ij} 来定义:

$$\left(\max_i(r_{ji}) + 1 - r_{ji} \right) \Big/ \sum_j r_{ji} \tag{3}$$

结果正如我们之前报道的[8],PFC 特异的富集小胶质细胞/免疫相关基因的富集模块是与 LOAD 最相关的模块,其次是参与谷胱甘肽转移酶活性的模块(粉色模块)、钙依赖地细胞黏附(灰色 12 模块)、细胞骨架蛋白结合(海贝色)、细胞连接(灰色 1)、吞噬作用(灰色 17)、对外部生物刺激的反应(青色)和神经髓鞘(绿色)。

3 个区域特异性小胶质细胞模块之间有 8 个相同的驱动因子,即:CTSC、HCK、TYROBP、SERPINA1、S100A11、LY86、DOCK2 和 FCER1G。通过公式 2 来计算综合排名得分,TYROBP 排名最高。TYROBP 也是 CB 特异性免疫/小胶质细胞模块中排名最高的驱动因子,如图 4 所示。对核心驱动因子进行计算验证,然后选择最相关的子网络/模块中排名最高的驱动因子进行实验验证。

3.9　总结和未来的工作

类似于 AD 这样的复杂人类疾病涉及多种不同组织的不同通路。大规模分子谱数据、基因型数据、临床数据和其他生物相关信息的整合,对于我们全面理解各种分子通路如何协同引起疾病至关重要。正如这里及之前的 AD 系统性研究所示,疾病状态可以由共同调节的基因和蛋白质的复杂网络来描述。这类网络的准确重建不仅会建立一个 AD 互作通路的全局图像,而且可以产生具体的调节环路,从而帮助我们进一步准确识别潜在的关键驱动因子。事实上,基于多尺度网络识别的驱动因子更可能是已知的 AD 易感基因[31]。特别是,小神经胶质细胞/免疫基因富集网络提供了一个全局的模型,不仅仅有先前 GWAS 分析得到的风险基因位点,包括 MS4A4A、MS4A6A、CD33 和 TREM2,而且还提供了它们之间详细的直接或间接的调控关系。网络中已知的 LOAD 遗传风险因子的聚集性也反映了该小神经胶质细胞/免疫网络的驱动作用,从而证明了多尺度网络方法的优势。更重要的是,这些数据驱动的网络使我们能够将很多缺失的部分联系起来,从而为实验验证提供了更具生物学意义的假设。

鉴于 LOAD 分子病理学的高度复杂性,并不充足的数据,有限的建模技术和低效的低通量验证平台,LOAD 的系统/网络研究仍处于早期阶段。在接下来的 10 年中,随着 DNA/RNA 测序[32-34],系统/网络生物学[35,36]和体外建模[37-42]技术的快速发展,我们会更系统、全面地了解 LOAD 的复杂机制。我们期望看到由各类生物学变化如 DNA、分子、生物化学/细胞、组织和机体水平等构建的大规模、多尺度 LOAD 的复杂网络。系统/网络生物学是解决这个生物科学领域最具挑战性任务的关键手段。

4. 附注

（1）传统聚类分析在共表达基因聚类的鉴定中仍然可用[43]。

（2）相似性矩阵可以通过其他相似性打分来计算,如欧氏距离（Euclidean distance）或互信息[44]。

（3）可以基于其他软阈值或硬阈值函数[3]导出邻接矩阵,如 S（sigmoid）型函数和符号（signum）函数:

$$\text{sigmoid}(x, \alpha, \tau_0) = \frac{1}{1 + e^{-\alpha(x - \tau_0)}} \tag{4}$$

$$\text{signum}(x, \tau_0) = \begin{cases} 1 & \text{if } x \geqslant \tau_0 \\ 0 & \text{if } x < \tau_0 \end{cases} \tag{5}$$

但软阈值功能可以识别更具生物意义的模块。

（4）另外,我们可以将 MDC 定义为网络 x 中的 N 个基因与网络 y 中相同基因集之间的平均连通性的差异[45]:

$$\delta_{\Omega}(x, y) = \frac{2}{N(N - 1)} \sum_{i=1}^{N-1} \sum_{j=i+1}^{N} (k_{ij}^x - k_{ij}^y) \tag{6}$$

其中,k_{ij} 是给定网络中两个基因 i 和 j 之间的连通性。

显然,如果 $\delta_{\Omega}(x, y)$ 大于 0,则获得连通性,如果 $\delta_{\Omega}(x, y)$ 小于 0,则连通性缺失。给定 M 置换,MDC 的 *FDR* 计算如下:

$$FDR(\delta_\Omega(x, y) > 0) = \frac{1}{M}\sum_{p=1}^{M}\delta_\Omega(x, y) < \delta_\Omega(x^p, y^p)$$

或

$$FDR(\delta_\Omega(x, y) < 0) = \frac{1}{M}\sum_{p=1}^{M}\delta_\Omega(x, y) > \delta_\Omega(x^p, y^p)$$

其中, x^p 和 y^p 是从置换的数据中导出的网络。

这种新的 MDC 测度的显著性可以通过置换样本或基因标签进行随机实验来计算得到。

（5）基于因果网络（random forest based causal networks，RFCN）推论的随机森林是一种强大的算法（DREAM4 In Silico Multifactorial Challenge 中预测遗传调控网络的最佳算法），尽管在人类中尚未得到验证[35]。RFCN 推论基本上将 n 个基因之间调节网络的预测分解为 n 个不同的回归问题。对于给定的基因 G，在相应的回归树中具有显著预测能力的那些基因被认为是 G 基因的驱动因子。

致谢

此项工作得到了以下基金的支持：美国国家卫生研究院（NIH）/国家老龄化研究所（NIA）（B. Z. 和 J. Z.　R01AG046170）；NIH/国家心理健康研究所（NIMH）（B. Z.　R21MH097156‑01A1）；NIH/国家癌症研究所（NCI）（B. Z. 和 J. Z.　R01CA163772）；NIH/国家过敏和传染病研究所（NIAID）（B. Z. 和 J. Z.　U01AI111598‑01）。

参考文献
见二维码。

第 29 章
基于网络分析揭示阿尔茨海默病的潜在发病机制

Masataka Kikuchi，Soichi Ogishima，Satoshi Mizuno，Akinori Miyashita，Ryozo Kuwano，Jun Nakaya，Hiroshi Tanaka

摘要　AD 是一种多因素神经退行性疾病，也是导致老年痴呆症的主要原因之一。虽然很多研究发现了与 AD 发病相关的一些分子，但目前其发病机制仍不明确。只通过部分基因来解释整个疾病的机制未免过于简单化。随着来源于基因组、蛋白质组、互作组等数据集的新信息大量积累，我们现在基本上能够从分子网络功能障碍的角度来阐明各种疾病。近期研究表明，人类疾病中受影响的相关基因在网络中存在聚集现象，通常称为"疾病模块"。以 AD 为例，与疾病相关的一些通路看起来不同，但其中一些通路显然相互偶联。这表明存在共同的通路，能够在从健康往疾病状态（比如疾病模块）转变过程中起负调控作用。此外，这类疾病模块在 AD 进程中的不同阶段可能会有动态的变化。因此，网络水平的方法对于阐明 AD 的未知机制是必不可少的。本章我们将介绍如何使用基因共表达和蛋白质互作网络的网络策略来阐明 AD 的发病机制。

关键词　AD，系统生物学，网络紊乱，网络扰动，疾病模块，基因表达谱，基因共表达网络，蛋白质互作网络

1. 前言

AD 的神经病理特征是 Aβ 在细胞外的斑块沉积和 NFT 在神经元内的积累，但 AD 病理学的分子机制目前仍不明确。那么是什么分子加速了 Aβ 或 NFT 的产生？这些分子又是如何导致神经元细胞死亡？仅靠现在发现的已知分子还难以阐明 AD 的病理机制。仍然需要新的方法来识别其余的关键分子和通路。

最近，快速发展的高通量技术，已成为阐明复杂疾病生物复杂性的新方法。因而现在我们可以使用网络呈现的方式来分析综合资源获取的生物学分子互作组（如基因-基因、蛋白质-蛋白质、蛋白质-DNA 互作等）。基于网络生物学方法，研究人员开始尝试用网络扰动的方式来描述疾病中发生的异常[1-4]。这些研究表明，在疾病中受影响的

基因在网络中会发生富集,通常被称为"疾病模块"[5]。与 AD 相关的信号通路虽然表面上看起来不同,但其中一些显然是高度相关[6,7]。在 AD 中可能存在从健康到疾病状态(即疾病模块)行使负调控作用的共同通路。此外,寻找 AD 特异性模块,可能还有助于理解其他神经退行性疾病的发病机制。实际上,髓样细胞触发受体 2(triggering receptor expressed on myeloid cells 2, *TREM2*)基因上的一个罕见突变不仅与 AD 的发病相关[8,9],而且也与 Nasu-Hakola 疾病[10]和额颞叶痴呆[11]相关。这表明这些疾病共享以 TREM2 为核心的疾病模块或信号通路。基于网络的方法也将有助于揭示 AD 脑内尚未明确的细胞现象。在本章中,介绍了基于网络而不是单个分子的系统方法来理解 AD 的发病机制。为了达到这个目的,我们使用了来源于尸检 AD 患者脑组织检测得到的基因表达谱、人类蛋白质-蛋白质互作数据(标题 2)及最新的研究中实际使用的研究方法(标题 3)。

2. 材料

基因共表达网络通常是在已有的基因表达谱的基础上来构建。另外,蛋白质互作网络也是由来源于开放获取数据库中的蛋白质-蛋白质互作数据整合而成。在这里我们提供了现有的 AD 基因表达谱和蛋白质-蛋白质互作数据库。

2.1　AD 的基因表达谱

许多基于 AD 受试者的尸检大脑和尸检组织的基因表达谱进行的系统生物学研究对 AD 的发生机制已经产生了很多重要的见解。公共基因表达数据资料都会在基因表达综合数据库(gene expression omnibus,GEO)中进行注册登记[12](附注 1),每一套数据都有相应的 GEO 编号。下面,将介绍一些来自 AD 受试者的基因表达谱数据。

Braak 分期是用来对那些根据脑区域上的 NFT 扩张情况诊断的 AD 进行神经病理分期的方法。NFT 的沉积按以下顺序进行:横嗅区域(Braak Ⅰ~Ⅱ期)、边缘系统(Braak Ⅲ~Ⅳ期)和等皮质区(Braak Ⅴ~Ⅵ期)[13]。Liang 等提供 14 名健康人(Braak 0~Ⅱ期)和 34 名 AD 患者(Braak Ⅲ~Ⅵ期)死亡后尸检脑组织的基因表达谱(GEO 编号:GSE5281)[14,15]。尸解的人脑采用激光捕获 6 个脑区域(内嗅皮质、海马、内侧颞回、后扣带、上额额回和初级视觉皮质)。用 Affymetrix Human Genome U133 Plus 2.0 基因芯片(Affymetrix Inc., Santa Clara, CA, USA)检测获得基因表达谱。

MiniMental State Examination(MMSE)测试是临床上对认知功能进行评价的方法[16]。Blalock 等根据 MMSE 评分将 35 名研究对象分为 4 组:"正常对照"(MMSE 评分>25 分)、"早期 AD"(MMSE 评分 20~25 分)、"中度 AD"(MMSE 评分 14~19 分)和"重度 AD"(MMSE 评分<14 分)(GSE 编号:GSE1297)[17]。患者的 CA1 和 CA3 区域取自冷冻的海马组织,之后在 Affymetrix Human Genome U133A Array 上进行基因表达检测。

为了在 LOAD 患者和非痴呆健康对照中构建基因调控网络,Zhang 等收集了 690 个尸检组织,分别来自 LOAD 患者背外侧前额皮质 BA9、大脑视觉皮质 BA17 和小脑等区域,并使用 Agilent Technologies(GSE44772)公司定制的基因芯片检测基因表达谱[18]。

2.2　人类蛋白质互作数据

蛋白质之间的互作可以通过已有的多种方法进行检测(如酵母双杂交系统、免疫沉淀方法等)。在过去 10 年中,通过大规模酵母双杂交筛选和质谱法等的高通量技术已经获得了大量人体蛋白质-蛋白质互作数据[19-21]。目前,已经发表的蛋白质-蛋白质互作数据库,无论实验规模大小,均收录在以下数据库中,如表 1 所示。

表 1　蛋白质互作数据库

数 据 库 名 称	网 址 链 接
The Biological General Repository for Interaction Datasets (BioGRID)	http://thebiogrid. org/
The Database of Interacting Proteins (DIP)	http://dip. doe-mbi. ucla. edu/dip/Main. cgi
The Human Protein Reference Database (HPRD)	http://www. hprd. org/
The IntAct	http://www. ebi. ac. uk/intact/
The Interologous Interaction Database (I2D)	http://ophid. utoronto. ca/ophidv2. 204/
IrefIndex	http://irefindex. org/wiki/index. php? title = iRefIndex
The Molecular INTeraction database (MINT)	http://mint. bio. uniroma2. it/mint/Welcome. do
STRING	http://string-db. org/

3.　方法

3.1　基因共表达网络的构建

为了构建基因共表达网络,样本中基因表达的相关性可以通过 Pearson 相关系数(Pearson correlation coefficient, PCC)计算得到。PCC 的范围从 -1(负相关)到 1(正相关)。当基因 i 和基因 j($\mathrm{PCC}_{i,j}$)之间的 PCC 超过阈值时,两个基因具有相关性(即共表达)。而 PCC 值(例如|PCC|>0. 5)和 p 值可以直接被用来判断为没有相关性。然而,阈值的选择依赖于样本量的大小,其选择通常比较随意。为了解决这些问题,WGCNA(附注 2)[22,23]被广泛应用于各类研究中包括 AD[18,24,25],该方法的阈值判定基于一个事实,即生物网络本质上是无标度网络(附注 3)。首先,$\mathrm{PCC}_{i,j}$ 被转换为"相似性",$s_{i,j}$,其变化范围为 0~1(附注 4):

$$s_{i,j} = |\ \mathrm{PCC}_{i,j}\ |$$

如果要保留了 $\mathrm{PCC}_{i,j}$ 的符号,则也可以使用以下公式(附注 5):

$$s_{i,j} = \frac{1 + \mathrm{PCC}_{i,j}}{2}$$

然后,将 $s_{i,j}$ 分配给幂函数:

$$a_{i,j} = |\ s_{i,j}\ |^{\beta}$$

式中,β 是参数。参数 β 应设置高于无尺度拓扑模型拟合值(R^2),即 $\log_{10}(p(k))$ 和 $\log_{10}(k)$ 之间的斜率[见关于 p(k)的注 3]。一个严格的参数一般会带来更高的 R^2,但是由于 R^2 和互作数量之间的抵换关系,可能会导致网络只有极少的互作。

3.2　蛋白质互作网络的构建

一些研究将来自几个不同数据库和资源库中的蛋白质-蛋白质互作数据进行联合分析。然而,每个数据库的收录规则不同。并且,蛋白质的注册号通常具有不同的标识符(如 Entrez gene ID 和 UniProt ID)。国际分子交流(International Molecular Exchange,IMEx)联盟最近制定了一些策略,试图尝试给参与的数据库提供非冗余数据集[26]。例如,为了避免在 ID 统一方面出现问题,iRefIndex 为 13 个常用的数据库中提供了一个索引[27]。

3.3　模块检测

生物网络中的庞大信息量使其难以分析。因此,网络通常被划分为模块。模块即为在网络中紧密互作的节点(基因或蛋白质)集合(表现为链接或者边界)。

这里主要有两种模块检测算法。基本上,一个节点不是只属于一个模块就是属于多个模块。这里,首先介绍第一种方法 Infomap 算法和,然后介绍第二种方法关联聚类算法。

Infomap 算法是由 Rosvall 和 Bergstrom 提出的基于随机游走的模块检测算法[28]。该算法根据最佳模块数 M 将网络划分为 m 个模块。这里,模块被定义为随机游走长时间停留的区域。M 的有效性主要通过映射方程[29]进行评估:

$$L(M) = q_{\curvearrowright}\, H(Q) + \sum_{i=1}^{m} p_{\circlearrowleft}^{i}\, H(p^{i})$$

式中,$q_{\curvearrowright}$ 和 $H(Q)$ 是模块间随机游走运动的概率和熵,$p_{\circlearrowleft}^{i}$ 和 $H(p^{i})$ 是在模块 i 内运动的分数和熵。当随机游走具有较少的模块转换和较少的模块内移动时,该方程取得较低的值。该算法的目的是在所有可能的模块划分中,都可以探寻到最佳的模块数量来降低映射方程的结果。据报道,在与其他几种算法的比较中,Infomap 算法表现最佳[30]。

而拓扑重叠则关注节点 i 和 $j(\omega_{i,j})$ 之间的相似性连接,由以下公式计算得到:

$$\omega_{i,j} = \frac{l_{i,j} + a_{i,j}}{\min(k_i,\ k_j) + 1 - a_{i,j}}$$

式中,$l_{i,j}$ 是连接在节点 i 和 j 之间的公共节点的数量,$a_{i,j}$ 是邻接函数(如果 i 和 j 被连接,$a_{i,j}=1$,否则 $a_{i,j}=0$),k_i 是 i 的连接度(互作数量)[31]。在所有节点上计算的拓扑重叠以矩阵形式显示。对矩阵进行分层聚类,分类好的群集则被视为模块。该方法可以应用于未加权和加权网络。实际上,WGCNA 通过对构建的基因共表达网络进行拓扑重叠矩阵(topological overlap matrix,TOM)的计算方法来检测模块。

上述两种方法基本上可以将每个节点只分配给一个模块,而在实际网络中,一个节点可能参与/属于多个模块。例如,在生物网络中,多功能类型的蛋白质可能与多个蛋白复合物互作。尤其是在系统生物学领域中,这类蛋白质也被称为"枢纽蛋白"[32]。聚类分析是一种将连接划分入不同模块的方法[33]。最初该方法是用于计算共享节点 k 的链接 e_{ik} 和 e_{jk} 之间的相似度:

$$S(e_{ik}, e_{jk}) = \frac{| n_+(i) \cap n_+(j) |}{| n_+(i) \cup n_+(j) |},$$

式中,$n_+(i)$ 是节点 i 和相邻节点的节点集。应用分层聚类计算得到的相似性进行重新排序后生成聚类树。为了确定聚类树中减少分支的最佳阈值,可使用分割密度 D 这个指标,公式如下:

$$D = \frac{2}{M} \sum_c m_c \frac{m_c - (n_c - 1)}{(n_c - 2)(n_c - 1)}$$

式中,M 是网络中的连接数,c 是模块的数量,m_c 是模块内的连接数,n_c 是模块内节点的数量。分割密度 D 表示每个模块的平均密度,取值从 0(稀疏)到 1(密集)。D 在树形图中每个高度均被计算,将其取得最大值的高度作为分类阈值。

3.4　基因互作网络的应用

Zhang 及其同事分析了 LOAD 和非痴呆个体的 3 个脑区[背侧前额叶皮质(prefrontal cortex,PFC)、视皮质(visual cortex,VC)和小脑(cerebellum,CB)]的基因表达谱[22],见标题 2.1(GSE44772)。他们首先在每个样本的脑中确定 13 193 个(1/3)变异最大的探针组。根据探针组 ID 和所位于的脑区给探针组分配唯一标识符,然后合并这些表达数据。基于这些多组织表达数据集(其中包含 LOAD 和非痴呆脑中的 39 579 个探针组),使用 WGCNA 方法可以构建多组织共表达网络。从拓扑重叠矩阵(标题 3.3),分别在 LOAD 和非痴呆脑样本的共表达网络中确定出 111 和 89 个模块。然后,为了比较 LOAD 和正常健康大脑间模块的差异连通性,他们测量了模块差异连通性(modular differential connectivity,MDC)。MDC 由以下公式定义:

$$\delta_\Omega(\text{LOAD, Normal}) = \frac{\sum_{i=1}^{N-1} \sum_{j=i+1}^{N} k_{ij}^{\text{LOAD}}}{\sum_{i=1}^{N-1} \sum_{j=i+1}^{N} k_{ij}^{\text{Normal}}}$$

其中,N 是模块中基因的数量,k_{ij} 是基因 i 和 j 之间的连接度。这里,k_{ij} 等于标题 3.1 中的 $a_{i,j}$。MDC>1 的模块表示获得连通性(gain of connectivity,GOC),相反,MDC<1 的模块表示连通性缺失(loss of connectivity,LOC)。结果发现 GOC 模块比 LOC 模块多

出 10 倍以上。在具有至少 100 个基因的 GOC 模块中,他们发现了一个富集免疫/小胶质细胞相关基因的模块,并且该模块中 99.5% 的基因在 AD 中普遍影响到的 PFC 区中表达有显著差异。有趣的是,PFC 免疫/小胶质细胞模块中的基因表达与多个脑区的萎缩水平相关。此外,可以通过对表达数量性状位点(expression quantitative trait loci, eQTL)分析来鉴定与基因表达相关的 SNP(eSNPs)。PFC 免疫/小胶质细胞模块中的许多基因显著富集于基因体附近 1 Mb 以内的顺式 eSNP。最后,构建免疫/小胶质细胞模块的定向贝叶斯网络。根据下游基因的数量和差异表达的情况进行综合评分的计算,TYRO 蛋白酪氨酸激酶结合蛋白(tyrosine kinase-binding protein, TYROBP)获得最高得分,表明 TYROBP 是一个关键的驱动调节子。TYROBP 也被称为 12 KD 的 DNAX 激活蛋白(DNAX-activating protein of 12 kd, DAP12),它是 TREM2 的信号转导蛋白。最近,北美和欧洲的队列研究发现,TREM2 的一个罕见变异会使得发展为 LOAD 的风险增加[6,7]。

3.5　蛋白质互作网络的应用

AD 的最大风险因素是衰老。AD 会在几年或几十年中缓慢进展,而不是从健康状态快速转向疾病状态。因此,我们必须考虑对 AD 相关网络和模块动态实时的变化进行监测。

最近我们通过将来源于 AD 和正常老化个体的大脑的蛋白质互作网络与基因表达谱相结合,鉴定出 AD 进展中受到扰动的模块[34]。这里的 AD 基因表达谱来自 AD 受试者的尸检脑组织(GSE5281),见标题 2.1。我们还使用来自 60~99 岁的认知完整的受试者死后脑组织(包括内嗅皮质、海马、上额回和中心回)的基因表达谱作为正常老化对照[35]。将正常老年受试者分为以下 4 个年龄组: 60~69、70~79、80~89 和 90~99 岁。我们分析了两个数据集之间的共同检测的 3 个脑区域(嗅觉皮质(entorhinal cortex, EC)、海马(hippocampus, HIP)和上额叶回(superior frontal gyrus, SFG))的基因表达谱。首先,使用 MAS 5.0 算法(Affymetrix, Santa Clara, CA)对基因表达数据进行标准化。然后,我们使用被探查调用算法(Affymetrix)提取标记为"resent"的探针组,并把同一阶段(Braak 分期或年龄组)的相同脑区域的样本表达值取平均。这里,我们认为如果一个基因的平均表达值超过 200,则认为该基因表达了,并且假设从基因表达(RNA 表达)数据库中直接表达蛋白(附注 6)。我们接下来从 BioGRID 中检索出人类互作数据集[36]。在每个阶段都构建表达的蛋白质互作网络从而添加了表达的蛋白质之间的物理互作,并使用 Infomap 算法将其划分成模块(标题 3.3)。为了观察在 AD 发展进程(根据 Braak 分期)中模块的轨迹,我们执行暴风(brute-force)算法来计算一个阶段和下一个阶段蛋白质互作(C_L)和细胞功能(C_{GO})的相似性(C_{GO})。相似性定义如下:

$$C(t) = \frac{|A(t) \cap A(t+1)|}{|A(t) \cup A(t+1)|}$$

式中,$A(t)$ 是模块在时间 t(即 Braak 分期或年龄组)的一组互作或者细胞功能,从而获得互作(C_L)或细胞功能的相似性(图 1)。当在时间 t 和 $t+1$ 时的模块具有相同的互作或相同的细胞功能时,相似度即为 1(附注 7)。为了估计 t 和 $t+1$ 两个时间点的两个模块是否保守,我们基于如下规则进行评估:如果配对模块具有最高的 C_L,并且它们的 C_L 和 C_{GO} 值超过 0.5,则认为两个模块是保守的(附注 8);否则,它们就不保守。重复此过程,连续阶段中的存在保守关系的模块被称为模块谱系。接下来,我们寻求 AD 特异性扰动的模块谱系,该模块谱系定义为:在正常衰老的所有年龄组都完全保守,但在 AD 中 Braak 的各期均不保守。AD 特异性扰动的模块谱系又被分为早期扰动类型和晚期扰动类型。在 Braak 分期的初期阶段受影响的内嗅皮质中,4.0% 的模块谱系显示早期扰动类型,40.0% 的模块谱系显示为晚期扰动类型(附注 9)。在内嗅皮质的晚期扰动模块谱系中,我们发现了一个模块在整个 Braak 分期中丢失了大部分的互作。模块中的成员与组蛋白乙酰转移酶(histone acetyltransferase,HAT)复合物显著相关。

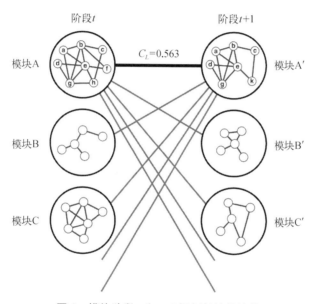

图 1　模块阶段 t 和 $t+1$ 间相似性的计算

它是在阶段 t 和 $t+1$ 之间的所有可能的配对模块上计算互作(C_L)和细胞功能(C_{GO})的相似性。保守模块是指配对模块具有最高的 C_L 并且它们的 C_L 和 C_{GO} 均超过 0.5

我们还发现在 Braak Ⅰ 期 HAT 模块通过去泛素化酶 UCHL5 与蛋白酶体模块紧密互作(图 2)。然而,UCHL5 与 HAT 模块(INO80B/C,NFRKB 等)中的部分成员间的互作在 Braak Ⅱ 期开始消失,并在 Braak Ⅳ 期完全消失。据报道,UCHL5 通过 NFRKB 与 INO80 复合物发生互作[37]。该复合物可以改变染色质构象并调节基因转录或 DNA 修复[38]。此外,去泛素化酶 UCHL5 也与 26S 蛋白酶体相关。在健康细胞中,异常毒性蛋白质(如 AD 中的 Aβ)被蛋白质量控制系统[如泛素－蛋白酶体系统(ubiquitin-proteasome system,UPS)]所分解。然而,与健康受试者相比,有毒蛋白质的降解功能在 AD 患者中似乎已经失调。最近,已有研究观察到泛素－蛋白酶体系统功能在 AD 中的确受到损害[39,40]。我们的研究结果表明,在 AD 中下调的 UCHL5 和因此受影响的网络互作可能会干扰蛋白水解同时引起异常的基因表达。

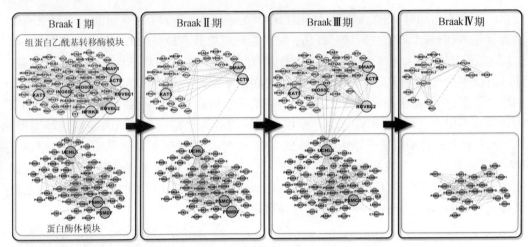

彩图

图2 AD进展期间内嗅皮层模块互作的动态性

上方黄色和下方的绿色节点分别是组蛋白乙酰转移酶和蛋白酶体模块的成员。在Braak分期中逐渐消失的核心蛋白被描绘为大节点[34]。彩图见二维码

4. 附注

（1）基因表达综合数据库（Gene Expression Omnibus,GEO）由美国国家生物技术信息中心（National Center for Biotechnology Information,NCBI）提供,可以在（http://www. ncbi. nlm. nih. gov/geo/）上免费访问。

（2）WGCNA方法可以通过R语言平台的统计计算软件包来实现（http://www. r-project. org）。

（3）一个网络是由节点（如基因或蛋白质）和边/链接（如共表达关系或物理互作）组成。在无尺度网络中,连接度的分布（与该节点相联系的其他节点的数量）为 $p(k) \sim k^{\gamma}$,其中 k 为连接度,γ 为连接度的指数。这表明网络中存在大量低度的节点,以及少数高度的枢纽节点。许多生物网络都是无尺度网络[41]。在WGCNA中,用户可以确定参数 β 以保持无尺度的拓扑结构。

（4）除了Pearson相关系数,其他计算指标也可以用来计算相关性[如加权中位数相关分析（biweight midcorrelation）和交互信息（mutual information）]。

（5）用户可以从相应功能（"type"和"networkType"）的变量中选择"unsigned"或"signed"。

（6）为了确定基因是否表达,我们采用了由Bossi等提出的以200为阈值的方法[42]。基因表达值为200意味着每个细胞有3~5个拷贝[43]。

（7）基于基因本体注释（gene ontology annotation,GOA）的"生物学过程"功能,我们为每个蛋白质注释相应的细胞功能。值得注意的是,一种蛋白质可以具有多种功能。接下来,我们对互作的两端蛋白分别根据GOA common进行功能注释。使用由GOA功能注释的互作集,接下来可以通过超几何检验发现功能显著被富集。如果超几何分布检验的概

率小于 0.05,且与期望值的比值大于 2,则将 GOA 富集的功能分配给这个模块。下面举例说明 C_{GO} 计算,我们考虑在时间 $t(M_t^1)$ 具有功能 A、B 和 C 的模块,以及在时间 $t+1(M_{t+1}^1)$ 处具有功能 B 和 D 的模块。共同的功能就是 B,功能并集是 A、B、C 和 D,因此,C_{GO} 就是 1/4。

(8) 该标准有两个步骤:① 以最高的 C_L 标准过滤模块对;② 从步骤 1 筛选得到的模块对中提取具有 C_L 和 $C_{GO}>0.5$ 的模块对。在第一步中,如果时间 t 和 $t+1$ 的模块是保守的,构成两个模块的每个互作必然高度重叠。例如,当模块在时间 t 时,M_t^1 显示最高的 C_L 值,同时在时间 $t+1$ 处 M_{t+1}^1 和 M_{t+1}^1 也显示与 M_{t1} 最高的 C_L 值,则“M_t^1-M_{t+1}^1”对”移动到下一步。另外,如果 M_{t+1}^1 在时间 t 处显示具有不同模块 M_t^2 的最高 C_L,则从该标准中删除 M_t^1-M_{t+1}^1 模块对。注意,最高的 C_L 可以是相同的值(例如 M_t^1 在时刻 $t+1$ 处等分解成 M_{t+1}^1 和 M_{t+1}^2)。第二步是筛选出具有相同最高 C_L 和最低保守模块对的过程,模块 C_L 的总和≤1。由此可知,在阈值>0.5 时,可以唯一地确定满足该阈值的模块对。相反,模块的 C_{GO} 的总和可以>1,因为细胞功能可以是冗余的,因此,C_{GO} 的阈值可以任意确定。

(9) 在文献[34]中,我们没有证实扰动模块的统计学意义。为此,我们提出将 bootstrap 分析作为一种有用的检验方法。更具体地说,我们采用重抽样技术,随机抽取蛋白质集(如 1 000),每个重抽样数据集具有和被观察的蛋白表达模块相同的蛋白数量(也就是形成“重抽样数据集”和“观察组数据集”)。我们比较观察组和重抽样集之间的统计量(如在 Braak 分期中丢失的互作数)。如果观察组的统计量与重抽样集的统计量存在显著差异,那么我们就评价观察的模块是一个被显著扰动的模块。

致谢

我们感谢日本新潟大学(Niigata University)的 Takeshi Ikeuchi 和 Kensaku Kasuga 博士参与的建设性的讨论。

参考文献

见二维码。

第 30 章

基于 SDREM 方法重构信号和调控应答网络：在研究疾病进程中的应用

Anthony Gitter，Ziv Bar-Joseph

摘要 信号和动态调控事件挖掘（signaling and dynamic regulatory events miner，SDREM）是一种在不同刺激下识别控制细胞瞬时响应的信号通路和转录因子的有效计算方法。SDREM 通过整合条件独立的蛋白质-蛋白质互作、转录因子结合数据和两类条件特异的数据，包括响应刺激的源蛋白质和时间序列的基因表达数据，建立端到端的响应模型。我们将介绍如何应用 SDREM 方法研究人类疾病，并以表皮生长因子（epidermal growth factor，EGF）对神经形成的影响在 AD 中的作用为例来说明。

关键词 通路发现，转录调控，时间序列的基因表达，蛋白质-蛋白质互作网络，敲低预测，网络动力学，EGF 应答，AD，人类疾病进展

1. 引言

目前关于基因及其蛋白质产物的协调激活方面的重要信息，主要由外部刺激或应激引起的细胞应答方面的研究所提供。同样地，研究在人类疾病中具体的被破坏的生物学过程也可以帮助我们深入了解其潜在分子机制，并确定导致这些疾病的潜在病因。由于大多数生物过程本质上是动态发展的过程，因此通过收集时间序列数据来监测随时间变化的应答过程是非常重要的[1]。虽然某些类型的高通量数据常以时间序列收集（如基因表达谱），但其他类型的数据要么是静态的（如 DNA），要么由于技术和其他困难而只能在单个时间点上进行检测（如蛋白质-蛋白质互作）。虽然基因的表达可以为刺激产生效应的鉴定提供重要信息，但是单纯通过基因的表达并不足以直接揭示驱动转录变化的上游机制。为了解决这个问题，同时为了构建一个在应激反应和疾病进展期间基因激活的机制模型，我们开发了 SDREM 算法[2]。SDREM 能够通过将条件特异的时间序列基因表达数据与生物网络相结合来展现上游蛋白和通路——包括转录因子（transcription Factor，TF）和活化转录因子的信号传递通路。

SDREM 算法可以分为两个阶段：第一个阶段是检测可能控制基因表达变化的 TF，第二个阶段是搜索可以潜在激活这些 TF 的上游信号通路（图 1）。在第一阶段，通过 TF 与

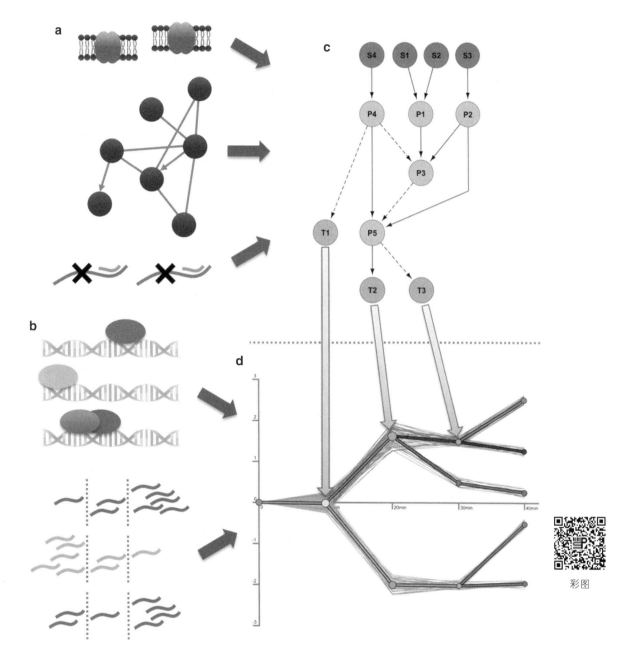

图 1　SDREM 方法的输入和输出

（a）SDREM 的信号通路推理的输入部分包括 3 种数据。源蛋白质的列表包括受体或其他蛋白质，它们在实验中与信号激活子（如病原体或过表达蛋白）直接作用来启动应答信号。PPI 网络是蛋白质之间物理互作的列表。先验节点是可选的，并指定了蛋白质作为信号通路成员的先验概率。它们可能来自 RNAi 筛选（如图所示）、参考通路或其他数据。（b）SDREM 整合静态蛋白质-DNA 互作及时间序列的基因表达数据（如在多个连续时间点测量的 RNA-Seq 数据）以确定从什么时间开始，TF 开始积极控制通路应答的转录部分。（c）综合 a 图中的输入数据和 SDREM 预测出来的活性 TF，综合学习预测从源蛋白质到 TF 的潜在信号通路。更多详细信息，见图 3。（d）综合 b 图的输入数据和 SDREM 预测的信号转导通路中 TF 的连通性，来评估哪些 TF 在应激反应中变得活跃及其相应的活跃时间。SDREM 网站 http：//www.sb.cs.cmu.edu/sdrem 有全彩色图像或见二维码，见图 2

基因启动子结合关系和时序性表达数据相结合来识别控制基因表达变化的 TF[3,4]。当一组表达相似的基因,随着时间变化会逐渐分化成不同的亚组,这种差异可能是由于随着时间的变化,激活的 TF 可以结合一个亚组中的基因,而无法结合其他亚组中的基因所导致。SDREM 算法可以识别这种分化过程,并根据已知或预测的 TF 调控基因的数据找到导致分化的 TF。该分析提供了一组可能在应答过程中有活性的 TF,但为了被激活,TF 必须收到来自上游启动应答的蛋白所发出的激活信号。因此,SDREM 的第二阶段通过网络定位算法[5]发现蛋白质-蛋白质互作网络中联结上游信号源蛋白(感受器蛋白或能够与环境、刺激或病原体互作的蛋白质)与下游预测的目标 TF 之间的通路。RNA 干扰(RNA interference,RNAi)筛选的信息和其他已知信息等,也可以用来提示哪些蛋白质应该被纳入信号通路中[6]。第二阶段的输出反馈到第一阶段,并且重复整个过程,直到 SDREM 聚焦的 TF 充分连接在信号通路中,并调节相应的差异表达基因。因此,可以根据 SDREM 模型预测的单基因或双基因敲低的效果来调整正式实验验证的优先级[6]。

最初,我们应用 SDREM 算法来研究酵母中高渗甘油和雷帕霉素通路的靶标及拟南芥中的病原体反应[2]。随后,SDREM 扩展应用于人类疾病的研究。在我们对甲型 H1N1 流感病毒感染的 SDREM 分析中,我们发现了相关的信号通路和转录因子,这些均符合经典免疫反应的表现并且与文献[6]报道的相一致。此外,我们还发现 SDREM 可以准确预测 RNAi 筛选的效果,并可以用它来估计双基因敲低对病毒负荷量的影响。我们最终确定了几种可能参与致病性 H5N1 流感但非季节性 H1N1 流感的应答调控蛋白。

在这里,我们通过表皮生长因子(epidermal growth factor,EGF)刺激为例,证明 SDREM 在 AD 研究中的潜力。研究表明,EGF 可以影响神经的形成[7],人们推断促进神经生成的治疗策略对 AD 患者有积极的意义[8]。此外,已知当 *PSEN1* 基因发生突变时可引起家族性 EOAD,而它本身也是表皮生长因子受体(epidermal growth factor receptor,EGFR)的重要调节因子[9]。如图 2 和图 3 所示,在 EGF 刺激相关的数据中应用 SDREM,能够正确获取大部分已知的 EGFR 通路成员,包括核心信号级联成员 SHC1、GRB2、SOS1、HRAS、MAP2K1 和 MAPK1,以及转录因子 ELK1、FOS 和 JUN。本章中所描述的 EGF 研究是如何使用 SDREM 算法来研究作用于脑细胞和组织及相关疾病进展中的其他刺激物的 1 个例子。SDREM 软件包提供本方法中参考的所有数据。

2. 材料

2.1 软件

(1) 如果尚未安装 Java,请从 http://www.java.com/下载并安装。SDREM 需要 Java 5 及以上版本。

(2) 从 http://sb.cs.cmu.edu/sdrem/下载 SDREM(附注 1),无须安装。本文中主要使用的是 SDREM 1.2 版。

(3) 从 http://www.cytoscape.org/下载 Cytoscape[10,11]。本文中主要使用的是 Cytoscape 2.8 版(附注 2)。

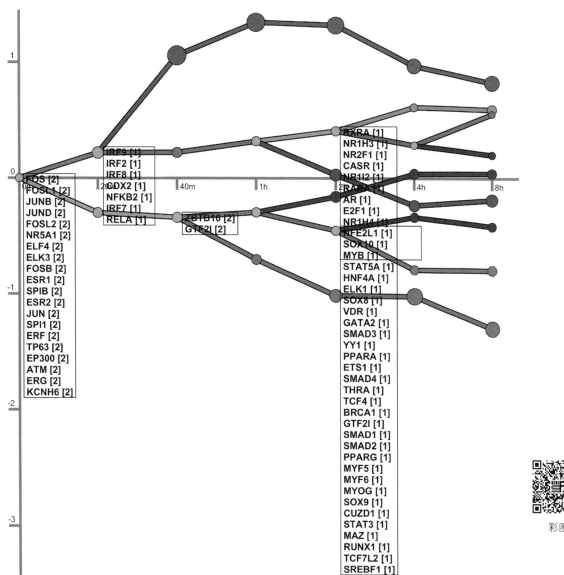

图 2　SDREM 在 EGF 应答中的活性 TF 和共调控基因

每个彩色的路径都总结了一组基因的转录变化，这些基因随着时间的推移共同表达并受到相似的调控。X 轴是时间，Y 轴是以 2 为底取相对于 0 min 时间点的对数值。TF 名称显示在调节路径上的时间点旁边，SDREM 预测 TF 在调控通路上主动上调或下调其靶基因。TF 名称只在 TF 在路径上首次处于激活时显示。方括号中的数字表示 TF 在偏离路径后所控制的分支。在 2 h 的时间点，一组活跃的 TF 标签已被隐藏，因为它与另一组标签重叠。SDREM 网站 http://www.sb.cs.cmu.edu/sdrem 有全彩色图像，或见二维码

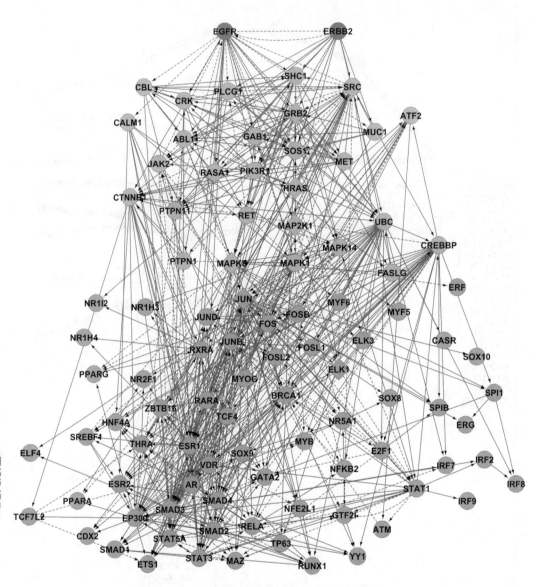

图3 SDREM 在 EGF 应答中的信号通路

　　沿着信号通路有 3 种类型的节点。红色节点(顶部)是作为信号输入的源蛋白质。绿色节点(底部)是调节路径上的活性 TF(也由 SDREM 分配,如图 2 所示)。蓝节点(中间)是用来连接源蛋白质和目标 TF 的中间蛋白质。菱形节点(ELK1,GRB2,HRAS,JUN,MAP2K1 和 MAPK8)作为被分配的大型先验节点,可以使得它们更可能被纳入预测通路中。圆圈则受到这些先验节点的调控。这些节点之间的所有边都在图中得到展示。实心边是由 SDREM 预测的 PPI。虚线边是先前已知方向的互作。彩图见二维码

彩图

2.2　输入的数据（必选）

（1）时间序列的基因表达数据（附注 3）。

（2）蛋白质-蛋白质互作网络中的源蛋白质列表，每行一个蛋白质。

2.3　输入的数据（可选，软件自带默认数据）

（1）TF—基因结合互作和所有潜在 TF 的列表（附注 4、5）。SDREM 需要用户输入这项数据，但如果用户无法提供该数据，SDREM 将使用软件自带的互作数据（附注 6）。

（2）蛋白质-蛋白质互作网络（附注 7）。软件提供网络（附注 8）。

（3）蛋白质-蛋白质网络中的先验蛋白质节点（附注 9）。

3.　方法

（1）准备预处理步骤计算蛋白质-蛋白质互作网络中的路径的属性文件（如 store. props），并将它们存储到磁盘中。

（2）存储路径使用命令"java -Xmx16g -jar StorePaths. jar store. props"。-Xmx 是一个 Java 选项，用于设置最大堆内存（在此示例中为 16 GB），这个设置可以根据输入数据的大小、机器上可用的内存数量，以及操作系统进行增减调整（附注 10、11）。

（3）准备两个 SDREM 属性文件。一个指定 DREM 参数（如 drem_settings. txt），另一个包含所有其他 SDREM 参数（如 sdrem. props）及 DREM 属性文件的介绍（附注 12）。

（4）使用"java -Xmx16g -jar sdrem. jar sdrem. props"命令运行 SDREM。如上所述，可以根据需要更改最大堆内存的大小（附注 13、14）。

（5）SDREM 运行停止后，使用 DREM 图形用户界面查看时序 TF 活性和共同调控的基因列表（图 2）。执行命令"java -Xmx1g -jar drem. jar -d drem_settings. txt"。大多数 DREM 选项将自动从属性文件中加载。将 TF-基因互作文件字段设置为 tfActivityPriors_round <N-1>. txt，并将保存的模型文件字段设置为<N>. model，SDREM 通过 sdrem. props 中的"model. dir"参数在指定的模型目录中写入。在该步骤和后续步骤中，<N>是 sdrem. props 中参数"iterations"的值。例如，如果 iterations＝10，则加载 tfActivityPriors_round9. txt 和 10. model 文件。单击执行按钮加载并查看保存的模型（附注 15、16）。

（6）使用 Cytoscape 查看 SDREM 信号通路（图 3）。打开 Cytoscape 并通过选择"File→Import→Network（Multiple File Types）…"，并选择 topPathEdges_itr <N>. sif（附注 17）加载通路。通过选择"File→Import→Node Attributes…"，并选择 topPathNodes_itr <N>. noa 来将预测蛋白质在信号通路（源蛋白，内部信号蛋白或目标 TF）中的角色作为节点属性导入网络。在"Layout"菜单中通过选择一种布局来排列节点。通过切换到"Control Panel"中的"VizMapper™"选项，可从视觉上区分路径上不同类型的节点。在可视映射浏览器中滚动到 Node Color 并双击。从出现的"Node Color"属性菜单中选择节点属性，然后选择"Discrete Mapper"。然后为 3 种不同类型的节点中的每一种选择一个不同的颜色。

（7）如果设置了 SDREM 的"predict. knockdown"参数，并且预测了基因敲低效果，接下来分析排名较高的基因。单个基因敲低预测将写入 singleKnockdown_itr <N>. txt 文件。使用 Microsoft Excel 等电子表格软件打开制表符分隔的文本文件，并将表格按照 topTargAvgRank 列升序排列。topTargAvg 列中的数值在[0,1]范围内，并指定从高排名通路中删除该基因后仍保留的 TF 连通性，而该值越小则表示该基因敲低有较强的效果。如果同时预测了双重敲低效应，请打开制表符分隔文件 doubleKnockdown_itr <N>. txt，并将表格按照 topTargAvgRank 列升序排列。topTargAvg_int 列中的值是预测的遗传互作。强的负遗传互作出现在排序表的顶部，而强的正遗传互作则出现在排序表底部，该部分互作也可能是有意义的（附注 18、19）。

（8）对 SDREM 通路进行功能富集。通过使用电子表格软件打开 topPathNodes_itr <N>. noa，并将其解析为空格分隔的文件（如使用 Microsoft Excel 的"Text to Columns"功能），获取预测信号通路上所有蛋白质的列表。复制所有蛋白质 ID 并粘贴到相应的功能注释工具中。例如，DAVID[12,13]网站 http：//david. abcc. ncifcrf. gov/home. jsp 来确定这组蛋白质在基因本体功能类[14]经典通路或其他功能类别中是否富集（附注 20）。

4. 附注

（1）SDREM 下载包括可执行的. jar 文件，Java 源代码，默认互作网络，可用于构建人类 EGF 应答模型的示例数据，以及可针对其他设置中的应用程序进行修改的示例属性文件。示例输入数据演示了预期的文件格式。EGF 表达数据来自[15]，与 EGF 直接互作数据来自 KEGG 的人类"ErbB 信号通路"[16]，并且任意分配了先验节点，以优先考虑同一KEGG 上的少数节点通路。默认的互作网络可以用来模拟如下面所描述的其他的人类应答。

（2）下载并安装 Cytoscape 是一个可选的步骤，但如果想观察信号是如何沿预测通路传递，建议通过这个软件来完成可视化过程。Cytoscape 第三版不完全向前兼容版本 2.8，所以在 Cytoscape 第三版中加载 SDREM 路径所需的具体步骤可能会有所不同。

（3）可从 http：//sb. cs. cmu. edu/drem/获取 DREM 手册，该手册描述了 3 种支持的表达数据格式，以及它们在标准化过程中对应的 DREM 参数选择。示例表达数据是对数标准化参数的格式。在这种格式中，基因的 ID 在第一列中给出，并且在随后的列中提供基因表达值（如基因芯片探针强度或 RNA－Seq 数据中的 PKPM 值）。第一行提供了表达检测的时间点，第一个时间点是基线为 0 min 时的测量。

（4）TF－基因互作以制表符分隔的文本文件形式提供，并且 SDREM 包提供一个默认文件（附注 6）。第一行给出了使用蛋白质-蛋白质互作网络中出现的相同标识符的 TF 的IDs（列标签）。所有后续行（行标签）的第一个条目是使用出现在基因表达数据中的相同标识符的基因 ID。DAVI（http：//david. abcc. ncifcrf. gov/conversion. jsp）[17]和 UniProt（http：//www. uniprot. org/mapping/）[18]等在线工具可用于转化蛋白质 ID 和基因 ID。每行列的条目对应于该基因和 TF 之间的互作。如果 TF 不结合基因，则该值应为 0，如果结合（假定具有相同的 TF 活性先验），则该值应为 0.5。TF 和基因可能不会分别出现在多个列和行中。文件名必须以"0. txt"结尾，并且将在每次迭代时写入文件的更新版本，因为基于预测的信号通路，TF 的先验活性会重新定义。

（5）TF 列表是 TF 蛋白 ID 的列表，每行一个 TF，使用蛋白质-蛋白质互作网络中出现的相同标识符。在随机化测试中，从 TF 列表中抽取随机靶基因。它们可以是出现在 TF - 基因结合数据中的 TF，或者是其中不具有基因结合数据的 TF。"random. target. ratio"参数和活性 TF 个数决定了在每次迭代中将随机抽取多少个靶基因。如果没有足够的随机靶基因，SDREM 运行中会报错，这可以通过向 TF 列表添加更多的 TF（首选解决方案）或降低"random. target. ratio"参数来避免。

（6）SDREM 默认的 TF -基因互作数据是来自参考文献[19]的预测结果，通过参考文献[4]中所述的方法进行了处理。所有节点 ID 都是 Entrez 基因 ID。在条件具备的情况下，优先生成条件特异的 TF -基因互作，这些特异条件包含细胞或组织类型和/或所研究的生物学状态。许多人类细胞系的数据可以从 ENCODE 项目获得[20]。

（7）蛋白质-蛋白质互作网络文件是带有 4 个制表符分隔列的文本文件。SDREM 提供一个默认的蛋白质-蛋白质互作网络（附注 8）。每一行指定蛋白质 A 和蛋白质 B 之间的互作。第一列是蛋白质 A，第二列是互作类型，第三列是蛋白质 B，第四列是蛋白质互作评分，其概率范围通常是[0,1]，可以在第二列中指定 3 种类型的互作："pp"表示无向的蛋白质-蛋白质，"ptm"表示从蛋白质 A 到蛋白质 B 的定向的翻译后修饰，"pd"表示从蛋白质 A 到蛋白质 B 的定向蛋白质- DNA 互作（蛋白质 A 调节基因 B）。蛋白质 A 和蛋白质 B 之间只允许存在一个无向和一个定向的互作，但方向是从 A 到 B，还是从 B 到 A 都可以。

（8）SDREM 默认的蛋白质互作网络包是基于 BioGRID[21]的蛋白质交互网络及 HPRD 的蛋白质交互网络和翻译后修饰[22]预测的 TF -基因互作，见参考文献[6]所述。所有蛋白质 ID 都使用 Entrez 基因 ID。软件使用者也可以从 Pathguide[23]收录的其他数据库中获取相应的蛋白质互作网络。此外，PSISCORE 评分服务或其他将多个 PSICQUIC[24]互作数据资源整合服务，可用来获取加权蛋白质-蛋白质互作网络。

（9）先验节点文件是两列制表符分隔的文件。第一列是使用与蛋白质互作网络相同类型标识符的蛋白 ID。第二列是该蛋白质参与应答的先验概率，其范围为[0,1]。对于未在先验节点文件中列出的所有蛋白质，将使用默认的"default. nodc. prior"参数指定默认的先验值。设定先验节点可以优化功能筛选涉及的基因[6]或相关通路的经典表达[16,25]，如 EGF 这个示例。

（10）在许多情况下，SDREM 可以重新使用 StorePaths. jar 枚举的路径。只要蛋白源、TF 列表、PPI 网络、先验节点，"max. path. length"参数和"default. node. prior"参数不变，SDREM 可以从标题 3 的步骤 3 开始。这可以在测试不同的 TF -基因互作或基因表达数据集或调整 SDREM 参数时节省时间。

（11）在使用默认参数分析人类数据时，通路的存储可能会耗用数十或数百 GB 的空间来存储输入的数据。但是，如果在枚举路径之后"path. enum. bound"不会被更改（例如，写入"stored. paths. dir"目录的完整通路集合将不会再次使用不同的阈值进行过滤），那么"stored. paths. dir"目录可以在 StorePaths. jar 终止后被删除。SDREM 的"stored. paths. dir"

参数可以设置为 StorePaths. jar 的"filtered. paths. dir"参数,这样 StorePaths. jar 的"stored. paths. dir"目录将不被读取。

(12)可以调整几个 SDREM 参数来控制运行时间和预测通路的大小。从源蛋白到靶蛋白的保留路径数量对运行时间有重大影响,并由"path. enum. bound"参数控制。减少路径数量使得 SDREM 更快,但同时其精确度也会降低,因为网络打分只是考虑所有可能的源蛋白-靶蛋白路径的真实分数的近似值。如果筛选的路径目录为 SDREM("stored. paths. dir"参数)的输入目录,传递给 StorePaths. jar 的属性文件中的"path. enum. bound"值必须大于或等于 SDREM 属性文件中的值。可能的通路路径的数量随着路径长度的增长呈指数增长,因此增加"max. path. length"对枚举路径所需的时间有相当大的影响。但是,一旦在预处理步骤中存储了路径,SDREM 的运行时间,相比"max. path. length"而言,更多地依赖于"path. enum. bound"。降低"dist. thresh"会增加模型中活性 TF 的数量。降低"target. thresh"具有相似的效果,因为它使得更多的 TF 被认为在信号网络中有着良好的连接性,这在下一个 SDREM 迭代中提高了它们的先验结合概率并提高了其活性分数。降低"node. thresh"则会导致更多的节点被预测为 SDREM 模型中的内部信号节点,并且在当前迭代之前,可能会增加未被选为活性 TF 的结合率。

(13)我们建议在拥有多核的计算机或集群上运行 SDREM 进行人类相关的数据分析。SDREM 自动使用 Java 虚拟机可用的所有处理器并行执行算法的关键部分。SDREM 中包含了如何使用便携式批处理系统作业排队软件在集群上运行 SDREM 的示例,但 SDREM 也可以与其他集群配制一起运行。即使并行运行,SDREM 在进行大型数据集分析时可能也需要花费数天的时间。如果在集群上运行 SDREM,则可以将模型目录的内容下载到本地计算机,以便在 DREM 和 Cytoscape 中进行可视化。

(14)SDREM 将文件 targetsByIteration. txt 写入模型目录,可用于快速评估是否聚集。该文件包含每次迭代中的活性 TF,这些 TF 在最后几次迭代中不应该发生显著变化。如果 SDREM 尚未聚集,则需要使用较大的"iterations"参数再次运行。

(15)一旦将 SDREM 模型加载到 DREM 中进行可视化后,关键 TF 标签按钮可用于根据 SDREM 的活性分数来显示活性 TF。选择基于活性分数显示关键 TF,每当其活性分数超过阈值则显示该 TF,或者只在 TF 首次在路径上处于活动状态时注释该 TF。SDREM 输出文件<N>. targetsStd 提供了所有活性 TF 的活性分数,可用于设置关键 TF 的活性分数阈值。在此文件的第四列中找到最小活性分数,对最小分数进行 10 为底的对数转化($\log_{10}$),并使用关键 TF 标签窗口中的滑块将 X 设置为该值。TF 名称后显示的数字表示其控制的分化的主要路径。在具有 k 个传出路径的分化中,[1]是最低路径,[k]是最高路径。如果 TF 标签重叠(如图 2 所示),则左键单击 TF 文本框将隐藏其文本。

(16)"保存图像"按钮可捕获 DREM 模型的图像。在 DREM 手册(http://sb. cs. cmu. edu/drem/)中也介绍了 DREM 接口上其他按钮的作用。

(17)在 Cytoscape 软件中可以加载. sif 文件,该文件包含高度可信通路(源蛋白、内部信号节点和目标 TF)之间的蛋白质互作边界,而不是排名靠前的通路路径。SDREM 模型目录中的 satisfiedPaths_itr <N>. txt. gz 文件可用于仅获取排名靠前的路径,其中 N 是最终的迭代次数。压缩文件包含两个制表符分隔列。第一列包含一个文本路径,其中边用

"|"分隔。每条边的格式为＜protein id＞：dir：＜protein id＞或＜protein id＞：undir：
＜protein id＞,具体取决于边界在输入网络中是定向的还是非定向的。最左边的蛋白质是
通路的源蛋白,最右边的是目标转录因子。可以通过第二列(路径权重)对通路路径进行
排序,以获取排名最前的路径,并可视化这些路径上的边。

(18) SDREM 的"predict. knockdown"参数有 4 个可能的值：SingleTop,SingleAll,
DoubleTop 和 DoubleAll。Single 表示仅预测单个基因敲低效应,Double 表示预测单一和成
对敲低的效应。Top 表示通过对源蛋白和至少具有"node. thresh"(来自 SDREM 参数)的
节点进行预测,获得这些节点的排名最靠前的路径。All 表示对网络中的所有节点做出预
测。Double All 是可选的但不推荐,因为它运行非常慢,而且只关注那些至少有一个互作
成员预期对基因敲低产生影响的蛋白质对就足够了。如果"predict. knockdown"字段留
空,则不会进行敲低预测。

(19) 因为在研究 H1N1 流感时显示出极大的优势,topTargAvg 指标被推荐用来对预
测的基因敲低效应进行排序[6]。参考文献[6]中描述的其他排序指标也可用,并被写入了
相同的输出文件。当选择基因用于实验验证时,除了基于预测的敲低效应的排序之外,还
可以考虑源蛋白和网络中的度。源蛋白和度高的枢纽节点有更高的可能性参与从源蛋白
到靶蛋白(TF)的路径,从而导致较大的预测效应。因此,让人意外的是,一些度较低的非
源节点也有相对较大的影响,这些节点是进行实验验证的更佳选择。

(20) 如参考文献[13]中所述,许多其他工具可用作 DAVID 的替代品,用于 SDREM 预
测通路成员的功能分析。除了分析预测信号通路上的所有节点之外,我们也建议仅对内
部节点和靶蛋白(过滤源蛋白)进行富集。因为目前已知这些源与应答反应有关,结果可
能给富集分析结果带来偏倚。同时,对敲低效应排名靠前的基因的富集分析也很有价值。
此外,为了在诸如 DAVID 等工具中获得准确的显著性计算,应当手动设置富集背景,仅包
括蛋白质互作网络中的蛋白质,因为只有这些蛋白质可以出现在 SDREM 预测中。可以从
节点分数输出文件中获取网络中所有蛋白质的列表。

致谢

这项工作得到了国家卫生研究院(1RO1 GM085022)和国家科学基金(DBI -
0965316)颁发给 Z. B. J 的奖项的支持。A. G. 得到了微软研究院的支持。

参考文献
见二维码。

第6部分

阿尔茨海默病的系统生物学实践：从系统生物学到早期诊断和系统医学

第 31 章

当代神经影像学方法表征阿尔茨海默病的早期特征

Jorge Sepulcre, Joseph C. Masdeu

摘要 在过去 5 年间,AD 患者的脑部影像网络特性成像已经彻底改变了我们对这种疾病的认识。尸检结果虽表明损伤是沿着功能性神经网络扩散的,但无法提供针对同一患者损伤的时间演变信息,而这对明确损伤扩散至关重要。这些信息可以通过功能和结构性神经成像获得,它将 AD 随时间变化的损伤进展以可视化的方式呈现。功能网络可以在安静清醒状态下通过功能磁共振成像(magnetic resonance imaging,MRI)检测血氧水平依赖(blood oxygenation level dependence,BOLD)信号在大脑各区域间的同步性分布来获得。除了磁共振成像,其他尚未广泛使用的技术也已展现出积极的作用。例如,通过图像技术可以显示淀粉样蛋白沉积的进展,进而明确其是否遵循大脑网络,如果确实是这样,哪些区域最早受影响的。神经生物学变化的网络模式,包括 tau 蛋白沉积等,或许是我们理解 AD 神经生物学的关键,也为 AD 的治疗性干预开辟新的路径。

关键词 AD,神经影像学,网络分析,淀粉样蛋白,图论,早期阶段,功能连通性磁共振成像(functional connectivity magnetic resonance imaging,fcMRI),正电子发射断层扫描(positron emission tomography,PET)

1. 阿尔茨海默病是一种网络疾病——需要网络思维的方法

AD 是给当今及未来几代人带来巨大生物医学挑战的破坏性神经系统疾病。AD 的临床特征表现为认知障碍,组织学上表现为神经退行性改变,具体包括错误折叠的 P - tau 蛋白在细胞内 NFT 的不断累积和来自不溶性自聚集 Aβ 的细胞外神经炎斑(neuritic plaque,NP)的形成[1-10]。但认知障碍程度与脑中 NFT 和 NP 沉积量之间的相关性远非线性:死于其他疾病的具有正常认知功能的老年人被发现脑内也可能存在明显的 AD 相关的病理变化[11,12]。

尽管在 AD 中脑的变化很复杂,但几个世纪前就有多种组织学特征引起了研究者的关注。例如,NFT 和 NP 并非随机分布于大脑的神经系统中,而是具有特定的空间模式,如跨脑内皮质的 NFT 和疾病早期阶段在颞叶和额叶腹侧区中的 NP。一旦 AD 基本形成,这两种神经病理学特征都会对多模态脑区和联络区产生很大影响[1,2,13-20]。NFT 和 NP 在相关脑系统中沉积的证据表明 AD 病理可能与解剖连接有关,尤其体现在内侧颞叶、楔前叶和后扣带回间的联合皮层、顶叶下部及颞皮层外侧区,这些区域目前已知属于默认模式网络(default mode network,DMN)或皮质中枢网络[21,22]。

把 AD 解释为一种脑网络疾病的一个显著结果是建立了理解该疾病是如何通过神经元连接传播的合理框架[1,13,15]。尽管毒性在神经元间传递的分子基础尚未明确,但在 AD 进展过程中很可能存在一种"朊病毒样"的跨神经传递机制。AD 疾病中 Aβ 的沉积可能由互联神经网络发挥作用的跨轴突和跨突触传播机制所导致,这一观点已经得到了神经生物学动物模型研究的支持。转基因小鼠内嗅皮层中的淀粉样前蛋白的过表达,则会导致其齿状回的突触终端区形成淀粉样斑[23]。此外,将连通内嗅皮层与海马结构的穿孔通路损伤,这会使得倾向于过量生成 Aβ 的 APP 转基因小鼠减少海马中 Aβ 的沉积[24]。除了 Aβ,另一个潜在导致疾病毒性传递的分子基础是异常 tau 蛋白的跨神经转运[25]。

AD 的网络疾病模型不仅仅局限在神经元的基础实验研究水平上,而且在更高水平上,尤其是在系统神经科学和神经成像学方面,开辟了新的研究方向。例如,在过去的几年中,我们就见证了神经退行性疾病的研究在神经影像方面从分析萎缩和强度的变化转至研究功能和结构性脑网络的重大转折[26,27]。这种转变不足为奇。如果 AD 包含的复杂大脑毁损都遵循神经环路,那么基于网络的工具更加适合用来捕捉其神经退行性改变的线索。与生物学演变成系统生物学一样,网络神经影像学方法可以弥补常规神经影像学方法上的不足。古老的希伯来谚语已被重新表述,不再仅是"一同燃烧的神经总是相连的"[28],还应该是"相连的神经总会一同死去"[29]。这为研究 AD 网络本质建立了新框架,同时激起了神经影像学领域研究的新热情。下面两节,我们用来介绍两种网络神经成像技术的最新进展:一种使用 fcMRI,另一种以 PET 成像术为基础。值得注意的是,虽然其他成像连通性技术,如磁共振弥散张量成像(MRI diffusion tensor imaging,MSI DTI)、弥散频谱磁共振成像(diffusion spectrum magnetic resonance imaging,DSI)和脑电图/脑磁图(electroencephalography/magnetoencephalography,EEG/MEG)在 AD 领域同样有着不可替代的作用,但本章只在功能和分子成像方法上作重点阐述。

2. AD 中功能脑网络的扰动

尽管几个世纪以来,AD 一直被认为是一种脑网络障碍,但直到最近,神经影像学方法才开始关注到神经退行性脑网络的研究。脑网络早期不被重视的部分原因在于未使用合适的神经影像学技术测量分布式大脑系统。幸而 MRI 领域的功能和结构连通性方法的发展为揭示 AD 脑网络异常带来了新的希望,尤其是 fcMRI 技术的应用。基于 fcMRI 技术的网络分析在揭示功能性网络异常中具有巨大的潜力。静息时血氧水平依赖性(blood oxygenation level dependence,BOLD)会发生自主波动,产生低频信号,fcMRI 就是一种通过耦合这一内在活动信号探究脑区间的功能性连通或断开的神经影像学技术[30,31]。比起传统的功能 MRI(fMRI),fcMRI 具有其特有的临床优势。这是一项操作简便的数据驱动型神经影像学方法,能够很容易地应用于其他方法束手无策的认知障碍类患者。

AD 的脑功能改变不只是某个区域受到了增强或损害,而是一种系统性的异常[32]。fcMRI 使用独立成分分析(independent component analysis,ICA)和基于种子的网络分析研究表明,AD 的功能紊乱发生在众所周知的连通网络范围内[33,34],这与以往组织学研究在体内的发现相一致。有趣的是,在临床前阶段 PET 甚至检测不到淀粉样沉积物的情况下,该方法发现了内侧颞叶和 DMN 之间的早期断裂[35]。然而,相比于对照组,AD 患者的功能连通性变化不仅是一些网络连通性的减弱(尤其是 DMN,图 1a 红点),还包括一些网络连通性的增强(尤其是额顶叶网络,图 1a 绿点;参见 Sheline 和 Raichle[36]对该主题的近期总结)。从某种意义上,不断积累的病理性变化会破坏脑网络的这一观点较好地契合了临床前或临床 AD 脑网络连通性降低的现象。另外,一些受 AD 影响区域的功能活动性和连通性都得到了提高,这让整体情况变得更加复杂而难以解释。

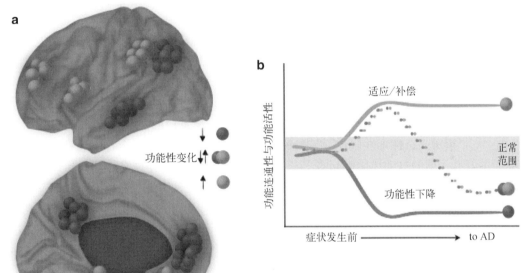

彩图

图 1　脑网络在神经退行性阶段的功能变化

基于 MRI BOLD 激活下的脑神经网络的功能性变化及在神经退行性中的默认功能连通性(a,b)。默认模式网络(红点)显示功能连通性减弱,而额顶叶网络(绿点)显示功能连通性增强。内侧颞叶的功能活动倾向于呈现为初始期增强后期下降(b 中红-绿点/线)。彩图见二维码

这种现象或许可以用补偿性适应理论解释[37,38]。记忆测试时 BOLD 活动会增强的现象过去常被提及,尤其是在衰老或 AD 病程中患者的前额区[37]。最近,Zamboni 等[39]研究表明,BOLD 在记忆测试时的这种现象,与静息时功能连通性的增强相关,但与任何认知需求无关。因此,该现象无论曾经被认作为适应性还是补偿性,现在都应被看成是一种 AD 脑网络重建过程中的内在特征。但这真的是神经退行性大脑的内在网络适应吗? 如果是这样,为何只有内侧颞叶网络中的特定区域和额顶叶网络发生了这种适应性现象? 为何 AD 相关的其他关键区

域(如 DMN 中的那些部位)没有发生功能连通性的适应性变化？这些问题仍待进一步明晰。

脑网络对于 Aβ 沉积的亲和度不同可能是它们功能差异的一个重要原因。与功能显示下降的网络(如 DMN)相比,功能显示增强的网络(如内侧颞叶和额顶叶网络)对 Aβ 沉积物的绝对亲和力更低。因此,功能活性和连通性的适应程度可能与淀粉样蛋白累积的解剖分布有关,也可能与其他异常蛋白(如超磷酸化 tau 蛋白)的分布有关。从这个意义上说,AD 中每条网络功能变化不同的根本原因,可能与它们的神经元和神经胶质细胞的组织学特征相关。解剖学研究旨在揭示脑系统连通性的基础[40]和脑网络神经退行性的差异易感性,这将有助于增强未来人们对 AD 中大规模功能连通性变化的理解。

在图论框架下使用神经影像学是研究 AD 神经退行性变化的一大突破。绘制脑功能性和结构性网络的研究,也就是将神经影像学显示的连通性转换成点(顶点)和线(边),这将有助于理解和可视化这些复杂的组织结构。图论中常被使用的一个经典度量是中心度[41]。中心度是指在网络中与给定节点直接连通的节点数量,可用来定义网络的"网络枢纽"或中心节点。将该度量应用于静息状态的 fcMRI 数据,可确定静息时的大脑内连通最集中的区域[21,22]:高分辨率 fcMRI 下实现基于立体像素中心度的方法学细节。这一研究策略的应用使得 AD 领域产生了重大发现[27]。例如,现在我们知道脑皮质高功能连通性的中心与 Aβ 沉积物的空间分布存在着显著的重叠[22],以及皮质中枢区域可能是该病在人脑中发展进阶的主要途径[42,43]。

正常人脑的功能中心与 AD 受试者的 Aβ 沉积区域之间的重叠蕴含着重要的意义。有假说表示,脑皮质中心持续的功能性活动会导致淀粉样蛋白的积聚,促进了神经退行性变化[22]。"突触兴奋性毒性假说"指出,神经损伤可能是由突触水平上谷氨酸对 N-甲基-D-天冬氨酸受体的过度活化引起的[44-46]。而类似皮质中心这类具有高基础代谢和连通性(或许也有很高的突触活性)的区域,可能是 Aβ 相关的神经退行性级联反应的靶点[9,47-50]。尽管该假设有待验证,但皮质中心和 Aβ 沉积之间的空间匹配已经表明,高度的功能连通可导致活动依赖的神经退行性变化。

3. PET 成像中 AD 的病理性脑网络特征

使用匹兹堡化合物 B(Pittsburgh compound-B,PIB)或 ^{11}C-标记试剂 N-甲基^{11}C-2-(4-甲基氨基苯基)-6-羟基苯示踪剂的 PET 成像,可以提高我们对 AD 临床及临床前体内 Aβ 内沉积情况检测的能力[12,51-54]。尽管 PET-PIB 是用于分析 AD 病理最常用的示踪剂,但 PET 成像技术仍在不断发展,据报道,基于 F-18 放射性标记的新型示踪剂已可以将 NP 和 NFT 沉积变得可视化[55-63]。通过分子成像我们了解到,从正常衰老发展为 AD 的过程中,Aβ 在体内是连续积累的[64-67],且在该病得到早期认知功能障碍上的诊断后不久 Aβ 积累达到一个平台期或饱和期[64]。鉴于这种饱和效应,PET 淀粉样蛋白成像可能是对于临床前 AD 的早期阶段和正常个体的研究极具价值的方法[66]。

PET 成像不仅可用于检测人脑中异常蛋白质的病理性累积,还能大规模地描绘出所涉及的病理性网络特征。与结构 MRI 网络方法类似,PET 成像数据的空间共变模式可用于挖掘 AD 分子示踪剂的网络特性。这个理论的假设是 NP 和/或 NFT 并非独立地在脑区中进行积累,相反,它们相互关联,反映出互联神经元之间神经退行性变化的特征。通过使用这种方法,我们能更好地理解这个分布式系统在疾病进展过程中是如何经受病理性影响的。使用 PET‐PIB 成像描述淀粉样蛋白沉积的空间特性时,我们采用基于图论的逐步连通性(stepwise connectivity,SC)分析(见 Sepulcre 等[68]的方法学细节)。SC 分析能够检测种子区域的直接空间联系,并且能够通过联结的邻居阐明该种子区域与脑其余部分的间接联系。例如,如果我们想弄清海马中的 Aβ 沉积与脑中其他部位的 Aβ 沉积的关系,就可以使用 SC 分析来明确它们的局部空间联系及它们各自与其他分布区域(比如 DMN 区域)的间接联系[68]。

在最近的一项研究中,我们对这个具体的问题进行了调查。AD 患者与老年人对照组的内侧颞叶情况在 SC 模式中高度相似。临床前和临床上 AD 均显示海马中的 Aβ 沉积物与前额皮质、外侧颞叶皮质和楔前叶皮质区的 Aβ 沉积直接相关[68]。在进一步的关联性研究中,淀粉样蛋白在内侧颞叶的沉积与其在 DMN 和皮质中枢区的广泛沉积(如中线和外侧前额叶皮质)有着空间相关性。然而,具有 Aβ 沉积较少的老年对照组的海马区与前额皮层之间存在显著的空间相关性(图 2a 低 Aβ 沉积的老年对照组的内侧颞叶 SC 图)。

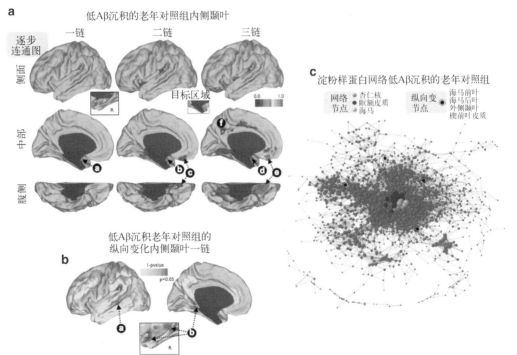

图 2　低 Aβ 沉积的老年对照组的内侧颞叶(图 2a、图 2b)的淀粉样蛋白成像的
逐步连通性分析和淀粉样蛋白网络(图 2c)的可视化

图 2a 中的逐步连通图显示,在低 Aβ 沉积的老年对照组中,内侧颞叶的淀粉样蛋白沉积与同侧(图 2a 中的 a)和对侧杏仁核及海马前部(图 2a 中详细插图)的淀粉样蛋白沉积有关。在进一步的链接中(图 2a 中内侧颞叶的 2 和 3 链接步骤图),内侧颞叶的淀粉样蛋白沉积与海马体、海马旁回、杏仁核(图 2a 中的 b 与 d)和前额皮质(图 2a 中的 c 与 e)的 Aβ 沉积有关,与扣带回的 Aβ 沉积(图 A 中的 f)略相关。在 1 年随访的逐步连通图纵向分析中,内侧颞叶与外侧颞叶(图 2b 中的 a)、楔前叶、对侧 HFPG 和杏仁核(图 2b 中的 b)的直接空间关联发生了显著变化。图 2c 中的一个网络图显示了极低 Aβ 沉积的老年对照组的病理性淀粉样蛋白网络(点的大小表示程度中心性值,点越大表示与其余网络的连通越密集)。图 2a 中的色条表示标准化 z 分数,图 2b 中表示的 1~p 值的范围。修改自 Sepulcre 等[68]。2013 年牛津大学出版社,体内 β 内淀粉样蛋白网络的早期特征。彩图见二维码

低 Aβ 沉积的老年对照组的淀粉样蛋白网络,展示了在病理变化的较早期,淀粉样蛋白的积累过程中,海马、前额皮质和杏仁核的中心性(图 2c 黄点、蓝点和绿点)。换句话说,这些代表 Aβ 沉积物间空间关联的核心区域(图 2),可被假定为 Aβ 病理的起源区。而图形外缘显示纵向变化的点(图 2c 黑点),如后海马、侧颞叶皮质、腹外侧前额叶皮质和楔前叶(图 2b),展示了其具有促进 Aβ 病理在人脑中进展的潜力。过往的研究认为,远端脑系统之间(如内侧颞叶和扣带皮质)的互作可能是发展至 AD 阶段的关键因素[69]。网络方法(如研究 Aβ 累积的 SC 分析)可能有助于描述互联神经元进展性病理学的一般路径,从而揭示个体认知衰退的神经生物学进展。

4. 结论

神经影像学中网络分析方法的出现[70,71]彻底改变了有关 AD 神经退行性变和变化过程中涉及的功能性与分子扰动的研究。拥有了更加合适的工具将 AD 解释为网络障碍性疾病的热情再次高涨,便有更大可能性揭示此病复杂的本质。研究人员还需要做大量的工作才能全面描述 AD 脑组织学和功能性改变图谱,但借助网络神经影像学,我们已取得了 AD 相关的空间关联和连通模式的重要成果,这对疾病分期有着重要的意义。

致谢

感谢 Elizabeth Beam 为原稿提出宝贵的建议和意见。感谢阿尔茨海默病协会给予 J. S. 的资助(NIRG‐11‐205690)。

参考文献
见二维码。

第 32 章

阿尔茨海默病血浆蛋白质组学生物标志物：最新进展和挑战

Robert Perneczky, Liang-Hao Guo

摘要 最近在临床中将 AD 诊断向生物学定义模式的转变，加大了对基于群体的普遍适用的敏感生物标志物的需求。血浆容易获得且含有大量与脑活动相关的蛋白质，因此它是探索 AD 生物标志物的理想候选者。本章概述了目前基于 AD 血液生物标志物的研究情况，涵盖了临床和方法学两方面的问题。简要介绍了用于鉴定 AD 血液生物标志物的两种实验室技术，并讨论了该领域存在的方法学问题和面临的临床挑战。

关键词 AD，痴呆，生物标志物，早期诊断，预后，蛋白质组学

1. 引言

AD 的典型特征是缓慢进展的神经退行性病变，病程多长达数十年[1]。整个过程实际可分 3 个阶段：早期临床前或无症状阶段；开始痴呆阶段，称为"轻度认知障碍"（mild cognitive impairment，MCI），认知能力开始退化，但日常生活基本能力保留[2]；痴呆阶段，认知能力严重损伤，自理能力受到显著影响[3]。迄今，临床公认的 AD 诊断标准仍少不了痴呆综合征这一项。然而，最近 AD 诊断开始向生物学模式转变。最新的指南，如美国国家老年痴呆症协会（the National Institute on Aging-Alzheimer's Association，NIA－AA）诊断标准，将 AD 各个阶段悉数总结归纳[1,4]，这其中也就包括具有神经退行性组织病变但无认知障碍的情况[5]。早期诊断的目的是为了能让患者在大脑结构和功能尚完整时得到治疗。良好的生物标志物显得尤为重要，它应当对 AD 早期病变极为敏感，且具有在人群中可以准确筛查出临床早期 AD 患者或未来有认知功能减退风险的个体的能力。

目前建立了如脑脊液（cerebrospinal fluid，CSF）蛋白总 tau（proteins total-tau，t-tau）、磷酸化 tau（phosphorylated-tau，p-tau）181 和 $A\beta_{1-42}$[6] 的流体和成像类生物标志物，以及像中颞叶 MRI 和氟脱氧葡萄糖 PET[7] 的结构和功能类成像技术，都有着对 AD 诊断的较高准确性。而最近发现的 CSF 和 CSF 中的可溶性淀粉样前体蛋白（soluble amyloid precursor protein， sAPP)[8]与淀粉样蛋白成像[9]的成像生物标志物候选物较已有的标志物可能更具优势。但神经影像学研究的高成本和CSF采样的有创性(尽管腰椎穿刺相对安全且易耐受)都不适用于大规模筛查,其临床实用性因此也受到限制[10]。可见,必须开发出能够相对容易地从外围体液中获得的生物标志物,用以代替或协助现有的流体和成像类生物标志物。

血样采集无须CSF采集时繁复又痛苦的腰椎穿刺,所以容易应用于更大人群的评估和个体患者的反复检查。血液能够与包括大脑在内的所有器官和组织不断地进行接触和物质交换,可反映人体内大部分的生理和病理生理过程,因此是多种疾病寻找新型生物标志物的理想媒介[11]。值得一提的是,大脑用来调控诸多机体功能的信号蛋白可在血液中检测到[12],而AD相关信号蛋白的变化可能与特定血液模式有关[13]。AD血液标志物的研究可解决已有生物标志物的几个关键缺陷,即降低取样创伤性,并将生物标志物的难点集中至AD病理生理学的多因素性质方面。

本章概述了目前基于AD血液生物标志物的研究情况,涵盖了临床和方法学两方面的问题;简要介绍了用于鉴定AD血液生物标志物的两种实验室技术,并讨论了该领域存在的方法学问题和面临的临床挑战。

2. 材料

2.1 血液处理

经静脉穿刺收集全血样品到商品化抗凝管[如经乙二胺四乙酸(ethylene diamine tetraacetic acid, EDTA)处理的或柠檬酸盐处理的],并尽可能在120 min内存放至4℃冰箱中。通过15 min的2 500×g离心,将血浆与血细胞分离(附注1)。若非立刻分析,则将血浆按500 μL分装,随即冷藏(-20℃储存不得超过2周;可以采用-80℃长期储存)。

2.2 多中心研究

不同实验室之间进行项目联合在生物标志物开发研究中很常见。多中心研究要求各实验室严格遵循协定的血浆采集方案。样品分装存放在-20℃中不可超过2周,应长期存放于-80℃中直至使用。血浆样本必须用干冰送至中心实验室,并随即冷藏(-20℃储存不得超过2周;采用-80℃长期储存直至进一步分析)(附注2)。

3. 方法

3.1 酶联免疫吸附测定

酶联免疫吸附测定(enzyme linked immunosorbent assay, ELISA)通常按照制造商的说明书进行2次重复试验。根据以下实验步骤,ELISA实验包括包被、封闭、孵育和检测4个过程。

(1)确定试剂空白孔、测试样品空白孔、测试样品孔和稀释标准品孔,然后用100 μL适当稀释的抗原涂覆在微孔内(附注3)。将板在室温下孵育2 h或在4℃下用盖板覆盖过夜。

(2)用300 μL洗涤缓冲液用力清洗板上未结合的抗原至少3遍,以避免假阳性结果(附注4)。然后向每个孔中加入200 μL阻断缓冲液阻断非特异性结合。在室温下孵育

1 h 或在 4℃ 下孵育过夜,然后按上述清洗方法清洗。

（3）吸取 100 μL 稀释样品(附注 2、5)和标准品至对应的孔中,室温下孵育 1 h 或 4℃ 下过夜,然后重复清洗步骤。

（4）向孔中加入 100 μL 二抗,室温下孵育 1 h,然后重复清洗步骤。

（5）为了显色,每孔加入 100 μL 显色底物。将板覆盖并孵育 15 min,或等到形成合适的颜色。孵育期间尽量避光。

（6）30 min 内,使用具有适当波长的自动或半自动光度计(ELISA 读数器)通过微孔板底部,确定每个孔的光密度。在曲线拟合软件上绘制标准曲线确定样品浓度(附注 6)。

3.2　Luminex xMAP 平台

所有试剂储存于 2~8℃ 中。并在使用前约 30 min 取出放至室温。

（1）将每个抗体微珠小瓶超声处理 30 s,涡旋震荡 1 min,并以适当的体积稀释(附注 7),由此制备抗体固定化的聚苯乙烯微珠。

（2）确定过滤器底部微孔板上测定所需的孔数。标准曲线和样品可多次重复运行。室温下用工作洗涤溶液将孔预湿 10 min,然后通过真空抽吸除去洗涤缓冲液。

（3）将制备好的珠瓶超声处理 30 s,涡旋震荡 1 min,然后吸取 25 μL 微珠到指定孔中。一旦完成微珠分配,则需避光(附注 8)。

（4）轻轻洗板两次,然后向每孔中加入 50 μL 孵育缓冲液,紧接着加入各自对应的标准液、对照品、样品 50 μL。将板密封,置于定轨摇床上晃动(为保持微珠的悬浮状态),室温下孵育 2 h。

（5）通过真空抽吸轻轻去除液体,将板清洗两次,然后向每个孔中加入 100 μL 制备好的检测抗体,放于定轨摇床上在室温下孵育 1 h。

（6）轻轻洗板两次,加入 100 μL 制备好的链霉亲和素结合荧光蛋白和 R-藻红蛋白(R-phycoerythrin,SAV-RPE),以结合生物素标记的抗体,最后形成 4 个固相的三明治结构,放于定轨摇床上在室温下孵育 30 min。

（7）用真空歧管洗孔两次,去除未结合的 SAV-RPE,然后将微珠放于平板振动器上重悬 5 min。

（8）将板置于 Luminex 器(Luminex Corp.,Austin,TX,USA)上运行并分析样品(附注 9)。在曲线拟合软件上绘制标准曲线确定样品浓度。

3.3　挑战

（1）临床挑战:准备开展生物标志物验证研究时需要特别注意,临床诊断方法(或任何衡量临床进程的方法)可能并不适合反映 AD 病理生理学中的关键核心。理想的临床标志物应能切实反映个体在阶段性和前瞻性观察中的状况。但又因脑血管变化[14]、脑储备[15]、生活方式(如营养、运动)等的其他相关因素的存在,临床和生物学变化之间无法做到完全一致。脑活检有违研究的道德性[16],但可使用包括 MRI 提取的海马体积[17] 或 PET 淀粉样蛋白成像[18] 在内的 AD 神经病理学的验证指标作为确诊该病的替代标准。但若对 AD 发病机制的上游标志物(如 sAPP 或 BACE1)进行研究,揭示脑变化或 Aβ 沉积显现之前的过程,这些神经病理学指标将不具有参考意义。另外,既定的和新型的生物标志物的预后准确度具有一定的局限性,这具有重要的伦理意义。对于存在轻微或无认知问题的健康老人,若检测病理生物标志物的结果为阳性,检测者将面临患上预后不明、治疗无解的神经退行性病的重大心理困扰。因此,只要有效治疗方案未出现,对症状前或痴呆前 AD 患者进行诊断就应配有适当的心理咨询,以免产生不必要的心理困扰。

(2)分析挑战:血浆蛋白质组学指标是评估用于诊断和治疗 AD 的新候选生物标志物的有力工具,它主要通过测量整体蛋白质水平的变化和监测特定蛋白质的互作来实现。目前研究者已开发了多个分析平台,且每一种技术皆在迅速发展。如果结果需要定量化并有大量样品需要分析,基于抗体技术将具有极大的优势。ELISA 是目前量化蛋白质生物标志物的金标准。ELISA 方法结合了抗体的特异性和简单酶分析的敏感性,该方法使抗体和抗原偶联到一种易于分析的酶上,这种酶能够以高通量和高特异性的方式测量一个蛋白质的浓度。ELISA 方法可以检测到复杂基质(如血液、尿液或唾液)中的蛋白质,通常可达到 pg/mL,而众多标准化的商业试剂盒也都能适用。而且 ELISA 方法低价易用,不少研究人员也具备开发或应用该方法的专业知识。因此,标准的 96 孔 ELISA 适用于大多数实验室,无须特殊的设备或技能。但 ELISA 也有一些特定的缺点。抗体的灵敏度有限,因而对样品的需求量可能较多。反复的洗涤步骤使得 ELISA 难以实现自动化,而手动处理样品又可能会因技术不娴熟而致操作失败。欧洲 14 个临床神经化学实验室(分别在德国、奥地利和瑞士)最近的一项研究报告指出,当使用市售 ELISA 试剂盒进行 AD 诊断时,ELISA 变异系数(coefficient of variation,CV)在 20%~30%范围内[19]。

为克服 ELISA 技术的一些缺点,多种测试方法正在被研发。Luminex xMAP 平台是微量 ELISA 测定的替代方法。这一基于微球的技术是一种将特异性单克隆捕获抗体与微球表面进行共价偶联的流式细胞术。将这些彩色编码珠加入样品中,特定的涂层珠便会与各自的靶标相结合,这些靶标就通过特异性结合抗体给出的独特荧光信号得到标记。这使得流式细胞术对大量的分析物混合的微球集合进行鉴别,并可覆盖大量的生物学通路[20]。目前存有 500 种不同色码的微珠,理论上可以对单个样品进行 500 种独特的生物分析。Luminex xMAP 系统为多重检测提供了一个高效且最先进的平台。它简单、可靠、稳健,与常规的 ELISA 相比所需的耗材和试剂更少,因此适合广泛应用于药物发现、诊断测试和基础研究。但大多数复用技术(包括 Luminex xMAP)都需要使用专用仪器,对于额外的分析应用来说灵活性有限。多重测定还需要能针对相同样品中的多种生物标志物的多种抗体复杂混合物。虽然经过验证的模板通常可被广泛应用,但这些模板可能不包含感兴趣的目的靶标,尤其是如果采用无偏选择策略来识别生物标志物。

最近开发的基于 Luminex 技术的磁珠多组分分析(multi-analyte profiling,MAP)模板(Human Discovery MAP,Rules-Based Medicine Inc.,Austin,TX)可同时测量多种疾病相关分析物。该平台是经过多年来在癌症、心血管疾病、代谢紊乱、炎症反应及唐氏综合征产前筛查和 AD 等方面的生物标志物研究成果[13,21-24]。

MAP 模板目前包含 307 个分析物(http://rbm.myriad.com/)。截至目前,只有一半用于 AD 血浆分析[25,26]。MAP 模板的主要优点是涵盖了多数生物学通路,且侧重于因有限的人体内证据而被认为参与 AD 发病机制的多肽[27]。经验表明,MAP 模板存在较低的内部和组间变异性[28]，但它需要复杂的设备和多种测定方法的开发，这意味着样品、时间和资金的消耗。尽管如此，MAP 模板仍有望成为发现和验证体液（如血液和 CSF）生物标志物更为成熟的平台[29]。

　　不同实验室和测定方法的差异性限制了体液生物标志物对于专业中心的有效性[30]。这种不稳定性源自测定上的各个环节，如在测定材料的生产过程中，样品收集和储存期间，测试实验室中操作员和仪器的差异，以及进行数据收集、录入和计算的过程。为建立生物标志物评估的标准化规程，世界范围内已推出了几个质量控制协会，包括阿尔茨海默病协会全球生物标志物联盟[31]。阶段蛋白质组学的研究数量偏多，而验证性研究数量有限，这便加大了实验可重复性的挑战[32,33]。不同的实验设计和分析方法及异质性的群体也都可能引发问题[34]。蛋白质组学或基因组学研究对疾病外周标志物的鉴定受着诸多内外因素的影响，如性别[35]、年龄、伴随的疾病[36]和药物治疗[37]。未来的研究应小心避免这些不利因素。

4. 附注

　　（1）与血清相比，血浆采样不需要凝固时间，细胞和液相的分离也容易实现，因此耗时较少。此外，血浆容积产量比血清高出 10%～20%，血浆中的蛋白质浓度也高于含有凝血因子和相关成分的血清[38]。

　　（2）样品收集后应尽快测定。对于储存的冷冻样品，尽量避免额外的冻融循环。使用冷冻样品时，应在低温下解冻并充分混匀后再进行涡旋。溶血性、黄疸性或脂肪性样品可能会使某些测试无效。

　　（3）保证留给色原体的孔是空的。

　　（4）用纸巾点蘸预包被板，来彻底清除洗涤缓冲液。不要用纸巾擦孔。

　　（5）建议将血浆样品稀释成 1：50 至 1：100。

　　（6）在超出标准曲线以后，剂量反应将是非线性的而且不准确，因此样本读数不要超出标准曲线的最高点。超过最高标准的样本应该在稀释后重新分析检测，并将结果乘以适当的稀释因子。

　　（7）建议每次偶联反应后，计数实际回收的微球数。可通过细胞计数器或血细胞计数器进行。一般回收率超过 90%。

　　（8）将未使用的珠子放回 2～8℃，除非超出测定时注明的有效期。

　　（9）如果测定当天不能读板，可将它们覆盖，于 2～8℃避光过夜保存，荧光强度损失不严重便可于次日读取。

参考文献

见二维码。

第 33 章

运用系统生物学方法探索中枢神经系统疾病药物再利用实用指南

Hongkang Mei, Gang Feng, Jason Zhu, Simon Lin, Yang Qiu, Yue Wang, Tian Xia

摘要　系统生物学已经显示了它在中枢神经系统(central nervous system, CNS)疾病的通路聚焦疗法开发方面的潜力。一个集成的网络可以用来探索多层次的发病机制,这也是开发药物重新定位的机遇。本综述总结了目前中枢神经系统疾病的治疗空白和系统生物学在制药工业中的作用。我们以多层次网络模型(multiple level network modeling, MLNM)为例来展现系统生物学在中枢神经系统疾病中的巨大潜力。该系统专注于通路中心疗法和药物重新定位的益处及实际应用。

关键词　系统生物学,疾病网络,MLNM,药物重新定位,药理学

1. 引言

药物开发过程是漫长而复杂的。现代药理学研究,常始于通过遗传学或大规模的组学分析(如转录组学、蛋白质组学、代谢组学谱)或文本挖掘确定的疾病靶点,随后研究疾病模型的病理作用或通路[1]。希望通过小分子或生物靶点的方法改变体外/体内的表型和延缓疾病的进展。尽管有一些成功的案例,但针对复杂疾病,尤其是中枢神经系统疾病[2],靶向单个基因通常很难达到治愈的目的。复杂疾病很少是由单基因异常引起的,通常是多种病理通路中的多个基因异常导致[3]。目前,引起疾病表型的主要病理通路仍不清楚,也有可能是多条通路协同发挥作用的结果。因此,迫切需要一种新的模式来处理这样的复杂疾病[4]。

最近,系统生物学的概念已被迅速引入药物开发和药物重新定位研究中[1,5-11]。简而言之,系统生物学试图通过整合分析网络中的各个组成部分及其相互关系来解决复杂问题。由网络模拟的信息主要包括多层次的生物学知识,范围包括从基因、通路、疾病、基因敲入和基因敲除的表型到细胞水平上的化合物和疾病模型(细胞存活、髓鞘形成、细胞增殖、突触功能、神经发生等)。研究视角从以单个基因为中心转换到以全局系统为中心,这

也意味着出现新的替代药物的开发方法[1,5-11]。

对于制药工业,从靶标识别、验证、化合物有效性到安全改进等方面面临全方位的竞争[12]。这里,我们回顾基于网络的系统疾病分析和药理学的最新进展,展示了系统生物学如何应用于探索复杂中枢神经系统疾病的调节机制,分析疾病之间的关联机制,为中枢神经系统疾病的药物重新定位创造机遇。

1.1　中枢神经系统疾病复杂机制和当前难以满足的医疗需求

中枢神经系统疾病影响人类运动、行为、学习和/或记忆能力,这些功能的损伤可以出现在疾病的发生、发展过程中。自 1800 年以来,人类发现几十种中枢神经系统疾病,其中 AD、帕金森病(Parkinson's disease,PD)、亨廷顿病(Huntington's,HD)、多发性硬化症(multiple sclerosis,MS)、肌萎缩侧索硬化(amyotrophic lateral sclerosis,ALS)和脑炎(encephalitis)。在美国,帕金森病患者的数量达到 100 万~150 万,而在发展中国家,如中国,患者数也呈指数级增加[13]。那些只对一小部分人(<200 000)有影响的疾病被鉴定为罕见/极少见的中枢神经系统疾病(如亨廷顿病、肌萎缩侧索硬化和共济失调)。罕见的中枢神经系统疾病大部分是遗传性的并可以影响人的一生,但它们通常因为商业价值低而被忽视。中枢神经系统疾病治疗的全球市场仍然是巨大和迫切的。然而,令人惊讶的是治疗中枢神经系统疾病的有效药物数量却是很有限的[13]。

与其他疾病相比,中枢神经系统疾病的治疗开发具有明显的高风险性[2,14]。例如,Aβ 和 tau 蛋白被认为在 AD 疾病临床症状和病理方面起着关键作用。然而,近期靶向 Aβ 治疗的一系列药物的Ⅲ期临床试验均以失败告终,这说明 Aβ 级联模型本身可能存在缺陷[15]。因此,发现潜在的新的疾病机制仍然非常关键,同时需要加以验证它们的特性以达到临床上的成功应用。帕金森病的主导治疗是使用多巴胺激动剂。然而,它们的疗效仍然局限于有运动症状的患者,并且经过多年的长期治疗仍会进一步导致患者的运动障碍。目前针对非运动性帕金森病症状(如痴呆和精神病),迫切需要以神经保护为主的治疗手段的介入,该领域还存在巨大的缺口[16]。

许多中枢神经系统疾病都有复杂的病因。例如,帕金森病的病因有多重遗传因素(多达 15 个帕金森病相关的遗传基因或 PARK)和环境因素(如衰老、饮食、感染、有毒环境),这些病因最终导致黑质纹状体多巴胺能神经元的退化。然而,驱动致病因素及其如何改变丘脑皮质的通路最终导致多巴胺神经元死亡的分子机制尚不清楚[16]。对帕金森病模型通过"组学"分析,与帕金森病相关的多个通路陆续被报道,包括"细胞程序性凋亡""氧化应激和线粒体功能障碍""蛋白质降解""离子通道和神经递质""蛋白质代谢和炎症"[17,18]。但目前还不清楚各通路在帕金森病各种临床症状中的作用。它们可能发挥持续地、渐正的作用,或针对疾病损害建立补偿机制,或它们反映了疾病损伤的补偿机制。

1.2　治疗中的挑战:重新思考中枢神经系统疾病的治疗策略

虽然"组学"数据提供了基因/蛋白质与疾病表型之间的相关性,但还是很难推断基因与疾病病理学之间的因果关系。并且,疾病相关靶标在复杂网络中交互调节。因此,通过选择和瞄准单个基因来改变疾病进程并不容易[12]。这一现象存在于大多数疾病,特别是中枢神经系统疾病,因为它们是多基因疾病,并且受到多种环境因素的影响。体外或体内疾病模型(通常建立在单一的发病机制上)与中枢神经系统的临床表型的对应关系是没有保证的。由于临床症状具有异质性,目前还不清楚何种基因或通路导致特异的疾病症状。另外,在模式生物中,单基因改变通常不会产生明显的疾病表型,而候选药物通常是针对特定疾病基因设计的,因此在临床试验中呈现高失败率。药品开发商已经意识到在中枢神经系统疾病中遵循"单基因"学说的高风险性[14]。由于许多疾病的多因素、多药理学性质,他们的研究视角开始从"以单个基因为中心"转换到"以网络系统为中心"[3]。通过拓扑分析和数据整合,网络分析可以显示疾病基因的关联性,并可以提供一个或多个治疗干预的最佳基因靶标。疗效则可以通过同时干预多个疾病基因或通路得到加强。综合多病理途径、联合治疗学或靶向多个疾病基因,这些合理的设计和策略会成为中枢神经系统疾病的有效解决方案。

尽管存在不同的病理位置和临床表型,不同的中枢神经系统疾病可能也存在相同的分子机制。比如,"氧化应激和线粒体功能障碍""泛素-蛋白酶体通路"和"蛋白质代谢途径"等功能通路都与 AD、帕金森病和亨廷顿病相关。中枢神经系统疾病的共性为探索现有药物与疾病相关机制中的新适应证提供了很好的机会[19,20]。重新定位(或重新使用)现有药物来治疗新适应证能够降低药物开发的风险并增加产出效率[17,21]。由于制药行业的研究和开发风险随着研发成本的增加而不断增加,所以该策略在开发治疗中枢神经系统罕见疾病方面显示出重要意义[18,21,22]。药物重新定位最近获得了里程碑式的发展,研究表明通过系统生物学方法开发了多种药物重新定位的方法[20,22]。有说法指出:"如果两种疾病具有相似的疗法,那么目前仅用于其中一种疾病的药物也可能治疗另一种疾病[23]"。这种说法在没有了解潜在疾病机制的情况下是有风险的。与基于 FDA 批准的药物方法的结构和/或核准标识外的处方相比,以机制为重点的重新定位策略可能是更加合理的方法[22,23]。

2. 材料

2.1 网络生物学:影响与方法

系统生物学旨在通过调查生物实体之间的关系来了解生物系统复杂的行为。系统生物学全面整合了多种关于生物成分的知识,并结合统计、计算和数学分析等多功能视角。这是一个从实验设计、数据产生、数字建模到生物发现的分析模型。将系统生物学、网络的概念用于模拟生物系统。生物网络中的节点表示各种生物成分。边表示两个生物成分(即节点)之间的关系[10]。众多的以网络为中心的分析方法得到发展,用以分析不断增长的系统尺度生物数据(如"组学"高通量数据)。这些方法囊括了从拓扑分析到定量模型的各个阶段。他们成功地揭示了生物网络的许多重要特性,如无尺度、模块化和反馈效应,阐明了复杂生物系统的调节机制和设计原则[10]。

此外,借助生物网络建模理念,疾病可以在疾病网络环境中建模[24]。因此,为了理解乳腺癌,Pujana 及其同事重建了一个癌症相关的分子网络,该网络中包含 118 个基因,这些基因与 866 个潜在功能联系相连。通过整合多个"组学"数据,包括共表达和基因互作,

他们发现了与 *BRCA1* 基因互作的乳腺癌易感相关的运动受体基因 *HMMR*[25]。网络建模方法也已经在各种不同类型的疾病中广泛应用[26]，如癌症、肺疾病[27]、AD[28]、肝炎[29]、心血管疾病[30,31]、哮喘[32] 和肝病等[33]。这些研究结果构成了"疾病模块"的概念。生物成分是非随机分布，他们在细胞网络中协同作用，调控细胞行使正常功能，而功能失调则会导致某些疾病相关的表型出现。识别与疾病相关的"疾病模块"，有助于预测疾病相关基因，揭示疾病中生物成分的未知功能，从而揭示疾病的分子机制[24]。因此，进一步提出了人类疾病网络/疾病组的概念：网络中的节点代表人类疾病，边表示不同疾病之间的关系[6]。

2.2　网络方法在药理学中的应用

疾病网络建模方法为从基于单基因到基于机制的药理学转化提供了新的途径。首先，分子互作网络有利于在"系统层面"分析药物和药物靶点；因此基于网络理论和生物网络的特征，如无尺度、模块化等，可以探索和发现新的药物靶点[12]。在中枢神经系统疾病的研究中，已经凸显了网络系统生物学在探索药物候选靶标上的应用前景[34,35]。

其次，网络系统生物学有助于联合用药的设计[36,37]。原则上，联合治疗设计可以针对一个疾病的多种分子位点并产生协同效应[38,39]。比如，4 个关键基因（*ECG - R*、*COX - 2*、*MMP1* 和 *MMP2*）被证实通过蛋白质互作网络模型诱发乳腺癌转移。此外，针对这组基因的联合用药设计对抑制原发肿瘤的生长有很好的效果[38]。

再次，网络系统生物学给药物重新定位/再利用提供了坚实的理论基础。药物重新定位理论的基础是：① 不同的疾病可能具有共同的分子机制；② 一种药物可能有多个分子靶点。药物重新定位的概念并不新颖，但遗憾的是大部分药物重新定位成功的结果来自意外的发现[40]。如今网络系统生物学的发现和应用正在迅速改变这种状况。基于上述方法，网络系统生物学有望在药物重新定位中发挥关键作用，并会有越来越多的实践和策略被应用其中。

制药公司正越来越多地为药物重新定位这个方向开发新的研究途径，如辉瑞、罗氏、默克、礼来和诺华[41]等制药公司。学术界也在计算和综合分析框架开发过程中做出了极大的努力[42-45]，并为药物再利用提供了公共可获得的数据资源[46,47]。例如，通过药物—靶标相关网络来预测现有药物的新结合靶标，并且基于各自的配体结构相似性来确定药物重新定位的潜在候选[48]。通过综合不同维度的数据资源，PROMISCUOUS 数据库[46] 和 Ondex 数据的整合平台被开发出来，该平台将致力于药物重新定位的系统研发工作[49]。

网络系统生物学也在理解药物不良反应和预测候选药物潜在不良反应方面起着重要的作用。网络系统生物学可以通过筛选药物-蛋白质互作图谱和数据库来预测药物是否脱靶。这揭示了细胞网络和组织中药物的功能活动，也考虑到患者本身存在的基因组变异，这些变异极大地影响药物在机体中的特异性、有效性和毒性。基于这样的理念，一些研究已经采用基于网络的方法来系统地研究药物不良反应[50-53]。例如，Bourne 实验室建立了一个蛋白质配体结合网络，来预测药物脱靶、研究高血压的未知病理生理学分子机制和 Torcetrpib（胆固醇酯转移蛋白抑制剂，用于治疗高胆固醇水平）引起的副作用[53]。

3. 方法

我们提供一个实用的指南,包括数据挖掘、整合、分析推理和可视化,来说明基于网络方法在药物发现中的应用。它提出了:① 多层次整合网络模型;② 疾病和医药相关网络的解释。这个流程展示了一个概念,在中枢神经系统常见病和罕见病中,理解疾病的机制和预测药物的再定位。

3.1 步骤 1: 建立可视化多层次整合网络

基于现有系统生物学资源,指南体现出这样的分析流程:① 数据采集;② 网络整合与推理;③ 结果解读和可视化。作为概念确证,我们重点关注 47 种与中枢神经系统、精神病学和心理学有关的疾病。该列表包括了医疗需求严重得不到满足的疾病,如 AD、帕金森病和亨廷顿病,以及罕见/极少见的中枢神经系统疾病如肌萎缩性侧索硬化症、弗里德赖希共济失调、肌营养不良和脊髓小脑共济失调等疾病。一些精神疾病,如自闭症、精神分裂症和抑郁症,尽管它们是精神和行为障碍,但其潜在机制可能与中枢神经系统疾病相似,因此也包括在内。在数据收集步骤中,我们使用了 MeSH、MetaCore、Pipeline 和其他系统生物学资源(表 1)来收集不同层次的数据,包括与疾病相关的基因、通路、FDA 批准的药物和后期临床试验的化合物。然后,基于 Li、Agarwal[5] 和 Feng 等[54] 描述的方法,我们建立了一个全面的综合的中枢神经系统疾病相关网络。在网络中,疾病节点也将连接到药节点,代表药物或实验性药物与疾病相关(表 1)。基因和通路节点(分别称为基因或通路的集群)代表两种相关疾病所共享的所有疾病基因和通路。化合物节点表示与疾病靶点相关的一组强效化合物。在可视步骤中,基于 Cytoscape 2.8[55](表 1)的应用界面可以可视化和解读结果(图 1)。

表 1 系统生物学的应用

系统生物学资源	网　　址	在研究中应用的内容	描　　述
MetaCore	http://www.genego.com/metacore.php	通路,化合物	数据挖掘和通路分析平台(需要许可证)
Biocarta	http://www.biocarta.com	通路	提供组织和生化的产物的通路
GenMapp	http://www.genmapp.org/	通路	代表基因的通路和分组的图谱
Pipeline, information	http://sites.informahealthcare.com/pipeline/	FDA 批准的药物和实验性药物	药物情报服务(需要许可证)
R Language	http://www.r-project.org/	统计推断	统计计算的 R 项目
Mesh	http://www.nlm.nih.gov/mesh/	疾病本体论	医学主题(网格)
Cytoscape	http://www.cytoscape.org/	可视化平台	开源平台,网络分析和可视化
Partek genomics suite	http://www.partek.com/partekgs	可视化平台	组学数据的统计和可视化平台

　　详细表格显示用于收集不同水平数据的相关资源（如 MeSH、MetaCore、Pipeline），包括疾病相关基因、通路、FDA 批准的药物和后期临床试验的化合物。

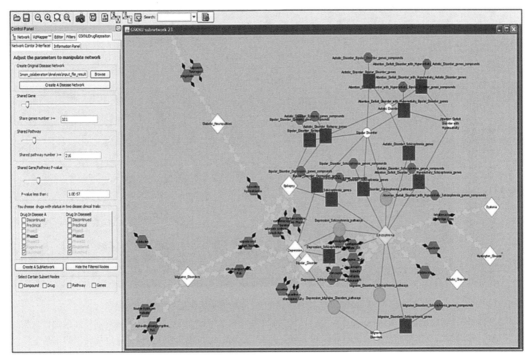

彩图

图 1　中枢神经系统疾病网络

　　图中显示了基于不同的控制参数的中枢神经网络的多级网络结构（如基因节点、通路节点、化合物节点和边），包括共享基因数、共享通路数和疾病相关的 p 值。应用 Cytoscape 软件插件来执行此次可视化[5,54,55]。彩图见二维码

3.2　步骤 2：了解疾病机制并利用整合网络重新定位中枢神经系统罕见疾病

　　网络和层次聚类分析结果（图 2 和表 2）显示在 47 种中枢神经系统疾病相关的 632 个通路中存在一些疾病和通路的集群，这在系统层面提出了中枢神经系统疾病的全局视角。基于相关疾病可能共享相似模块/通路的假设，我们提出：① 聚集在一个集群中的疾病可能适用相同的药物；② 疾病间机制的差异可以提供在通路水平划分疾病的机会；③ 通过靶向多种通路机制为复杂疾病的合理治疗开辟新的天地。

　　在结果（图 2 和表 2）中，一些疾病集群被凸显出来，因为这些疾病有一组共同的富集通路。例如，帕金森病是和以下疾病聚集：不宁腿综合征、基底神经节病、进行性核上性麻痹、多系统萎缩和弗里德赖希共济失调等。该集群有 35 个通路的富集，如"蛋白水解：泛素-蛋白酶体降解""氨基酸代谢：色氨酸、苯丙氨酸""蛋氨酸代谢""运输突触囊泡的胞吐作用""神经生长发育：突触生长""HSP 调节的应激诱导"等已知与帕金森病相关的通路[17,18]。然而，同一集群中其他疾病的机制和研究结果却鲜有报道。因此，基于共用通路的信息，该研究结果显示出探索分子机制和药物重新定位的潜力。例如，FDA 批准罗替戈汀（rotigotine）作为用于治疗帕金森病和不宁腿综合征的药物（表 2a），一定程度支持了这一

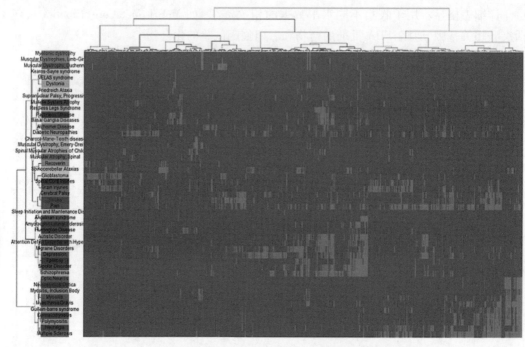

图 2 47 种中枢神经系统疾病和 632 种疾病模块层次聚集的热图

该热图中由 Partek Genomics Suite 软件生成,显示 47 种中枢神经系统疾病(Y 轴)和 632 种疾病模块的层次聚类研究(X 轴)。每个疾病群集都有独特的机制。该热图为中枢神经系统疾病和共享通路提供了一个全局化的视角。彩图见二维码

假说(见图 2 和表 2 中的例子)。对没有出现在同一集群中的疾病同样提供了潜在的重新定位的机会。例如,帕金森病和癫痫在不同的集群,但沙芬酰胺(safinamide,默克公司)用于治疗帕金森病(目前在Ⅲ期临床实验阶段)与癫痫、不宁腿综合征(目前在Ⅱ期临床实验阶段)也有联系。沙芬酰胺作为单胺氧化酶 B(monoamine oxidase B,MAOB)抑制剂,MAOB 在帕金森病和癫痫共享的共同通路中发挥关键作用,如"γ-氨基丁酸(gamma-aminobutyrate,GABA)生物合成和代谢""组氨酸-谷氨酸-谷氨酰胺与脯氨酸代谢"和"钙转运"。另外,聚集的中枢神经系统疾病可能有其独特的机制,表现出具有相似症状的疾病之间差异。我们发现帕金森病模块包括:"氧化磷酸化""对乙酰氨基酚代谢""轴突导向"和"谷胱甘肽代谢",而不宁腿综合征包括不同的疾病模块,如"一氧化氮信号通路""维生素因子和辅因子代谢""一氧化氮的生物合成和运输"。疾病模块的差异显示其病因可能不同。

表 2 网络中互相关联的中枢神经系统疾病

(A)			
中枢神经系统疾病 1	中枢神经系统疾病 2	FDA 批准的药物	药物状态
AD	脑损伤	Cerebrolysin	已上市
AD	偏头痛	Alpha-dihydroergocryptine	已上市
AD	帕金森病	Alpha-dihydroergocryptine	已上市

（A）			
中枢神经系统疾病 1	中枢神经系统疾病 2	FDA 批准的药物	药物状态
肌萎缩侧索硬化	亨廷顿病	Riluzole	已上市
自闭症	精神分裂症	Risperidone	已上市
双相障碍	癫痫	Carbamazepine，Microtrol	已上市
双相障碍	癫痫	Valproic acid softgel	已上市
双相障碍	癫痫	Valproate sodium	已上市
双相障碍	癫痫	Carbamazepine	已上市
双相障碍	抑郁症	Fluoxetine	已上市
双相障碍	抑郁症	Olanzapine，Zydis	已上市
双相障碍	偏头痛	Valproic acid softgel	已上市
双相障碍	精神分裂症	Olanzapine，Zydis	已上市
双相障碍	精神分裂症	Quetiapine fumarate，SR	已上市
双相障碍	精神分裂症	Quetiapine fumarate	已上市
双相障碍	精神分裂症	Olanzapine	已上市
双相障碍	精神分裂症	Asenapine fumarate	已上市
抑郁症	糖尿病神经病变	Duloxetine hydrochloride	已上市
抑郁症	精神分裂症	Amisulpride	已上市
抑郁症	精神分裂症	Olanzapine	已上市
抑郁症	偏头痛	Dihydroergocryptine	已上市
糖尿病神经病变	神经痛	Pregabalin	已上市
张力障碍	精神分裂症	Tetrabenazine	已上市
癫痫	偏头痛	Valproic acid softgel	已上市
癫痫	入睡和维持睡眠障碍	Sodium phenobarbitone，SSP；chloral hydrate，SSP	已上市
亨廷顿病	精神分裂症	Tetrabenazine	已上市
偏头痛	脑卒中	Indobufen	已上市
偏头痛	帕金森病	Alpha-dihydroergocryptine	已上市
偏头痛	帕金森病	Lisuride hydrogen maleate	已上市
帕金森病	不宁腿综合征	Pramipexole	已上市
帕金森病	不宁腿综合征	Ropinirole hydrochloride	已上市
帕金森病	不宁腿综合征	Rotigotine	已上市
脊髓损伤	脑卒中	Monosialoganglioside GM－1，Amar	已上市

（B）					
中枢神经系统疾病 1	FDA 批准的治疗疾病 1 的药物	药物状态	中枢神经系统疾病 2	FDA 批准的治疗疾病 2 的药物	药物状态
癫痫	Gabapentin	已上市	肌萎缩侧索硬化	NO	中止
注意力缺陷障碍与多动症	Atomoxetine	已上市	抑郁症	NO	中止
癫痫	Oxcarbazepine	已上市	多动腿综合征	NO	无进展报告
重症肌无力	Tacrolimus	已上市	脑卒中	NO	无进展报告
帕金森病	Pramipexole	已上市	精神分裂症	NO	无进展报告
不宁腿综合征	Pramipexole	已上市	精神分裂症	NO	无进展报告
精神分裂症	Pramipexole	已上市	入睡和维持睡眠障碍	NO	无进展报告
AD	Donepezil hydrochloride	已上市	注意力缺陷障碍与多动症	NO	Ⅱ期临床试验
AD	Memantine hydrochloride	已上市	自闭症	NO	Ⅱ期临床试验
AD	Memantine hydrochloride	已上市	神经痛	NO	Ⅱ期临床试验
AD	Donepezil hydrochloride	已上市	精神分裂症	NO	Ⅱ期临床试验
AD	Memantine hydrochloride	已上市	糖尿病神经病变	NO	Ⅲ期临床试验
糖尿病神经病变	Pregabalin	已上市	不宁腿综合征	NO	Ⅲ期临床试验
多发性硬化	Nabiximols	已上市	脊髓损伤	NO	Ⅲ期临床试验
神经痛	Nabiximols	已上市	脊髓损伤	NO	Ⅲ期临床试验
双相障碍	Olanzapine	已上市	AD	NO	无进展报告
精神分裂症	Olanzapine	已上市	AD	NO	无进展报告
自闭症	Risperidone	已上市	注意力缺陷障碍与多动症	NO	无进展报告
精神分裂症	Risperidone	已上市	注意力缺陷障碍与多动症	NO	无进展报告
帕金森病	L - dihydroxyphenylserine	已上市	注意力缺陷障碍与多动症	NO	Ⅱ期临床试验
精神分裂症	Aripiprazole	已上市	注意力缺陷障碍与多动症	NO	Ⅱ期临床试验

续　表

(B)					
中枢神经 系统疾病 1	FDA 批准的治疗 疾病 1 的药物	药物状态	中枢神经 系统疾病 2	FDA 批准的 治疗疾病 2 的药物	药物状态
帕金森病	Zonisamide	已上市	双相障碍	NO	Ⅱ期临床试验
脑卒中	Ibudilast	已上市	多发性硬化症	NO	Ⅱ期临床试验
注意力缺陷障碍 与多动症	Atomoxetine	已上市	AD	NO	Ⅲ期临床试验
脑卒中	Atomoxetine	已上市	AD	NO	Ⅲ期临床试验
帕金森病	Pramipexole	已上市	抑郁症	NO	Ⅲ期临床试验
不宁腿综合征	Pramipexole	已上市	抑郁症	NO	Ⅲ期临床试验
多发性硬化症	Nabiximols	已上市	糖尿病神经病变	NO	Ⅲ期临床试验
脑卒中	Ator vastatin	已上市	多发性硬化症	NO	Ⅲ期临床试验

　　FDA 批准的药物和新的临床试验。（A）中枢神经系统疾病共享相同的 FDA 批准药。（B）网络中的疾病对，一个疾病存在 FDA 批准的药物，而另外一个疾病只有处于临床试验阶段的药物。

　　进一步的分析结果也显示，15 对中枢神经系统疾病有 FDA 批准的相同的治疗药物（表 2a）。例如，FDA 批准的药物麦角乙脲（Hoffmann-La，罗氏制药公司）不仅用于预防偏头痛发作，也是一种治疗帕金森病的药物（图 2，表 2）。

　　在网络中有超过 200 种疾病对，其中一种疾病有 FDA 批准的药物，另一种没有上市疗法或实验药物。这对制药公司而言可能是一个重新定位的机会。对于其中 29 种疾病对，一个疾病有一个 FDA 批准的药物，而另一个具有临床试验药物（表 2b）。例如，唑尼沙胺已经被 FAD 批准用于治疗帕金森病，目前正处于双相障碍和偏头痛的 Ⅱ 期临床试验。另一个例子，加巴喷丁（gabapentin，辉瑞制药公司）已被 FDA 批准用于癫痫，但据报道在肌萎缩侧索硬化中的临床试验已经"中止"。加巴喷丁（gabapentin）是 GABA 受体和钙通道的激动剂。癫痫和肌萎缩侧索硬化共享 21 种通路，包括："β -丙氨酸代谢和转运""甘氨酸途径和运输"和"钙/锰/钠转运"。对癫痫有效的治疗方法很可能对肌萎缩侧索硬化的治疗也有效果。而对于"中止"状态的细节仍未知。这可能是由于疾病特殊疗效、化合物毒性、商业或市场原因。这不是"偶然观察"的发现，而是通过系统生物学网络的合理定位设计构成了一个更加坚实的、基于疾病机制的方法。作为重新定位的最大挑战，我们需要仔细地确定新疗法的替代适应证的标准。这可能是深入理解可选择的疾病治疗方式的最重要因素[56]。我们坚信，基于网络的方法可以克服这些困难，做出新的发现和相关突破。

4. 附注

　　网络系统生物学在人类健康研究中正蓄势待发，它面临着对各种可用数据进行仔细整合,分析和随后可视化的需求,这些数据是各种高通量平台生物实验临床试验和计算推理产生的丰富信息,它们具有巨大的存储空间和维度。由于不同研究目生成的数据集中包含的知识的异质性,存储格式,管理位置的不同,所以这系列的研究工作显然还面临着极大的挑战。因此,设计一体化、知识导向的分析框架是开发基于系统的药理学的先决条件。本文综述了目前关于知识整合、挖掘和推理的研究进展,并以这些技术为基础,讨论了治疗中枢神经系统疾病的药物重新定位分析。

目前大量的工作聚焦于将生物医学数据和知识纳入标准化的精选数据库,并采用标准分析软件工具和分析方法:① 提出各种标准数据格式,方便不同数据源之间进行交换、查询和管理,包括开源生物学本体(open biological ontology,OBO)发起创建的一个受控词表,来整合各类生物和医学信息[57];模型信息标准化,用于表示网络建模信息,如系统生物标记语言(systems biology markup language,SBML)[58];基于语义网络技术发布的 Web 本体语言(ontology web language,OWL)和资源描述框架(resource description framework,RDF),应用于计算机系统管理和沟通在网络环境中的相关生物信息[59]。② 计算生物学家开发软件平台[60]能够集成多用途的应用程序和可视化工具,如 Cytoscape[61],这提供了高度灵活的环境,集成多功能的模块和强大的可视化界面。③ 基于统计学、机器学习和计算模拟的分析方法来解决集成障碍和解释实验数据,这将提高我们对细胞学系统、疾病和药物功能的理解。例如,Shao 的实验室最近开发的统计框架可以通过整合全面的表型和蛋白质互作数据,来分析人类疾病中的相关基因,并且结合从 FDA 和 DrugBank 获得的相似药物表型和药物化学结构来预测药物作用的靶标[62-64]。此外,通过整合从 NCBI 高通量基因表达数据库(gene expression omnibus,GEO)和人类蛋白质相关数据库(human protein reference database,HPRD)获得的基因表达和蛋白质互作数据,对疾病与药物的相关性进行统计建模[8,65]。

系统生物学被证明在药物发现方面有着重要作用[27]。传统的“一种疾病一个治疗靶标”的方法导致了复杂疾病中药物开发的高失败率[14,66],但以通路为导向的治疗,包括药物的重新定位,却显示出较大的潜力[56,67]。我们的研究流程例证了系统生物学在理解中枢神经系统疾病机制和药物重新定位机会中的价值。未来将致力于开发神经退行性和神经炎症疾病的修改疗法,这能够开始确认多核心机制的靶标或研究药物组合[3]。基于“组学”数据、计算算法和软件平台的复杂系统生物学方法将继续在药理学中发挥关键作用[12]。

致谢

我们非常感谢 Pan Du、Chenbing Guan、Yong Li 和 Peter Woollard 与我们分享的数据和科学见解。也感谢 Minhua Zhang 帮助我们撰写手稿。

参考文献
见二维码。